Mario Di Santo

Estudios de Flexibilidad

y

Amplitud de Movimiento

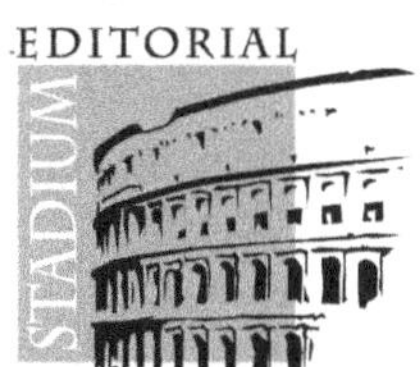

EDITORIAL STADIUM

Di Santo, Mario
    Estudios de flexibilidad y amplitud de movimiento / Mario Di Santo. - 1a ed ilustrada. - Ciudad Autónoma de Buenos Aires : Stadium, 2024.
    352 p. ; 22 x 15 cm.

    ISBN 978-950-531-309-9

    1. Educación Física. 2. Fisioterapia. I. Título.
    CDD 796.0289

Fecha de catalogación: 07/08/2024

Diseño interior: Lorena Blanco
Diseño de tapa: Lorena Blanco

© Editorial Stadium S.R.L.
San José 539, C1076AAK, Buenos Aires, Argentina
e-mail: info@editorialstadium.com.ar

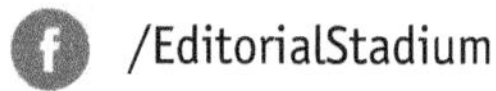

WhatsApp (+54) 9 11 2473-0330

http://www.editorialstadium.com.ar

/EditorialStadium

Este libro se terminó de imprimir en el mes de agosto de 2024 en Buenosairesprint, Presidente Sarmiento 459, Lanús este, Buenos Aires, Argentina.

Impreso en Argentina – Printed en Argentina

Índice

Fondo Editorial Stadium

AMADE-ESCOT, COORD.: "La Didáctica". Educación Física. Deporte de Alto Nivel".
ANGRIMAN: "Legislación de la Actividad Física y el Deporte. Doctrina y Jurisprudencia". (Tercera edición corregida y aumentada)
ANGRIMAN: "Preguntas y Respuestas de Legislación. Sobre la Actividad Física Escolar y Deportiva".
ANGRIMAN: "Columnas de Opinión. Sobre Actividad Física Escolar y Deportiva".
ANGRIMAN: "Actividad Física Escolar y Deportiva: Temas de Debate".
ANGRIMAN: "Opinar, Fundar y Debatir desde los Valores".
ANSELMI: "Cantidad de Calidad"
AVCA: "El libro de Ejercicios del Vóleibol"
BENOIT-DRUENNE-DRUENNE-OHIER: "Juegos de Minivóleibol".
BLOISE: "Hándball. ¿Cómo Enseñar el Deporte Hoy?".
BORZI: "Fútbol Infantil. Entrenamiento Programado".
BUTTY: "El coaching en el deporte".
CALLIONI-GONZÁLEZ-USSHER: "Hóckey: El Aprendizaje a Través del Juego. ¿Cómo Enseñar el Deporte Hoy?".
CALLIONI-GONZÁLEZ-USSHER: "Juegos de Hóckey: Del juego al Deporte.
CALLIONI-GONZÁLEZ: "Rugby y su enseñanza. Una mirada desde los espacios de formación".
CAVALLI: "Didáctica de los Deportes de Conjunto: Enfoques, Problemas y Modelos de Enseñanza".
CAVALLI: Enseñar Hándball en la Escuela. Un enfoque lúdico e inclusivo".
CLOSAS-COLL: "Minicesto".
CROSTA: "El Departamento de Educación Física Escolar. Organización, Gestión, Evaluación".
DAIUTO: "Básquetbol, Metodología de la Enseñanza".
DELGADO: "Campamento Escolar. Su Filosofía y Organización"
DI SANTO: "Educación Física y Condición Física. El Desafío de la Austeridad"
DI SANTO. Estudios de Flexibilidad y Amplitud de Movimiento
ESPONA: "FÚTBOL. Planificación del Entrenamiento. Modelo de cargas regulares especial.fútbol juvenil. 13 a 15 años"
FARAULT: "Juegos de Atletismo. Cultura, Sensibilidad, Performance".
FOUCHET: "Las Artes del Circo. Una Aventura Pedagógica".
FRÖHNER: "Vóleibol: Juegos para el Entrenamiento".
GÓMEZ, J.: "La educación física en el nivel primario".
GÓMEZ, R.: "El aprendizaje de las habilidades y esquemas motrices en el niño y en el joven".
GÖTSCH-TIEGEL: "Minivóleibol".
GRABIN-MENÍN: "Psicología del Deporte"
GUENIFFEY: "40 Juegos de Hándball".
GUINGUIS: "Juegos para Contar o Cuentos para Jugar".
HEGEDÜS: "Técnicas Atléticas".
HEGEDÜS: "Teoría y Práctica del Entrenamiento Deportivo".
HEGEDÜS: "La Planificación del Entrenamiento Deportivo".
KRAFT: "Básquetbol. ¿Cómo Enseñar el Deporte Hoy?".
INCARBONE: "Juguemos en el Jardín" (Segunda Edición corregida y aumentada).
INCARBONE: "Iniciación Deportiva y Educación Física en la Edad Escolar. De 6 a 12/13 Años".
INCARBONE-GUINGUIS: "Actividades Recreativas. Juegos, Campamentos, Bailes y Canciones".
INCARBONE Y COLS.: Actividades Recreativas para el Receso Escolar. Colonia de Vacaciones, un verdadero servicio social.
JANS: "Hándball: Juegos para el Entrenamiento".
LAMMICH: "Fútbol: Juegos para el Entrenamiento".
LANGLADE: "Teoría General de la Gimnasia".
LEMOINE: "Juegos de Tenis". 24 Juegos para la Escuela. De 6 a 17 años.
LITWIN: "Administración de Competencias Deportivas: Planeamiento. Organización. Gestión. Evaluación".
LITWIN-FERNÁNDEZ: "Evaluación en Educación Física y Deportes".
MADELÉNAT: "Juegos Acuáticos". Placer, Seguridad, Eficacia en el Medio Acuático.
MATVEIEV: "El Proceso del Entrenamiento Deportivo"
MAZZEO-MAZZEO: "Atletismo para todos". ¿Cómo Enseñar el Deporte Hoy?
MEINEL-SCHNABEL: "Teoría del Movimiento".
MILANI-SUPITAL COORDS.: "Apuntes de Fisiología para la Actividad Física y el Deporte".
PALMEIRO-POCHINI: "Gimnasia Artística. Su Enseñanza en Escuelas y Talleres".
PALMEIRO-POCHINI: "La Enseñanza de las Destrezas Gimnásticas en la Escuela".
PECQUEUX: "Juegos de Básquetbol en la Escuela".
RODRÍGUEZ FACAL: "Entrenamiento de la Capacidad de Salto".
RODRÍGUEZ FACAL: "Entrenamiento Deportivo en la Niñez".
RUMIN: "La Escuela de Rúgby. 33 juegos para niños de 6 a 11 años".
SCHOLICH: "Entrenamiento en Circuito".
SEGAL: "Crecer. Tu Programa de Desarrollo Deportivo" (Tenis).
SEGAL: "Tenis. Concepto 6/90. Acciones e Ideas de Márketing, Organización y Liderazgo".
STUDENER-WOLF: "Fútbol: Entrenamiento con Pelotas".
USMER-ROLLET: "Juegos de Expresión Corporal"
VILTE: "La Enseñanza de la Natación".
WILKE-MADSEN: "El entrenamiento del Nadador Juvenil".

ESCANEAME

Agradecimientos

Las injustas omisiones hacen de este momento, el más difícil. Desde ya pido disculpas por ellas. Muchas veces he pensado sobre la diferencia entre agradecimientos y dedicatoria. Quizás podemos dedicarle algo a alguien que no haya colaborado, simplemente por inclinación afectiva, como una suerte de obsequio o presente. La verdad, lo ignoro, y tampoco me importa demasiado. Lo cierto es que quiero dedicar este libro a todos a los que, igualmente, agradezco por sus colaboraciones. Seré breve, ya que el libro no lo es.

Agradezco a mi hija Juliana por ayudarme con los bocetos que, luego, dieron forma a cada capítulo y, principalmente, por alentarme a volver a escribir en formato libro. A mi hermana Mónica, por sostener la "fisiología familiar" durante tantas horas de escritorio. A Sofía Grassano, Agustín Tissera, Pablo De La Vega, Ramiro Álvarez y Brisa Pistochini por colaborar con los detalles, construcción de las fuentes bibliográficas y otras agudas observaciones. A la licenciada en Fisioterapia Verónica González Vallespir, por ser la primera en leer los proto-capítulos, advertirme sobre errores de tipeo y repeticiones de palabras. Al Dr. Manuel Pombo, profesor de la Universidad de La Coruña, por el prólogo de este libro y sus sabios consejos. Al Dr. David Behm, por recibirme en Canadá tantas veces y enseñarme a "hacer ciencia" desde nuestra profesión. A la licenciada Paula Escobar, por haber trabajado juntos y compartir el entusiasmo por el mismo tema. Agradecer también a mis colegas del Club Atlético Talleres, los profesores Alexis Olariaga y Mauro Ceruti, los fisioterapeutas Pablo Renzi y Juan Remondegui, y los doctores Julio Ferreyra y Christian Lassen, por confiar en las ideas y autorizar su implementación en un plantel profesional del fútbol argentino. A mi equipo de trabajo de los últimos años, todos profesores en Educación Física, particularmente a los que me honraron con sus devoluciones: Pablo Priotti, Leandro Lardone, Juan Castillo y Santiago Godoy. Con una especial mención a Juan Carlos "Japo" Higa, por ser un modelo de vida y dedicación a sus alumnos. En realidad, más allá de haber sido mi formador, es quien construye con su ejemplo a los profesores de mi equipo.

Finalmente, no quiero dejar de agradecer especialmente a Quality & Water por las instalaciones para las fotos y vídeos de este libro.

Abreviaturas

Muchos conceptos y palabras son empleadas asiduamente, sobre todo en algunos capítulos. Es por ello que resultan necesarias, en algunas ocasiones, abreviaturas. Hay ciertas nociones que comparten la misma: EEP como estiramientos estáticos prolongados y como elementos elásticos en paralelo. También UMT como unidad miotendinosa y como unión miotendinosa. No obstante, en el contexto de cada desarrollo teórico, el lector notará la diferencia en su empleo sin ningún problema. Ante la posibilidad de confusión, opto por evitar las abreviaturas. Vamos con ellas y otras:

- **ADM:** Amplitud de Movimiento.
- **AD:** Actividad Dinámica.
- **BFR:** Blood Flow Restriction.
- **EE:** Estiramientos Estáticos.
- **EEP:** Estiramientos Estáticos Prolongados.
- **EEB:** Estiramientos Estáticos Breves.
- **EEM:** Estiramientos Estáticos Moderados.
- **ED:** Estiramientos Dinámicos.
- **EDL:** Estiramiento Dinámico Lento.
- **EDR:** Estiramiento Dinámico Rápido.
- **EDB:** Estiramiento Dinámico Balístico.
- **ETA:** Estiramientos en Tensión Activa.
- **EMG:** Actividad Electromiográfica.
- **EES:** Elemento Elástico en Serie.
- **EEP:** Elemento Elástico en Paralelo.
- **EC:** Elemento Contráctil.
- **FNP:** Facilitación Neuromuscular Propioceptiva.
- **GTO:** Órgano Tendinoso de Golgi.
- **HNM:** Huso Neuromuscular.

- **HIE:** Hipertrofia Inducida por Estiramiento.
- **ITP:** Isquiotibioperoneos.
- **MIVC:** Máxima Contracción Isométrica Voluntaria.
- **MEC:** Matriz Extracelular.
- **POD:** Punto de "Disconfort".
- **POP:** Punto de Dolor.
- **RMT:** Reflejo Miotático de Tracción.
- **ROM:** Rango de Movimiento.
- **RNMF:** Rolling Neuromiofascial.
- **SN:** Sistema Nervioso.
- **SNC:** Sistema Nervioso Central.
- **SNP:** Sistema Nervioso Periférico.
- **TCF:** Tissue Compression Flossing.
- **UMT:** Unidad miotendinosa o unión miotendinosa.
- **UMF:** Unidad Miofascial.
- **ZAR:** Zona de Resistencia Articular.
- **ZRMF:** Zona de Resistencia Miofascial.
- **ZARA:** Zona de Alta Resistencia Articular.
- **ZARMF:** Zona de Alta Resistencia Miofascial.

En algunos capítulos, si la palabra o constructo no es empleado de manera sistemática, por lo general omito la abreviatura. De todas maneras, sugiero tener a mano esta guía.

Prólogo

En el año 2005, me encontré por la red, unos artículos sobre el entrenamiento de la flexibilidad. Me causaron una impresión excelente, unían la ciencia y la práctica de la profesión. Desde ese momento, tuve claro que su autor buscaba la excelencia. En aquel momento, como director de colección de la Editorial Paidotribo, no podía dejar pasar la oportunidad de conectar con Mario y proponerle publicar un libro con nosotros. Esa propuesta se completó con la publicación en el año 2011, de su libro la Amplitud de Movimiento. En España muchas facultades de Educación Física y Deportes lo llevan usando como libro de referencia.

Sin embargo, lo más importante de este hallazgo, fue conocer a Mario. Pocas personas reúnen la calidad humana y profesional que atesora. Sorprende su capacidad de búsqueda de la verdad. En un mundo en el que con 200 palabras se quiere entender todo, Mario nos enseña la capacidad de profundizar, explorar y descubrir el conocimiento de esta cualidad física, que siempre ha estado molestando en las diferentes clasificaciones. Unos la llamaron híbrida, otros no sabían dónde ubicarla, pero todos sabían que era importante. Mario ha sido el primer profesional que con este nuevo libro nos descubre su posición dentro del proceso de entrenamiento deportivo. Ha pasado de ser la receta fácil, de "realiza 10 minutos de estiramientos", a "cuida con estas técnicas tu sistema fascial, tu rendimiento, tu disminución de probabilidad de lesionarte". Ha unido el arte y la ciencia de las practicas corporales a partir de la pandiculación y las neurociencias. Nadie hasta este momento se había atrevido a alcanzar este reto.

Animo al lector a entrar en esta nueva visión de las técnicas de flexibilización y elongación, que van a ser unas herramientas imprescindibles en el día a día de cada entrenamiento o clase de Educación Física. Mario nos acercará, poco a poco, en cada capítulo, a vuestra autonomía intelectual, que os permitirá poder adaptar las diferentes técnicas a vuestros atletas y a los diferentes contextos deportivos y educativos.

Este libro cambiará ideas, modelos de prácticas corporales y procesos de entrenamiento. Toda mi vida profesional ha sido una búsqueda del error en el trabajo, y siempre que encontré una idea nueva, mi modelo de intervención profesional incrementó sus recursos y eficacia. Mario consigue guiarnos y encontrar nuevos enfoques a viejos problemas.

Quiero agradecer a Mario estos años de amistad y crecimiento personal, ya que siempre has compartido con mucha generosidad tus ideas. En este camino de la vida, uno no está solo, somos la historia de otros.

Dr. Manuel Pombo, La Coruña, abril de 2024

Introducción

Como en alguna oportunidad me atreví a afirmar, a las introducciones, la mayoría de los lectores las pasan por alto sin remordimiento alguno. Espero que no sea este el caso, y que la lectura de la misma sea tanto agradable como provechosa. En mi caso particular, una suerte de presión interna me lleva a leerlas y, también, a terminar los libros y ensayos que comienzo a estudiar. Al dejarlos, el arrepentimiento hace que los retome y llegue hasta el final. El rédito personal termina siendo, la mayoría de las veces, favorable. Al lector le pediría que no me tome como ejemplo. Si algo tuviera que solicitarle, es que proceda con total libertad, salteando capítulos, abandonando lo que le parezca insensato, poco interesante, no le agrade o, sencillamente, lo aburra.

Han pasado varios años desde la publicación del libro "Amplitud de Movimiento" (Di Santo, 2012), y no he dejado de estar atento al tema, ya sea por perenne e inagotable fascinación, o por razones de necesidad fáctica puntual y concreta, como capacitaciones especiales, consultas por casos particulares y, también, porque seguimos trabajando diariamente con deportistas, gimnastas, bailarines y personas con problemas de salud, tanto crónicos como agudos y que requieren intervenciones diversas, tanto mediatas como inmediatas. Y, entre ellas, la de mejorar la flexibilidad de sus tejidos, incrementar el rango de recorrido angular en la mayoría de sus núcleos articulares, o en algunos en particular, y promover una óptima ADM o Amplitud de Movimiento, es decir, atribuir a los logros anteriores la necesaria propiedad de Control Motor o, dicho de manera más simple, que los nuevos recorridos articulares conquistados sean funcionales y mejoren la prestación motriz diaria. Son estas algunas de las causas que me han mantenido estudiando y reflexionando acerca de este asunto, tan apasionante, del cual percibo un interés creciente en todo el mundo. Esta realidad, de alguna manera, me tranquiliza y llena de alegría. Estimo no haber estado tan equivocado al atribuirle la importancia que nunca dudé que tiene.

Lo que durante mucho tiempo sí dudé, fue acerca de la posibilidad de volver a escribir un libro. No artículos ni revisiones sino un libro, y no solo de Amplitud de

Movimiento, sino de cualquier otro tema. Y sin querer, un impulso repentino e incontenible surgió de vaya a saber qué estrato profundo de la mente y es por ello que, sin mediar proceso inhibitorio alguno, las palabras empezaron a fluir. Y lo hermoso de escribir un libro es, sin dejar de lado la seriedad relativa a las correspondientes citas bibliográficas, la posibilidad de construir un ameno tono coloquial con el lector sin la tortuosa legislación de interminables y asfixiantes reglas que, para la redacción de papers y reviews, son obligatorias. Tuve la oportunidad y posibilidad de ser autor de papers. Exigen otro estado mental y cognitivo. Se trata de otro estilo, aunque, también, de una dimensión intelectual alternativa, y no estoy seguro de si es la que más permite, precisamente, pensar y entender los fenómenos de la manera más integrativa y cabal. Hay que estar tan extremadamente atento a no fallar con las citas bibliográficas, que la consecuencia inexorable es que toda tu energía intelectual queda agotada en tan ciclópea y milimétrica tarea hasta el punto de que, por cierto, poca reserva mental queda para pensar. Mucho menos para formular la invitación al lector de pensar juntos, de compartir dudas y, distendiendo los resortes que las disposiciones reglamentarias ajustan, tomar distancia del fenómeno y alcanzar, quizás, una comprensión más integral del objeto de conocimiento que nos apasiona y reúne. Dicho estilo, no lo olvidemos, también impone condiciones al lector.

Aclaro que me la paso estudiando papers, no solo leyéndolos. Y agradezco infinitamente a sus autores. No obstante, escribir un libro supone un emprendimiento distinto, y sus ventajas, al menos para el autor no son gratuitas. Muchas veces el precio a pagar son las más voraces críticas y cuestionamientos, sobre todo las que se cifran en la solicitud de citas y referencias aparentemente faltantes, evidencia experimental y demás. Es por ello que no faltarán las citas, sin embargo, predominará un modelo distinto de redacción, que permita darle prioridad a la reflexión crítica de ambas partes. Se trata, en definitiva, de una invitación a la liberación mutua, lector y escritor, sin que ello implique carencia de contenido. Un acto de rebeldía y anarquía, si se quiere, tal como la perfección de la forma exige y acredita. No faltará el relato de experiencias, pero no solo las de los experimentos, sino las de los problemas resueltos y no resueltos de la intervención clínica cotidiana.

Otro de los aspectos que quisiera considerar bajo una nueva lupa es el de la supuesta "estructura" de una obra, en este caso, un libro. Fui enseñado a definir primero, y antes que todo lo demás, el índice o esqueleto estructural de un libro. Y es precisamente esta idea que hoy me cuestiono. Posiblemente el índice sea el sostén intrínseco de la obra, y necesario, pero también configura un horizonte de comprensión y posibilidades cuando, muchas veces, no se transforma en una chicana o, peor aún, en un límite. Es, también, una narración que gatilla consecuencias.

Recuerdo de la lectura de mi primer libro de flexibilidad, el escrito por Estélio Enrique Martín Dantas, amigo y colega de Río de Janeiro, todo lo que el índice de esa obra influyó en la cosmovisión que, durante mucho tiempo, tuve del tema. El índice refleja lo que, en definitiva, el autor considera relevante acerca de un problema u objeto de estudio. Y la pregunta inevitable es acerca de la relevancia de dicha relevancia, de la trascendencia de lo que el autor considera trascendente. Las elecciones del autor son regidas por un criterio, que también es siempre cuestionable. Los temas seleccionados como importantes y los criterios que los respaldan son, me atrevo a postular, estacionales. Y muchas veces influidos por intereses espurios. Cuando no, otras tantas veces, son los congresos y simposios los ámbitos en los cuales, según Heidegger, se establece, casi por decreto, lo que merece y debe ser pensado.

A veces imagino una obra como una suerte de "stock" de alternativas brindando al lector la posibilidad de que ordene la secuencia como considere más significativo, de acuerdo a sus necesidades. Quizás, por fatalidad de circunstancia, a este libro no le falte un índice. Lo que le pido al amable lector es que lo considere como expresión de una natural limitación del autor. Nunca como una doctrina. Tome lo que considere valioso, descarte lo que no le interese o no le sirva. Como lector tiene derechos, y le solicito, encarecidamente, que los ejerza. Puede sortear párrafos, recortar frases y completarlas como mejor le parezca, omitir impunemente esta introducción, empezar por la segunda mitad, dejarlo a la mitad, combinar y asociar originalmente ideas, tachar lo que considere que no aporta nada o lo que le parezca. No escribo exigiendo obediencia ni, mucho menos, sumisión. Escribo anhelando que el tema les apasione como a mí, pero solo se trata, también, de una cuestionable aspiración. A partir de esa adhesión intensa al tema, luego, todo es posible.

Otro de los objetivos que me propuse fue el de no reeditar ninguno de los temas desarrollados en los libros anteriores ("Flexibilidad: Teoría, Técnica y Metodología" y "Amplitud de Movimiento") sino trabajar nuevos tópicos y, en la medida de lo posible, también hacerlo desde una mirada diferente. Es lo que permite, precisamente, la libertad de la redacción de un libro. Invitaré al intento de promover construcciones en equipo junto al lector, a cuestionamientos y reflexiones, como así también a la elaboración de propuestas de intervención práctica, siempre falibles, provisorias, dinámicas y, no por ello, menos valiosas. Probablemente algún que otro tema sea retomado, aunque la idea es no hacerlo como en los trabajos anteriores, con meros agregados, sino con una reelaboración teórica o conceptual distinta, y desprendiendo consecuencias metodológicas alternativas, que enriquezcan el stock de recursos disponibles para el ejercicio cotidiano de nuestras profesiones.

Evidentemente, el paso de los años, los nuevos estudios, los problemas contextuales que, con infalible regularidad nos sorprenden, y la dinámica de la creatividad diaria van transformándonos, tanto como sujetos de conocimiento como profesores o entrenadores. Por consiguiente, los modos de intervención práctica que día a día aplicamos, van cambiando. Sobre todo, el estudio nos transforma. Y, por consiguiente, la realidad ya no se presenta de la misma manera ni, mucho menos, los temas que nos apasionan. El tiempo y el estudio al cambiarnos logran, también, modificar la relación con la realidad y con los asuntos que nos interesan. Sobre todo, la inclinación a estudiar la Teoría de los Sistema Dinámicos y las Teorías de la Complejidad ha transformado mi capacidad receptiva y la perspectiva global respecto al asunto que nos convoca. Por eso no podemos simplemente reeditar un libro sino, como en este caso, compartir nuevas interpretaciones y modos particulares de vincularnos con el tema. Una nueva edición supondría volver a escribir lo mismo desde la misma lógica simplificadora que, quizás, dominaba por aquellas épocas. Mucho ha cambiado y por ello no puedo considerar, ni lejanamente, la idea de "re" escribir o "re" editar.

Muchas veces me he preguntado cuáles fueron y continúan siendo los poderes de seducción que estos temas de la flexibilidad y la Amplitud de Movimiento han ejercido sobre mí. Como deportista no fue una limitación insuperable. No era el más flexible de mi categoría, pero tampoco el más "duro". Muchos profesores y entrenadores se han dedicado luego a investigar lo que, para ellos cuando fueron deportistas constituyó, precisamente, una infranqueable limitación. No es este el caso. Acepto que por los 70 y 80 del siglo pasado, de la flexibilidad y la práctica regular de estiramientos se emitían afirmaciones exageradas, sin evidencia alguna, sobre sus aparentes efectos positivos, y es muy factible que esa masiva falta de cuestionamiento haya influido, inexorablemente, en la decisión de estudiar el tema. Lo propio me ha sucedido con varios ítems relativos a las prácticas de entrenamiento. Estudiarlos en profundidad porque, precisamente, todos hablaban bien de ellos y parecían indemnes a cualquier aproximación crítica u objeción escéptica. Inclusive cuando la aplicación de las prescripciones derivadas de tales enunciados, por todos compartidos sin mayores reflexiones críticas no llevaba, como a menudo suele ocurrir, a los resultados esperados.

A veces la miopía es tan aguda que ni siquiera ese hecho alcanza para iniciar el proceso de deconstrucción de semejantes certezas. La moda produce dicho refractario vicio cognitivo y es por ello que, precisamente, si hay alguna gimnasia que nunca debiéramos dejar de practicar es aquella que nos permite cuestionarnos acerca de los sesgos o preferencias empáticas que durante años nos han permitido ampliar (o limitar) nuestros horizontes mentales y enriquecer (o empobrecer) nuestro repertorio práctico. El llamado "razonamiento motivado", es decir, el que se despliega desde una posición epistémica o inclinación emocional afirmada de antemano, y que de racional poco tiene, es lo que, precisamente, invitamos a evitar. Las narraciones de los entrenadores, que muchas veces poco tienen que ver con la realidad, instalan prácticas y erigen modas. Afortunadamente, el destino de toda moda es, puntualmente, pasar de moda. El ejercicio de la profesión que me define no quiere, ni requiere, mucho menos desea o admite, seguidores, disciplinados discípulos o, mucho menos, "militantes" o predicadores de verdades establecidas de antemano e indubitables.

Otro de los posibles motivos haya sido el que siempre se ha considerado a este tema como complementario o menor, de categoría auxiliar, cuando no, narrado por algunos, hasta innecesario. Basta simplemente chequear cuánto se le dedica en las formaciones de grado, en los posts grados y demás propuestas de capacitación. Hasta tuvieron los estiramientos que transitar, por algunos años, en los que ciertas formulaciones llegaron a considerarlos como "inútiles". Sea como fuere, se trataba de un camino menos o poco transitado y ello gravitó en la decisión de dedicarme a él en su momento y una vez ingresado el "veneno" de la inquietud por su estudio a mi organismo, ya no pude evitar seguir vinculado y apasionado como los primeros días.

La lectura de algunos escritos filosóficos, entre ellos de Nietzsche y Foucault, me llevaron a preguntar hasta qué punto los temas menores son, realmente, menores. Probablemente solo se trate del efecto refractario de temas injustamente considerados como "no menores" y cuyos difusores persuaden a sus "seguidores" que son los únicos que valen la pena ser estudiados, discutidos y aplicados. Algunos tópicos son iluminados de manera tan intensa que llegan a encandilar, anulando la detección de cualquier otro asunto que se sitúe por fuera de ese foco central. No quiero emplear el concepto de "hegemónicos", porque sería darles, incluso, demasiada trascendencia. El problema del "encandilamiento", más allá de que no permite advertir otro fenómeno, tampoco facilita acceder plenamente a ese que se presenta con luz tan irradiante. Y lo peor, transforma al encandilado en presa y lo paraliza.

Lo cierto es que al contemplar esta situación entendí que había temas que necesitaban reposicionarse u ocupar, por primera vez, un lugar sensato, aunque mínimo, en la consideración de los estudiantes, deportistas, profesores y entrenadores. No para enceguecer o transformarse, reactivamente, en una nueva moda. Luego de más de 40 años estudiando el tema, sigo sintiendo la necesidad de rescatarlo, compartirlo con otros, e instalarlo en el horizonte de posibilidad en las prácticas de la Educación Física, el entrenamiento deportivo, terapéutico, la rehabilitación y la readaptación funcional.

Algo aprendí de la primera obra y probablemente el cambio se perciba en la que estamos presentado ahora. Los dos libros anteriores fueron extensos y los capítulos, muy largos. Me sucede a veces, no muy seguido, aunque sé que les pasa a muchos lectores que, al detectar la extensión de un capítulo, ya se desmorona el entusiasmo. Es por ello que procuré escribir capítulos breves sobre temas muy concretos, pero fracasé y algunos son largos. Además, discontinuos, no desordenados, invitando a cada lector que los organice según sus exigencias, necesidades y, por qué no, también, sus contingentes coyunturas ocasionales. Algún que otro capítulo sea quizás demasiado extenso, aunque traté que no sea tediosa su lectura. En el fondo, no aspiran a sobrecargar de información y saturar al lector, sino más bien a presentar un tema, inferir sus consecuencias metodológicas y prácticas, e instar a la reflexión crítica. En realidad, quisiera expresar, por qué no, mi rebeldía interna frente a todo lo breve. Hoy es el tiempo de todo lo efímero y fugaz: relaciones breves, lecturas breves, tuits y posteos, vidas largas compuestas de superficiales fragmentos breves. Más allá de ese detalle, lo importante es que se trate de un libro o manual que no incline a abandonarlo, sino a preservarlo durante un tiempo en la proximidad física, consultado con regularidad en lugar de, por el contrario, archivado inescrupulosamente sin el derecho mínimo a un juicio sumario. Como tantas veces hacemos con muchos libros.

El texto está escrito alternando entre primera persona del singular y tercera el plural. No estoy seguro de que sea lo correcto, pero es la manera en que fueron fluyendo los distintos temas. La tercera persona del plural esconde, quizás, un anhelo íntimo, muchas veces ilusorio, que es creer que, con el lector, estamos compartiendo acuerdos, perspectivas y cosmovisiones. Pido disculpas si se trata de una obra demasiado literaria para ser científica o excesivamente científica para ser literaria. Lo que pretendo es, sin más ni menos, eso. Hacer accesible y amigable al lector no habituado a las lecturas científicas, conceptos usualmente expresados de manera tan compleja, y hasta retorcida, en la mayoría de las publicaciones, que finalmente opta por abandonar.

Como valioso recurso didáctico complementario, el lector encontrará en algunas partes del libro un código QR que lo remitirá directamente a los vídeos cuyo propósito es profundizar la explicación de ciertos tópicos que, a pesar del esmero por presentarlos de manera clara, podrían entenderse mejor con la ayuda de la dinámica de las imágenes.

Lo último que quisiera comentar en esta breve introducción refiere al impacto de las redes sociales sobre los procesos cognitivos de la mayoría de los seres humanos en general y en particular de los alumnos intentando transformarse, infructuosamente, en estudiantes. Ya hace tiempo que las universidades conspiran contra el estudio. La "sociedad del aprendizaje" también lo hace, y quizás no todos, apenas algunos de nosotros, tenemos clara la diferencia entre aprender y estudiar. Muchos están a favor de las redes sociales y sus argumentos son, como no podría ser de otra manera, operativos y utilitarios. Cada vez que en la universidad justifico el valor del estudio frente a mis alumnos, algunos de ellos estudiantes, siento una suerte de inquietud interior. Advertí no estar seguro acerca de si los estaba aconsejando bien o engañando. Hasta, a veces, creo que debiera decirles que lo más recomendable es que adquieran las habilidades propias de los "influencers" que, según ellos mismos, son abnegados trabajadores y que, en el fondo, no es tan sencillo producir "contenido", un video o postear frases arriba de una foto. Los valores se han trastocado hasta el punto que las grandes chances de conquistar el mercado laboral no corren por el lado del esfuerzo honesto que produce los méritos necesarios para, valga la redundancia, merecer ese puesto laboral. Lo que parece incrementar esas chances es, por el contrario, la ostentación de la imagen. El aplastamiento o fagocitosis definitiva del concepto, de la idea, del pensamiento, por las estampas. La apoteosis del narcisismo hedonista o del hedonismo narcisista a partir de la cantidad de seguidores acumulados. La triquiñuela de mostrar solo lo que queremos que los demás vean, expropiando la posibilidad de acceder al todo o, al menos, a las dimensiones no visibilizadas. Y muchas otras tantas estrategias altamente efectivas para el control de las consciencias, con un poder destructivo enorme. Sé que no están de acuerdo, pero creo que la situación es espantosa.

Lo que aspiro a lograr, y es por ello el modo de redacción de esta obra, no es seducir, sino invitar a considerar la intimidad del estudio como forma de vida. Quizás los valores que subyacen a esta idea sean anticuados y, probablemente, no garanticen mayores oportunidades de acceso al mercado laboral. Pero no escribo para la utilidad de dichas ventajas. Escribo para compartir las bonanzas y la plenitud de una vida signada por el estudio y el entrenamiento como forma de vida.

Imágenes
del capítulo

Capítulo 1
Consideraciones históricas

Quizás no se trate de un aspecto cuyo desarrollo y análisis promueva consecuencias prácticas y operativas en el quehacer cotidiano del profesor, entrenador o fisioterapeuta. Por ello, eventualmente, podría no generar demasiado interés. Sin embargo, permite contextualizarnos, entender cómo llegamos al estado actual de producción de conocimiento, tendencias en investigación, debates, discusiones y perspectivas para futuros proyectos de pesquisas científicas. Estudiar para escribir sobre este tema no solo ha prolongado el placer y acentuado la pasión por los estiramientos, sino que, además, me ha hecho cuestionar una gran cantidad de tópicos y afirmaciones corrientes a partir de la confirmación de lo antiguas que son estas prácticas motoras. Y no nos referimos a la pandiculación como estiramiento o deformación neuromecánica involuntaria propia de humanos y numerosas especies animales, a la cual le dedicaremos un capítulo entero, sino a la posible práctica formal de ejercicios construidos perfilados por culturas ancestrales y también, para mi sorpresa, de culturas americanas precolombinas, como más adelante detallaré.

No obstante, me tomo el atrevimiento de adelantar una conclusión a partir de estas indagaciones históricas. No sabemos si los cazadores prehistóricos se "preparaban" (en el sentido de acondicionamiento inicial o preliminar) de alguna manera para mejorar su actividad específica para la sobrevivencia (caza, pesca, recolección o combate) o, eventualmente, se recuperaban a posteriori implementando alguna actividad motora u otra estrategia puntual. Suponemos que hubo intervenciones didácticas para que los más jóvenes aprendieran de manera ventajosa las conductas necesarias para la sobrevivencia. Quizás practicaban destrezas de puntería, con las armas, empleo de herramientas, caminar sin hacer ruido y, probablemente, otras actividades específicas afines. No lo sé con precisión. Pero a partir del paso del nomadismo al sedentarismo hace ya aproximadamente 12.000 años, el advenimiento de la dinámica agropecuaria, la constitución de aldeas y ciudades, el cambio en los hábitos motores y los estados mentales, el arte (que no estuvo ausente en la prehistoria), empieza a reflejar todos los aspectos de la cultura y, entre esas manifestaciones, sorprenden pinturas y esculturas que muestran prácticas motoras inespecíficas (en relación a la especificidad de las actividades de supervivencia) o de "entrenamiento", si lo prefiere considerar así. Y lo que llama poderosamente la atención es que, entre esas prácticas motoras que, con alguna finalidad el hombre antiguo desplegaba (ya no el prehistórico), quizás preparatorias para la caza o compensatorias de otras actividades motrices destinadas expresamente a la supervivencia, y aún, quizás, para el entretenimiento, hay evidencias de posturas propias de estiramiento miofascial. No los movimientos de fuerza, sino los estiramientos.

Por lo tanto, la conclusión que, por adelantado quiero defender, es que los estiramientos fueron, quizás, las modalidades motrices inespecíficas, es decir, no implementadas en el acto mismo de supervivencia, más antiguas. Entrenar es, por esencia, sacrificar alguna categoría de especificidad. Lo que observamos en las pinturas y esculturas antiguas, incluso las americanas precolombinas, son posiciones o propuestas muy parecidas a lo que hoy llamamos ejercicios de estiramiento. Es decir, prácticas no idénticas y, a veces, hasta bastante disímiles a las necesarias e imprescindibles para la supervivencia. Pero que, muy posiblemente, el hombre antiguo las haya implementado con arreglo a contribuir a que estas últimas mejoren. Quizás no hayan sido vivenciadas como ejercicios formales y construidos de estiramiento tal como los que conocemos hoy, sino solo como posturas con la particularidad de exigir grandes rangos articulares. Si el objetivo era, por caso, la "elevación espiritual" o la "conexión con uno mismo" o lo que fuese… ¿Por qué preferían posturas que implicaban equilibrio tónico miofascial y cierto grado de deformación mecánica? ¿Por qué no simplemente reclinados o sentados, como en un moderno sillón de psicoterapia? No dejo de pensar en este hecho. No somos pocos los que sospechamos que, en biología, más que hablar de verdades, es preferible considerar que todo se trata de ventajas adaptativas. Si nuestros antepasados lo hacían, por algo era y, verbigracia, me cuesta considerar la posibilidad de que haya sido desventajoso. Lo último a aclarar, antes de comenzar este breve y, lo admitimos, parcial análisis, es que no pretendemos desarrollar nada parecido a la evolución de la totalidad de las prácticas motrices en la historia de la humanidad. Nuestro foco se orienta a la aparición de los estiramientos, en particular tal como los conocemos en la actualidad.

Sobre la prehistoria

Comencemos con algunas breves reflexiones sobre la prehistoria. Entendemos que los únicos esquemas motrices que implicaban gasto adicional de energía, es decir, la no estrictamente empleada para la supervivencia, eran los bailes rituales, de los que sí constan registros en las pinturas rupestres. Eventualmente, algunas prácticas de enseñanza-aprendizaje relativas a las técnicas de caza, pesca, y recolección, pero como acciones específicas, no de entrenamiento. En tanto prácticas pedagógicas o preparatorias, no constan evidencias en pinturas, sin embargo, es una suposición racional con cierto grado de firmeza, ya que tales intervenciones didácticas son observables, en la actualidad, en varias comunidades primitivas. A menos que los jóvenes solo aprendiesen por imitación, a través de la observación de los mayores a la hora de la caza, la pesca, la recolección y, eventualmente, el combate. Lo cual es también una posibilidad, aunque poco probable. Lo que no puedo, bajo respecto alguno, es imaginar a los hombres de la Edad de Piedra gastando caloría alguna sin la garantía de que luego se la pudiera recuperar. Ni siquiera para mejorar la destreza necesaria para la supervivencia. Y por aquellos momentos históricos, la incertidumbre acerca de la posibilidad de conseguir nutrientes era la constante. Es decir, estimamos que los cazadores en la Edad de Piedra se convertían en más diestros, precisamente, cazando. No practicando para cazar. Conjeturo que la intervención técnica sobre los más jóvenes era, precisamente, cazando presas más pequeñas o colaborando con roles menores en las cacerías colectivas. Es decir, enseñaban, no entrenaban.

Mucho menos podríamos imaginar a nuestros antepasados realizando una ceremonia de acondicionamiento inicial (o "entrada en calor") previo a la caza o la guerra ni, mucho menos, algún estiramiento. Sí los podemos representar pandiculando y bostezando y/o las dos cosas a la vez, pero, bajo respecto alguno, perfilando algo semejante a un ejercicio construido, mucho menos un estiramiento como lo conocemos hoy. Tampoco sabemos si se lesionaban o si probaron alguna medida para evitarlo. Lo que sí podemos suponer es que la motricidad del cazador de la Edad de Piedra no era ni repetitiva ni monótona, sino variada, variable e intermitente, nunca unilateral y, desde esa perspectiva, poco probables las sobrecargas afuncionales, o las hipertonías y retracciones miofasciales que, a posteriori o a priori, tal vez, requiriesen estímulos mecánicos u otros recursos orientados a contrabalancear los efectos de grandes exigencias localizadas. La naturalidad propia de la motricidad prehistórica, probablemente, poco hubiese justificado medidas compensatorias como las conocemos en estos tiempos.

Edad Antigua

Con el advenimiento del sedentarismo, la transformación de las provisorias y pintorescas aldeas de los nómades en las uniformes y monótonas ciudades de los burgueses, el cambio de las costumbres cazadoras y recolectoras por la cultura y práctica agropecuaria, los hábitos motores también fueron modificándose. En lugar de una motricidad nunca repetitiva, atenta al entorno, con regulación precisa del gesto final e incierta propia del cazador, el agricultor de los últimos 12.000 años despliega un repertorio limitado de gestos motrices que, dependiendo para su regulación de las estructuras subcorticales (por su baja complejidad coordinativa) y sin necesidad de atender al entorno y ajustar con precisión el movimiento propio, termina por impactar en los estados mentales y sus elaboraciones inherentes. El ser humano se empequeñece (los esqueletos entre 60.000 y 12.000 AC son más altos y robustos) y empieza a aburrir. El cazador de la Edad de pPiedra, suponemos, nunca lo hacía: bostezaba quizás por sueño, difícilmente por aburrimiento. En el marco del tedio, comienza a construir objetos mentales que, posiblemente, nunca se le hubieran ocurrido a su antecesor prehistórico, atento al entorno y a su propio movimiento.

Junto al comienzo del aburrimiento, en la historia del hombre nacen también los pensamientos inútiles y, quizás por eso mismo, algunos biólogos y filósofos, como Marcelino Cereijido (2014) o Bertrand Russell (1930), comparten la idea de que la maldad humana tiene ahí, precisamente, su origen. El hombre empieza a anhelar los bienes materiales acumulados por los otros hombres, por las otras tribus. Estos bienes ya no se atesoraban en acto como triglicéridos y aminoácidos dentro de los límites del cuerpo, sino en potencia, es decir, como energía potencial, en graneros o silos. Ya no son grasas, sino hidratos de carbono los que componen la energía potencial atesorada para la supervivencia. Acontecimientos varios que llevan a la guerra como la expresión humana más espantosa, que perdura hasta nuestros días, y de la cual no encontramos registros en los cazadores de la Edad de Piedra, que solo disputaban con sus pares por la progenie, es decir, la conquista de la hembra para la prolongación de la estirpe.

El nuevo agricultor del sedentarismo se aburre, envidia y apetece lo ajeno, las posesiones materiales del otro, ya no solo la hembra. Da lugar, en su mente, a la posibilidad de una acción organizada para la apropiación de los bienes de la aldea, tribu, ciudad o país vecino. Los objetivos cambiaron poco sustancialmente a lo largo del tiempo. Empieza la historia de la guerra y ahí sí se instala, que sepamos, el primer registro histórico de prácticas motoras preparatorias para mejorar una performance específica. Ni el cazador nómade de la Edad de Piedra, ni el agricultor del sedentarismo, se preparaban o "entrenaban". El agricultor, en tiempos de paz, mucho menos.

Es con la guerra como fenómeno histórico que comienzan las experiencias preparatorias y el entrenamiento. Surgen las artes de combate o marciales. Es decir, tampoco estimo que el agricultor antiguo haya necesitado algún ejercicio construido preparatorio o compensatorio. O al menos, no lo sabemos. Sin embargo, con el comienzo de la guerra como forma comunitaria y organizada de articulación de las intenciones de apropiación de los bienes materiales ajenos, los documentos históricos sí dan cuenta de las primeras prácticas sistemáticas de gestos motores inespecíficos orientados a mejorar una performance target específica. No se dio para la caza, la agricultura, la recolección o la ganadería. Sí para la guerra, actividad que parecía acreditar el estar preparado y, para ello, practicar o entrenarse. Y junto a la aparición de las primeras artes marciales, ya sí encontramos evidencia histórica de los primeros ejercicios de entrenamiento, sin saber aún si entre los gestos motrices constitutivos predominantes de tales rituales o "sesiones", figuraban los estiramientos estáticos (EE) y dinámicos (ED) que hoy todos reconocemos como tales. Al menos no los encontramos en las prácticas castrenses más antiguas.

David Behm, mi amigo y profesor canadiense, se pregunta, en su maravilloso libro "The Science and Physiology of Flexibility and Stretching", acerca del momento en que los seres humanos empezaron a estirar de manera organizada con la expectativa de mejorar una performance específica, o evitar lesiones (Behm, 2019). Behm comienza su análisis con la aparición de las primeras artes marciales en lo que hoy es China y Japón, con la dinastía Zhou (1122-255 AC) en donde supone que, quizás, los combatientes hayan realizado ejercicios de movilidad y ED como forma preparatoria con el propósito de aumentar las chances de obtener resultados positivos en la contienda.

El yoga, tanto preclásico como postclásico, aparentemente nace 3000 años antes de Cristo, aunque como combinación de posturas y actividades respiratorias, y no como desarrollo de estiramientos miofasciales para incrementar el ROM (rango de movimiento) como objetivo primario. Entendemos que, en sus distintas manifestaciones, aún en el Hatha Yoga, esta disciplina no ha variado en lo sustancial, y estoy muy de acuerdo con que preserve sus objetivos originales y originarios, que tienen que ver más con aspectos espirituales y de integración mente-cuerpo que, verbigracia, con el desarrollo sistemático de la flexibilidad, el ROM y la ADM. Lo que no puedo dejar de preguntarme, como cae de maduro, es por qué esas supuestas conexiones espirituales, propias de las posturas asiáticas y egipcias antiguas, parecían lograrse mejor con los músculos estirados y con el control respiratorio (es decir, ¿por qué no simplemente de pie o sentado en una silla o caminando?). Quizás las nuevas aproximaciones de la neurociencia, que estudia el impacto de las expresiones fisiológicas periféricas en los estados mentales centrales, ayuden a dilucidar esta inquietud. De hecho, es más accesible la explicación desde la respiración que desde la estimulación propioceptiva propias de los estiramientos. Sin embargo, nuestros antepasados las integraban en un solo acto motriz.

David Behm (2019) nos relata también como, por primera vez en la historia, y ya no como supuesto, sino mencionadas formalmente como un componente importante de un régimen de actividades o ejercicios para prevenir enfermedades, aparecen las prácticas motrices que nos interesan. Fue Hua Tuo (104-208 DC), famoso médico chino de la antigüedad, quien recomendaba combinar acciones respiratorias, posturas y gestos propios de los animales, retozando y jugueteando. Hasta estiramientos inclusive, proponiendo caminar como un oso y estirar el cuello como las aves. Estirar como animales no es, con exactitud, hacerlo de manera estática, manteniendo las posiciones por tiempos prolongados. Sino pandicular o "desperezar" involuntariamente de manera dinámica lenta y con co-contracción de varios grupos musculares implicados, tanto proximales como distales. En rigor, más que ED como los concebimos hoy, serían más bien actividades dinámicas lentas. El posterior Tai Chi toma algo de estas influencias. Lo interesante de este registro histórico es que da cuenta de lo antigua que es la vinculación entre prácticas motrices y la preservación de la salud. Posiblemente, el estilo de vida del entorno de Hua Tuo (104-208 DC) no exigía grandes gastos calóricos para la supervivencia. Sin embargo, de algún modo u otro, descubrieron que, para preservar la salud y evitar enfermedades, había que moverse, aunque más no fuese, parecido a los animales. Y propusieron tareas de equilibrio, posturas y desplazamientos basados en la deformación miofascial dinámica lenta, acompañada por control motor desde la co-contracción sinérgica.

En las civilizaciones occidentales antiguas no tenemos registros formales de prácticas de estiramiento, al menos los estáticos, ni para la guerra ni para las contiendas propias de los tiempos de paz, es decir, los juegos conocidos hoy como olímpicos. Ya 1800 años AC los griegos disputaban, en los recesos de la guerra, competencias de saltos, carreras, lanzamientos y luchas, como así también la elevación de objetos pesados. La mayoría de los registros gráficos, expresados en las pinturas y esculturas, refieren a las competencias olímpicas propiamente dichas, con muy pocas muestras, al menos desde el arte, de los procesos de entrenamiento. De lo poco que hay, lo que principalmente podemos apreciar son actividades muy similares a la competencia propiamente dicha. Nuestra pesquisa, revisando numerosas imágenes, no permite afirmar, ya que no encontramos evidencia alguna, que los estiramientos, en tanto práctica de elongación estática, o incluso dinámica, hayan formado parte de los sistemas de entrenamiento de los antiguos griegos, ya sea en tiempos de paz como en los momentos de guerra. Ni siquiera en las intensas prácticas militares de los espartanos. Tampoco en los gimnasios atenienses, muy a pesar de lo variadas que eran las prácticas motrices que, según entendemos y hemos estudiado, se llevaban a cabo. Con cuerpos parcial o totalmente desnudos, según la historia reporta.

Quizás el aspecto diferencial de los griegos fue la integración entre gimnasia, música y filosofía. Aún sin estiramientos de por medio, entendemos que tareas de equilibrio tónico-postural, sumadas a concretas solicitudes propioceptivas, caracterizaron, posiblemente, las prácticas motrices preferidas por las culturas más excelsas de la historia de la humanidad. La escuela de Pitágoras es el ejemplo más concreto. O, al menos, su precedente más ostensible. La otra gran fuente de prácticas gimnásticas griegas no bélicas ni castrenses, ni pitagóricas fue, como ahora veremos, la medicina hipocrática.

Tal como venimos analizando, si bien desde las prácticas preparatorias castrenses, y de entrenamiento para la guerra y los juegos olímpicos, o en la escuela de Pitágoras, no encontramos nada parecido a lo que hoy reconocemos como estiramientos. Restaría, entonces, indagar en la medicina griega, particularmente en los tratados hipocráticos. Hipócrates (460-370 AC), médico griego oriundo de la isla de Cos, se extiende en numerosos consejos que forman la base del modo estoico de vivir orientado a la salud y la plenitud física. Entre ellos no solo los relativos a la alimentación ("que tu alimento sea tu medicamento"), sino también los que tienen que ver con la práctica de ejercicios físicos, priorizando el caminar y otras actividades gimnásticas. Prescripción no solo hipocrática, sino compartida por lo demás médicos griegos. Sin embargo, nada parecido a los estiramientos tal como los conocemos en la actualidad aparece en la didáctica hipocrática. No obstante, mucho más allá de eso, y volvemos a remarcarlo, la antigua Grecia representa, posiblemente, uno de los primeros intentos en la historia del mundo occidental, de integración entre salud, pensamiento y movimiento. De lo cual nos consideramos, humildemente, sus agradecidos herederos.

Lo mismo que los egipcios, que incluían natación y boxeo. No sabemos si realizaban actividades previas a la competencia. Mucho menos estiramientos. Hay registros gráficos de los egipcios reproduciendo posturas, muy parecidas a los asanas del Hatha Yoga, no gestos intencionales dirigidos exclusivamente al estiramiento miofascial y al desarrollo del ROM. Es decir, hay semejanza entre las posturas egipcias y las orientales, y lo común entre ambas es que se desplegaban con vistas a otros propósitos, y no a la mejora de la flexibilidad, por más que esta aumentara como consecuencia secundaria. Sospechamos que, desde el entretenimiento de la corte del faraón y los nobles, o los espectáculos callejeros, podrían haberse registrado gestos dinámicos caracterizados por grandes rangos articulares, incluso, quizás, el contorsionismo y acciones muy parecidas a las que hoy vemos en los espectáculos circenses. Muy posiblemente (casi con seguridad), también, la sugerencia de actividad física desde la vernácula medicina egipcia. Quizás, también, influencias externas, como la medicina griega o la romana. Sin embargo, nuevamente, nada parecido a los estiramientos tal como los conocemos y concebimos en la actualidad.

En el caso de la antigua Roma y los gladiadores, tal como, quizás, los caballeros de la Edad Media, sí podemos imaginar con la espada, y otras armas, algunos movimientos preparatorios de movilidad de la cintura escapular, pero no algo así como una práctica formal de EE o, mucho menos, como hoy conocemos a los ED (no actividad dinámica, que definiremos más adelante). Por cierto, los romanos se preparaban intensamente para la guerra, tal como los esclavos gladiadores para el entretenimiento del pueblo. En la nobleza patricia romana, tanto en varones como mujeres, la evidencia parece indicar la existencia de prácticas gimnásticas, muy posiblemente parecidas a las griegas. Igual que en la antigua Grecia y Egipto, en Roma había espectáculos de entretenimiento, tanto en la corte como en los contextos callejeros. Sospechamos la presencia de gestos amplios, acrobacias, contorsionismo y acciones similares. Sin embargo, nuevamente, nada parece remitirnos a los estiramientos como las prácticas motrices que conocemos por nuestros días. Mucho menos, a la integración entre movimiento, filosofía, música y salud propia de la cultura griega, o de conexión entre posturas y ascenso espiritual característica de las prácticas orientales. Lo que sí encontramos en la nobleza romana y, probablemente, también en otras culturas antiguas, es una modalidad de acceso miofascial muy popular desde entonces hasta nuestros días. Se trata de los masajes. Los patricios romanos los recibían, incluso, con aceites y ungüentos aromáticos. Sin dudas, una alternativa háptica fuertemente vinculada al placer, la salud y lo que, por entonces, podría concebirse como calidad de vida (accesible, claro está, y tal como en la actualidad, solo a los nobles, aristócratas y ricos). Posiblemente, conjeturamos, también empleaban dispositivos exógenos parecidos a los contemporáneos, como el RNMF o rolling neuromiofascial.

Quizás un primer antecedente de ED o, más precisamente, actividad dinámica, ya no solo preparatoria para el combate, sino de entrenamiento propiamente dicho, sea con las clavas persas Kusthi, que pesaban cerca de 25 kilogramos, y que luego se introducen en India, y es ahí que sí reconocemos una práctica formal de ejercicios de movilidad para el tren superior, sin finalidades, que sepamos, bélicas o castrenses. Sin embargo, poco conocemos de las prácticas motrices de las culturas de medio oriente, aunque, estimamos, no diferían mucho de las orientales o las occidentales que estamos describiendo. Nuestro análisis por la antigüedad va llegando a su fin, sin poder encontrar vestigios de EE o ED como prácticas formales propiamente dichas. Al menos, desde lo que nuestras pesquisas alcanzan a develar.

Edad Media

De los caballeros de la Edad Media, solo conocemos las corazas y armas para los combates y torneos. Nada que evidencie prácticas de estiramiento, aunque, por lógica, estimamos que quizás "calentaban" con movimientos del tren superior sujetando las armas, ciertamente, bastante pesadas. La excepción en el medioevo, y casi con seguridad en la antigüedad, podría ser la actividad de juglares y saltimbanquis, es decir, entretenedores profesionales que desplegaban sus destrezas tanto en la corte como en las plazas públicas. Desde ya, tampoco faltaron en la antigüedad. Sin embargo, nuevamente, no tenemos evidencia de prácticas preparatorias en general o estiramientos en particular, ni estáticos ni dinámicos. Lo que sí verificamos en el medioevo (agradecimiento a la colega Kenia, de la ciudad de Toluca, quien me señala este detalle), y lamentablemente debemos señalarlo, es el empleo de los estiramientos como herramienta de tortura. Sabemos que la Inquisición española no fue la primera institución en implementar esta modalidad de violencia, y nos consta que sus matices empleando tracciones de los miembros fueron espantosamente variados, alternando entre sogas, ruedas y pórticos. En la Edad Antigua ya lo empleaban como instrumento de martirio. Incluso, y mucho más adelante, en la conquista de América, el sacrificio de Tupac Amarú por parte de los españoles comandados por Francisco Pizarro, fue a partir del empleo de jalados articulares extremos. Lamentablemente, en la Edad Moderna volvemos a encontrar esta forma de violencia, al menos en lo que nuestra pesquisa alcanza a develar.

En síntesis, nada parecido a una actividad gestual orientada y con la finalidad primaria de promover un aumento de la flexibilidad y el ROM a través del EE o el ED en toda la antigüedad clásica y el medioevo. A lo sumo encontramos posturas en las que el EE se daba como una condición facilitadora de las primeras (de las posturas), no como una finalidad en sí mismo. Probablemente, el aumento del ROM haya sido una consecuencia secundaria, epifenoménica, no un objetivo formulado como tal. Es lo que comentaba sobre el yoga, sus derivados y las posturas egipcias y pitagóricas. Y este denominador es una constante en los siglos siguientes, en donde el estiramiento, en tanto estático, no lo encontramos hasta la segunda mitad del siglo XX, como en los próximos párrafos observaremos. Del resto del medioevo y el renacimiento no tenemos registro de prácticas de estiramientos, más que como posibilidades dinámicas preparatorias en las prácticas motoras castrenses. En el mundo oriental, las prácticas continúan sin grandes variantes respecto a la antigüedad.

Culturas americanas precolombinas

Sin embargo, hay un dato pintoresco e importante que quiero compartir. Hace unos años, de paseo por el museo antropológico de la Ciudad de México, visitando los pabellones dedicados a mostrar los hallazgos arqueológicos de culturas precolombinas regionales, no los aztecas sino otras, más antiguas aún, quedo boquiabierto al observar estatuas con posiciones que expresan grandes ROM. Culturas que se desarrollaron entre 800 y 1400 DC. Por ejemplo, pude fotografiar estatuillas donde los miembros inferiores muestran grandes aberturas en el plano frontal y sagital. Junto con ellas, esculturas de posiciones propias del acto reproductivo. En las Figuras 1 y 2, muestro algunas fotografías tomadas por mí mismo en el 2012. Ignoro si se trataban de posturas elegidas para otras actividades, ya sea respiratorias o cognitivas, por qué no recreativas, o de ejercicios de estiramiento propiamente dichos. En caso de que hayan sido estiramientos formales, la pregunta inexorable es acerca de su por qué. ¿Cuál pudo haber sido la necesidad que impulsó a estos habitantes precolombinos a adoptar estas posiciones de estiramiento? ¿O solo eran posturas que, de manera complementaria y sin finalidad concreta, incluían grandes ROM? ¿Mantenían las posiciones o solo eran transitorias? ¿Las combinaban con otras actividades? ¿Por qué su cercanía a la actividad reproductiva?

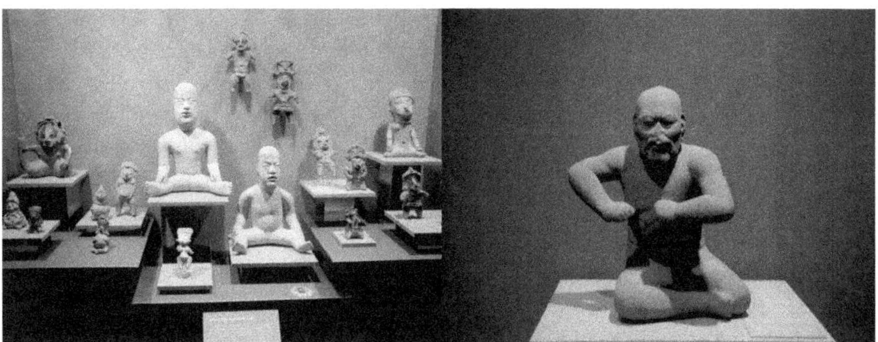

Figura Nro. 1 y 2: Figuras precolombinas en posiciones de estiramiento.

Comparto estas inquietudes y perplejidades con el lector. No he encontrado, aún, respuestas consistentes a estas preguntas. Sin embargo, el principio de razón suficiente nos enseña que, todo lo que es, por algo es. Aunque ni lo sepamos o, alguna vez, lleguemos a saberlo.

Edad Moderna

La Edad Moderna no nos aporta mucho, aunque suponemos que el movimiento natural sugerido inicialmente por Hua Tuo es retomado por Rousseau en el Emilio, donde avala una educación agreste, con prácticas motoras en contacto con la naturaleza. Tal como, años más tarde, alienta Henry Thoreau en Estados Unidos. Ignoramos si en el conjunto de estas propuestas motoras estaban incluidos los estiramientos formales, ya sea dinámicos o estáticos, aunque es muy poco probable que estos últimos hayan tenido lugar.

Llegamos así, no sin admitir grandes saltos y salteos, a la revolución industrial del siglo XVIII. La ciudad atrae a los campesinos, que se instalan en fábricas y la motricidad humana, no el gasto calórico global, sufre otro cambio radical. El movimiento laboral en las plantas es monótono y, paradójicamente, exige altos costos calóricos. Pero, a diferencia de la motricidad del granjero, comienza la historia de la repetitividad unilateral y las posturas prolongadas, sin variabilidad o soluciones compensatorias. El hombre ya no camina, sino que levanta objetos pesados y ensambla piezas todo el día, para la producción en serie. Aparecen, por primera vez en la historia humana, las alteraciones posturales, ya no como consecuencia de condicionamientos genéticos (había escoliosis en la antigüedad, aunque solo casos excepcionales), sino como producto de las posturas y gestos laborales dominantes que el capitalismo naciente exigía a sus trabajadores.

Quizás por eso es que, a comienzos del siglo XIX, nace la gimnasia sueca por iniciativa de Pedro Enrique Ling, y prolongada por su hijo Djalmar Ling. Sea como fuere, la gimnasia sueca perseguía fines muy nobles. Pude estudiarla en profundidad y, aún, practicarla. Ni un EE sino insistencias dinámicas, de variado recorrido. Aún limitada en técnicas de movimiento, era muy rica y contribuyó a mejorar la salud postural de los soldados, trabajadores y de la población en general. Recuerdo haber leído en un viejo tratado de gimnasia sueca las cartas con las solicitudes de los reyes de España y Francia a los monarcas de Suecia, pidiéndoles profesores de su gimnasia. Habían advertido que la gimnasia alejaba a la juventud europea de los dos males que la diezmaban: la tisis y el alcoholismo. Se me eriza la piel. Personalmente, mis orígenes se remontan a la gimnasia, y hace 36 años que la vengo dictando a nivel universitario en la carrera de Educación Física. Es por ello que, lejos de ofenderme porque me llamen profesor de "gimnasia", me enorgullece. Doy fe que enseña a pensar y nos aleja de muchos males.

No mucho después, Niels Buck, en Finlandia, da origen a lo que conocemos como la gimnasia danesa, que enriquece a la sueca desde la perspectiva de las técnicas de movimiento, con péndulos y movimientos ondulantes no presentes en la sueca, pero sin EE de por medio, al menos en que a mi conocimiento respecta. También orientada a corresponder con una propuesta concreta al problema de las alteraciones posturales de soldados, operarios de fábricas y granjeros, la gimnasia danesa de Niels Buck no incluyo EE sino secuencias dinámicas ricas y variadas que, seguramente, contribuyeron también a incrementar el ROM de sus practicantes.

Paralelamente, también en el siglo XIX, Erwin Hahn en Alemania da origen a lo que hoy conocemos como gimnasia artística. Inicialmente con caballos de carne y hueso, luego con caballos y caballetes de madera, vigas, paralelas y demás aparatos elementales, que luego promovieron la contemporánea gimnasia artística, Erwin Hahn desarrolla una batería de ejercicios y propuestas en las que no nos consta la presencia de EE, sino de secuencias dinámicas que, como era de esperarse, también promovían un incremento del ROM. Durante el siglo XIX hubo otras tantas manifestaciones gimnásticas como, por ejemplo, la del coronel Francisco Amorós y Andiano en Francia, Marqués de Sotelo, que en su libro "Gimnástica y Moral" desarrolla una propuesta fascinante con múltiples actividades de altísimo valor, sin que se registren evidencias de lo que hoy conocemos como EE. Muy semejante a los colegas suecos, daneses y alemanes, las manifestaciones gimnásticas en Francia no anexaron el EE. Solo las registramos en las prácticas orientales, aunque, reiteramos, no como EE formales sino como posturas facilitadoras para el logro de otros objetivos. El análisis de la historia del circo tampoco arroja conclusiones fructíferas en nuestra indagatoria, excepto por la práctica del contorsionismo, del cual no podemos dar cuenta de su presencia en todas las carpas y escenarios.

Hacia finales del siglo XIX aparecen formalmente los deportes de equipo y sus posibles prácticas preparatorias. Ya no como actividades lúdicas informalmente organizadas y reglamentadas, sino como lo que hoy conocemos como deportes, con sus aspectos legales y competencias sistemáticas. Surgen iniciativas e intervenciones novedosas para la preparación de sus protagonistas. Los métodos y ejercicios se renuevan y multiplican. Nuestra pesquisa tampoco encuentra o permite reconocer nada parecido a prácticas de EE en la preparación integral de los deportistas de la época. Ni para aumentar el ROM ni, mucho menos aún, para prevenir lesiones. Estimamos que pandiculaciones lentas, ED y actividades dinámicas de variada velocidad, con y sin elementos, muy posiblemente, deben haber formado parte de los modelos integrales de preparación de los deportistas y soldados de la época.

Primera mitad del siglo XX

El siglo XX, en toda su primera mitad, estuvo absorbida por los sistemas de entrenamiento para la guerra. El coronel DeLorme en EEUU, y el doctor William Orban en Canadá, dentro de sus propuestas de preparación del soldado, incluían ED lentos, rápidos y hasta balísticos. Nuevamente, nada parecido, según nuestras indagaciones, a lo que hoy todos reconocemos como EE. No obstante, la ADM es reconocida como una prestación motora relevante y seleccionadas actividades específicas para su incremento. Siempre, reiteramos, con ejercicios dinámicos repetidos secuencialmente. Seguramente, también, en los sistemas de preparación de las fuerzas armadas de otros países. Solo la FNP de Hermann Kabat, en el ámbito de la rehabilitación, comienza a incluir los EE. Y es a este momento particular de la historia al que, precisamente, ansiaba llegar. Al primer registro de las propuestas de EE, en el sentido de mantenimiento final del estiramiento de la unidad miofascial, y ya no como simples asunciones de posturas a partir de las cuales trabajamos otras funciones, como en el caso del yoga, sino, y este es el punto, como propuestas concretas para el incremento del ROM.

No es novedad la influencia de Charles Scott Sherrington, no solo sobre Kabat, sino sobre una gran cantidad de investigadores, médicos y terapeutas a lo largo de todo el siglo XX. No nos detendremos en detalles de los trabajos de Sherrington y Kabat en este capítulo, más que para señalar que es uno de los primeros modelos de relación explícita entre fisiología humana y propuestas de intervención a nivel de la motricidad, contemporáneo o quizás anterior, incluso, al de la intervención de la fisiología médica en la gimnasia general y postural en particular. Lo concreto del asunto que nos convoca refiere al estudio de la actividad refleja por parte de Sherrington, no solo el reflejo de estiramiento o miotático de tracción (RMT), sino a una buena cantidad de otros reflejos más complejos e intersegmentarios. Se descubre que cuando el músculo es estirado, reacciona reflejamente con una contracción. El salto inductivo, como era de esperar, fue precipitado y, muy posiblemente, grosero. Empieza, desde el seno de la fisioterapia, la crítica al ED. Sin detalles relativos a la duración, intensidad o velocidad de tales deformaciones longitudinales. Mucho menos reflexiones acerca de los eventuales contextos de aplicación.

Mientras tanto, el deporte y la gimnasia seguían empleando, sin inconvenientes ni lesiones, los ED. Es decir, paralelamente al empleo deportivo y gimnástico del ED en el entrenamiento occidental, y el mantenimiento de posturas estáticas (insistimos, no como estiramientos formales) en las prácticas orientales, desde el marco de la medicina del deporte y la fisioterapia se van acumulando miradas críticas en contra de los ED y formulaciones favorables respecto a los EE. Seguimos hablando, vale remarcar, de la primera mitad del siglo XX. Es decir, los modos de estirar en el deporte y la gimnasia, y los propios de los contextos médicos y de rehabilitación, corrían por sendas paralelas, sin intercambios aparentes. Sin embargo, la medicina y la fisioterapia empiezan a mirar de manera oblicua a los entrenadores, y a criticarlos, por supuesto, siempre detrás de los escritorios. No obstante, es recién hacia finales de la década del 50, que se da, quizás, la primera adaptación de las propuestas fisiológicas del estiramiento terapéutico al entrenamiento deportivo propiamente dicho. Sus consecuencias, tal como veremos, no fueron las esperadas: la verdad seguía estando del lado de los entrenadores.

Segunda mitad del siglo XX

Es así como inauguramos la segunda mitad del siglo XX, más precisamente sus últimos 40 años, que tuvo connotaciones bastante reconocibles y, hasta me atrevería a afirmar, uniformes en varios aspectos. Sobre la base de los estudios de la actividad refleja de Sherrington y las aplicaciones terapéuticas de Kabat, un médico dedicado a la fisiología del deporte, llamado Lawrence "Larry" Holt, propone un método científico, quizás el primero, para el desarrollo de la flexibilidad en deportistas. Lo llamó 3 S o "Scientific Stretching for Sports" y marcó el inicio de 40 años en los que los métodos y técnicas el contexto terapéutico se mimetizaron con los de preparación deportiva, quizás de manera excesiva y preocupante. Unos 10 o 12 años después Sven Solvebörn, otro médico especialista en medicina del deporte, enfatiza la tendencia proponiendo otro método llamado "Stretching" que, al igual que el de Holt, procuraba facilitar el estiramiento mediante la ejecución previa de acciones isométricas. Los estiramientos, como era de esperar, estáticos y prolongados.

Muchas propuestas similares preceden y suceden a la de Solvebörn, con idénticas aspiraciones de ser implementadas, allende y aquende el contexto particular que pudiéramos considerar: cualquiera fuese el caso y la circunstancia, la prescripción era la misma. Es en la década del 80 que los estiramientos empiezan a considerarse, sorprendentemente, como un "boom" de consumo cultural. El libro de Bob Anderson llegó a la categoría de "Best Seller", con más de 6 millones de copias vendidas y traducción a numerosos idiomas. En las siguientes viñetas trataré de referir los aspectos más significativos de esos 40 años, 25 de los cuales me tocó, probablemente, más sufrir que disfrutar, tanto como deportista primero, y luego como profesional, es decir, quizás perjudicando a mis alumnos y entrenandos:

- Se trata de 40 años de estigmatización de toda forma de ED: se pensaba que éste incrementaba el tono muscular y, por ende, no permitía aumentar la magnitud del estiramiento y podía ser mayor el riesgo de producir lesiones.
- Toda esta proscripción y prohibición del ED se dio absolutamente al margen de las correspondientes evidencias experimentales y científicas: se sustentaban en la falaz inferencia inductiva de su posible efecto negativo por la activación del reflejo RMT.
- Por otro lado, la promoción irrestricta del EEP, con el formato dominante de los 30" sin distinguir contexto ni particularidad alguna: mantener por lo menos 3 veces 30" (Fox, 1982) cada posición de manera consecutiva era lo recomendado para los acondicionamientos iniciales, restablecimientos finales, pausas de recuperación, sesiones de restablecimiento adaptativo, rehabilitaciones de lesiones musculares, contracturas y otras, por no decir todas, finalidades terapéuticas.
- Tampoco eran tenidas en cuenta, en estas recomendaciones, las particularidades de los diferentes deportes: las sugerencias eran extensivas para cualquiera de ellos, con independencia de los modos específicos de expresión de la ADM en sus gestos.
- Mucho menos prescripciones especiales relativas a los distintos grupos musculares, o restricciones diferenciales para cada una de ellas y sus movimientos limitados.
- La mayoría de las publicaciones científicas de la época toman los 30" como tiempo óptimo y así lo aplican a sus diseños experimentales o, eventualmente, tiempos

menores de estiramiento que, nunca menores a 15", realizados consecutivamente, suman entre 30" a 90".

- Llama la atención la promoción exagerada, sin evidencia ni resultados concretos, de las posibles ventajas de los EEP: eran recomendados como garantía segura de mejoras simultáneas en fuerza, velocidad y, sobre todo, la cláusula preventiva y protectora, inexorable e infalible contra las lesiones de todo tipo.
- Estas supuestas ventajas exageradas, y sin evidencia, se extendían hasta las intervenciones terapéuticas, sugiriendo su aplicación en enfermedades varias como, por ejemplo, y entre otras, celulitis: los EE eran recomendados como un remedio para solucionar cuanto problema exista.
- Las consecuencias eran predecibles: los velocistas, jugadores de fútbol y demás deportistas se esforzaban por mejorar su flexibilidad hasta niveles extremos, empleando los mismos métodos que luego usaban los terapeutas para tratar las lesiones que, paradójicamente, los mismos estiramientos prometían evitar.
- Cuando los EEP ya no podían superar esa suerte de barrera en el progreso, los métodos de FNP o Facilitación Neuromuscular Propioceptiva lograban ese cometido.
- Por cierto, aparecen muchas publicaciones comparando los efectos entre los EEP y la FNP, con marcada tendencia a favor de esta última.
- Junto con el comienzo del estudio de la transducción mecánica y la tensegridad, la década del 90 muestra una gran cantidad de estudios, en modelos animales, del efecto anabolizante del estímulo mecánico: se descubre que el EEP (muy prolongado, hasta 24 horas y numerosos días consecutivos) promueve un trofismo superior al 200% en roedores y aves.
- Estudios convergentes con los que dan cuenta de las consecuencias mecánicas y genéticas del entrenamiento muscular excéntrico.
- Con algunas publicaciones, incluso, relativas al aumento de la flexibilidad empleando, precisamente, no estiramientos sino acciones excéntricas o pliométricas de gran ROM.

Y es, precisamente, hacia finales de la década del 90 del siglo XX, que se va sumando la evidencia necesaria que vislumbra la eventualidad de una mirada escéptica al EEP como alternativa única de trabajo, dando paso a una abundante producción científica y cambios en el modelo de intervención práctica que caracterizó la primera década de este siglo. Durante los primeros años de la década del 90, personalmente me atrevía sugerir evitar el EEP en los acondicionamientos iniciales, dando predominio al ED y, en caso de emplear el EE, que no excediera los 6", y de manera no consecutiva. Lo hice basado en el fenómeno de inhibición autógena del cual hoy sabemos y sé, que no es el motivo principal. Y también tomando como referencia mi propia experiencia como gimnasta y entrenador: cuando las entradas en calor o acondicionamientos iniciales no eran, aparentemente, buenos, y los realizábamos a las apuradas y con predominio de ED, el rendimiento inmediato era muy superior al propio del modelo imperante, cuyo rasgo principal era el empleo exclusivo de trotes lentos y EEP. Esa evidencia tangible la relacioné, porque no estaba a mi alcance otra posibilidad, con el reflejo de inhibición autógena.

De todos modos, por entonces, recibí todo tipo de críticas. Hasta dijeron, desde los servicios de fisioterapia, que iba a ser el responsable de la multiplicación de las lesiones musculares al promover el reemplazo de los EE de 30" por los de 6". Fue en la publicación de 1997 (Di Santo, 1997) y al instante los reproches. Para mi sorpresa, y alivio, hacia 1999 aparece la primera revisión a cargo de Ian Shrier (1999) la cual analizaba los primeros trabajos producidos en la década acerca del posible efecto agudo deletéreo de los EEP. Me atrevo a decir que esta publicación marcó el comienzo de una nueva etapa que, extendiéndose hasta la actualidad, cobra especial interés por la riqueza de sus aristas emergentes y perspectivas posibles. Dejó el terreno arado y allanado para la siembra de las fascinantes investigaciones y publicaciones de este siglo.

Primera década del siglo XXI

Desde comienzos del siglo XXI, hasta estos primeros años de la década del 20, varias cosas sucedieron en relación a los estiramientos, la flexibilidad y la ADM. No es la intención desarrollar exhaustivamente cada una de las líneas de investigación y publicaciones, sino el compartir reflexiones acerca del posible motivo que inspira tantos trabajos similares, cuyo análisis lo reservamos para otro capítulo. Tal como puede sospecharlo, durante los primeros 15 o 16 años de este siglo los simpatizantes y estudiosos del tema se sorprendieron por la gran atención dedicada al supuesto efecto agudo deletéreo de los EEP. La publicación de Jonathan Fowles (2001) constituyó una suerte de "hito". Al evaluar la fuerza de los extensores de rodilla luego de 20´ de EEP, comprueba que 1 hora después aún persistía un déficit del 30%, y 2 horas después hasta un 10%. Nadie en su sano juicio estiraría 20´ un músculo, sobre todo si el objetivo es el acondicionamiento inicial. Lo que en realidad Fowles buscaba comprobar era si, eventualmente y tal como había sucedido con animales, en seres humanos los EEP promovían hipertrofia. La verificó, aunque poco significativa.

Lo cierto es que ese estudio gatilló una masiva producción de trabajos acerca del supuesto efecto agudo negativo de los EEP, a lo que, tal como anticipamos, le dedicaremos un capítulo especial. Hasta las más reconocidas revisiones sobre el tema entre 2011 y 2021 (Behm & Chaouachi, 2011; Kay & Blazevich, 2012; Behm, Kay & Blazevich, 2015; Behm & Konrad, 2021), casi todo lo que se le ocurra sobre el tópico fue investigado: respuestas agudas sobre fuerza en todas sus expresiones y regímenes de acción, sobre los saltos, los sprints y los cambios de dirección, sobre edades y desarrollo previo de la flexibilidad, y muchas otras variables dependientes. Los EE parecían haber sido sepultados para siempre y su acta de defunción labrada en mármol, con los protocolares saludos a sus adherentes y acongojados feudos, entre los que, por suerte, nunca estuve incluido.

Hasta que en 2010 pudimos comprobar (Di Santo, 2010) que no es el carácter estático sino la duración del estiramiento lo que marcaba la diferencia. Cuando los EE no superaban los 6" y no los realizamos de manera consecutiva, ningún impacto adverso podíamos verificar en las propiedades neuromecánicas de la UMF. Hasta hoy el tema sigue siendo controversial, y aún no dilucidado en su totalidad, sin embargo, todas las publicaciones y su particular, y quizás, precipitada interpretación, alcanzó para que los EE, cualquiera sea su duración, casi desaparecieran por completo de las prácticas deportivas y hasta terapéuticas. El mismo Behm (2019) en su reciente libro plantea que la reacción en contra de todo tipo de EE fue exagerada y sin suficientes evidencias. Una publicación compartida con Ramón Heredia Elvar (2016), con quien tuve el honor de ser coautor, reivindica los EE, como veremos en párrafos siguientes.

Otro rasgo interesante de este siglo es la reconsideración de los ED que, durante 40 años, fueron descartados sin evidencia experimental alguna. Pudimos, finalmente, saber que los ED no son tan malos como durante tantos años nos hicieron creer. Aún puedo recordar como en 1988, al comenzar mi carrera como preparador físico en fútbol los médicos y fisioterapeutas me reprendían al advertir que les prescribía ED a los jugadores. Más allá de ese detalle anecdótico, el resumen integrativo de tantos estudios da cuenta que también incrementan aguda y crónicamente el ROM, no solo sin afectar negativamente las propiedades neuromecánicas de la UMF y UMT sino, inclusive, mejorándolas. Todavía sabemos poco sobre ellos, y también les dedicaremos un capítulo o apartado especial. Quizás la dificultad radica en la diversidad de velocidades angulares, amplitudes e insistencias por unidad de tiempo. Tampoco disponemos de una taxonomía consistente al respecto. Sin embargo, con lo estudiado hasta el momento acerca de sus efectos inmediatos y mediatos, podemos confiar en ellos como una herramienta interesante, susceptible de aplicaciones en contextos diferentes y para el logro de variados objetivos.

Otro de los acontecimientos remarcables de la primera década del siglo XXI refiere al valiosísimo aporte de Shirley Sahrmann (2006) respecto a los procedimientos de FNP o Facilitación Neuromuscular Propioceptiva. Su revisión integrativa permite aclarar casi todos los aspectos controversiales, y hasta "oscuros", relativos a la aplicación de estas propuestas para el entrenamiento de la flexibilidad. Gracias al trabajo de Shirley Sahrmann pudimos, entre otras cosas, precisar la duración e intensidad de las acciones isométricas facilitadoras de los estiramientos inmediatos subsiguientes. Solo quedan dudas de las reales causas que justifican este efecto positivo. Más allá de ese detalle, este aporte permitió, de alguna manera, integrar y hasta, me atrevería a afirmar, cerrar el ciclo de la FNP aplicada al entrenamiento deportivo, afirmarla como una genuina y exclusiva herramienta de la fisioterapia y, al mismo tiempo, una invitación a los especialistas dentro del ámbito deportivo a pensar en términos de otra denominación cada vez que implementamos procedimientos tendientes a modificar la regulación refleja en y con las prácticas de estiramiento.

Quizás por ello en 2009, en Canadá junto a David Behm pensamos en la posibilidad de definir un campo de intervención específico en el deporte, relativo a la aplicación de principios neurofisiológicos durante los estiramientos cuyo objetivo fuese modular la actividad refleja de acuerdo al objetivo que el contexto particular acreditara. La evidencia hasta el momento era suficiente para advertir que los estiramientos, de acuerdo a su carácter estático o dinámico, su intensidad y duración, podían alterar la actividad refleja tanto hacia el polo de la inhibición como hacia el de la excitación. En el deporte y en la terapia física, las dos posibilidades son recurrentemente necesarias. Pudimos, entre otras investigaciones, verificar el impacto inhibitorio de técnicas de masaje tendinoso (Di Santo, 2010) y quizás la primera publicación sobre el efecto inhibitorio del reflejo extensor cruzado como facilitador del estiramiento de un determinado músculo target (Di Santo, 2013). David propuso el concepto de "Reflex Modulating Stretching Techniques" que, en español podría traducirse en "Técnicas de Estiramiento Reflejo Modulantes". Ellas constituyen, hoy por hoy, una de las dimensiones que más me atraen y, como era de esperar, le dedicaremos un capítulo íntegro y dudo que sea breve.

Dos discusiones interesantes también ilustraron la primera década del siglo XXI. Una relativa a los discursos "anti-estiramiento" que, casi durante 8 años, generaron confusión y zozobra en entrenadores y deportistas. De pronto, y sin mediar mayores evidencias, algunos grupos de profesionales comenzaron a divulgar la dogmática doctrina acerca de la "inutilidad" de los estiramientos. Curiosa tesis. Sus orígenes se remontan, muy posiblemente, a la formación en MAT o "Muscle Activation Tecnique" y, probablemente, a una interpretación abrupta y precipitada del efecto del EEP. Sea como fuere, durante varios años escuchamos afirmaciones relativas a la necesidad de erradicar toda forma de estiramiento. Los deportistas de mi país, al regresar de España, referían como los entrenadores les pedían que ya no estiren, de ninguna manera y en momento alguno. Como señalaba anteriormente, pude participar en un artículo reivindicatorio junto a Juan Ramón Heredia Elvar (2016) y otros autores y, probablemente, contribuir a poner fin a tan insensata discusión y extrema posición. Aún persisten secuelas de fanatismo al respecto y no creo que merezca mayores comentarios.

La otra discusión, ahora sí más seria e interesante, es la que instala Magnusson (2008) acerca de las razones que llevan a incrementar la flexibilidad y el ROM al desarrollar un programa sistemático orientado a dicho propósito. Este prestigioso investigador propone la teoría de la "tolerancia" al estiramiento como el mecanismo que explica las adaptaciones crónicas a un entrenamiento progresivo de la flexibilidad. Basado en la ausencia de evidencia, en aquel momento, acerca de las adaptaciones crónicas al entrenamiento de la flexibilidad, Magnusson sugería, por entonces, que lo único que cambia es la capacidad de interpretar las sensaciones de estiramiento y soportar o "tolerar" sensorialmente un estrés mecánico mayor. Cuestiona la poca evidencia disponible hasta el momento sobre los cambios estructurales (tales como sarcomerogénesis e incremento de longitud fascicular, y ruptura de enlaces cruzados o puentes fibróticos) y los neurológicos (como, por ejemplo, modificaciones en la conmutación refleja a nivel espinal) y otras formulaciones que circulaban por aquellos años.

Hoy sabemos que dichos cambios ocurren, pero, quizás, su mayor argumento era que el estiramiento no modificaba la curva longitud/tensión. El entrenamiento excéntrico, sí lo hace. En ambas afirmaciones, Magnusson acierta. Lo que nunca quedó claro, es el argumento que conecta esta evidencia sobre la no modificación de la curva longitud/tensión por estiramiento, con el postulado sobre la tolerancia al estímulo mecánico como única adaptación posible a un programa de entrenamiento de la flexibilidad. No discutimos que la sensibilidad propioceptiva y nociceptiva son factores altamente condicionantes de las prácticas de estiramiento. Pero si la hipótesis de Magnusson fuese totalmente verdadera, mejoraríamos la flexibilidad sin estirar: un buen psicólogo nos ayudaría más que un entrenador. Más allá de esta ironía, la discusión fue atrapante, los que la instalaron son profesionales serios, y ya no quedan casi vestigios de estas disputas. La ciencia es muy particular, a veces cruel: cuando una formulación no alcanza a ser lo suficientemente consistente, o sus aplicaciones no son efectivas, el interés se debilita y otros focos atraen la atención de sus protagonistas. Son las reglas que todos aceptamos antes de comenzar a jugar.

Otro de los acontecimientos importantes durante esta década, quizás para mí uno de los más significativos, es el surgimiento de la posibilidad de estirar contrayendo el mismo músculo de manera simultánea y voluntaria. Fue iniciativa de Esnáult (2003) y creo, honestamente, que su idea fue brillante. Muchas veces una intuición como la de Esnáult, aunque basada en principios absolutamente racionales, promueve resultados inesperadamente positivos y los motivos comienzan a conocerse a posteriori. Sin sombra de dudas, todavía seguiremos descubriendo las razones por las cuales el estirar, no con una activación previa sino, simultánea, favorece tanto las respuestas y adaptaciones que necesitamos para una mayor protección de la unidad miofascial y tendinosa. Esnáult sabía que, al estirar en estado de completa relajación, es el vientre muscular el que registra primero, y principalmente, la deformación longitudinal con menor impacto en la atadura miotendinosa. Su lógica fue genial: si acortamos voluntariamente, el elemento contráctil (EC) se acortará y, por consiguiente, el elemento elástico en serie (EES) se deformará en mayor medida. Su objetivo era preparar a la unión miotendinosa (UMT) para soportar mayor estrés mecánico. Y creemos que lo logró, ayudando a reducir la probabilidad de lesiones en ese sector tan vulnerable. Lo remarcable es que nace la idea de estirar contrayendo, no como sucesión sino como simultaneidad. Según mi humilde perspectiva, es una idea formidable.

Lo último que quisiera comentar de esta primera década atañe a las fascias. Mucho pudimos aprender sobre las rutas de conectividad epimuscular gracias a los estudios en cadáveres frescos y acerca de las propiedades conectivas y sensoriales de las fascias. Los itinerarios de la conectividad epimuscular justificaron apasionantes estudios en la década siguiente sobre los curiosos efectos "cruzados" o "no locales" de los estiramientos, que luego comentaremos desde una perspectiva histórica, y eximen de una interpretación simplificadora que solo le atribuye al vínculo mecánico el efecto facilitador del estiramiento previo de una zona anatómica sobre otra que, verbigracia, configura el target de nuestro estiramiento principal. Lo que me llamaba la atención era el pedido, sobre todo por parte de fisioterapeutas, de estiramientos solo para fascias, sin que involucren otros presupuestos anatómicos. La pregunta acerca de "¿cómo estiramos fascias?" durante esa década, sobre todo en sus últimos años, era recurrente. Mi respuesta era simple: no podemos no estirarlas al realizar un ejercicio de estiramiento, como que tampoco podemos evitar la deformación mecánica de arterias, epineuros y demás tejidos implicados. Posiblemente la expectativa haya girado en torno a cómo implicar fascias de distintos grupos musculares localizados en diferentes segmentos, miembros y cuadrantes corporales al mismo tiempo. Ahí sí cobraba sentido la inquietud y permitió avanzar en un tópico fascinante que es el de los estiramientos compuestos o, si lo quiere ver de manera más sencilla, estiramientos que simultáneamente implican distintas zonas anatómicas. La siguiente década permite ver que las razones de dicha influencia facilitadora no se circunscriben solo al efecto mecánico, sino que, inexorablemente, el sistema nervioso sigue siendo el protagonista principal y que, en definitiva, la mirada integradora no puede omitirse en ningún caso.

Como episodio clave de esta primera década es la publicación del artículo de revisión "Neural Aspects of Muscle Stretching" (Guissard & Duchateau, 2006). Estos investigadores belgas nos aclaran, de una vez por todas, los distintos tipos de inhibición que se producen conforme los segundos que transcurren con el músculo estirado de manera estática. A mayor duración, mayor inhibición y, sobre todo, distintas modalidades inhibitorias. Muchos otros puntos podrían comentarse sobre esta primera década, pero creo que cubrimos los temas principales, más relevantes y las discusiones predominantes.

Segunda década del siglo XXI

Llegamos así al último período de nuestro comentario histórico. Refiere los años comprendidos entre 2010 y 2024. Estimo que ha sido un buen período para los estudios que nos apasionan y convocan. Muchas de las controversias y discusiones estériles de los años anteriores se superaron a favor de la diversidad de posibilidades de estiramiento de acuerdo a contextos, la necesidad de respuestas agudas y de adaptaciones crónicas específicas. Muchos pueden ser los puntos dignos de ser destacados, sin embargo, creo que estos 5 o 6 son aquellos con los que podemos iniciar el análisis:

- El surgimiento de la idea de ADM como distinta de la de ROM y flexibilidad, integrando esta última al Control Motor.
- La aparición de nuevas propuestas para casos "rebeldes" en cuanto a su elevada resistencia a la deformación longitudinal.
- El descubrimiento de las respuestas y adaptaciones al estiramiento de algunas estructuras aún nunca estudiadas, como vasos sanguíneos y nervios.
- El RNMF y su efecto facilitador de los estiramientos.
- El estudio de los epineuros y sus respuestas a las deformaciones mecánicas, con nuevas técnicas específicas (nerve sliding, nerve gliding).
- Finalmente, el desarrollo de posibilidades de intervención a través de estiramientos en patologías de distinta naturaleza, junto con otros temas no menos relevantes que aumentaron nuestra comprensión del asunto.

La idea de flexibilidad y Control Motor, sintetizada en el concepto de "Amplitud de Movimiento" se me ocurrió una semana después de un simposio de flexibilidad en la Universidad Andrés Bello de Santiago de Chile. Para la ocasión fuimos invitados 4 profesionales abocados al tema y la presentación del fisioterapeuta chileno, si mal no recuerdo Pablo Hernández, gatillaron algunas inquietudes que aún persisten. El facultativo dio un ejemplo ilustrativo perfecto: el señor X juega al tenis y su falta de ROM en el hombro obliga a la hiperextensión lumbar durante el saque promoviendo, por ende, dolor de espalda baja. Mejoramos su ROM en hombro y ya no se lesiona la columna, sino el hombro propiamente dicho. Dio en la tecla. Mejorar el ROM no garantiza, por sí mismo, ADM, en el sentido de control motor eficiente en los nuevos grados conquistados merced a los estiramientos, previamente facilitados o no por maniobras específicas. El episodio marcó la creación de una propuesta para procurar mejorar el control motor en esos grados conquistados que, durante años, o quizás siempre, habían carecido del registro sensorial necesario para el ajuste protector. A este modelo de intervención le dedicaremos un capítulo entero. Se trata de la técnica que más empleamos en la actualidad y mejores resultados nos reporta.

Otro de los aspectos recientes a destacar, y que nos preocupan, y ocupan, son los casos rebeldes. Estos casos son todo un dolor de cabeza. Al intentar estirar, el sujeto detecta la acción como amenaza, activa los sistemas de alerta, el tono muscular aumenta más allá de lo esperado y la resistencia miofascial es inusitadamente elevada. Quizás el SNC deba o distraerse o ya no recibir el pool aferente a partir del cual promueve, reflejamente, las respuestas de resistencia aumentada. Surgen así las técnicas de distracción articular y de isquemia local. La distracción articular es un buen procedimiento y sus presupuestos son reflejos, quizás anticipados hace más de un siglo por Charles Scott Sherrington quien descubrió las reacciones musculares ante las deformaciones de la cápsula articular. El empleo de la restricción de flujo sanguíneo a través del TCF o "flossing", aplicado con intensidad significativa durante no menos de 2' y comenzar el estiramiento antes de la liberación del vendaje compresivo nos reporta resultados sorprendentes, que aún no logramos del todo comprender, y que han ayudado a muchos deportistas y pacientes. La idea de fondo es privar al sistema SNC de la materia prima para, a partir de la integración espinal, gatillar respuestas reflejas reactivas al estiramiento. Sea como fuere, el foco de interpretación de las respuestas fisiológicas a los estiramientos va teniendo en cuenta a la corteza sensorial. Ya no se circunscribe todo, solamente, a médula espinal. La revisión de Trajano (2017) propone, incluso, una interpretación córtico-cortical como alternativa para explicar el fenómeno del retraso electromecánico agudo que sucede a los EEP. El asunto se vuelve cada vez más interesante. La década (y el resto de años que llevamos de los 20´), se completa con numerosos temas estudiados de particular interés que destacaremos a continuación:

- Publicaciones que nos permiten conocer las respuestas de tejidos y componentes subcelulares nunca estudiados en su respuesta al estiramiento, tal como arterias, venas y nervios, en especial los epineuros, membranas celulares y otras estructuras citoesqueléticas.
- Por consiguiente, y como era de esperar, nuevas propuestas de intervención a través de los estiramientos en patologías tales como resistencia vascular periférica, hipertensión arterial, diabetes y otras tantas.
- Los efectos no-locales de los estiramientos son estudiados: se descubre el efecto facilitador de maniobras mecánicas implementadas en sectores distintos al del grupo muscular target del estiramiento y, en algunos casos, hasta bastante alejados.
- Se descubre, inclusive, que este efecto no-local puede ser hasta deletéreo: el retraso electromecánico agudo por el EEP que afecta a los músculos elongados también es sufrido por otros músculos no estirados, lo cual da fuerza a la teoría de Trajano (2017) del efecto cortical inhibitorio.
- Aparece también durante esta década, el RNMF y junto con los dos dispositivos (el cilindro y el "stick") con sus variadas texturas y opciones térmicas y vibratorias, una inmensa cantidad de trabajos que dan cuenta de su efecto facilitador de los estiramientos subsiguientes y, desde ya, le dedicaremos un capítulo al tema.

- Interesantes experiencias de entrenamiento de flexibilidad y ADM en contextos inestables, sin conclusiones definitivas desde la evidencia experimental, aunque con óptimos resultados en las experiencias prácticas y vivenciales cotidianas.
- Sorprende también que surjan atrapantes investigaciones relativas al efecto del control voluntario de imágenes mentales (imaginería) sobre las respuestas agudas a los estiramientos, abriendo un campo seguramente prolífico para mayor producción de conocimiento.
- Como así también el estudio del estiramiento involuntario en consonancia con activaciones musculares, que compartimos con muchos animales y llamamos "pandiculación": varios reflexionan sobre esta conducta neuromecánica tan recurrente, y su posible sentido y fundamento.
- Sin dejar de lado, también, avances en el conocimiento de las respuestas y adaptaciones de la unidad miofascial ante el estiramiento bajo modificación de la temperatura, con alcance superficial y profundo y con distintas fuentes de frío y calor.
- Sin dudas, los aportes de Nikos Apostolopoulos (2016, 2017 y 2019) fueron cruciales para dilucidar, de una vez, ya no el efecto del tiempo de estiramiento, sino su intensidad, estudiando el impacto deletéreo e inflamatorio de las altas intensidades.

Es decir, en todas las décadas se han estudiado dimensiones variadas relativas al tema que nos convoca. Desde ya, en la selección de los temas y discusiones más relevantes subyace un criterio y, como tal, es cuestionable y puede haber mejores puntos de vista. Para otros estudiosos y aficionados al tema puede haber, seguramente, otros ángulos a explorar y aristas a describir.

Lo cierto es que llegamos al inicio de una nueva década con una superación madura de las posiciones fanáticas y extremas, ya sea a favor o en contra, y con un espectro mucho más rico en cuanto a inquietudes, proyectos de investigación y perspectivas para la producción de nuevos saberes. Sin embargo, el aspecto más importante es el relativo a la mesura en las afirmaciones, sin cierres extremos o formulaciones protocolarias y recetas inamovibles. Es extraño ya, por estos años, leer o escuchar quien afirme que, o que no hay que estirar más, o que hay que hacerlo de la misma manera en todos los sujetos y contextos.

Estimo que los esfuerzos de investigación, y la actividad docente prudente y sensata de varios especialistas y colaboradores, han contribuido a la edificación de este favorable momento. No puedo dejar de pensar en todo el ciclópeo trabajo que hubo que desplegar para ofrecer alternativas a estas posiciones extremistas y fanáticas. Barrunto que no sería mala idea intentar cuidar el contexto cognitivo actual sin coartar, bajo respecto alguno, el legítimo derecho a cuestionar todo. Retomar temas aún no resueltos del pasado es una excelente opción. Pero no desgastarnos en el ataque y/o defensa de postulados radicales, fanáticos y extremistas. Y muchos desafíos se avizoran para el futuro. La enumeración sería imposible y no es el objetivo de este capítulo. No obstante, si usted me pregunta qué me inquieta sobremanera, entre tantos tópicos, le respondería que, posiblemente, el tema relativo a encontrar la manera exacta de estirar los distintos músculos de acuerdo a su particular morfología y función, no sin contemplar, inexorablemente, las esperadas respuestas agudas y adaptaciones crónicas.

La estructura morfológica de los distintos músculos difiere y así como no hay lógica al pretender entrenarlos en fuerza de la misma manera, tampoco la habría al proponer estirarlos con la misma modalidad. De la mano del mismo asunto, quizás llegar a dilucidar cómo estirar mejor a los elementos contráctiles (EC), los elementos elásticos en paralelo (EEP) y los elementos elásticos en serie (EES). Como los EES y los EEP difieren anatómicamente en los distintos músculos, de alguna manera estos descubrimientos podrían ayudar a iluminar varios rincones aún oscuros. Estirar contrayendo es uno de los aspectos que más tenemos que seguir profundizando en el futuro. Responder a la pregunta acerca de si es conveniente o no, para estirar un músculo, relajar completamente o no sus elementos contráctiles. Y, sobre todo, la actividad concomitante del músculo antagonista. Quién sabe si el futuro nos depara un modelo semejante a estirar co-contrayendo. Todo por ser develado.

Capítulo 2
Definiciones y discusiones conceptuales

En el libro "Amplitud de Movimiento" (Di Santo, 2012) dediqué un capítulo extenso, quizás en demasía, a los aspectos conceptuales introductorios. No será este el caso ya que, por entonces, estimo, pudimos avanzar bastante en la descripción y discusión de algunos términos regularmente empleados, y no siempre con acuerdos, por los distintos especialistas del campo, como médicos, fisiólogos, fisioterapeutas y entrenadores. En esta ocasión la idea es profundizar sobre algunas nociones quizás no desarrolladas con la claridad necesaria o que, eventualmente, requieran discusiones e intercambios de puntos de vista nuevos o alternativos. No retomaremos todos los temas tratados por entonces, sino tan solo algunos, en tanto y en cuanto, podamos agregar nuevas precisiones y reflexiones complementarias. También expondremos conceptos emergentes en los últimos años y no trabajados por entonces. El valor de estas precisiones está determinado por la consistencia de sus aplicaciones prácticas, no por mera banalidad gramatical y estilográfica.

La primera de las discusiones gira en torno a las nociones de Flexibilidad, Rango de Movimiento (ROM) y Amplitud de Movimiento (ADM). Una aproximación inicial y superficial las agrupa casi como sinónimas, sin embargo, una zambullida profunda permite bucear entre las diferencias que, aunque no parezca, son significativas y consistentes. Al escribir el primer libro "Flexibilidad: teoría, técnica y metodología" (Di Santo, 1997) me preocupé en reunir un número importante de definiciones y, al analizarlas, más allá de las diferencias naturales entre autores, que eran mínimas, pude descubrir un denominador común. Se trataba este de una suerte de repetición de un par de ideas centrales, las cuales giraban en torno a la identificación o sinonimia entre flexibilidad y ROM. Por entonces, ninguno de los autores hablaba de ADM, y explicaban la flexibilidad como la propiedad motora básica que permitía incrementar ese valor numérico, goniométrico y matemático, que es el ROM (en inglés: Range Of Motion).

Este capítulo procura resumir los grandes problemas introductorios al estudio de la flexibilidad y la ADM: si bien gran parte está, como aclaramos arriba, desarrollado en el libro "Amplitud de Movimiento" (Di Santo, 2012), unos años después procuramos considerar nuevas perspectivas e instar a futuras investigaciones. Quizás la principal discusión gira en torno a la distinción entre Flexibilidad y Amplitud de Movimiento (ADM), aunque invita al debate sobre los términos empleados para definir ciertas tareas específicas, paso inicial para luego comprender mejor el resto de los tópicos que trabajaremos en este libro. Comencemos por esta distinción básica:

- **Flexibilidad:** como un componente de la ADM, es decir, una condición necesaria pero no suficiente para la misma, y atañe a superar restricciones neuromiofasciales y tisulares de todo tipo.
- **Amplitud de Movimiento:** como el objetivo final de cualquier intervención a nivel de flexibilidad, ya que incrementar ésta, y no mejorar la ADM, no tiene sentido.

Es por ello que entendemos a la ADM como una capacidad compleja, resultante de la interacción de varias propiedades motoras y neuromiofasciales, tales como: fuerza, velocidad, estabilidad, equilibrio, agilidad y coordinación. Constituyen todas ellas requisitos importantes para la ADM, aunque entendemos a la flexibilidad como uno de sus principales componentes. No adherimos a la posibilidad de realizar movimientos que nos sorprendan por su flexibilidad, pero sin estabilidad o control y ajuste sinérgico. En deportes y AVD (actividades de la vida diaria), es insuficiente desarrollar movimientos con gran flexibilidad, pero sin capacidad de generar fuerza, tanto del agonista como del antagonista. Varias propiedades neuromecánicas pueden entrenarse mientras trabajamos la flexibilidad, lo cual la trasciende y nos ubica de cara a la ADM. Ya es hora, entonces, que vayamos definiendo estos conceptos. Paradojalmente, y a pesar de las publicaciones anteriores, concretamente los libros de 1997 y 2012, recién para esta obra establezco, con mayor precisión, las nociones de Rango de Movimiento y Amplitud de Movimiento.

Concepto de Flexibilidad (Di Santo, 2012)

Es la capacidad psicomotora y la propiedad de los tejidos responsable de la reducción y minimización de todos los tipos de resistencias que las estructuras y los mecanismos funcionales neuromiofasciales y articulares de fijación y estabilización, ofrecen al intento de ejecución de movimientos de amplitud angular óptima, producidos tanto por la acción de agentes endógenos (acción del grupo muscular antagonista) como exógenos (propio peso corporal, compañero, sobrecarga, inercia, otros implementos, etc.).

Concepto de Rango de Movimiento (Di Santo, 2024)

Se trata del valor goniométrico específico del recorrido articular, es decir, la medida en grados del desplazamiento angular de una determinada articulación, registrable a través de distintos dispositivos, como flexómetros, goniómetros, electrogoniómetros e, incluso, aplicaciones.

Concepto de Amplitud de Movimiento (Di Santo, 2024)

Capacidad psicomotora integral que permite incrementar óptimamente el recorrido o rango articular en los diferentes gestos propios de la vida cotidiana, laboral o deportiva, en virtud de la activación sinérgica de los grupos musculares específicamente afectados, es decir, su fuerza y precisión regulativa, como así también la inhibición neural y deformabilidad estructural de sus antagonistas, y tejidos aledaños, en el momento y grado oportuno, conservando el equilibrio, la estabilidad, la fluidez y demás valores funcionales y estéticos del movimiento.

Es por ello que concebimos a la ADM como una capacidad funcional, al servicio del sujeto, sus necesidades y diferencias contextuales. Su rasgo principal es que se expresa integrada con otras capacidades, tales como la flexibilidad, la estabilidad, el equilibrio, la coordinación y la fuerza. Es variable y versátil, dotando el sujeto de la capacidad de superar perturbaciones y encrucijadas situacionales complejas. Concebimos a la flexibilidad como un componente de la ADM. Esta última requiere un abordaje integral, procurando el nivel óptimo, no el máximo, donde todas sus capacidades constitutivas deben incluirse. Entrenable con ejercicios que no involucren ni la flexibilidad ni ninguna otra propiedad motora de manera aislada, es decir, con movimientos que incorporen simultáneamente todas las capacidades que integran la ADM o, al menos, gran parte de ellas.

Capacidad y propiedad

Como capacidad, se trata de una aptitud psicomotriz latente. En gran parte heredable, aunque no sabemos cuál influencia es mayor, si la materna o la paterna. Y, por supuesto, más o menos desarrollable de acuerdo a las intervenciones pedagógicas que el sujeto reciba. Como propiedad, se trata de un accidente o rasgo de los tejidos. Y en cuanto a la flexibilidad, refiere específicamente a su deformabilidad ante la aplicación de fuerzas de distinta índole, ya sea tracción, compresión, torsión o cizallamiento. Si bien depende en gran parte del tejido conectivo, su densidad y regularidad, los tipos de colágeno y las variables de aplicación de las fuerzas (tiempo, velocidad e intensidad), es también psicomotora, ya que su expresión depende de la influencia clave de todos los niveles de organización neurales de la motricidad. De allí la importancia de conocer las bases regulativas del tono muscular, como así también de las influencias supraespinales, entre ellas las corticales, siendo los estados y procesos emocionales gravitantes en su manifestación final.

Ahora bien, entenderla como capacidad y como propiedad supone una relación inextricable. Ya que toda propiedad o accidente implica, al mismo tiempo, graduación (por ejemplo, más o menos blando, más o menos fuerte) y posibilidad de ser desarrollada. La deformabilidad es un rasgo de los tejidos que contempla capacidad de cambio. Ya sea para bien o para mal, es decir, a favor o en contra de los propósitos del sujeto. Esto nos remite a la entrenabilidad de la flexibilidad y la ADM, y a las posibilidades diferenciales de intervención de acuerdo a los rasgos particulares de los tejidos implicados y sus respuestas funcionales específicas. De lo cual se infiere, lógicamente, que nunca podríamos proponer componentes de carga únicos (ya sea tiempo, velocidad, intensidad, repeticiones u otros), para resistencias estructurales y mecanismos funcionales que, bajo respecto alguno, son iguales.

Resistencias a la flexibilidad y la ADM

Se trata de las limitaciones propias de la deformabilidad de los tejidos, y su conocimiento ayuda a seleccionar el modo de aplicar las fuerzas mecánicas orientadas a reducir su resistencia. A grandes rasgos podemos considerarlas como funcionales, estructurales y mixtas, aunque, en el fondo, siempre son combinadas, ya que entre fisiología y morfología hay una correspondencia estrecha, imposible de desvincular. Lo importante, es que condicionan la metodología de entrenamiento. Las principales resistencias pueden ser, entonces:

- **Estructurales / plásticas:** dependen de la cantidad y composición del tejido conectivo, particularmente de la densidad y regularidad del colágeno y otros filamentos.
- **Funcionales:** dependientes de la actividad refleja y otras fuentes de excitabilidad supraespinal (relajación cortical central), sin dejar de lado la capacidad de las fascias de tensarse y contraerse al margen del sistema fusimotor.

Con respecto a los límites **estructurales**, podemos considerar los siguientes niveles:

- **Nivel intracelular:** que lo podemos dividir en dos claros compartimientos; por un lado, el intra-sarcoplasmático pero extra-sarcomérico (importancia clave del sarcolema, el citoesqueleto, el núcleo-esqueleto y la membrana del mismo núcleo como fuentes de resistencia al estiramiento) y, por el otro, el estrictamente intra-sarcomérico (en este último caso, los filamentos, tanto estabilizadores como los contráctiles).
- **Nivel extracelular o intercelular:** se trata de todos los componentes de la matriz extracelular, colágeno, fibronectina y otras integrinas.
- **Fascias y aponeurosis:** endo, peri y epimisio, fascias aponeuróticas y también, el mismo tendón.
- **Articulación:** cápsula, ligamentos y otros.

En lo que refiere a las resistencias **neurofuncionales**, los niveles están en orden jerárquico y el primero es, quizás, el más importante:

- **Excitabilidad cortical:** considerando las influencias descendentes de los estados y procesos mentales, entre ellos los emocionales, con su repercusión no solo a nivel de otros subsistemas neurales, sino también sobre las fascias, que pueden contraerse sin intermediación neural a expensas de otros procesos vinculantes.
- **Excitabilidad subcortical:** nos referimos a los ganglios de la base con su impacto excitatorio o inhibitorio ascendente sobre la corteza, o descendente sobre la médula espinal.
- **Excitabilidad espinal y motoneuronas:** como un centro de integración de las descargas tanto descendentes como ascendentes.

- **Husos neuromusculares, reflejo miotático de tracción y otros reflejos:** que ya dependen de las condiciones de estimulación de los distintos receptores propioceptivos y sus condiciones previas, como el estado del medio interno y propiedades tixotrópicas de los geles intra y extracelulares, por mencionar algunas.

Al no tratarse de un capítulo relativo a las bases biológicas de la flexibilidad y ADM, sorteamos descripciones más profundas de estos componentes. Sin embargo, sí es un cometido específico recordar algunas consecuencias metodológicas derivadas de estas consideraciones:

- De acuerdo al tipo de resistencia, la duración, intensidad y velocidad de los estiramientos puede variar significativamente.
- La especificidad de los estiramientos es relativa a las propiedades estructurales y funcionales de los tejidos cuya resistencia necesitamos superar.
- La carga de estiramiento dependerá de la composición específica y estructural del tejido que ofrece resistencia, las repercusiones deseadas a nivel reflejo y del impacto sobre los tiempos electromecánicos.
- Sin descartar otras condiciones como, por ejemplo, el momento de la sesión de entrenamiento y si se trata o no de una sesión especial de entrenamiento de la flexibilidad, como así también las edades y condiciones especiales, como enfermedades, lesiones y síndromes.

Con respecto a las resistencias, tanto estructurales como neurales, otra consecuencia didáctica nos lleva al reconocimiento de **dos casos principales** ante la aplicación de fuerzas mecánicas de estiramiento:

- Estirar sin reducir la neuroexcitabilidad o alterar la transmisión de energía mecánica del músculo al hueso, es decir, sin retraso electromecánico: aplicables a acondicionamientos iniciales, intervalos de recuperación, restablecimientos entre competencias o entrenamientos el mismo día o, incluso, de un día para otro.
- Estirar procurando reducir al máximo la neuroexcitabilidad, potenciando mecanismos inhibitorios y alterando la transmisión de energía mecánica del músculo al hueso, es decir, con inhibición y retraso electromecánico: para restablecimiento final luego del último partido o entrenamiento y sin actividad importante al día siguiente, programas especiales para el desarrollo de la flexibilidad, sesiones anti-estrés.

Los distintos componentes estructurales y funcionales responden, aguda y crónicamente, de manera distinta según las particularidades de los componentes de la carga de estiramiento. Por ejemplo, la duración, velocidad e intensidad del estiramiento puede o incrementar o disminuir la excitabilidad de las fibras intrafusales y, junto a ello, facilitar o perjudicar otras expresiones motoras. Nuevamente, de acuerdo al objetivo, los componentes de la carga de estiramiento varían considerablemente. Podemos entonces apreciar que son numerosas las condiciones que influyen en el modo de implementar estas deformaciones mecánicas. No solo la naturaleza de las estructuras (y sus funciones inherentes) que ofrecen resistencia al estiramiento sino, también, los efectos agudos esperables de la aplicación de tales fuerzas. Lo cual, por otro lado, nos aleja de la uniformidad y hasta, si se quiere, monotonía en cuanto a la implementación de estas prácticas motrices, tan típica, por ejemplo, de la segunda mitad del siglo XX. Hoy las posibilidades se multiplican y los modos de estirar son múltiples y variados, de acuerdo no solo a los aspectos analizados hasta el momento, sino también a otras condiciones, contextos y objetivos.

Factores modificables y no modificables

Al emprender un programa sistemático para el desarrollo de la flexibilidad y la ADM, nuestras expectativas no pueden ser ilimitadas. En primer lugar, porque dicho entrenamiento debiera aspirar a una expresión óptima y no máxima. En segundo, porque hay restricciones que, lamentablemente, resulta difícil (por no decir imposible) superar, tales como:

- Grado de correspondencia entre las superficies articulares: es decir, la relación geométrica entre las mismas, muy a pesar de que el cartílago articular puede cambiar.
- Longitud del brazo de potencia: la distancia entre la articulación y las inserciones musculares.
- Límites físicos postquirúrgicos: que en muchos casos son infranqueables.

Sin embargo, felizmente, es mucho más lo que puede cambiar producto del entrenamiento que lo que no. Con ello nos referimos tanto a respuestas agudas como a adaptaciones crónicas al entrenamiento de la flexibilidad y la ADM. Entre los distintos factores modificables podemos mencionar los siguientes:

- La cápsula articular, cartílago articular y el aparato ligamentario.
- La UMT o unidad miotendinosa, incluyendo fascias y aponeurosis (que prefiero llamar unidad miofascial o UMF).
- Los procesos neurofisiológicos de carácter reflejo: por consiguiente, el nivel de hipertonía afuncional.
- La sensibilidad propioceptiva y su tasación.
- La interpretación cognitiva y emocional del dolor.
- El condicionamiento dado por las articulaciones colindantes.
- La fuerza y otras capacidades constitutivas de la ADM.
- El saber técnico acerca de los ejercicios de estiramiento: lo cual depende de la capacidad de aprendizaje motor.

Un comentario especial lo merece el aspecto relativo a la interpretación y tolerancia a las sensaciones propioceptivas y nociceptivas. En su momento, Magnusson (2008) plantea esta hipótesis negando otras posibles adaptaciones crónicas al entrenamiento de la flexibilidad, tales como las que mencionamos arriba. A pesar de que, durante los primeros años, estas afirmaciones causaron escepticismo y hasta rechazo, en los últimos comienza a tomarse más en serio, con trabajos que relacionan la tolerancia a otros estímulos nociceptivos, particularmente térmicos, y la capacidad de "soportar" estiramientos más intensos. Nuestra posición al respecto es inclusiva de esta consideración, aunque, entendemos, los cambios crónicos producto del entrenamiento sistemático de la flexibilidad no solo implican adaptaciones sensoriales y perceptuales, sino también estructurales en distintos tejidos, y funcionales en varios niveles organizativos de la motricidad humana y el control neuromuscular. De todas estas consideraciones se desprenden consecuencias a la hora de planificar estrategias de intervención para el entrenamiento.

Preguntas importantes a la hora de planificar

Cuando aceptamos el desafío de entrenar a un deportista individual o a un grupo o equipo cuya actividad requiera grandes ROM (gimnasia, danza y afines), al menos desde mi experiencia particular, estas son algunas de las preguntas que suelen guiar la toma de decisiones para diagramar estrategias de intervención:

- ¿Cuáles son los factores que limitan la flexibilidad y la ADM en esta articulación y para este movimiento?
- ¿En qué orden aparecen y cuál es su grado de incidencia final en la flexibilidad y la ADM?
- ¿Cómo repercute sobre el ROM de una articulación las limitaciones de otros núcleos y zonas anatómicas?
- ¿Cómo influye el umbral de tolerancia al estiramiento en cada sujeto en particular?
- ¿Cuáles son los procedimientos, métodos, técnicas y algoritmos más adecuados para cada resistencia en particular?
- ¿Con qué carácter voy a administrar los estiramientos?
- ¿Me interesan las consecuencias inmediatas de los estiramientos?
- ¿Qué objetivos, necesidades y urgencias considera el deportista?

Estas inquietudes, como otras tantas, legislan el proceso de planificación y programación del entrenamiento de la flexibilidad y la ADM, remitiendo a consideraciones estrictamente individuales y personalizadas, ya que cada sujeto, deportista o no, reacciona y/o elabora respuestas distintas. Incluso, en diferentes momentos de su vida.

Movilidad como propiedad articular y como forma de entrenamiento

El concepto de "movilidad" acredita aclaraciones complementarias, ya que observamos que su empleo entre profesionales y deportistas es ambiguo y diverso, hasta contradictorio en algunos casos. Incluso en los títulos de libros y artículos. Se trata de un término que, al menos, necesita comentarios adicionales y, esperamos, estas afirmaciones colaboren para lograr claridad en el empleo del lenguaje. Entendemos que la noción de movilidad articular merece considerar dos significados diferentes:

- Como propiedad de las distintas articulaciones: es decir, como capacidad potencial de permitir el cambio de posición de sus elementos constitutivos en general y sus superficies articulares en particular.

- Como forma de entrenamiento de la flexibilidad y la ADM: consistente en inducir voluntariamente ese cambio de posición, lo cual involucra diversas posibilidades en cuanto a intensidad, velocidades y otros componentes de carga (que más adelante, en este libro, analizaremos).

En rigor, y sobre el primer significado, más allá de la reconocida clasificación de las articulaciones en móviles (diartrosis), semimóviles (anfiartrosis) e inmóviles (sinartrosis), aún estas últimas podrían discutirse en su carácter de absolutamente inmóviles. Los conocimientos osteopáticos nos permiten reconsiderar este rasgo de total inmovilidad de algunas articulaciones como, por ejemplo, las craneanas. No obstante, tales articulaciones no serán ni objeto de estudio ni de entrenamiento en este libro.

Pasivo y activo

Es de larga data, y aún vigente, la tendencia a denominar algunos movimientos propios de la flexibilidad y la ADM como pasivos, y otros como activos. En habla hispana, y aún en lenguas anglosajonas, esta manera de describir algunas acciones sigue presente, tanto en la literatura como en las expresiones orales de entrenadores, científicos y deportistas.

Ahora bien, particularmente en cuanto al castellano se refiere, nos encontramos con un problema de traducción que se remonta a muchos años atrás, aproximadamente a los años 70 del siglo pasado y que, finalmente, contribuyeron a forjar una tradición lingüística que perdura hasta nuestros días. Por entonces, y en adelante, los libros de autores de Europa occidental, particularmente alemanes, identificaban la diferencia entre pasivo y activo en relación a la conducta del grupo muscular antagonista en gestos motrices caracterizados por un incremento significativo del ROM. Para sus autores, una expresión pasiva supone un incremento del ROM sin contracción voluntaria del grupo muscular antagonista, es decir, una asistencia exógena o el propio peso corporal contribuyen a incrementar la longitud de un grupo muscular determinado e incrementar el recorrido articular en cuestión. Mientras que las manifestaciones activas, sin colaboración exógena, implican el aumento del ROM por acción voluntaria concéntrica del grupo muscular antagonista. Sin embargo, y también por aquellos años, las traducciones de libros y artículos de la Europa oriental, particularmente de la, por entonces, Unión Soviética, entendía a los estiramientos pasivos como lo que conocemos como estáticos, y los activos como lo que identificamos como dinámicos. En nuestro medio la clasificación que distingue lo pasivo de lo activo sigue vigente, sobre todo en los profesionales de la fisioterapia.

Por nuestra parte, entendemos que nunca encontraremos un caso de pasividad fisiológica en un sistema vivo. Sobre la pasividad biomecánica, en caso que la hubiere, no disponemos de herramientas lingüísticas para contraargumentar. Quizás tampoco sea necesario. Desde lo fisiológico, todo lo contrario. Aún en un estiramiento desarrollado por una asistencia exógena, en la profundidad de los tejidos y sus respuestas funcionales, es imposible encontrar "pasividad", a menos que se trate de un sistema ya no vivo. No solo desde las reacciones reflejas al estiramiento, por todos conocidas, sino también por los cambios y respuestas intramiocelulares y extramiocelulares. Es por ello que nos atrevemos, modestamente, a sugerir:

a. Dejar de lado la denominación de pasivo y activo por falta de precisión descriptiva y reemplazarlos por las nociones de **asistido** y **no-asistido**: entendemos que la pertinencia es mayor.
b. Cuando nos referimos a estiramientos **asistidos** aludimos a la promoción del movimiento y la posición final por la acción de una fuerza exógena o el propio peso corporal.
c. Mientras que los estiramientos **no-asistidos** son los generados por la activación voluntaria del grupo muscular antagonista al que representa el target de estiramiento.

Estáticos, dinámicos y mixtos

Se trata de una identificación clave que vale la pena profundizar, a lo cual añadiremos otra consideración reciente.

- Estiramientos **estáticos**: la posición final de deformación luego del alargamiento no coincide con el inicio de su recuperación, sino que se mantiene.
- Estiramientos **dinámicos**: el final de la deformación luego del alargamiento coincide con el inicio de la recuperación de la longitud inicial.
- Estiramientos **mixtos**: implican combinaciones de las dos posibilidades anteriores y todas las posibles manifestaciones las estudiaremos en el capítulo relativo a tipos de estiramiento.

En publicaciones recientes, Behm (2021) identifica dos manifestaciones distintas en lo que todos concebimos como expresiones dinámicas. Ellas son lo que él describe como actividad dinámica (AD) y como estiramiento dinámico (ED). Para Behm la AD supone un estiramiento sin mantenimiento de la posición final cuyo rango no supera las longitudes habituales de los gestos cotidianos o deportivos. En cambio, un ED, ya sea asistido o no-asistido, si lo hace. En definitiva, una AD es una expresión frecuente en la motricidad, tanto humana como animal, ya que los músculos siempre son alargados cuando sus antagonistas se contraen. Sin embargo, los ED son prácticas intencionales realizadas como tareas de entrenamiento, y ello solo es susceptible de observarse en seres humanos. Los animales, tal como lo veremos en un capítulo ad-hoc, a lo sumo pandiculan, es decir, estiran involuntariamente y por más que no necesariamente mantienen la posición final, no podemos atribuirles a tales conductas el status de ED.

Elongación y flexibilización

Las reconocemos como formas de entrenamiento de la flexibilidad y la ADM, es decir, como posibilidades metodológicas a partir de las cuales pueden lograrse diversos objetivos y su diferencia principal radica en la intensidad de los estiramientos. En primer lugar, le debemos a Estélio Enrique Martín Dantas (1988) esta distinción básica. Este catedrático e investigador fue pionero en la identificación de las respuestas y adaptaciones a los estiramientos de acuerdo a sus intensidades. Llamó "alongamento" a lo que nosotros entendemos como elongación y "flexonamento" a lo que interpretamos como flexibilización. La intensidad de estiramiento gatilla distintas consecuencias, tanto como respuesta aguda como adaptaciones crónicas. Tales efectos son detalladamente descriptos por Estélio. Nosotros acordamos terminológicamente, y empleamos como conceptos asociados los de elongación y flexibilización. Recordemos, desde la sencillez semántica, que elongar no es otra cosa que alargar. Sin embargo, ese alargamiento puede acreditar intensidades o magnitudes diferentes y, desde allí, respuestas y adaptaciones particulares. Para ser precisos:

- Cuando hablamos de **elongación** aludimos a estiramientos submáximos, es decir, de intensidad moderada a baja.
- Cuando nos referimos a **flexibilización** remitimos a estiramientos de alta intensidad y su propósito es el incremento de la flexibilidad.

No obstante, la intensidad de estiramiento permite reconocer una tercera categoría, poco recomendable, que va más allá de los límites de las respuestas y adaptaciones deseables. La llamamos **sobre-estiramiento**. En el capítulo relativo a los aspectos fisiológicos de la flexibilidad y la ADM estudiaremos las consecuencias inflamatorias de estas altas intensidades citando los trabajos que Apostoupulos viene desarrollando desde 2015 en adelante, confirmando las precauciones a contemplar cuando las intensidades de estiramiento son altas. El siguiente cuadro, Nro. 1, permite considerar algunas diferencias básicas en cuanto a intensidades de estiramiento:

	ELONGACIÓN	**FLEXIBILIZACIÓN**	**SOBRE-ESTIRAMIENTO**
% del POD	Por debajo del 90% del POD	Al 100% del POD	Por encima del 100% del POD
% del POP	No hay dolor alguno	Al 90% de POP	Por encima del 100% del POP
Dolor	Ninguno: sensación confortable	Sensación incómoda, dolor soportable	Dolor agudo, lancinante, insoportable
Nivel estructural	Deformación de enlaces cruzados	Ruptura de enlaces cruzados	Ruptura de fibras de colágeno y musculares
Empleo	AI, RF y sesiones anti-estrés	Sesiones especiales de flexibilidad y ADM	Ninguno
Beneficios	Leve incremento agudo de la flexibilidad, poco crónico	Incremento agudo y crónico de la flexibilidad	Ninguno

Cuadro Nro. 1: Diferencias básicas en las intensidades de estiramiento

POD y POP

Se trata de dos términos en inglés, con difícil traducción al español. Al menos, y con seguridad el primero, no encuentra traducción aceptable. Ambos emergen en los últimos años y poco a poco comienzan a tener más presencia en las publicaciones. Veamos de qué se tratan y su relación con el cuadro anterior:

- **POD:** en inglés es "Point of Disconfort" y su traducción al castellano sería "punto de disconfort".

El problema es que la palabra "disconfort" no encuentra traducción al español. Por consiguiente, trataremos de referenciar desde el punto de vista sensorial lo que esta noción sugiere. Cuando estiramos, sensaciones particulares comienzan a manifestarse. Empezamos a sentir, sobre todo si el estiramiento es lento, algo que, de acuerdo a nuestras experiencias anteriores y conocimientos acerca del cuerpo y el movimiento, calificamos de manera muy variada. Sin embargo, lo común a todos, a menos que suframos alguna condición o enfermedad con arreglo a la cual no podamos sentir dolor, es advertir una deformación que aumenta desde el rango de la posible indiferencia o eventual placer hasta empezar a percatarnos de una falta de comodidad y hasta de alerta en algunos sujetos. Posiblemente no se trate de un "punto" sino de una "zona" o región en la cual la intensidad de la sensación propioceptiva, aún sin estimulación nociceptiva, gatilla emociones relacionadas a la alerta o cuidado. Reconocer esta zona es importante. Por debajo de la misma, elongamos. Por encima de la misma, y sin llegar al dolor, flexibilizamos. No obstante, el problema del dolor no es sencillo y debemos tratarlo al explicar la siguiente noción.

- **POP:** en inglés es "Point of Pain" y en castellano significa "punto de dolor".

No se trata de una sensación que requiera, al menos en este caso, de un estímulo diferencial. Son las mismas sensaciones propioceptivas cuya intensidad se incrementa, por la magnitud del estiramiento, hasta desencadenar lo que todos conocemos como dolor. Sin embargo, el dolor no es una sensación nominal sino gradual y fluctuante, dependiendo, en gran parte, de la sensibilidad particular y el historial respecto a experiencias similares en el pasado. Reconociendo estas diferencias individuales, debemos admitir la ambigüedad de la noción de "punto de dolor". Quizás el rasgo diferencial refiera a la tolerancia al dolor y no al dolor como sensación única, compartida exactamente por igual por todos los sujetos. Es el viejo problema de la imposibilidad de transferir o comparar los estados subjetivos. Dicho en otro modo, nunca sabremos con precisión si lo que sentimos es lo mismo que siente otro. Más allá de todas estas consideraciones, lo gravitante para nuestros propósitos, es aclarar al practicante que la sensación propia de la flexibilización es un dolor tolerable, al menos en la cantidad de segundos previstos para el estiramiento. Más allá de esta tolerancia, muy posiblemente estemos invadiendo zonas de sobre-estiramiento, cuyas consecuencias no son recomendables.

Zonas de resistencia y de alta resistencia

Íntimamente relacionadas con las nociones precedentes, las zonas de resistencia fueron propuestas en la década de los 80 por Estélio Dantas (1988). Una zona de resistencia es aquella en la cual los tejidos implicados empiezan a ofrecer una oposición captable por el sistema sensorial propioceptivo, y detectable por el sujeto, es decir, perceptible con claridad. Desde ya, la sensación gatillada es de baja intensidad, tenue o débil si lo prefiere. Mientras que una zona de alta intensidad supone que esa sensación ya no es de baja, sino de alta intensidad, posiblemente no confortable y hasta dolorosa, aunque tolerable. Sin embargo, en las distintas articulaciones y sus distintos movimientos, incluso de acuerdo a la disposición de las articulaciones colindantes, las sensaciones cambian. Dedicaremos más adelante, en otros capítulos, una reflexión especial acerca de las sensaciones de estiramiento. Por lo pronto, claramente podemos identificar sensaciones de resistencia miofascial y articular. Simplemente, y a la manera de constatación, pruebe elongar ITP y luego flexionar, con presión externa, su muñeca. En ambos casos, incremente gradualmente la intensidad del estímulo mecánico. Detectará sensaciones distintas. Es por ello que, desde un punto de vista estrictamente práctico, identificamos 4 grandes zonas:

- **ZRMF:** zona de resistencia miofascial, por debajo de POD.
- **ZRA:** zona de resistencia articular, por debajo del POD.
- **ZARMF:** zona de alta resistencia miofascial, por encima del POD y cerca del POP.
- **ZARA:** zona de alta resistencia articular, por encima del POD y cerca del POP.

Vale la pena aclarar que los límites de cada zona, son difíciles, sino imposibles, de cuantificar. Nuevamente, es el viejo problema de los estados y procesos subjetivos (qualia) y su objetivación supone un anhelo quizás inalcanzable. Su valor referencial es concretamente práctico: sirve para que el sujeto, al estirar, regule su intensidad y logre incrementar la flexibilidad y la ADM sin lesionarse.

F.N.P y T.E.R.M

Cabe una reflexión aparte sobre estas nociones. Durante todo el siglo XX y la primera década de siglo XXI, empleábamos el concepto de Facilitación Neuromuscular Propioceptiva o FNP al referirnos a técnicas de entrenamiento de la flexibilidad, caracterizadas por preceder el estiramiento con alguna maniobra orientada a estimular un propioceptor, o conjunto de propioceptores, cuyo resultado fuese la activación de reflejos inhibitorios, facilitando la subsiguiente elongación. Sin embargo, la FNP no solo es eso, sino mucho más que eso. Se trata de un conjunto de procedimientos creados por Hermann Kabat a comienzos del siglo XX, constituyendo un ámbito teórico y práctico legítimamente usufructuado por la fisioterapia. Numerosas alteraciones del sistema neuromuscular pueden abordarse con tales procedimientos y hablar de FNP referida al entrenamiento de la flexibilidad, sobre todo en el contexto deportivo, quizás no sea lo recomendable. Dialogando con el Dr. David Behm sobre estas cuestiones, en 2010, entendimos que lo que en realidad hacemos, de acuerdo al modo de implementar los estiramientos, es modular la actividad refleja, ya sea hacia las posibilidades inhibitorias o excitatorias de respuesta neuromuscular. Lo cual no exime de realizar maniobras facilitadoras previas al estiramiento propiamente dicho. Las consecuencias derivadas de tales intercambios son las siguientes:

- Preferimos dejar de lado la noción de FNP y respetarla como legítima técnica terapéutica de mediados del siglo XX.
- Hablar, hoy por hoy, de Técnicas de Estiramiento Reflejo Modulantes, noción acuñada por David Behm y el autor de este libro (2010), como una modalidad de intervención que, por cuyas características, ya sea las del estiramiento propiamente dicho, como las que lo preceden, afectan la actividad refleja.

Luego de analizar estas nociones introductorias, terminamos este capítulo con otros conceptos interesantes.

Otros conceptos relevantes

Corresponden al marco de fundamentación biomecánico de los estiramientos. Proponemos refrescar algunas definiciones, y sus consecuencias derivadas que, muy posiblemente, sean de utilidad, no solo para aplicar en el marco de un laboratorio y en tareas experimentales, sino también en prácticas específicas de entrenadores. Entre estos conceptos rescatamos los siguientes:

- **Fuerza tensil**: fuerza que jala la materia en dirección de la elongación, y que solemos denominarla, también, como tracción.
- **Tensión**: la resistencia pasiva del músculo estirado (es igual a la fuerza tensil aplicada).
- **Estrés**: es la relación entre área transversal y tensión.
- **Torque**: cuantifica la resistencia muscular a un estiramiento pasivo
- (máxima resistencia pasiva en un ángulo determinado).
- **Curva longitud / tensión pasiva o ángulo / torque pasivo**: describe la relación entre longitud y tensión.

Todas estas nociones permiten estudiar propiedades importantes durante el estiramiento. Probablemente, más aplicables al laboratorio que al gimnasio o campo de juego. No obstante, esta última o curva longitud/tensión pasiva cobra particular importancia, ya que señala el total de tensión en el músculo y el tejido conectivo conforme la articulación es movida a lo largo de un determinado ROM. Se trata de la tensión en la UMF a lo largo del recorrido articular.

En su momento, algunos investigadores (Magnusson, 2008) se preguntaban si el entrenamiento de la flexibilidad cambiaba las propiedades de esta curva. Al descubrir que aparentemente no, cuestionaron otras posibles adaptaciones al entrenamiento que no fueran los mecanismos sensoriales de tolerancia al estiramiento, postulando con exclusividad estos últimos. Entendemos que del hecho de que esta curva no se modifique por la práctica regular de estiramientos, no se infiere necesariamente que nada cambie excepto los estados y procesos perceptuales.

Sin embargo, y más allá de estas reflexiones, considerar la curva longitud/tensión es importante en el marco del entrenamiento preventivo y protector de deportistas. Ya que marca los principales puntos de vulnerabilidad de la unidad miofascial. Sobre todo, la tensión tanto pasiva como activa, también, a una longitud determinada en distintas articulaciones, movimientos y grupos musculares implicados. Más que nada, a aquellas longitudes donde el conocimiento nos ha permitido dilucidar la mayor fragilidad y, por ende, susceptibilidad de lesión, en grupos musculares y músculos particulares. Por ejemplo, durante el sprint, la porción larga del bíceps femoral tiene más probabilidad de lesionarse entre los 170° y 175° de flexión de rodilla, de allí el surgimiento de tests que procuran medir la fuerza isométrica en esas angulaciones específicas. Entendemos que es importante evaluarlo, pero sin dejar de lado el componente activo de la curva, no solo el pasivo.

Otra serie de conceptos que, probablemente, el lector haya detectado con frecuencia en otras lecturas relacionadas al tema, y que nos permitimos definir para luego compartir algunas reflexiones acerca de sus consecuencias prácticas, son los siguientes:

- **Stiffness**: cambio en tensión por modificaciones en unidad de longitud.
- **Complianza**: cambios de longitud por modificaciones de la unidad de tensión.
- **Histéresis**: energía disipada durante la fase de descarga, cuando un material no recupera sus propiedades de inmediato, más precisamente, la energía que se pierde en los ciclos de carga y descarga durante las deformaciones.
- **Creep**: incremento de longitud muscular conforme la fuerza aplicada se mantiene constante.
- **VESR**: Viscoelastic stress relaxation o relajación del estrés viscoelástico como la reducción de la resistencia durante un estiramiento estático.

Se trata de toda una serie de nociones que hace años leemos en publicaciones. Conforme vayamos avanzando en los distintos capítulos, estos conceptos serán solicitados y relacionados, tanto con aspectos teóricos, como en sus empleos prácticos.

Imágenes
del capítulo

Capítulo 3
Tipos de estiramiento

Luego de dedicar un breve capítulo a la descripción y discusión de algunos conceptos que, según entendemos, necesitaban precisiones por problemas, tanto de ambigüedad lingüística como de traducciones a partir de distintos idiomas originales, nos concentramos ahora en los estiramientos propiamente dichos. No en los ejercicios, ni en los métodos de entrenamiento, o formas de trabajo de la flexibilidad y la ADM, sino en los diferentes modos de estirar, sobre todo a nivel miofascial. Ahora bien, a la hora de proponer una taxonomía o clasificación, lo importante es determinar los criterios que justifican dicha organización o sistematización. Los criterios, bien lo entendemos, siempre son arbitrarios (imposible una objetividad con la que todos estemos de acuerdo) y, no obstante, necesarios compartir una propuesta. El capítulo anterior nos ahorra muchas explicaciones. Tales criterios, para identificar distintos tipos de estiramiento, son los siguientes: intensidad, mantenimiento de la posición final, duración, asistencia y la posibilidad de acompañar con una acción muscular voluntaria. Al respecto, al final de este capítulo analizaremos más en detalle los estiramientos en "tensión activa", y otras opciones para el acompañamiento del estiramiento con algún tipo de acción voluntaria en simultaneidad. Las mayores expectativas respecto a este capítulo, al menos personalmente, las tengo puestas en este último análisis. Por lo pronto, estudiemos estas posibilidades en detalle:

- Según la **intensidad**: como ya hemos analizado, submáxima como elongación y máxima como flexibilización.
- Según el **mantenimiento o no** de la **posición final**: estático, dinámico y mixtos.
- Según la **duración** de los **estáticos**: breves, medios y prolongados.
- Según la **velocidad** y **aceleración** de los **dinámicos**: lentos, rápidos y balísticos.
- Según la **asistencia** y actividad el antagonista: asistidos, no-asistidos y mixtos.
- Según la **acción muscular** voluntaria: sin actividad voluntaria simultánea, con actividad del agonista (tensión activa), del antagonista (sin ser no-asistido) y el control agonista / antagonista o co-contracción.

Sobre la elongación

Recordemos que se trata de estiramientos de baja a moderada intensidad. Y entendemos que sus utilidades son múltiples, aunque muy difícilmente podamos incrementar la flexibilidad a estas intensidades. De acuerdo al carácter asistido o no-asistido, y al mantenimiento o no de la posición final, reconocemos estas posibilidades:

- Asistida.
- No-asistida.
- Mixta o combinada.
- Todas estáticas, dinámicas o mixtas o combinadas.

Entendemos que considerar la categoría de elongación dinámica balística es muy difícil, ya que la aceleración máxima, propia de los movimientos explosivos, nos introduce inexorablemente en la intensidad característica de la flexibilización, que es máxima. Algo similar sucederá cuando consideremos las posibilidades de flexibilización, específicamente las no-asistidas, donde las velocidades lentas no permiten ingresar en esa intensidad. El cuadro Nro. 2 considera los principales modos de estirar a nivel de elongación:

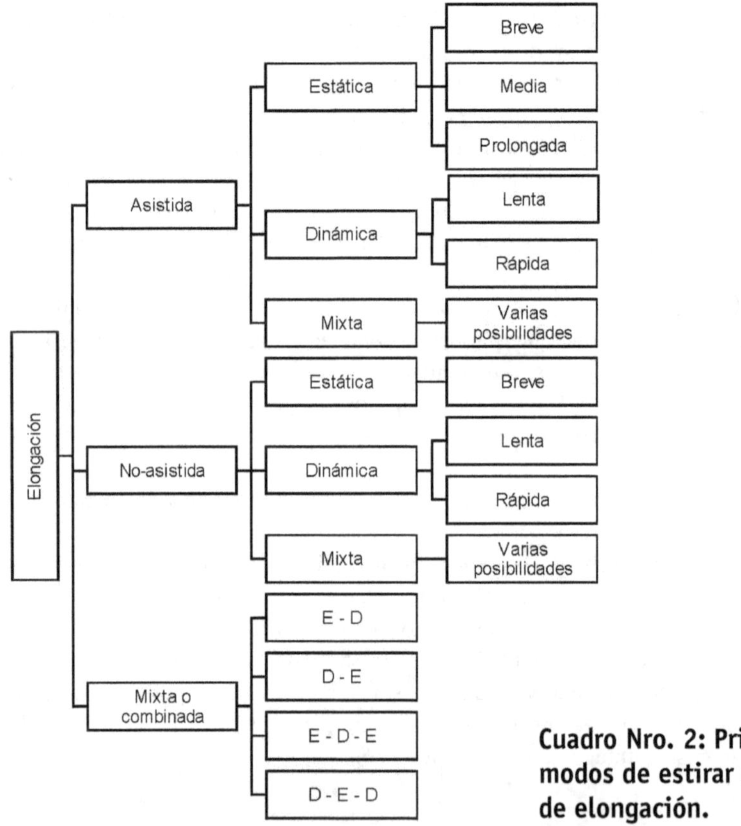

Cuadro Nro. 2: Principales modos de estirar a nivel de elongación.

Sobre la flexibilización

Recordemos que se trata de estiramientos de alta intensidad, aplicables a sesiones específicas de entrenamiento de la flexibilidad y la ADM, y el siguiente cuadro Nro. 3 considera las principales posibilidades:

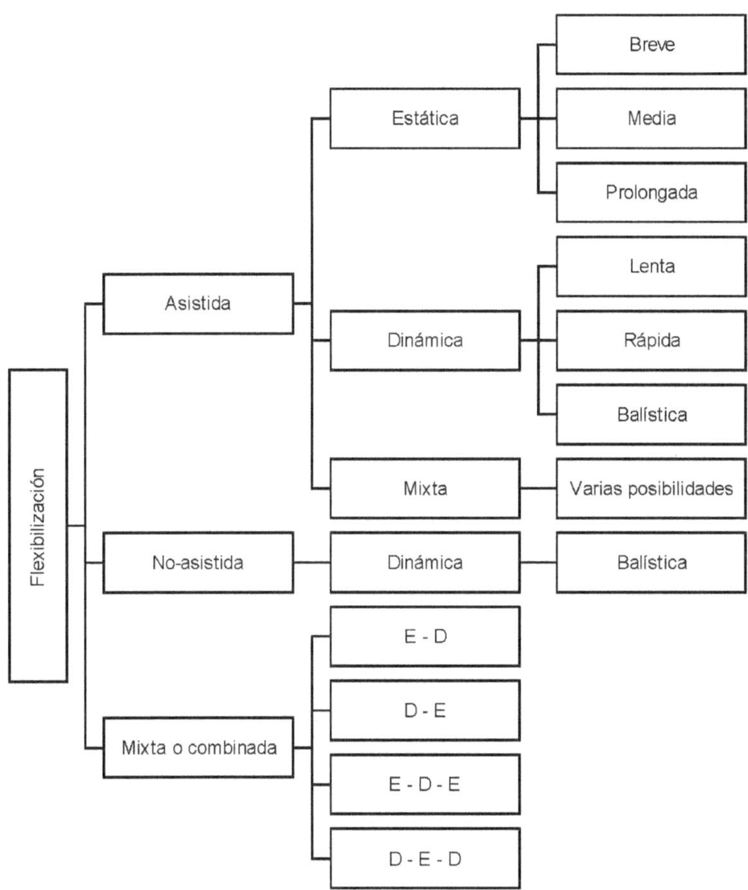

Cuadro Nro. 3: Tipos de Flexibilización.

Lo común a la elongación y la flexibilización

Respecto al mantenimiento de la posición final, y tal como describimos en el capítulo anterior, reconocemos 3 alternativas:

- Estático.
- Dinámico.
- Combinado.

Los estiramientos **estáticos**, que suponen el mantenimiento de la posición final, ya sea a nivel de elongación o de flexibilización, de acuerdo a su duración podemos clasificarlos en:

- **EEB o breves:** hasta 6" con dos propuestas alternativas según las líneas de investigación (hasta 3" y hasta 6").
- **EEM o medios:** entre 6" y 15", con variabilidad en las respuestas.
- **EEP o prolongados:** más de 15», registrándose retraso electromecánico.

El criterio que justifica esta clasificación es la duración, a partir de la cual, la evidencia experimental ya nos demuestra retraso electromecánico y posibles efectos deletéreos sobre la transmisión de energía mecánica a la unión tenoperióstica. Hasta 6" dicho efecto parece no ocurrir, mucho menos con tiempos menores, sobre todo si los estiramientos son no-consecutivos. Por encima de los 15" ya hay registros de tal retraso electromecánico, y entre los 6" y 15" las respuestas suelen ser variables.

Con respecto a los estiramientos **dinámicos**, recordemos que son aquellos en los cuales el final de la extensión longitudinal coincide inmediatamente con la recuperación de la longitud inicial, y de acuerdo a la variable velocidad y su incremento, es decir, aceleración, reconocemos estas 3 posibilidades:

- **EDL o lento:** sin aceleración, más que cuando rompemos estado de inercia.
- **EDR o rápido:** aceleración submáxima.
- **EDB o balístico:** aceleración máxima.

También dinámicos progresivos

Los ED pueden ser uniformes en velocidad y aceleración, repetición tras repetición. Sin embargo, conforme vamos sumando repeticiones, la velocidad puede o aumentarse o disminuirse. Se trata de una interesante opción metodológica, y permite reconocer estas dos posibilidades:

- **Ascendentes en velocidad:** de estático a ED balístico (no es necesario llegar al balístico).
- **Descendentes en velocidad:** de ED balístico a estático (no es necesario partir del balístico).

En la nomenclatura final no agregamos esta variable. Simplemente reconocemos esta gradualidad, tanto ascendente como descendente, como una alternativa interesante que enriquece nuestro espectro de posibilidades. Entendemos que, ya sea ascender o descender en velocidad, en los ED claro está, supone un exigente esfuerzo regulativo por parte del sistema propioceptivo y, en lo que respecta al sujeto, mucha concentración y consciencia corporal. Los ascendentes en velocidad son más accesibles y recomendables.

También de acuerdo a la cantidad de acciones

En los ED, y en este caso se trata de la frecuencia o cantidad de repeticiones (insistencias) por unidad de tiempo. Es una variable que aparece en una gran cantidad de estudios y, a grandes rasgos, podemos identificar estas 3 posibilidades:

- **Alta:** más de 60 insistencias por minuto.
- **Media:** entre 30 y 60 insistencias por minuto.
- **Baja:** menos de 30 insistencias por minuto.

Probablemente, el empleo de esta variable tenga mucho más que ver con diseños experimentales que con la aplicación concreta en el entrenamiento cotidiano. En el día a día, para ser honestos, pocas veces estaríamos dispuestos a contar con precisión la cantidad de insistencias por unidad de tiempo.

Las combinaciones estático - dinámicas

Si consideramos estas dos posibilidades, la estática y la dinámica, con sus duraciones en la estática y sus aceleraciones en la dinámica, sus combinaciones acreditan 4 grandes alternativas básicas:

a. Estático - dinámico.
b. Dinámico - estático.
c. Estático - dinámico - estático.
d. Dinámico - estático - dinámico.

Recordemos que no consideramos en las siguientes identificaciones ni la posibilidad gradual ni la cantidad de repeticiones por minuto. Las exponemos sin abreviaturas.

a. **Combinaciones estático - dinámicas:**
   1. Estático breve - dinámico lento.
   2. Estático breve - dinámico rápido.
   3. Estático breve - dinámico balístico.
   4. Estático medio - dinámico lento.
   5. Estático medio - dinámico rápido.
   6. Estático medio - dinámico balístico.
   7. Estático prolongado - dinámico lento.
   8. Estático prolongado - dinámico rápido.
   9. Estático prolongado - dinámico balístico.

b. **Combinaciones dinámico - estáticas:**
   1. Dinámico lento - estático breve.
   2. Dinámico rápido - estático breve.
   3. Dinámico balístico - estático breve.

4. Dinámico lento - estático medio.
5. Dinámico rápido - estático medio.
6. Dinámico balístico - estático medio.
7. Dinámico lento - estático prolongado.
8. Dinámico rápido - estático prolongado.
9. Dinámico balístico - estático prolongado.

c. **Combinaciones estático - dinámico - estáticas:**
   1. Estático breve - dinámico lento - estático breve.
   2. Estático medio - dinámico lento - estático medio.
   3. Estático prolongado - dinámico lento - estático prolongado.
   4. Estático breve - dinámico rápido - estático breve.
   5. Estático medio - dinámico rápido - estático medio.
   6. Estático prolongado - dinámico rápido - estático prolongado.
   7. Estático breve - dinámico balístico - estático breve.
   8. Estático medio - dinámico balístico - estático medio.
   9. Estático prolongado - dinámico balístico - estático prolongado.
   10. Estático medio - dinámico lento - estático medio.
   11. Estático medio - dinámico lento - estático prolongado.
   12. Estático prolongado - dinámico lento - estático breve.
   13. Estático breve - dinámico lento - estático prolongado.
   14. Estático medio - dinámico lento - estático breve.
   15. Estático prolongado - dinámico lento - estático medio.
   16. Estático breve - dinámico rápido - estático medio.
   17. Estático medio - dinámico rápido - estático prolongado.
   18. Estático prolongado - dinámico rápido - estático breve.
   19. Estático breve - dinámico rápido - estático prolongado.
   20. Estático medio - dinámico rápido - estático breve.
   21. Estático prolongado - dinámico rápido - estático medio.
   22. Estático breve - dinámico balístico - estático medio.
   23. Estático medio - dinámico balístico - estático prolongado.
   24. Estático prolongado - dinámico balístico - estático breve.
   25. Estático breve - dinámico breve - estático breve.
   26. Estático medio - dinámico balístico - estático breve.
   27. Estático prolongado - dinámico balístico - estático medio.

D. **Combinaciones dinámico - estático - dinámicas:**
   1. Dinámico lento - estático breve - dinámico lento.
   2. Dinámico rápido - estático breve - dinámico rápido.
   3. Dinámico balístico - estático breve - dinámico balístico.
   4. Dinámico lento - estático breve - dinámico rápido.
   5. Dinámico rápido - estático breve - dinámico rápido.
   6. Dinámico balístico - estático breve - dinámico lento.
   7. Dinámico lento - estático medio - dinámico lento.

8. Dinámico rápido - estático medio - dinámico rápido.
9. Dinámico balístico - estático medio - dinámico balístico.
10. Dinámico lento - estático breve - dinámico balístico.
11. Dinámico rápido - estático breve - dinámico lento.
12. Dinámico balístico - estático breve - dinámico rápido.
13. Dinámico lento - estático prolongado - dinámico lento.
14. Dinámico rápido - estático prolongado - dinámico rápido.
15. Dinámico balístico - estático prolongado - dinámico balístico.
16. Dinámico lento - estático medio - dinámico rápido.
17. Dinámico rápido - estático medio - dinámico balístico.
18. Dinámico balístico - estático medio - dinámico lento.
19. Dinámico lento - estático medio - dinámico balístico.
20. Dinámico rápido - estático medio - dinámico lento.
21. Dinámico balístico - estático medio - dinámico rápido.
22. Dinámico lento - estático prolongado - dinámico rápido.
23. Dinámico rápido - estático prolongado - dinámico balístico.
24. Dinámico balístico - estático prolongado - dinámico lento.
25. Dinámico lento - estático prolongado - dinámico balístico.
26. Dinámico rápido - estático prolongado - dinámico lento.
27. Dinámico balístico - estático prolongado - dinámico rápido.

La pregunta, inexorablemente, seguro tendrá que ver con la necesidad de este análisis tan exhaustivo de las formas de estirar. Y, muy probablemente (o no), lleguemos a emplear muy pocas de estas posibilidades. Sin embargo, si bien lo vemos, la historia de los estiramientos se ha caracterizado por una gran pobreza en sus propuestas. O estáticos o dinámicos, sin muchas opciones, sin combinaciones o alternativas de duración o velocidad. Entendemos que considerar otros modos de estirar vale la pena y, aun así, las deformaciones mecánicas de la unidad miotendinosa en contextos complejos exceden, en la variabilidad de sus manifestaciones, a las opciones enumeradas.

De acuerdo al carácter asistido y no-asistido

Estas formas de estirar atañen, exclusivamente, a la actividad del grupo muscular antagonista en su rol concreto de incremento de la ROM.

- **Asistidos**: el rasgo sobresaliente de estos trabajos es que el grupo muscular antagonista al estirado no requiere estar activo y la acción es promovida por factores exógenos o propio peso corporal.
- **No-asistidos**: en este caso todo el incremento del ROM es promovido por la activación voluntaria concéntrica o isométrica para su mantenimiento, del grupo muscular antagonista al que es nuestro target de estiramiento.
- **Mixtos**: aquí combinamos las dos posibilidades, la asistida y la no-asistida, con tres claras alternativas metodológicas como la sucesividad, la simultaneidad y sus combinaciones.

Posibilidades mixtas asistidas y no-asistidas

Nos referimos a las alternativas asistidas y no-asistidas, y cómo podemos combinarlas. Estas posibilidades son sucesividad, simultaneidad y sus combinaciones, lo cual enriquece el espectro de alternativas. Que son las siguientes:

a. **Sucesividad**: es decir, luego o antes de la fase asistida, el sujeto contrae voluntariamente los grupos musculares antagonistas al target de estiramiento.
b. **Simultaneidad**: sobre todo para grandes amplitudes, mientras asistimos al sujeto, él también activa voluntariamente los grupos musculares antagonistas al target de estiramiento.
c. **Combinaciones**: luego de la sucesividad o antes, el mantenimiento simultáneo a grandes amplitudes, por ejemplo, subo solo, relajo, me asisten y luego ajusto.

Propuesta integradora

El cuadro Nro. 4 representa un esquema introductorio a la identificación de las distintas formas de estirar de acuerdo a su carácter asistido o no-asistido:

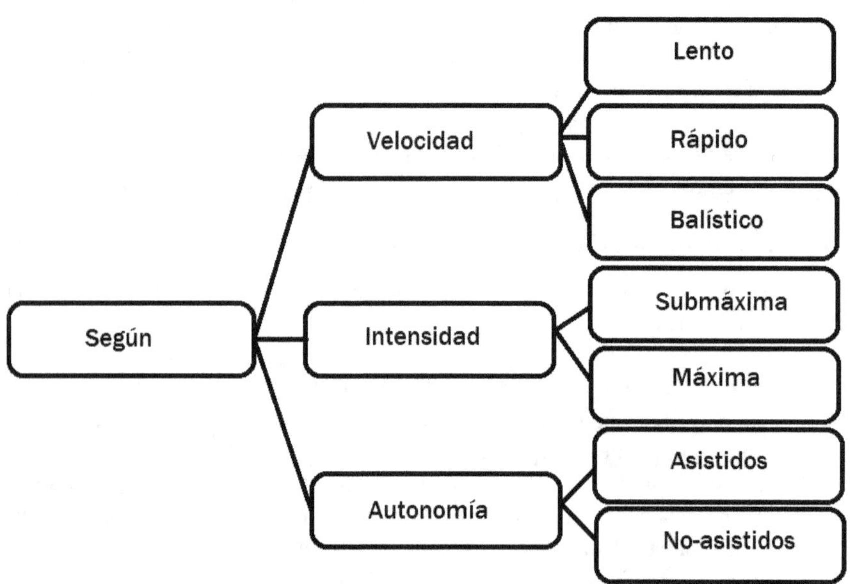

Cuadro Nro. 4: Estiramientos estáticos asistidos y no-asistidos.

12 posibilidades se despenden del esquema anterior, y no son difíciles de identificar:

Asistido submáximo lento	Asistido submáximo rápido	Asistido submáximo balístico	Asistido máximo lento
Asistido máximo rápido	Asistido máximo balístico	No-asistido submáximo lento	No-asistido submáximo rápido
No-asistido submáximo balístico	No-asistido máximo lento	No-asistido máximo rápido	No-asistido máximo balístico

Cuadro Nro. 5: Posibilidades de estiramientos asistidos y no-asistidos.

Consideremos algunos detalles:

	FACTOR	INTENSIDAD	ACELERACIÓN
Asistido submáximo lento	Ayuda	Baja	Nula
Asistido submáximo rápido	Ayuda	Baja	Submáxima
Asistido submáximo balístico	Ayuda	Baja	Máxima
Asistido máximo lento	Ayuda	Alta	Nula
Asistido máximo rápido	Ayuda	Alta	Submáxima
Asistido máximo balístico	Ayuda	Alta	Máxima
No-asistido submáximo lento	Antagonista	Baja	Nula
No-asistido submáximo rápido	Antagonista	Baja	Submáxima
No-asistido submáximo balístico	Antagonista	Baja	Máxima
No-asistido máximo lento	Antagonista	Alta	Nula
No-asistido máximo rápido	Antagonista	Alta	Submáxima
No-asistido máximo balístico	Antagonista	Alta	Máxima

Veamos algunos **ejemplos asistidos**:

	EJEMPLOS
Submáximo lento	Estiramiento asistido, insistencia de baja intensidad y lenta
Submáximo rápido	Estiramiento asistido, insistencia de baja intensidad y rápida
Submáximo balístico	Gestos pliométricos de los saltos
Máximo lento	Estiramiento asistido, insistencia de alta intensidad y lenta
Máximo rápido	Estiramiento asistido, insistencia de alta intensidad y rápida
Máximo balístico	Gestos pliométricos de los lanzamientos

Pasando ahora a algunos **ejemplos no-asistidos**:

	EJEMPLOS
SUBMÁXIMO LENTO	**SUBIR ESCALERAS, CAMINAR**
Submáximo rápido	Correr
Submáximo balístico	Patear un balón
Máximo lento	Penchèe lento de danza clásica
Máximo rápido	Battements de danza clásica, batidas de danza jazz
Máximo balístico	Patada de karate, batidas de aeróbica deportiva

Según la acción muscular voluntaria

Desde ya, el estiramiento puede no ser tan "puro". Ya en 2003, Esnáult propuso los ETA o estiramientos en tensión activa. De alguna manera, se dio un paso más, superando la concepción tradicional de solo estirar, o simplemente preceder al estiramiento con alguna acción muscular voluntaria, ya sea del mismo agonista o del antagonista. La idea de fondo es que podemos estirar y, al mismo tiempo, controlar una acción muscular voluntaria. Con bastante claridad, reconocemos estas 3 posibilidades:

- Estirar contrayendo el mismo músculo estirado: lo que conocemos como ETA o estiramiento en tensión activa.
- Estirar contrayendo simultáneamente el grupo muscular antagonista: sin confundir con un estiramiento tradicional no-asistido o la contracción previa del antagonista, característica de las Técnicas de Estiramiento Reflejo Modulantes.

- Estirar co-contrayendo tanto agonista como antagonista: lo cual requiere mucha concentración y control, y su objetivo tiene que ver con la mayor estabilidad muscular y articular al mismo tiempo.

La claridad en la ejecución de estas posibilidades se manifiesta exclusivamente en los EE o estiramientos estáticos. Luego de desarrollar con mayor detalle los ETA, compartiremos algunas precisiones sobre las dos últimas posibilidades, siendo la última la que más nos interesa desde el punto de vista preventivo y protector.

Los estiramientos en tensión activa

El refuerzo de la unión miotendinosa es un objetivo que perseguimos muchos de los que nos dedicamos al estudio y la práctica del ejercicio preventivo, protector y terapéutico: indagar el cómo podemos reducir el número y gravedad de lesiones de esa zona tan frágil sigue siendo un desafío. Una posibilidad interesante está compuesta por, precisamente, los ETA. Se trata de una propuesta consagrada por Esnáult (Esnáult & Viel, 2003), consistente en alargar y activar de manera voluntaria los músculos simultáneamente. Varios autores entre ellos Gérard Moras (2003), lo consideran una potente herramienta para la protección de la unidad miotendinosa.

Recordemos que la unión miotendinosa es la parte más frágil de la unidad miotendinosa. De ahí la necesidad de reforzarla: tanto las ataduras miotendinosas como las fibras de Sharpey de la unión tenoperióstica. El objetivo de los estiramientos en tensión activa es prevenir lesiones tendinosas en general y de las uniones miotendinosas en particular. Otro de sus objetivos es mejorar la de fuerza del tendón al hueso. La unidad miotendinosa puede representarse como la sucesión de 3 componentes: el contráctil, la unión miotendinosa y el tendón. El estiramiento implica primero, y principalmente, la parte central del vientre muscular, con sus componentes contráctiles. La unión miotendinosa puede, a su vez, considerarse como un puente entre el componente contráctil, tendón y periostio. Al estirar se manifiesta una fuerza reactiva interna o intramiocelular, mecánica y refleja, que poco a poco va cediendo: pero esa fuerza reactiva interna puede acentuarse y prolongarse por la activación voluntaria de la unidad miotendinosa al mismo tiempo que estiramos. Ello permite mantener en acortamiento relativo la porción central y, por consiguiente, aumentar la rigidez evitando la absorción de energía elástica y alcanzar más rápido, y mejor, el valor máximo de fuerza reactiva intra-tisular. Para estirar de forma específica la unión miotendinosa es necesario realizar el ejercicio de estiramiento en situación de activación voluntaria. Al estirar y activar voluntariamente en simultaneidad, el estiramiento es, entonces, localizado en las estructuras tendinosas, pero también en las uniones entre tendón y hueso (unión tenoperióstica), y entre tendón y músculo (unión miotendinosa).

Los dos mecanismos propuestos por Esnáult (2003) son:

- **Tensión activa en situación estática:** colocamos el músculo en longitud media y no máxima, mantenidos por la asistencia de un ayudante, y desde allí desarrollamos una potente acción isométrica.
- **Tensión activa en situación excéntrica:** la fuerza externa aumenta y el sujeto debe resistirse al máximo a la fuerza del ayudante (hay un alargamiento a poca velocidad a pesar de la activación voluntaria).

En los dos casos el apoyo o anclaje (soporte del asistente) es clave para garantizar una buena intensidad de activación. Entendemos que su valor no solo se remite al entrenamiento preventivo y protector como tal, sino también como parte de los acondicionamientos iniciales. Algunos autores (Nieger, 2007), incorporan las siguientes sugerencias y advertencias para los estiramientos en tensión activa:

- No recomiendan la activación voluntaria en situación de elongación extrema.
- No hacer durar el estímulo completo como los estiramientos asistidos.
- Llevan tiempo de aprendizaje, consciencia corporal y prudencia.
- Más fáciles de implementar en las extremidades que en los músculos del tronco.

Desde la práctica cotidiana, no reconocemos gran diferencia entre los estiramientos en tensión activa y las acciones isométricas y excéntricas ordinarias si éstos son desarrollados en posiciones intermedias. No obstante, la diferencia es percibida cabalmente, respecto a otras modalidades de estiramiento y/o de activación neuromuscular, cuando son desarrolladas a niveles mayores de ROM. Siempre, claro está, con el músculo preparado, con buena temperatura y habiendo pasado por otras técnicas más sencillas previamente. En nuestra práctica personal, no detectamos ni inconveniente ni riesgo alguno cuando los promovemos en rangos de movimiento mayores. Desde que los conocimos la década pasada, entendemos que su aplicación nos ha reportado grandes beneficios en cuanto a la prevención de lesiones en general y la protección de la unión miotendinosa en particular. Por supuesto, al aplicar todo un conjunto de medidas protectoras, no podemos confiar solamente en la contribución exclusiva y excluyente de los ETA. Entiendo que lo ideal es la integración de varios recursos didácticos. Tampoco podemos hacer experimentos con planteles de primera división del deporte profesional, reservando dicha tarea a los investigadores. Decidimos la integración de herramientas y recursos no solo por la evidencia publicada, sino por la fuerza del sentido común. Los ETA siempre me convencieron desde su lógica intrínseca y considero que la idea de Esnáult es brillante. Los venimos aplicando hace años y, como era de esperar, fueron surgiendo nuevas combinaciones. No desde una creatividad irracional emergente desde la misma práctica, sin idea de fin. Sino a partir de reflexiones y ensayos, primero nosotros mismos, luego con deportistas. Entre esas variantes, las respuestas han sido favorables con las siguientes integraciones:

- ETA estático hasta el POD y luego EEB.
- ETA estático hasta el POD y luego ED: primera repetición lenta, segunda rápida y tercera balística.
- ETA dinámico hasta el POD y luego EEB.
- ETA dinámico hasta el POD y luego ED: primera repetición lenta, segunda rápida y tercera balística.

Empleamos estas posibilidades casi con exclusividad en los acondicionamientos iniciales para entrenamientos y competencias en deportes colectivos sociomotrices, caracterizados por una alta presencia de acciones de sprint y desaceleraciones. Sobre todo, al final del acondicionamiento inicial, luego de haber modificado las propiedades viscoelásticas de la unidad miotendinosa. Desde un punto estrictamente terapéutico, invitamos a considerar la posibilidad de implementar estiramientos con activación simultánea involuntaria, por electroestimulación. La entendemos como una alternativa interesante, que trasciende la

electroestimulación tradicional con el músculo no estirado. Pueden estudiarse distintas posibilidades, tales como la electroestimulación simultánea, sucesiva e intermitente.

Estiramientos a co-contracción del antagonista y agonista / antagonista

Se trata de dos posibilidades cuyo propósito es enteramente preventivo y protector. Estudiemos con mayor detalle estos modos tan particulares de estirar:

- **Estiramiento a co-contracción del grupo muscular antagonista:** se trata de una acción isométrica simultánea del antagonista, no previa, ni tampoco concéntrica, es decir, nada parecido a las Técnicas de Estiramiento Reflejo Modulantes o los estiramientos no-asistidos.

Los empleamos a nivel de elongación estática breve en el marco de los acondicionamientos iniciales. El objetivo es, a la par que elongamos un grupo muscular determinado, controlar la estabilidad articular por co-contracción isométrica del grupo muscular antagonista.

- **Estiramiento en tensión activa a co-contracción del grupo muscular antagonista:** en este caso, y contando con gran concentración y consciencia corporal por parte del ejecutante, estiramos contrayendo ese mismo músculo y acompañamos, simultáneamente, con la contracción isométrica del grupo muscular antagonista.

Permítanme un comentario especial sobre este modo tan particular de estirar. Tal como podemos apreciar, se trata de una acción que exige máximo control y concentración por parte del ejecutante. Estiro un músculo al mismo tiempo que lo contraigo y contraigo, también y simultáneamente, su antagonista. Su implementación más sencilla es con el estiramiento de ITP (isquiotibioperoneos), al mismo tiempo que los contraigo de manera isométrica (tensión activa) y el cuádriceps, en lugar de estar relajado, también genera una acción isométrica. A decir verdad, hace tiempo que, a cargo de deportistas profesionales, no prescribo estiramientos a menos que estén acompañados de una acción isométrica voluntaria, ya sea del mismo músculo estirado, su antagonista o ambos. Se trata de estirar contrayendo y no a cualquier longitud, sino a la óptima. Inclusive, un modo de estirar que varias veces he sabido implementar ha sido el siguiente:

- **ETA dinámico hasta el POD y luego ETA estático con co-contracción del antagonista:** en una secuencia que, en total, nunca supera los 6 a 8".

El objetivo de estos modos de estirar es, principalmente, preventivo y protector. Al estirar contrayendo el mismo músculo, entendemos que aumenta la estabilidad endógena o intrínseca de la unidad miofascial, incrementando el ángulo de penación del músculo estirado a una longitud en la cual, en este ángulo, precisamente, tiende a disminuir. Al co-contraer el antagonista, procuramos mayor estabilidad articular, tal como cualquier co-contracción protege una articulación, con la única diferencia que, en este caso, hay un grupo muscular estirándose (en nuestro ejemplo, los ITP). Todo nos va aproximando a lo que desarrollaremos en un capítulo especial, relacionado al control estabilizador luego de haber incrementado el ROM con estiramientos facilitados previamente por maniobras reflejas y propioceptivas.

Reflexiones finales sobre "estirar contrayendo"

No pretendemos erigir esta modalidad como la nueva solución definitiva a años de controversias alrededor del problema de estirar o no estirar. Mucho menos la sugerencia de descartar todas las demás formas de estirar la unidad miofascial para, de ahora en más, solo hacerlo de esta manera. Lejos de semejante aspiración, entendemos que la simultaneidad del estiramiento con algún modo de acción o activación voluntaria (hemos visto 3 posibilidades), constituye una herramienta interesante que enriquece el stock de recursos que todo entrenador debe incrementar y renovar a lo largo de toda su carrera. Probablemente, no se trate de la alternativa ideal para incrementar la flexibilidad, ya que la resistencia contráctil voluntaria limitará la magnitud del estiramiento total que podríamos alcanzar con el músculo relajado. En las técnicas más avanzadas para el desarrollo de la flexibilidad estiramos hasta casi el umbral del POP, habiendo relajado previamente la unidad miofascial, y luego la deformación longitudinal prosigue con el músculo relajado. De hecho, hay una resistencia involuntaria representada por el RMT que es la que, precisamente, las maniobras preliminares al estiramiento procuran disminuir. Sin embargo, en el caso de "estirar contrayendo", no hay nada parecido a la aspiración de relajar para facilitar dicho estiramiento. Tampoco flexibilizamos, sino que elongamos cuando acompañamos con acciones o activaciones musculares voluntarias, es decir, la magnitud del estiramiento es diferente.

Cuando "estiramos contrayendo", elongamos con aspiraciones protectoras, estabilizando tanto la unidad miofascial como la estructura articular. Aplicándolos en los acondicionamientos iniciales, son sus respuestas agudas las que procuramos usufructuar en la parte principal de la sesión o en la competencia. Entendemos que, entre los objetivos de los acondicionamientos iniciales, está el de anticipar las condiciones psicológicas, cognitivas, fisiológicas y mecánicas propias de la actividad principal. Para ello las situaciones simuladas procuran reproducir, de manera específica, lo que luego sucederá en el resto del entrenamiento o en el partido.

Entre las distintas fuerzas mecánicas que promueven lesiones miotendinosas y articulares, las fuerzas de cizallamiento son particularmente agresivas. Recordemos que son aquellas representadas por vectores mecánicos que comparten la misma dirección, pero en sentidos opuestos. Muchas veces, en las clases universitarias, explicaba que pocas veces el músculo se lesiona solo cuando se estira o solo cuando se contrae, sino cuando no tiene la capacidad neuromecánica para tolerar fuerzas en sentidos opuestos. En nuestro caso, cuando el músculo se tira y contrae al mismo tiempo. Es por ello que, entendemos, proponer al deportista que anticipe estas experiencias, facilita las vías neurales y gatilla respuestas mecánicas agudas protectoras. Por el momento no conocemos las adaptaciones crónicas a este tipo de intervenciones, reservando a los investigadores el diseño de modelos experimentales que las descubran, en caso que las hubiere.

Lo que sí conocemos, es que no se trata de una conducta motriz surgida por iniciativa de metodólogos, investigadores ni entrenadores. Estirar contrayendo en general, y co-contrayendo en particular, nos remite a la deformación involuntaria de las estructuras miofasciales propias de una gran cantidad de especies animales. Dicha actividad es conocida como pandiculación o estiramiento involuntario y, al tratarse de un modo de estirar tan interesante, antiguo y omnipresente, le dedicaremos un capítulo completo.

Imágenes
del capítulo

Capítulo 4
Pandiculación

El estiramiento involuntario siempre llamó profundamente mi atención. Tal como las conductas ereismáticas o sin idea de fin o teleología conscientemente definida. Recuerdo haber pasado mucho tiempo observando estas conductas, no solo en seres humanos, sino también en otras especies, incluso aves. Hasta la obsesión de cronometrar los tiempos de estos desperezamientos en mis mascotas, promediar sus duraciones y obtener un estimativo total durante el día. Para mi sorpresa, a partir de lecturas, pude aprender que, desde los primeros meses de gestación, a las 12 semanas, el bebé humano ya bosteza y se estira (De Vries, 1982), a la manera de desperezamiento, de despliegue. Su precocidad nos hace pensar en funciones relevantes asociadas a la homeostasis miofascial, es decir, como algo positivo para el desarrollo y la supervivencia. En biología, más que verdades, parece haber ventajas. En este caso, para la evolución del feto humano.

Sin embargo, en los últimos años del siglo XX y primeros del XXI, era muy difícil encontrar material bibliográfico o estudios vinculados al tema. Por consiguiente, no quedaba otra alternativa que formular hipótesis o conjeturas acerca de por qué y para qué emergen estas conductas motrices en tantas, por no decir casi todas, las especies animales. Al poco tiempo, también, enterarme que estas acciones eran llamadas pandiculaciones. En latín, *"pandiculare"* quiere decir estirar. Afortunadamente, en los últimos años, la bibliografía se hizo accesible y ayudó a entender un poco más el fenómeno.

Por consiguiente, podemos identificar dos modos de estirar, uno involuntario y otro voluntario. Este último es relativamente reciente, el primero es ancestral. Son radicalmente distintos, tanto desde el punto de vista sensorial como motriz y, con honestidad, no encontramos argumentos, bajo respecto alguno, en contra de los involuntarios. Ellos suponen la deformación neuromecánica de las estructuras miofasciales gatillada por acciones musculares caracterizadas por la co-contracción, en secuencia organizada, de numerosos grupos musculares. Se trata, podemos aproximar, de acciones sinérgicas (también noérgicas), cooperativas y armónicas entre los distintos sistemas funcionales. Por supuesto, orientadas a un fin, o varios si se quiere. Entre ellos, la transición de los estados de inmovilidad y rigidez a los de movilidad, es decir, a los de acciones neuromusculares amplias y exigentes para la supervivencia.

Entiendo que podemos aprender mucho de estas conductas motrices primitivas: su carácter, estructura espacial, duración, orden y secuencia temporal. Y aplicar estos saberes en la cualificación de los estiramientos que empleamos en los contextos terapéuticos y de entrenamiento. Incluso, y adelantando conclusiones, sospecho que la evolución y desarrollo de los estiramientos voluntarios se perfila cada vez más, hacia las características de los involuntarios.

La idea de estirar contrayendo, particularmente co-contrayendo, es propia del siglo XXI. El siglo XX descubre las ventajas de pre-contraer, no de co-contraer. De ahí la evolución de los últimos años, que no es otra cosa que una suerte de retorno a las ventajas que la misma naturaleza nos demuestra. Volver a la naturaleza misma de las acciones. Lo cual no supone movernos o solo hacerlo como animales, sino aprender de ellos. Sin dejar de ser voluntarios, establecidos cognitivamente, podemos intentar asemejar los nuevos modos de estirar a los involuntarios. Y creo que ésa es la gran ventaja, la evolución propiamente dicha.

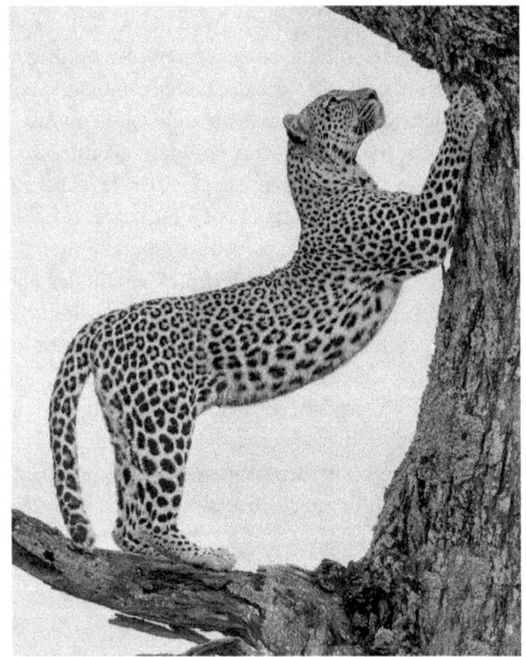

Figura Nro. 3: Pandiculación característica y frecuente en animales.

La pandiculación o estiramiento involuntario es una conducta motora y mecánica (neuromecánica), que comparten casi todos los organismos vertebrados, incluso reptiles, aves y peces y, junto con el bostezo, componen el fenómeno conocido como "bostezo-desperezamiento", que acredita un estudio especial por quienes nos abocamos a la flexibilidad y la ADM. Se trata de una actividad, posible y seguramente adaptativa, tan frecuente en la naturaleza, que merece ser estudiada y comprendida. Tanto el desperezamiento, como el bostezo y las dos acciones simultáneas. No obstante, en el marco de este capítulo, nos concentraremos en los fundamentos neurofisiológicos y bases propioceptivas de la pandiculación, que también puede ser considerada como desperezamiento y este, verbigracias, como la primera. No dejaremos de lado algunas referencias al bostezo que, si bien lo vemos, supone la acción localizada en músculos y fascias del rostro y cuello. Sin embargo, el foco del análisis estará puesto en el resto de las pandiculaciones.

Para Walusinsky (2006), las pandiculaciones son idénticas en todos los vertebrados y se asocian con estados de transición entre las fases de los ritmos biológicos, tanto infradianos, como circadianos y ultradianos. Los considera, tal como los demás autores, como procesos homeostáticos indispensables para la vida. Walusinsky (2006) las define como kinesias o composiciones unitarias de actividad neuromuscular. Las asocia a la función arousal, como un reseteo del SN para pararse y caminar luego de un período de sueño o inmovilidad, preparando al animal para responder a estímulos ambientales. En sus propias palabras (Walusinsky, 2006):

- Resultan de la integración de actos bioquímicos en ritmos biológicos y preceden la adquisición de praxis y gnosias, presentes en los vertebrados filogenéticamente más antiguos (similares).
- Son kinesias que responden a una motivación interna, que no exteriorizan razones visibles, pero son necesarias para la homeostasis en 3 áreas de comportamiento.
- Esas 3 áreas son la alternancia vigilia-sueño, la regulación de la saciedad y las regularidades reproductivas, y participa en la interocepción y percepción corporal.

Por su parte, Bertolucci (2009) entiende a la pandiculación como una manera natural para preservar la integridad funcional del sistema miofascial. Postula un rol autorregulatorio del sistema locomotor, determinando y manteniendo la circuitería neural y los efectos motores periféricos. Preserva el rol integrativo del sistema miofascial mediante el desarrollo y mantenimiento de las apropiadas conexiones neuromecánicas, modulando su estado por la activación de la musculatura torácica. Contribuye a mantener la habilidad del animal para expresar movimientos integrados y coordinados a través de la restauración y reseteo del equilibrio funcional del sistema miofascial. La regularidad y rigor de los movimientos pandiculatorios sugiere que puede haber un significado fisiológico y una ventaja adaptativa.

Podemos interpretar la pandiculación, también, como una acción noérgica y empática. Al hablar de noergia, nos referimos a la percepción consciente del esquema corporal. En cuanto a su rasgo de empática, aludimos a que se contagia, influyendo sobre los otros (como una empatía involuntaria), posiblemente poniendo en juego el sistema de neuronas espejo, compartiendo estructuras corticales. No obstante, nuestra cultura reprime estas conductas, tanto el bostezo como la pandiculación, claro está, de acuerdo a la particularidad del contexto. Otros autores también definieron estos fenómenos:

- Thomas (1949): una pandiculación es un bostezo que se desarrolla a la par con una contracción intensiva de los músculos anti-gravitatorios, extendiendo los 4 miembros, raquis y cabeza atrás.

- Barbizet (1958): respecto al bostezo, el diámetro faríngeo-laríngeo se cuadruplica, el diafragma se contrae en masa, provocando una amplia inspiración, con valor adaptativo para defensa, combate y huida.
- Forte (1982): también sobre el bostezo, se verifica la contracción simultánea de músculos que abren y cierran la boca, explicando la fuerte tensión temporal, vinculando la actividad motriz cervical y mandibular.
- De Vries (1982): como un mecanismo que influye en la determinación funcional del sistema musculoesquelético y contribuye al desarrollo articular y su mantenimiento, este movimiento repetitivo determina gradualmente las formas y composición de las estructuras de movimiento, así como el control asociado de las vías neurales.
- Fraser (1989): la filogenia y ontogenia de la pandiculación revela su rol en el desarrollo y mantenimiento de la función motora, en sus aspectos estructurales y neurales.
- Rosenbloon (1994): considera la pandiculación como un PAM (patrón de acción modal), conducta clave para la supervivencia.
- Baenninger (1997): la pandiculación es el estiramiento involuntario de los tejidos blandos que ocurre en la mayoría de las especies animales, y el bostezo es considerado como un caso especial de pandiculación, que afecta la musculatura de la boca, sistema respiratorio y espina superior (es una conducta antigua que ocurre en un espectro amplio de especies en circunstancias similares).
- Sherwood (2010): los impulsos homeostáticos son conductas motoras que contribuyen al mantenimiento del medio interno y la pandiculación puede incluirse en esta categoría.

Los efectos de los bostezos y pandiculaciones parecen ser múltiples y variados. Entre ellos figuran:

- Aumento de la presión intratorácica, seguido de una rápida depresión con espiración.
- De ello resulta el bloqueo del retorno venoso y linfático por su reflujo acelerado.
- Activa la circulación linfática que drena el canal torácico hacia la vena cava (Wollman, 2006), lo cual nos lleva reflexionar sobre el posible rol inmunitario de los bostezos y las pandiculaciones.
- Máxima apertura posible de la glotis.
- Reposicionamiento de la laringe en inferior.
- Caída de la tensión arterial.

Luego de esta breve descripción inicial, pasemos a algunas profundizaciones relativas a sus efectos fisiológicos estudiados y otras consideraciones de posible interés, que nos llevan a reflexionar sobre sus posibles consecuencias prácticas en los contextos deportivos y terapéuticos.

Bases fisiológicas

Las pandiculaciones ocurren especialmente en las transiciones de sueño a vigilia. También luego de permanecer mucho tiempo en una misma posición o postura, con escasa variabilidad, como respuesta compensatoria a la inmovilidad, a la rigidez temporaria. Las dimensiones fisiológicas que podemos citar para el análisis de las pandiculaciones son numerosas e interactivas. Involucran fenómenos específicos de control motor, químicos y hormonales, interoceptivos en general y propioceptivos en particular, emocionales y, aquellos a los que les dedicaremos mayor análisis, los relativos a la mecanobiología. Ninguno de estos procesos excluye al otro. Entre todos integran ventajas para la homeostasis del sistema miofascial.

Con respecto al control neuromuscular, las pandiculaciones son actos motores de comando central subcortical, diencefálico. Muchas veces, y estimo que todos hemos pasado por esa experiencia, la voluntad interviene para reprimir estas conductas, sobre todo cuando estamos en contextos sociales en los cuales bostezar o desperezarse queda mal visto. Como actos involuntarios, exteriorizan la actividad de diversos centros motores del tallo cerebral (V, VII, IX, X, XI y XII) y de la médula bajo el comando del núcleo paraventricular del hipotálamo (PVN). El PVN es un centro de integración del sistema nervioso autónomo, central y periférico, regulando el balance metabólico, la tensión arterial, la frecuencia cardíaca y sexo. Su función es integrar al sistema nervioso autónomo central y periférico, proyectando a todas las neuronas autonómicas en el tronco encefálico y por eso su rol en el mantenimiento de la homeostasis: entre sus funciones están producir cortisol, oxitocina y vasopresina.

Que las pandiculaciones estén mediadas por el PVN refuerza la idea relativa a sus funciones homeostáticas. Al tratarse de un centro de integración del cual dependen tantas funciones, las pandiculaciones pueden emerger como respuesta a múltiples circunstancias fisiológicas. Como dato de interés, los bostezos y pandiculaciones desaparecen por lesionar el área parvocelular del PVN, o pueden desencadenarse por inyecciones (apomorfina, hipocretina). El área parvocelular del PVN proyecta hasta la asta de Ammón, el tallo cerebral y la médula, controlando los bostezos y otras acciones autónomas. Sorprende saber que los bebés anencefálicos, solo con médula oblonga, pandiculan y bostezan. Lo cual enfatiza su carácter subcortical, involuntario. Los patrones de pandiculación son automáticos: por intensas, profundas e involuntarias contracciones musculares, los tejidos blandos se estiran activamente contra las estructuras óseas. Cada movimiento en el patrón emerge en secuencia, como producto de activar un conjunto de reflejos, sucesión que no se puede anticipar o desplegar de manera intencional. Tal como un bostezo voluntario se siente distinto al involuntario, la pandiculación voluntaria es distinta a la involuntaria, y esto es porque las vías neurales y las hormonales son diferentes.

Sin embargo, la neurofisiología del bostezo y la pandiculación va mucho más allá y como acto motor genera un feedback o información sensorial de retorno que proyecta al locus coeruleus, la sustancia reticulada ascendente del tallo cerebral y el hipotálamo lateral. Este feedback supone un reseteo o reconfiguración sensorial propioceptiva, adaptativa (Bouret, 2005). De alguna manera, la inmovilidad genera mensajes sensoriales. Tal como los relojes digitales contemporáneos, que nos avisan cuando ya ha pasado un tiempo sin movernos. La rigidez es captada por sistemas sensoriales específicos, propioceptores en la profundidad del sistema miofascial, y las pandiculaciones son sus conductas motrices consecuentes. Profundizaremos este aspecto al estudiar las pandiculaciones en relación a la interocepción en general y la propiocepción en particular.

Otro aspecto relevante desde el punto de vista fisiológico, tiene que ver con la relación entre pandiculaciones y el aumento del arousal psicofisiológico (Walusinsky, 2006). Recordemos el rol de las pandiculaciones en las transiciones de sueño a vigilia. Al despertar la formación reticular releva los estímulos activadores del sistema tálamo-cortical. También actualiza la información de los sistemas postural y locomotor. La mayoría despertamos luego de la fase REM, que se caracteriza por la atonía muscular. Luego de la atonía muscular del sueño, el bostezo y las pandiculaciones activan los patrones motores necesarios y restauran al sistema miofascial. Se trata de una suerte de tensegridad instantánea, clave para el control motor. Pero no solo de carácter mecánico, sino, sobre todo, neural. Particularmente, una suerte de reseteo óptimo del sistema fusimotor. La pandiculación y el bostezo son más comunes en carnívoros, que alternan ciclos de actividad y reposo de manera más contrastante que los herbívoros (Baenninger, 1997). Los herbívoros tienen menos ciclos y arousal. Lo cual es evidencia de la función psicofisiológica de las acciones de bostezo y pandiculación. Askenasy (1996) nos recuerda que la pandiculación activa al parasimpático y su exceso se asocia a patología.

Desde un punto de vista químico y hormonal, la dopamina activa el bostezo, la oxitocina y otros aminoácidos también lo hacen, mientras que el GABA (ácido gama amino butírico) lo inhibe. La actividad de las neuronas que promueven el bostezo depende de una enzima llamada sintetasa de óxido nítrico, que también libera oxitocina. La grelina estimula el bostezo y se asocia a la saciedad: el hambre reduce la duración del dormir y activa la motricidad. Existen lazos entre vigilia y saciedad que explican los bostezos asociados, lo mismo que con los esteroides sexuales. Estos últimos modulan la actividad de la oxitocina y dopamina a nivel del PVN, por eso, en ratas, los bostezos desaparecen ante la castración y se restauran por testosterona exógena. La testosterona y progesterona estimulan los bostezos y pandiculaciones, los estrógenos la inhiben.

Pandiculación, emociones y contagio de conductas motrices: ecokinesia

No son pocos los autores que vinculan las pandiculaciones con el sistema motor emocional. Sin embargo, en la bibliografía poco desarrollo encontramos de este particular sistema motor, caracterizado por saltear la intervención de las estructuras tradicionalmente consideradas en el itinerario normal de la motricidad humana, o más bien, incorporar otras. El lóbulo límbico proyecta directamente a médula y genera conductas motoras como sistema motor en sí mismo, con independencia del sistema cortical voluntario: promueve acciones como masticar, lordosis y erección, y las pandiculaciones se encuentran entre estas conductas. En pacientes con lesiones de las vías de control voluntario, la acción del sistema emocional se preserva. Evidentemente, más allá de la voluntad e intenciones, las pandiculaciones parecen tener valor comunicativo, gestual. Al margen de la voluntad, aunque gracias a ella podemos inhibirlas.

Los bostezos y las pandiculaciones, como otras acciones motrices, activan el sistema de neuronas espejo promoviendo un automatismo motor cooperativo, que no es imitación. Todos reconocemos el carácter contagioso no solo de los bostezos, sino de as pandiculaciones en general. El bostezo activa el surco temporal posterior y se transmite a la amígdala izquierda, el córtex cingulado posterior y precúneo. De lo cual se infiere que gatilla emociones, tanto en el mismo sujeto que pandicula como en el que observa esta acción. Recordemos que las variaciones en el tono y los gestos del rostro ajeno son poderosos estimulantes de emociones en el sujeto que observa.

Pandiculaciones, interocepción y salutogénesis

La pandiculación gatilla señales interoceptivas y ello participa en nuestro estado de vigilia y la composición de nuestro esquema corporal: las sensaciones aferentes que provienen del sistema muscular esquelético convergen por vías espino-talámicas y espino-reticulares hacia el tálamo, los núcleos de Rafe y, tras ello, hacia el lóbulo de la ínsula, corteza cingulada y el córtex parietal ascendente. Es por estos circuitos que una actividad automática subcortical, inconsciente, aporta elementos que se conservan al engendrar contenidos de consciencia. La integración autonómica, somática y límbica por estas vías permite obtener una percepción corporal, a la que puede asociarse una sensación de placer o displacer. Las experiencias sensoriales de placer y displacer definen las cualidades afectivas del estímulo. Una posible explicación es que las variaciones del tono del sistema muscular periférico anti-gravitatorio, transmitidas por estas vías, desencadenan los bostezos y pandiculaciones y, por las potentes contracciones musculares, activan los sistemas de vigilia, provocando placer. La salutogénesis es la sensación de preservación de salud que se vincula con afectos positivos. Varios neuropéptidos median las satisfacciones homeostáticas. Contribuye al placer, la calidad de vida e involucra, como las pandiculaciones, al PVN.

Las definiciones de interocepción son múltiples y no variadas, ya que, de alguna u otra manera, la convergencia entre los autores es notable. Craig (2003) comprende la interocepción como la experiencia reflexiva de la condición fisiológica asociada con el mantenimiento de la homeostasis. El sistema propioceptivo forma parte de la interocepción, junto a la viscerocepción y otras fuentes de señales que reportan sobre el estado funcional de los tejidos profundos. La particularidad de la propiocepción, es que aporta al sistema nervioso central los datos relativos a la situación fisiológica del sistema miofascial, tendinoso, articular y otros, todos vinculados al control de la postura, el movimiento y sus relaciones recíprocas.

Si bien aún no está del todo claro si los propioceptores solamente aportan información respecto al cambio de posición o movimiento (kinestesia) o si también lo hacen respecto a la posición sin cambios (estatoestesia), evidentemente todo lleva a sospechar que el sistema propioceptivo, efectivamente, también provee el dato relativo a la inmovilidad y rigidez. De no ser ellos, los propioceptores, algún subsistema que compone el sistema interoceptivo debe reportar sobre la falta de movimiento. Tal como en algunos relojes digitales aparece el anuncio de que, por ejemplo, ya llevamos una hora sin movernos, como ejemplificaba más arriba. En un primer momento, lo que hoy entendemos como interocepción era conocido antes como cenestesia, o el sentido que aporta información acerca del estado general de los sistemas funcionales para desempeñar las funciones que les son inherentes. Muy posiblemente, entonces, las señales relativas a la inmovilidad y rigidez vayan mucho más allá de la parcial y siempre ambigua información aportada por los propioceptores. Y que, de su integración con otras señales, surja el "aviso" que da inicio a las pandiculaciones,

Hommel (2009) nos recuerda que la interocepción es distinta entre las experiencias voluntarias e involuntarias. El sistema voluntario puede inhibir al involuntario. Y es lo que nuestra cultura promueve: la represión del fantástico efecto de las pandiculaciones como conductas involuntarias. Al respecto, poco podemos aportar para el cambio cultural. Lo que sí podemos, es aprender de las pandiculaciones para aplicar estos saberes a los contextos de entrenamiento deportivo, salud general y terapia física.

Pandiculación y mecanotransducción

En 2012 fui invitado por la Universidad del Gran Rosario a un primer simposio internacional sobre mecanobiología, organizado por mi amigo, el fisioterapeuta Raúl Beribé. Entre los disertantes extranjeros, dos españoles tomaron específicamente la mecanotransducción muscular y tendinosa. Sus conferencias fueron brillantes. Por mi parte, modestamente tomé la relación mecánica y química y, finalmente, genética, entre citoesqueleto y nucleoesqueleto. El objetivo de la conferencia era explicar cómo un estímulo mecánico de estiramiento se transforma, a la postre, en un precursor biológico y químico de la síntesis de aminoácidos, es decir, un promotor genético de la preservación del anabolismo en múltiples estructuras tisulares. Hoy, varios años después, lamento no haber incorporado a la disertación aspectos puntuales de la mecanobiología de la matriz extracelular (MEC).

La mecanobiología estudia la relación entre el estrés mecánico aplicado sobre la materia orgánica, y la activación de procesos genéticos que finalmente resultan gravitantes sobre la homeostasis y supervivencia de los seres vivos. La mecanotransducción se sumerge en los acontecimientos puntuales que explican la transformación de la energía mecánica en química y, como corolario, genética. Todas las células de nuestro organismo están gobernadas, entre otras, por las fuerzas mecánicas. El estímulo mecánico modula la expresión genética y gobierna la síntesis del citoesqueleto, lo cual determina la forma y función de la célula. Tan relevante es, que le dedicaremos un capítulo completo en este libro.

Las pandiculaciones son acciones neuromecánicas de estiramiento y contracción muscular que impactan en numerosos tejidos, y en otro capítulo nos dedicamos a estudiar a esta relación profunda. Sin embargo, en este apartado no quiero dejar de referirme, al menos superficialmente, al impacto de las pandiculaciones sobre lo que no es célula. Particularmente la MEC, que constituye un universo complejo, configurado por innumerables estructuras con funciones cruciales para integridad y supervivencia celular. Los componentes de la MEC son continuamente reabsorbidos y sintetizados en una saludable sucesión dinámica. Las interacciones entre glicosaminglicanos (GAGs), fibras y otros componentes cambian permanentemente sus propiedades mecánicas (Leikin, 1995). El estrés mecánico es responsable de este continuo y espontáneo recambio, y el momento crucial para mantener la función y forma apropiada de la MEC. Degradación, reabsorción y resíntesis son procesos fisiológicos cruciales para la salud integral de la MEC. Para esto, el estrés mecánico es el requisito fisiológico apropiado. Las pandiculaciones pueden asociarse a esta necesidad vital de proveer estrés mecánico adecuado y, de esta manera, promover la mecanotransducción y, como consecuencia no menos importante, el reseteo propioceptivo.

Un componente crucial de MEC es la fibra de colágeno. Su síntesis supone la trasformación de la molécula de protocolágeno en colágeno. Este proceso es espontáneo, impulsado por interacciones hidrofílicas entre hidrógeno, agua y cadenas de aminoácidos (Leikin, 1995). Para esto hay condiciones fisiológicas de temperatura, PH, fuerza iónica y grado de hidratación. La mayoría del tiempo los animales no expresan sus óptimas cualidades de movimiento: están quietos o duermen. La inmovilización impone transformaciones en el metabolismo del colágeno, atando la entera estructura y restando elasticidad: aumenta el número y densidad de enlaces cruzados, menor longitud y fuerza de la fibra de colágeno, menor deslizamiento e, inevitablemente, efectos adversos en el control del movimiento. Este proceso lleva a la disminución de la ROM y endurece los tejidos. Compromete la salud tisular y distribución de los tejidos.

La inmovilidad no compensada por el movimiento altera la función celular y fibrilar, distorsiona la forma celular y afecta la expresión genética. Esta falta de señales mecánicas, que están ausentes por movimiento sub-óptimo o su carencia, son compensadas por la pandiculación: como feedback específico del stiffness por falta de movimiento, restaurando la homeostasis muscular. La co-contracción con estiramiento, propia de la pandiculación, organiza señales y tejidos. Promueve la renovación dinámica de los distintos componentes de la MEC, la degradación y resíntesis de colágeno. En definitiva, es una forma espontánea y natural de mecanotransducción, vital para conservación y supervivencia celular y tisular en general, y miofascial en particular. La pandiculación es una co-contracción con estiramiento que reactiva el link estructural y fisiológico del sistema miofascial. Integra deslizamiento, tensión, compresión y estiramiento. Precisamente la exquisita combinación de estímulos mecánicos necesarios para la integridad de la MEC, que responde a todos ellos.

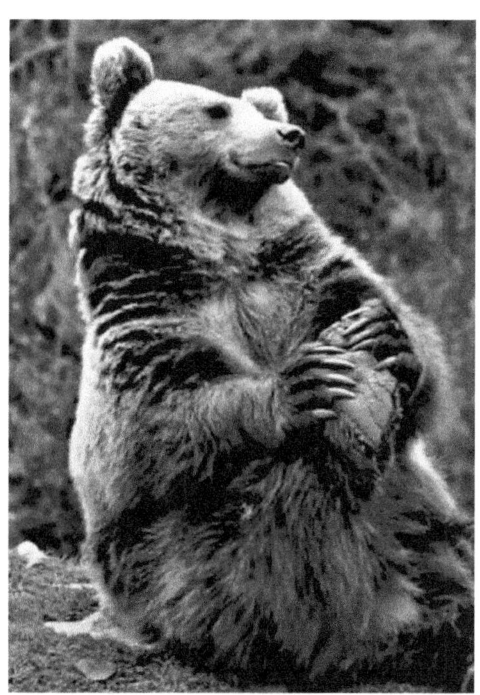

Figura Nro. 4: Curiosa pandiculación.

Notas finales

A lo largo del tiempo, varios aspectos particulares de las pandiculaciones me llamaron la atención. Procuraré describirlos en las siguientes viñetas:

- En primer lugar, su patrón sinérgico: se trata de una integración entre estiramientos y co-contracciones que, sin embargo, distan mucho de no respetar un orden intrínseco, una secuencia organizada en el tiempo, como orientada a un fin específico.
- Con respecto a su duración, al menos en animales domésticos como perros y gatos, observar que no superan los 6" a 8" aproximadamente, lo cual asemeja la cantidad de segundos máxima requerida para evitar el retraso electromecánico.
- De algún modo, entonces, las pandiculaciones preparan óptimamente para la acción, sin prolongarse en duraciones cuyo resultado final sea una relajación excesiva, que opere de manera desventajosa para la transmisión de energía mecánica del músculo a la unión tenoperióstica y de ahí al hueso.
- El volumen total durante un día: producto de la sumatoria de segundos, mayor en gatos que en perros, sumando varios minutos en estos últimos, más aún en los primeros.
- Luego, su organización espacial: explora direcciones no frecuentes, siempre al margen de la voluntad, poblando coordenadas nuevas, proyecciones vectoriales poco empleadas en la vida cotidiana.
- A pesar de aparentar un patrón similar en las diversas especies animales, siempre suponen variabilidad: de la misma manera que los movimientos no se repiten (Bernstein, 1935), las pandiculaciones tampoco.
- Por consiguiente, cada intento es evaluado y almacenado con sus variantes para ser aplicado en contextos y situaciones adaptativas que lo requieran.
- También ha llamado siempre mi atención su configuración asimétrica: pocas veces observamos la misma acción en grupos musculares homólogos contralaterales, sino riqueza y variabilidad en posibilidades coordinativas.
- Por supuesto, la sensación de placer durante y a posteriori de las pandiculaciones, lo cual nos remite a una posibilidad, poco estudiada, relativa a la secreción inmediata de endorfinas y la estimulación de los centros profundos del sistema nervioso relativos al bienestar.
- La pandiculación en el feto humano a partir de las 12 semanas de gestación: cuando estudiamos el desarrollo embrionario, la configuración en pliegues de las distintas estructuras anatómicas y funcionales, quizás cobre sentido la acción natural de buscar desplegar configuraciones que tiendan a adherirse.
- Su finalidad preparatoria para acciones amplias y rápidas facilitadoras del ataque, defensa y huida: posiblemente ello justificaba la ausencia de entradas en calor en nuestros cazadores y guerreros ancestrales.

De todo lo desarrollado hasta ahora, entendemos que pueden derivarse varias conclusiones interesantes. Cada lector, seguramente, inferirá las propias. De mi parte, al menos, la más importante es que quizás debamos buscar los modos de estirar voluntarios que más se asemejen a los involuntarios, pensando y aplicando alternativas a los estiramientos en estado de relajación muscular absoluta, enseñando a estirar co-contrayendo agonista y antagonista. De lo cual no se infiere que los estiramientos mal llamados "pasivos" deban ser descartados. Muy lejos de eso, la enseñanza que extraemos de este estudio refiere a la complementación y enriquecimiento de posibilidades.

Capítulo 5
Efectos agudos

Una larga tradición de casi 40 años, correlativa a la segunda mitad del siglo XX, instaló a los EEP (estiramientos estáticos prolongados) en el pedestal de las medidas preventivas, protectoras y ventajosas para la performance motriz, sobre todo deportiva, empleándose como práctica favorita de los acondicionamientos iniciales. Por entonces, el tiempo empleado con predilección era el de los 30", con hasta 3 repeticiones consecutivas por grupo muscular, como mínimo sugerido. Por supuesto, recomendados de manera absolutamente pasiva, en el sentido de ausencia de actividad muscular voluntaria que los acompañe. Se trataba, en síntesis, de un mandato que nadie se atrevía a cuestionar. Los resultados de estas intervenciones no fueron nunca los esperados, al contrario. Eran propuestos sin evidencia experimental, simplemente por estar de moda, o se instaba a realizarlos apenas desde la divulgación popular.

Durante mucho tiempo se creyó que el modelo tradicional de acondicionamiento inicial basado en ejercicio aeróbico submáximo, EEP (entre 15" y 60") y, luego, las actividades específicas, mejoraban la performance y prevenían lesiones. Sin embargo, los estudios de los últimos años sobre el efecto deletéreo de los estiramientos estáticos (EE) cambiaron drásticamente la estructura de los acondicionamientos iniciales. La evidencia actual señala los efectos positivos del estiramiento dinámico (ED), el estático breve (EEB) o los modelos combinados, con poco debate acerca de sus impactos en el aumento del ROM, y un poco más de controversia sobre la prevención de lesiones.

En mi caso particular, ya como deportista, por comienzos de la década del 80, surgieron las primeras sospechas sobre la conveniencia de continuar empleando EEP como parte de los acondicionamientos iniciales. En la experiencia como gimnasta, recuerdo largas sesiones de EEP antes del entrenamiento en los aparatos, durante los acondicionamientos iniciales y, también, evoco la vivencia concreta de serias dificultades para recuperar la de fuerza, la capacidad de salto y la velocidad, en todas sus manifestaciones. Llegábamos una hora antes, trotábamos por lo menos 15′ y, luego, no menos de 45′ de EEP. El recuerdo es la percepción de pesadez, falta de fuerza o de mucho esfuerzo para recuperarla. También dificultades en las carreras para los saltos y destrezas, los saltos propiamente dichos y el control general del movimiento. Con modelos breves de acondicionamiento inicial, es decir, cuando llegaba tarde y había poco tiempo para entrar en calor, el problema no se manifestaba. Lo paradójico era sentirse mal, supuestamente, al entrar en calor bien y, por el contrario, sentirse bien al realizar el acondicionamiento inicial a las apuradas, con predominio exclusivo de ED. Me sentía más rápido, fuerte y coordinado.

Más adelante, y ya como profesor de Educación Física y Preparador Físico en deportes colectivos (fútbol y rugby), emerge la primera confirmación profesional: el modelo empleado como gimnasta tampoco funcionaba en los deportes de equipo. Los EEP promovían un efecto deletéreo en las expresiones de fuerza y velocidad. Quizás equívocamente, por entonces, lo atribuía a la sobreestimulación del órgano tendinoso de Golgi (GTO) y, por ende, el exceso de inhibición autógena. La decisión, en aquellos momentos y contextos, consistió en no abandonar los EE, pero reducir su duración a no más de 6" e incorporar un volumen significativo de ED. Los resultados mejoraron. Vale la pena destacar que, respetuosamente, y a pesar de mi juventud, los médicos y fisioterapeutas del club primero se resistieron y luego, ante el intercambio de argumentos, no objetaron la decisión. Incluso, se mostraron interesados y colaborativos.

En la década del 90 (1997), publico mi primer libro: "Flexibilidad: Teoría, Técnica y Metodología". Ahí formulo la propuesta concreta de erradicar, exclusivamente del marco de los acondicionamientos iniciales, los EEP (superiores a los 15"), sustituyéndolos por los EEB o breves (hasta 6"), y aumentar el predominio de los ED. En este caso la repercusión en mi país no fue favorable: recibí un cúmulo de críticas de la comunidad de profesionales relacionados con el deporte, fisioterapeutas, en su mayoría, y mordaces algunas. Hasta pude enterarme, sorprendido, que se dijo que sería el responsable de las nuevas lesiones miotendinosas en el deporte nacional, o del aumento de las ya frecuentes. Mi error, sin dudas, fue lanzar la propuesta sin otra evidencia que la experiencia personal, sin papers o bibliografía complementaria de respaldo. Por eso acepto las críticas, las agradezco y aprendo de ellas. Pude recién tranquilizarme cuando, desde el 99, emergen los primeros trabajos que confirmaban mi sospecha relativa al efecto contraproducente del EE, siempre en tanto y en cuanto, prolongado.

La idea general de este capítulo que, por cierto, será bastante extenso, es pasar revista a los trabajos publicados sobre el tema. Desde los iniciales en la primera década del siglo XXI, hasta las revisiones relevantes de la segunda década. Analizar sus posibles causas, hasta llegar a la formulación de Trajano (2017), que reviste particular interés respecto a las razones que podrían justificar la pérdida de fuerza por EE. Cerraremos el estudio infiriendo y construyendo algunas consecuencias prácticas para distintos contextos y deportes. Las propuestas para futuras investigaciones irán emergiendo, naturalmente, conforme avancemos en el análisis.

El problema y los primeros estudios

El siglo XX terminó, y el XXI comenzó, con la enunciación de una sospecha que necesitaba ser investigada, ya sea para su confirmación o refutación: los EEP (entre 15" y 60") parecen influir negativamente sobre la performance deportiva, aludiendo a sus efectos inmediatos, agudos, no a las adaptaciones crónicas. Incluso que pueden prolongarse, desde breves minutos, hasta horas después de realizados. En la misma categoría se incluyen las técnicas de FNP involucrando, también, EEP.

Comenzamos nuestra exposición analizando la fuerza como propiedad motora, y como es afectada, agudamente, por los EEP. En nuestra pesquisa inicial pudimos trabajar sobre:

- 50 investigaciones entre 1992 y 2009.
- EEP, mayormente de 30".
- 45 estudios reportan efecto negativo importante.
- 5 reportan efecto negativo poco significativo.
- Efecto general negativo, con pérdida de fuerza.
- Entre los autores revisados: Kokkonen, Muir, Avela, Fowles, Nelson, Behm, Tricoli, Garrison, Mello, Evetovitch, Bandeira, Cramer, Rubini, Power, Marek, Derek, Brandebourgh, Egan, Yamaguchi, Hernández, Mc Millian, Rosenbaum, Gullich.
- Los datos son contundentes y la evidencia, entendemos, abrumadora.
- En porcentajes: 10% sin efecto negativo relevante y 90% con efecto deletéreo significativo.
- El efecto de dicha disminución prosigue por un lapso comprendido entre los 15′ hasta las 2 horas inclusive.
- En ningún caso se recuperaron los valores de fuerza antes de los 15′ luego del último EEP.
- En algunos casos, esa recuperación tardó más de 2 horas.
- En un estudio en particular, el efecto negativo se prolongó hasta 24 horas inclusive (Behm, 2015).
- En ningún caso la fuerza aumentó gracias a los EEP o la FNP: solo en algunos no empeoró.

Más allá de este pequeño resumen, expresado en las viñetas, vale la pena destacar y comentar algunos trabajos en particular. A finales de la década del 80 y en la del 90, ya se avizoraban las primeras sospechas a partir de resultados experimentales:

- Guissard (1985): EEP de 30" y caída de la respuesta H.
- Rosenbaum (1995): EEP de 30", caída en el pico de fuerza y grado de elevación de fuerza por unidad de tiempo, disminuyendo la capacidad de los HNM (husos neuromusculares) para medir el estiramiento.
- Kokkonen (1998): 5 series de 6 repeticiones de 15" y caída en la fuerza máxima en flexión y extensión de la rodilla, del 8%, que se mantuvo por 20′.
- Avela (1999): 23% de pérdida de fuerza hasta una hora después y 43% de caída de la amplitud del RMT (reflejo miotático de tracción), disminuyendo excitabilidad IA (sensorial) y alfa (motora).

El estudio de Fowles & Sale (2000), en su momento, fue emblemático. En realidad, Fowles investigaba la hipertrofia inducida por estiramiento (HIE) en seres humanos.

De allí la duración de 20´ del estrés mecánico. En particular, en este estudio, los flexores plantares. 13 estiramientos de 135". Desde ya, nadie en su sano juicio estiraría semejante cantidad de segundos un grupo muscular como parte de un acondicionamiento inicial. Pero lo que Fowles quería descubrir era otra cosa, concretamente, el efecto trófico del estiramiento. Sin embargo, de paso, evaluó la fuerza inmediatamente después y una hora más tarde. Y encontró lo siguiente:

- Disminución del 30% inmediatamente después.
- Disminución de un 9% hasta 1 hora.
- Caída en la actividad EMG por 15´.
- Rápida recuperación neural, no mecánica.

Por su parte, Nelson & Kokkonen (2001) encuentran que, aún con duraciones breves, EE de 15", ya también se registran efectos deletéreos. Muy posiblemente inspirado en el reciente estudio de Fowles, Behm (2001) investiga el efecto de 20´ de EE sobre cuádriceps. Verifica que los valores electromecánicos caen significativamente: 12% MIVC, 20% la actividad EMG y 12% la propiedad de twitch.

En 2004, Behm & Young evalúan sujetos antes y después de una serie aguda de EEP sobre cuádriceps, ITP y flexores plantares. Se aplicaron 3 estiramientos de 45" para cada grupo muscular. Verificando, luego, el impacto sobre la fuerza, el equilibrio, el tiempo de reacción y el tiempo de movimiento. Observa un 30% de disminución de fuerza al cabo de 1 hora y 10% a las 2 horas. Ni el trote ni las destrezas deportivas pudieron reactivar esos valores. También la caída en equilibrio estático, tiempo de reacción, tiempo de movimiento y sensibilidad propioceptiva.

El siguiente año, Marek (2005), publica uno de los primeros estudios sobre el efecto de la FNP sobre la fuerza y la actividad EMG. Investiga EEP, a razón de 4 repeticiones de 30" y FNP. Constata una disminución de la fuerza, del torque isocinético y la actividad EMG en los dos casos.

Un poco más adelante, Behm (2006) se pregunta si el entrenamiento regular de la flexibilidad puede contrarrestar este efecto agudo negativo de los estiramientos. ¿Pueden los déficits agudos inducidos por EE minimizarse ante la mejora crónica de la flexibilidad? ¿Las deficiencias post - elongación se deben a la falta de experiencia y hábito respecto a los estiramientos? El experimento implicó 5 semanas de entrenamiento de la flexibilidad en los sujetos del estudio, a razón de 3 veces por semana, y con EEP de 30" como recurso exclusivo. El incremento del ROM, producto de estas 5 semanas de entrenamiento, que fue significativo, no contrarrestó nada. El efecto agudo siguió siendo negativo. 5 semanas de entrenamiento de la flexibilidad, mejora del 12% - 20% del ROM, pero siguen caídas del 8% en MIVC y 6% en CMJ.

Hacia el mismo año, Yamaguchi (2006) verifica, producto de los EEP, la caída en las expresiones dinámicas auxotónicas, reducción en el pico de fuerza y menor prolongación del mismo. Un par de años más tarde, Franco & Signorelli (2008) estudian los efectos del EEP sobre volumen total en press de banca, verificando que promovía mayor cansancio. En otros términos, el retraso electromecánico inducido por el EEP también se registra en grupos musculares del tren superior. El mismo año, Siatras & Mittas (2008) estudian distintas duraciones de EE en su impacto sobre la fuerza:

EE de 10", 20", 30" y 60". En este caso, el efecto negativo es constatado a partir de los 30" (8,5%), pero se duplica con la misma duplicación del tiempo (16%). Al parecer, conforme el mantenimiento de la posición estática es más prolongado, mayor es el efecto depresor sobre la fuerza. Junto con estudios anteriores, en los siguientes años se confirman resultados similares:

- Ektovich (2003): 4 EEP de 30" y caída en el pico torque de los músculos del antebrazo.
- Cramer (2005): en mujeres, 4 series de 4 EEP de 30" y caída en el pico torque isocinético en miembros inferiores.
- Nelson (2005): 4 series de 4 repeticiones de EEP de 30" y una caída en la resistencia muscular.
- Yamaguchi (2006): 6 series de 4 EEP de 30" y caída de la potencia de extensión en miembros inferiores.
- Sekir (2009): aplicando 2 EEP de 20" verifica la caída de los torques excéntrico y concéntrico en cuádriceps e ITP.
- Bacurau (2009): 3 series de 6 EEP de 30" y caída del 13% en press de miembros inferiores.

Los resultados parecen ser altamente consistentes, y convincentes. Y solo hemos citado algunas investigaciones, no todas. En las que faltan, los guarismos son similares. Pocas dudas quedan acerca de la inconveniencia de aplicar estos EE, tan prolongados, como parte de los acondicionamientos iniciales. Casi ninguna actividad deportiva escapa al efecto agudo deletéreo de estas modalidades. Antes de estudiar el impacto de los EE sobre la capacidad de salto, recordemos que, durante esta primera década, los ED, cuestionados y hasta proscriptos durante 40 años, son finalmente, y por fin, investigados. Veamos su impacto sobre la fuerza.

Los primeros estudios, al menos a los que pude acceder, se remontan a 2005. Revisemos la secuencia cronológica, y luego reflexionemos sobre las posibles consecuencias prácticas:

- Yamaguchi (2005): 30" de EEP disminuyen la fuerza, pero 30" de ED la aumentan.
- Mc Millian (2006): arriba exactamente a los mismos resultados con 10′ de entrada en calor dinámica, con ED, mejorando shuttle run, lanzamiento de pelota medicinal y salto al step.
- Herda (2008): 4 series de 30" de ED, verificando incremento de la actividad EMG en los músculos estudiados.
- Manoel (2008): 3 series de 30" de ED, verifica un aumento de la potencia en los músculos extensores de rodilla, entre los 60° y 180°.
- Yamaguchi (2014): verifica efectos positivos del ED, en la cadena extensora de los miembros inferiores.

De todos estos trabajos podemos inferir varias consecuencias interesantes. La primera, como era de esperar, es la injusticia que durante casi 50 años sufrieron los ED. Ya lo hemos tratado en el capítulo de historia de los estiramientos. No obstante, vale la pena recordarlo. La segunda, y contundente, es el reconocimiento de los mismos como herramientas por demás útiles, no solo en el marco de los acondicionamientos iniciales, sino también en otros, incluidos los contextos terapéuticos, donde muchas veces es necesaria la reactivación del tono muscular. Porque lo que vale la pena señalar es que, además del incremento en la fuerza, el tono y la actividad EMG, los ED también aumentan la ROM. De lo cual no inferimos la sugerencia de un reemplazo de los EE por los ED, sino su complementación efectiva.

Efecto del EEP sobre la capacidad de salto

Pudimos acceder a 30 estudios de investigadores como: Church, Cornwell, Knudson, Serzedelo, Power, Unick, Wallman, Woolstenhulme, Bradley, Behm, Gullich y Young, entre otros. En 23 estudios la capacidad de salto, tanto en el CMJ y como en los DJ, disminuyó significativamente producto del empleo previo de EEP. En 7 publicaciones la diferencia no fue estadísticamente significativa. Como en el caso de la fuerza, el retraso electromecánico provocaba déficits en la capacidad de salto, no menor a 20´, a veces una hora o más. Los métodos FNP generaban los mismos efectos deletéreos. Repasemos, entonces, algunas investigaciones:

- Gullich (2000): disminución significativa, que persistía aún después de 30´.
- Church (2001): 3 modelos de entrada en calor consistentes en trote, trote y EEP, trote y FNP, el peor fue el tercero, el segundo también perjudicó.
- Young (2001): significativa caída en la altura del salto vertical luego del EEP.
- Cornwell (2001): 90" de EEP y caída en la altura del salto vertical.
- Behm & Young (2004): mismo estudio, pero agrega EEP sin trote, y fue la condición que produjo los peores resultados.
- Wallmann (2005): 3 EEP de 30" y descenso en el salto vertical.
- Woolstenhulme (2006): durante el juego de basquetbol, los EEP empeoraban los saltos durante los primeros 20´, ED los mejoraban durante todo el juego.
- Young & Power (2006): a mayor duración, peor efecto, al 90% del POD el efecto no era tan malo.
- Bradley (2007) y Cé (2008): estudian EEP, FNP y ED, reportando que los EEP y FNP empeoraban la performance, los balísticos la mejoraban.
- Behm (2006 y 2007): en los dos estudios los EEP no demuestran promover un mayor descenso del centro de gravedad.
- Bradley (2007): 4 EEP de 30" y descenso en el salto vertical.
- Robinson & Scheuverman (2008): 2, 4 y 6 repeticiones de 15" EEP, a mayor número de repeticiones, peor efecto sobre la capacidad de salto.
- Jaggers (2008): compara EE, ED y balísticos, EEP perjudican todo, los ED mejoran potencia del salto, los balísticos nada.
- Holt & Lambourne (2008): 3 series de 5 repeticiones de 5" consecutivos y descenso en el salto vertical.
- Kibele (2009): estudian intensidades al 50%, 75% y 100% del POD, en los 3 tipos de saltos el efecto fue negativo.
- Hough (2009): 1 serie de 5 EEP de 30" y descenso en el salto vertical.

Por consiguiente, pocas dudas quedan acerca del efecto deletéreo de los EEP sobre la capacidad de salto, tal como sucede con las distintas expresiones de fuerza. Sin embargo, al igual que con ésta, la capacidad de salto se ve mejorada por los ED. Aquí dos estudios sobre la capacidad de salto y su incremento con los ED:

- Curry (2009): 10′ de ED e incremento de la altura de los saltos.
- Hough (2009): 7′ de ED y aumento de la altura en el salto vertical y la actividad EMG.

Las conclusiones provisorias no difieren mucho respecto a la fuerza. Nuevamente, todo apunta a reconsiderar la duración de los EE y promover un mayor empleo de los ED, sobre todo en el marco de los acondicionamientos iniciales previos a las actividades de salto o deportivas que los incluyan.

Efecto del EEP sobre la velocidad cíclica

Es de suponer, desde un punto de vista lógico, que el comportamiento neuromecánico durante los sprints podría verse negativamente afectado por la ejecución previa de EEP. Durante la primera década de XXI, también se realizaron estudios al respecto. Los sprints oscilaban entre los 20 y 60 metros, con tiempos remanentes negativos, es decir, de empeoramiento, similares a los de fuerza y salto. Pude acceder a 10 estudios de autores como Weiman, Rosenbaum, Gullich, Fletcher y Nelson, y en el 100%, los registros fueron deletéreos. Sin embargo, efectos positivos con los ED. Presentamos algunos resultados, tanto relativos a la velocidad como a la economía de carrera:

- Jones (2002): menor de velocidad y menor economía de carrera.
- Siatras (2003): 2 series de 2 repeticiones 30" y menor velocidad de sprint en gimnastas.
- Knudson (2004): en su estudio tampoco verifican efectos positivos de los EEP en movimientos explosivos acíclicos.
- Fletcher (2007): 3 repeticiones de 22" y menor rendimiento en sprints de 50 metros.
- Vetter (2007): 2 series de 4 repeticiones de 30", empeora la capacidad de salto, pero sin efecto sobre el sprint.
- Hayes & Walker (2007): 2 series de 5 repeticiones de 30" sin efecto sobre la economía de carreras submáximas.
- Fletcher & Anness (2007): los EEP empeoran el sprint, los ED lo mejoran.
- Chaouachi & Behm (2008): 2 repeticiones de 20" y menor rendimiento en sprint.
- Sayers (2008): 3 repeticiones de 30" y caída en el sprint.
- Winchester (2008): 3 series de 4 repeticiones de 30" y menor rendimiento en sprint.
- Beckett (2009): 6 repeticiones de 20" de EEP, y menor rendimiento en sprints repetidos.
- Trehearn & Buresh (2009): a menor flexibilidad, mayor economía de carrera.

Nuevamente, entonces, constatamos el efecto agudo deletéreo de los EEP sobre la velocidad de sprint y la acíclica inclusive. El estudio de Knudson (2004), confirma que la velocidad mejora con los ED. Lo que conviene resaltar es que, en esta primera década del siglo XXI, también se estudiaron los efectos de los estiramientos combinados sobre la capacidad de salto y el sprint. Veamos que sucede cuando aplicamos las dos modalidades en lugar de solo una.

Estiramientos estáticos y dinámicos combinados

Todo parece indicar que el ED, de alguna manera, tiende a compensar el efecto negativo del EE, sobre todo cuando lo sucede. Veamos un par de estudios:

- Wallmann (2008): sin efecto adverso sobre salto vertical.
- Chaouachi (2009): EE primero, luego ED al 100% POD y por debajo de esta intensidad, también los ED primero y constata que no hay efecto negativo sobre la velocidad, agilidad o capacidad de salto en atletas de élite.

Probablemente, al menos desde nuestra interpretación, sea más fácil entender como los ED contrarrestan los efectos negativos de los EEP. El ED supone una reactivación neurológica periférica de la capacidad contráctil. Lo que nos sorprende es que, aun precediendo a los EEP, los ED reducen el impacto deletéreo de los primeros. En las conclusiones finales reflexionaremos sobre este fenómeno tan particular. Lo que recuerdo es que en el primer curso sobre flexibilidad que tomé como asistente, dictado por Estélio Dantas, en 1988, el disertante subrayó que un solo ED, apenas uno, incrementa la excitabilidad del sistema neuromuscular que dura, al menos, una hora. Desconocemos la fuente de dicha afirmación, pero no dudamos de la legitimidad de la misma, sobre todo tratándose de Estélio.

Estudios que no reportan efectos negativos

Algunos estudios, en realidad muy pocos en comparación a los que sí lo hacen, no reportan efectos negativos de los EEP sobre las capacidades de fuerza, velocidad y salto, muy posiblemente debido al tipo de acción, la duración e intensidad de estiramiento, la población estudiada, el diseño experimental y, quizás, otros factores.

Con respecto al tipo de acción muscular, todo parece indicar que las expresiones más afectadas son las concéntricas, y en menor magnitud las isométricas y excéntricas. Veamos 2 estudios interesantes:

- Cramer (2006): 4 series de 4 repeticiones de 30" de EEP, no empeora la expresión excéntrica de la fuerza, pero sí la concéntrica.
- Torres (2008): 2 repeticiones de 15" de EEP, sin efecto en lanzamientos o press de banca isométrico.

Con respecto a la duración de los EE, el análisis de las investigaciones muestra claramente que, cuando las duraciones son breves o el volumen total no es grande, no se registran efectos deletéreos. Veamos algunos de estos trabajos:

- Knudson & Noffal (2005): investiga 10 repeticiones de 10" sobre la fuerza prensil, encontrando déficits solo a partir de los 40".

- Zakas (2006): con diferentes sumatorias de repeticiones de EEP entre 15" y 30", solo encuentra déficits en torque isocinético a partir de los 300" de volumen acumulado.
- Ogura (2007): compara EEP de 30" y 60" y solo encuentra déficits en fuerza a partir de los 60".
- Siatras (2008): compara duraciones de 10", 20", 30" y 60", encontrando déficits solo a partir de los 30".
- Beedle (2008): 3 repeticiones de 15" de EE, sin efecto negativo en press de miembros inferiores y press de banca, en 1MR.
- Franco (2008): estudia 1, 2 y 3 EEP de 20" y solo encuentra déficits a partir de los 40" acumulados.

Sobre la capacidad de salto, también algunas investigaciones no reportan efectos negativos frente a la previa implementación de EEP. Nuevamente, respecto a la cantidad de estudios que sí constatan una reducción, los que no lo hacen constituyen minoría:

- Knudson (2001): 3 repeticiones de 15" y sin cambios significativos en la capacidad de salto.
- Church (2001): tampoco encuentra cambios significativos en la capacidad de salto luego de EE.
- Behm (2004): estudia 3 repeticiones de 30", sin encontrar diferencias en altura, pero sí aumento del tiempo de contacto, lo cual refiere a un cambio de estrategia neuromuscular al saltar.
- Power (2004): no encuentra cambios en la altura de los saltos.
- Samuel (2008): 3 EEP de 30" y sin efecto en el salto vertical.
- Robbins & Scheuerman (2008): estudian 2, 4 y 6 repeticiones de EE de 15", y solo encuentran déficits en el salto vertical con las 6 repeticiones.
- González-Rave (2009): 3 repeticiones de 15" y sin cambios en SJ y CMJ.

La intensidad de los estiramientos es un factor cuyos resultados no son, aún, lo suficientemente claros. O, al menos, no lo eran durante la primera década del siglo XXI. En algunos casos, cuando la intensidad es baja, los efectos no son negativos:

- Young (2006): por debajo del 90% los EE no afectaban la altura de salto.
- Knudson (2001 y 2004): sin efectos deletéreos cuando los participantes, subjetivamente, percibían baja intensidad.
- Manoel (2008): 3 repeticiones de 30" a nivel intermedio, no afectaba, la potencia en miembros inferiores.

Sin embargo, en otros estudios, la baja o media intensidad sigue provocando efectos deletéreos:

- Cramer (2005): a un punto medio del POD, descenso del pico torque isocinético.
- Bradley (2007): a intensidad media, reducción de altura en el salto vertical.

- Behm & Kibele (2007): los participantes realizaban 3 repeticiones de 30" para flexores plantares, cuádriceps e ITP, al 50%, 75% y 100% del POD, evaluados en SJ, CMJ y DJ, y en todos los casos la altura de los saltos disminuyó.
- Sayers (2008): 3 repeticiones de 30" al 85% del POD, peor rendimiento en sprints de 30 metros.
- Hough (2009): a intensidad media, reducción de altura en el salto vertical.

Las poblaciones estudiadas también pueden influir en los resultados. Ya sea la edad o la actividad a la que se dedican los sujetos de la investigación, los resultados parecen variar:

- Egan (2006): sin efectos en jugadoras de básquet de primera división.
- Winchester (2008): 3 series de 4 repeticiones de 30" sí disminuyó la velocidad de sprint en atletas de alto rendimiento.
- Chaouachi (2009): verifica el mayor impacto negativo de EEP en jóvenes entre 13 y 15 años de edad.
- Chaouachi (2010): estudia 8 combinaciones de EEP y ED, también de varias intensidades, sobre agilidad, sprint y salto, sin registrar efectos negativos en atletas de alto rendimiento.

En adultos mayores los efectos parecen no ser tan negativos:

- Handrakis (2009): sin efectos adversos sobre la fuerza, mejorando el equilibrio estático luego de estiramientos EEP.

Sin embargo, hay otros estudios que sí reportan efectos adversos en adultos mayores, Por ende, los resultados no son aún consistentes y, probablemente, sea necesario seguir investigando.

Dinámicos que no mejoran la performance

De la misma manera que repasamos casos en los cuales el EEP parece no afectar negativamente la performance, igualmente hay estudios que indican que los ED tampoco influyen positivamente de una manera significativa.

- Unick (2005): sin efecto con 4 ejercicios, 3 series de 30" sobre el salto vertical.
- Papadopoulos (2006): sin efecto con 6 series de 30" de ED sobre torque isocinético.
- Bradley (2007): sin efecto de 10′ de EDB (balístico) en la altura de salto.
- Torres (2008): sin efecto sobre la fuerza de miembros superiores con series de 30" de ED.
- Samuel (2008): sin mejoras en salto vertical con 2 series de 30" de ED.
- Christensen (2008): sin efecto sobre salto vertical con 8 series de 5 repeticiones de ED.
- Jaggers (2008): sin efecto con 10 ejercicios a razón de 2 series de 30" de ED sobre altura de salto, fuerza y potencia.
- Bacurau (2009): sin efecto de 20′ de ED sobre 1MR en prensa de miembros inferiores.

Las razones que pueden esgrimirse para justificar esta no mejora con los ED, son similares a las que, por el contrario, justificaron el no empeoramiento con los EEP: poblaciones estudiadas, modelos experimentales y demás. No obstante, el problema principal con los ED tiene que ver con la uniformidad y homologación de intensidades y de velocidades. Es ahí donde los estudios difieren significativamente. Tendremos que esperar el análisis de los trabajos publicados de la segunda década de XXI para seguir profundizando esta inquietud.

No podemos culminar el estudio de estos primeros 10 años de voluminosa producción bibliográfica acerca de los EE en su impacto desfavorable sobre fuerza, velocidad y capacidad de salto sin referir al estudio que, por 2009, desarrollamos en Memorial University Of Newfoundland, publicado en 2010 (Di Santo & Murphy, 2010). Hasta el momento, todo parecía indicar que, como tendencia general, nada justificaba el preservar los EE en el marco de las prácticas motrices propias del entrenamiento deportivo, mucho menos como parte de los acondicionamientos iniciales. Al viajar por primera vez a Canadá, tenía perfectamente en claro este asunto. Incluso, 3 o 4 años antes, ya empezaban a circular los enunciados prescriptivos relativos a la erradicación total, cualquiera fuese el contexto, sujeto o circunstancias, de los EE.

Sin embargo, todos esos estudios estaban basados en EEP y consecutivos. No breves y no consecutivos. Por lo tanto, entendía que esta posibilidad debía ser investigada. Y así lo hicimos, sobre 5 repeticiones de EE de 6" en distintos grupos musculares de miembros inferiores, 214" totales, sin encontrar efectos deletéreos sobre la capacidad de salto vertical. Por el contrario, hallando un impacto positivo. Permitió verificar que no todas las modalidades de EE generan efectos agudos negativos. De alguna manera, se trató de un intento de evitar la pérdida definitiva de una herramienta que, por el momento entendía, y aún lo sigo haciendo, como valiosa. En 2014, en el congreso de Punta del Este, mi colega Gérard Moras, puntualizaba cómo las duraciones de 3" de EE no provocaban efecto negativo alguno, ni sobre la fuerza, salto o sprint. Incluso, positivos, con mejoras en las prestaciones motoras. Recientemente Weinman (2024) da cuenta de cómo los EEB incrementan la tasa de descarga de las unidades motoras de los flexores plantares.

Lo que se avecina en este capítulo es un compacto de las principales revisiones sobre el tema publicadas en la segunda década del siglo XXI. Entendemos que la integración de éstas con las anteriores, permitirá cristalizar una idea más precisa sobre los alcances y limitaciones de los EE y los ED en el marco del entrenamiento general, terapéutico y deportivo en especial.

Segunda década de XXI: integración, confirmaciones y conclusiones

Consideraremos 3 reviews sistemáticos, publicados en la segunda década del siglo XXI, sobre el problema del efecto agudo de los estiramientos estáticos prolongados. El desafío es exponer de manera organizada, integrada, y no repetitiva, los aspectos más relevantes que sumen mayor conocimiento sobre el tema. A mi juicio, se trata de las mejores revisiones sobre el tema.

- Behm & Chaouachi (2011): A review of acute effects of static and dynamic stretching on performance. European Journal of Applied Physiology.

- Kay & Blazevich (2012): Effect of acute static stretch on maximal muscle performance, a systematic review. Medicine Science Sport Exercise.
- Behm, Kay & Blazevich (2015): Acute effects on stretching on physical performance, range of motion and injury incidence in healthy active individuals, a systematic review.

Para este análisis, consideremos, primero, las siguientes dos variables:

- **Estudios:** es decir, la cantidad de trabajos publicados sobre el problema, que pueden incluir varias mediciones.
- **Mediciones:** nos referimos a la cantidad de capacidades motoras o indicadores de performance testeados.

Se estudian 3 tipos de estiramientos: EEP, ED y FNP. Todos en su impacto agudo sobre distintas variables de rendimiento, propiedades motoras y performance, como así también ROM y prevención de lesiones, que luego reseñaremos. Con un pormenorizado detalle de la respuesta según dosis:

- Estiramientos estáticos:
  - Superiores a 60".
  - Inferiores a 60".
  - Amplitud o intensidad.
- Estiramientos dinámicos:
  - Frecuencia.
  - Amplitud o intensidad.

Por lo menos son 3 las variables dependientes que estos trabajos analizan:

- Otras capacidades motoras.
- El ROM.
- Estiramientos en acondicionamientos iniciales y prevención de lesiones.

Las principales propiedades motoras como variables dependientes son las siguientes:

- Fuerza.
- Potencia.
- Velocidad.
- Tipo de contracción o acción muscular.
- Performance motriz.

También se incorporan temperatura del CORE, MIVC y actividad EMG. Para, finalmente, analizar las posibles causas que conlleven a estas modificaciones negativas por EEP y FNP en la expresión de otras propiedades estructurales, funcionales y variables de rendimiento:

- Cambios en la rigidez tendinosa y relación fuerza / longitud.
- Fatiga o daño inducido por estiramiento.
- Retraso electromecánico.
- Reducción de la eferencia central.

Prosigamos, entonces, con el análisis de los principales resultados. Recientemente, en los acondicionamientos iniciales, hubo un cambio en el empleo de EEP y FNP por el uso predominante de ED. El análisis de los distintos estudios arroja resultados que parecen bastante consistentes. Los EEP y la FNP empeoran la performance, y a mayor duración, mayor déficit. Mientras que los ED la mejoran. Las siguientes viñetas puntualizan los principales resultados:

- Las reducciones observadas con el EEP y la FNP se deben, probablemente, a una menor activación muscular.
- Los efectos del ED no son del todo claros: provoca mejoras moderadas cuando es complementado por otras actividades físicas.
- Todas las formas de EE, ED y FNP mejoran la ROM con duraciones inferiores a 30".
- Probablemente por respuestas neuromecánicas agudas.
- En prevención de lesiones no hay datos sobre el efecto de los ED.
- Con EE y FNP los efectos no son claros, aunque la mayoría de los estudios reporta disminución de lesiones agudas en actividades intensas de sprint cuando se realizan estiramientos en los acondicionamientos iniciales.

Con respecto a los estiramientos en los acondicionamientos iniciales, y su posible impacto en la reducción de la probabilidad de lesiones, en este capítulo dedicaremos un apartado exclusivamente al empleo de estos recursos no solo en ese marco. Entendemos que estas sugerencias pueden contribuir a incrementar el ROM sin retraso electromecánico y, también, colaborar en la protección del deportista en lo que respecta, principalmente, a las lesiones miotendinosas.

Los que las revisiones nos enseñan sobre los EE

Si bien las primeras revisiones (Rubini, 2007, Shrier, 2004 y Young, 2007) no muestran diferencias relevantes, nuevos reviews de la segunda década del siglo XXI, dan cuenta de los efectos agudos deletéreos sobre la performance. Behm & Chaouachi (2011) y Kay & Blazevich (2012) despliegan un análisis pormenorizado. El review de Kay & Blazevich (2012) examina 106 estudios. Behm (2015) incorpora 19 estudios más, siendo entonces 125 en total. Relevan 270 testeos en performance máxima, incluyendo entre otras variables dependientes: salto vertical, sprint, 1 MR en press de banca y/o squat, MVC o contracciones voluntarias máximas. 42 estudios no fueron incluidos por no reportar de manera adecuada. De 178 mediciones o testeos bien reportados se verifica un promedio de reducción del 3,7% (es significativa). Un total de 119 reducciones significativas, 145 reducciones no significativas, 6 mediciones con aumentos significativos. El siguiente cuadro nos actualiza respecto a la dosis, dividiendo los estudios en dos: los que suman menos de 60" totales de estiramiento estático y los que superan esa cifra.

MENOS DE 60"	MÁS DE 60"
39 estudios	98 estudios
45 reportes	210 mediciones máximas
Ninguno con reducción significativa	109 reducciones significativas
Todos con reducciones no significativas	100 reducciones no significativas
Todos superiores a 12"	1 con aumento significativo

Tal como podemos apreciar, a mayor duración del EE, en cuanto a volumen total, mayor efecto negativo. Duraciones y volúmenes totales más cortos tienen menor efecto deletéreo. El siguiente cuadro nos resume el impacto de los estiramientos estáticos sobre la fuerza, la potencia y la velocidad:

POTENCIA / VELOCIDAD	FUERZA
52 estudios	76 estudios
82 mediciones	188 mediciones
56 con reducciones no significativas	79 con reducciones no significativas
21 con reducciones significativas	108 con reducciones significativas
5 con aumentos significativos	1 con aumento significativo

Con respecto a las dosis sobre potencia, velocidad y fuerza, nuevamente, dos grupos. Por un lado, duraciones totales menores a los 60" y, luego, las mayores a los 60":

POTENCIA / VELOCIDAD	
MENORES DE 60"	MAYORES DE 60"
26 estudios	28 estudios
38 mediciones	44 mediciones
29 con reducciones no significativas	27 con reducciones no significativas
4 con reducciones significativas	17 con reducciones significativas
5 con aumentos significativos	0 con aumentos significativos

FUERZA	
MENORES DE 60"	**MAYORES DE 60"**
14 estudios	72 estudios
22 medidas	166 medidas
16 con reducciones no significativas	73 con reducciones no significativas
6 con reducciones significativas	92 con reducciones significativas
0 con aumentos significativos	1 con aumentos significativos

Tal como podemos apreciar, cuando las duraciones son superiores a los 60", las reducciones aumentan:

- 2,6% de mayor reducción en potencia/velocidad.
- 5,1% de mayor reducción en fuerza.

Los siguientes cuadros nos permiten apreciar el efecto del EEP sobre los distintos tipos de acción muscular, considerando, también la dosis total. Aparentemente, las acciones más afectadas son las estáticas o isométricas, y las menos afectadas son las excéntricas. Hay menos estudios con las acciones excéntricas, quizás por el riesgo de lesión que implican cuando son de carácter máximo. Hacen falta más estudios sobre estas últimas, y no necesariamente deben ser de carácter máximo, ya que, como recurso didáctico diario en el entrenamiento deportivo, no acreditan, inexorablemente, intensidades muy elevadas.

También ha sido estudiado, en estas revisiones, el efecto de la intensidad o longitud del EE sobre las expresiones de fuerza. Todo parece indicar que, a cortas longitudes, la pérdida de fuerza es significativa: 5,2% de reducción. Mientras que a grandes longitudes los efectos son, por el contrario, de incremento de fuerza: 2,2% de aumento. Lo cual nos lleva a reflexionar profundamente sobre estos datos porque, según estos registros, todo parece indicar que al elongar, es decir, con estiramientos de baja intensidad, a longitudes cortas, la pérdida de fuerza es mayor.

Otro aspecto relevante a distinguir tiene que ver con el grupo muscular objeto o target de los EEP. Sobre 75 estudios revisados, 67 de miembros inferiores, los resultados indican que son los ITP los más afectados, luego el tríceps sural y, finalmente, el cuádriceps:

GM	RESPUESTA SEGÚN DOSIS		
	MENOS DE 60"	**MÁS DE 60"**	**GENERAL**
ITP	4,8% de reducción	6,4% de reducción	6,3% de reducción
Cuádriceps	2,6% de reducción	2,8% de reducción	3,7% de reducción
Tríceps sural	3,5% de reducción	5,9% de reducción	5,6% de reducción

A mayor duración, peor efecto en todos los grupos musculares. Los que menos parecen sufrir el efecto deletéreo de los EEP son los extensores de rodilla. Aparentemente, a mayor concentración de componentes membranosos y tendinosos de un grupo muscular, mayor efecto adverso de los EEP, lo cual explicaría por qué los ITP son los más afectados. Otras posibles explicaciones incluyen la estructura y morfología de cada músculo en particular, y la densidad de HNM. Sin embargo, solo se trata de conjeturas. No obstante, muchos otros grupos musculares no han sido comparados y, sin dudas, estos estudios podrían colaborar con la identificación de las posibles razones que justifican las diferencias. El problema, luego, será didáctico: si hay una forma ideal de estirar cada músculo en particular, la diversidad metodológica sería tan grande, que los modelos prácticos no estarían al alcance de nadie. Pero si podemos identificar algunas regularidades, la complejidad no es tan grande.

Lo que las revisiones nos enseñan sobre los ED

Fletcher (2010) lo define como aquellos que implican la performance de un movimiento controlado alrededor de la ADM o ROM de las articulaciones activas, o implicadas en la acción propiamente dicha. Varios autores los sugieren por sobre los EEP como parte de un acondicionamiento inicial o actividad previa a la competencia o entrenamiento. Analizaremos variables muy similares a las estudiadas con los EEP, alentando a la consideración de los diferentes contextos y circunstancias antes que a su empleo indiscriminado. Los resultados generales, sobre los ED, muestran lo siguiente:

CON ESTIRAMIENTOS DINÁMICOS

48 estudios
80 mediciones con aumento significativo de performance del 1,3%
37 con cambios positivos no significativos
6 con pequeños deterioros en performance

Repasemos, entonces, las razones para preferir los ED por sobre los EE en el marco de, por lo menos, el contexto de los acondicionamientos iniciales para deportes de fuerza y velocidad:

- Behm & Sale (1993): mayor similitud con los patrones de movimiento habituales.
- Fletcher & Jones (2004): elevan la temperatura del CORE, mejorando la actividad enzimática.
- Guissard & Duchateau (2006) y Trajano (2013): los ED aumentan el output central.

Con respecto a los ED y su dosis, el problema es que no son tan uniformes las intervenciones como en el caso de los EEP. Los componentes de la carga de ED son muy variados. La mayoría de los estudios no reporta duraciones. Dan cuenta de ejercicios, series y repeticiones. El promedio de repeticiones es de 49,2. En segundos: 11 estudios con series de 30", 8 estudios con series de 15", 4 estudios con series de 20", 25" y 40", 1 estudio (Behm, 2011) de más de 90" que demuestra mayor incremento de fuerza y potencia. Como vemos, entre los estudios, la variabilidad es muy grande. No obstante, comencemos observando algunos cuadros que describen el efecto agudo de los ED sobre la fuerza y la potencia:

ESTUDIOS
18 medidas de fuerza
51 medidas de potencia
17 de sprint o agilidad con 1,4% de aumento
medidas de salto con 2,1% de aumento

En la mayoría de los trabajos se evalúa la fuerza isométrica o dinámica lenta con extensión de rodillas o también con squats. Es decir, casi todas las veces, los tests de fuerza no se corresponden con la velocidad de los ED. Con respecto a los ED y el tipo de acción muscular, sobre un total de 11 estudios, 16 mediciones sobre la contracción concéntrica y 3 mediciones sobre la acción excéntrica, es observable un aumento del 0,4% en fuerza o torque concéntrico. En este caso, hay mucha variabilidad, sin datos concluyentes.

Respecto a frecuencia de los ED sobre la fuerza y la potencia, ya los resultados son más consistentes. La frecuencia, en el sentido de repeticiones por unidad de tiempo, la amplitud y la intensidad percibida pueden condicionar el efecto de los ED. Matthews (1981) ya planteaba que la mayor intensidad y frecuencia de los ED puede incrementar la sensibilidad intrafusal y, por ende, la performance. A pesar de la falta de datos consistentes, todo indica que, a mayor frecuencia, mayor aumento de la performance en fuerza y potencia.

Veamos el siguiente cuadro:

AUTOR	RESULTADOS
Fletcher (2010)	100 insistencias p/m y 6,7% de aumento en DJ y 9,1% en CMJ
Fletcher (2010)	Menores frecuencias (50 p/m) aumentaban promedio 3,6%
Hough (2009)	Combinando frecuencias altas y bajas aumenta 4,9% en CMJ
Yamaguchi (2007)	Aumento de 10% en potencia de extensión de miembros inferiores
Sekir (2010)	Aumento del 7% al 15% en torque excéntrico y concéntrico

Otro aspecto a estudiar es la amplitud del ED sobre la fuerza y la potencia. La amplitud o ROM varía considerablemente en los distintos estudios. Las descripciones son, también, muy disímiles. No obstante, veamos el siguiente cuadro:

AUTOR	RESULTADOS
Nelson (2001)	Con dinámicos suaves reporta una leve merma de rendimiento
Bacurau (2009)	Obtiene los mismos resultados
Costa (2014)	Con "movimientos exagerados" una leve baja de rendimiento
Dalrymple (2010)	Sin cambios

La mayoría reporta recorridos articulares completos con aumentos poco significativos. Falta investigar los efectos asociados a los ED a través de la total ADM o ROM. Tanto amplitudes máximas como submáximas. En definitiva, mucho queda pendiente por ser investigado y conocido sobre este tema.

Lo que las revisiones nos enseñan sobre la FNP

Sahrman (2006) entiende que la FNP incorpora EE, acciones isométricas y concéntricas, en un patrón cíclico para aumentar el ROM. Las dos técnicas más conocidas y analizadas en este trabajo son el CR (Contract - Relax) y CRAC (Contract - Relax - Antagonist Contraction). Son procedimientos muy eficaces para incrementar el ROM, pero no se los suele emplear en acondicionamientos iniciales por razones operativas. Entre ellas, por ejemplo, el requerir asistente, ser dolorosas o, quizás, aumentar el riesgo de lesión por daño en citoesqueleto. Veamos los resultados generales en el siguiente cuadro:

RESULTADOS
17 mediciones reportan disminuciones poco significativas
6 dan cuenta de una reducción significativa promedio de 4,4%
Ninguno encuentra mejora de la performance

La revisión de Behm (2015) incorpora 14 estudios: 3 de CRAC y 11 de CR. Con un total de 23 mediciones. Al ser tan pocos en CRAC nos concentraremos en el efecto de CR en fuerza y potencia. Con respecto a la respuesta según dosis con la FNP: 2 a 5 repeticiones de 5" a 50" ya promueven un 6,4% de reducción. Si eliminamos la duración del estiramiento como factor de confusión, el EE produjo una merma del 2,2%

y la FNP del 6,4%. En definitiva, mayor efecto negativo de la FNP. Sobre la potencia y la velocidad, la FNP parece ser menos perjudicial: sobre 4 performances de salto, tanto squat como CMJ, el impacto parece ser más bien trivial o escaso. Aquí el cuadro:

3 ESTUDIOS
Bradley (2007) 5,1% de reducción que se recupera luego de 15´
Christensen (2008) Sin diferencias significativas
Young (2001) Sin diferencias significativas

Con respecto al impacto de la FNP sobre las manifestaciones de fuerza, el siguiente cuadro nos pone al día:

8 ESTUDIOS Y 19 MEDICIONES
16 reducciones no significativas
3 reducciones significativas del 5,5%
Dos estudios no incluidos

Algunos estudios no reportan porcentajes de cambios, como el de Reis (2013). El de Balle (2015) no muestra resultados pre y post-estiramiento. Con respecto al tipo de acción muscular, los resultados son muy interesantes. En las isométricas la reducción es grande, pero muy variable. Se sugiere estudiar más las excéntricas, ya que la mayoría de las lesiones parecen predominar durante esa fase. Veamos el siguiente cuadro:

9 ESTUDIOS Y 19 MEDICIONES
5 estudios y 11 mediciones para concéntrica con 2,1% de reducción
4 estudios y 8 mediciones para isométrica con 8,3% de reducción
Ningún estudio para excéntrica

Lo que las revisiones nos enseñan sobre prevención de lesiones

Behm (2015), considera 12 estudios que emplean EE y FNP, ninguno ED, hasta una última revisión que luego citaremos. 8 demuestran efectividad al estirar, 4 no muestran efecto alguno. Ninguno reporta que elongar promueva lesiones. De los 12 estudios, hay 5 factores a considerar (en cuanto a los estiramientos como actividad previa a la competencia). Los analizamos a continuación:

- Diseño del estudio.
- Duración del estiramiento.
- Tipo de actividad deportiva.
- Calentamiento previo.
- Tipo de lesiones.

Complementemos el estudio con el aporte puntual de varios investigadores:

- Chen (2014): entiende que el beneficio de estirar es reducir el daño muscular.
- Mc Kay (2001): reporta beneficios de estirar para evitar lesiones de tobillo.
- Behm (2015): analiza otros 6 estudios del efecto de estiramiento en prevalencia de lesiones agudas, dando cuenta de un 54% de menor probabilidad de lesión.
- Behm (2023): en una reciente revisión, reporta los efectos potenciales de los ED en la incidencia de lesiones.

Respecto a esta última revisión, Behm (2023) nos recuerda que, dada la abrumadora evidencia publicada acerca de los efectos agudos deletéreos del EEP (30" o más), los ED han terminado por reemplazar a los EEP en los acondicionamientos iniciales. Sin embargo, la cantidad de publicaciones respecto a unos y otros no tiene proporción. Queda comprobado que los ED contribuyen a incrementar el ROM de manera aguda. Sin embargo, no es claro si contribuyen de manera positiva, y aguda, al incremento de la fuerza, el equilibrio, la propiocepción o el "stiffness" de la UMT. Eventualmente, podrían reducir la incidencia de lesiones por efectos tixotrópicos y psicológicos beneficiosos para el deportista.

Por consiguiente, entendemos que, desde el análisis científico, hay pocos motivos como para erradicar los estiramientos de los acondicionamientos iniciales. Tanto los EEB como los ED. Lo que debemos dilucidar, para luego proponer, es la modalidad ideal de estas prácticas motrices. Tarea que trataremos tanto al final de este capítulo, como en uno especial, dedicado a los estiramientos como componentes del entrenamiento deportivo, es decir, como herramienta alternativa en las distintas instancias constitutivas de los procesos de entrenamiento, incluyendo el restablecimiento final, las sesiones de restablecimiento adaptativo y los entretiempos.

Explicando el incremento del ROM

Las 3 modalidades incrementan el ROM asistido o pasivo. Se trata de un hecho concreto, difícil de refutar. Todas tienen distintas características mecánicas y neurológicas de carga. Las explicaciones propuestas difieren en los 3 casos:

- EE: formulaciones inherentes a la capacidad de tolerancia al estiramiento y cambios mecánicos.
- FNP: razones mucho más neurológicas, principalmente inhibitorias.
- ED: de los que menos conocemos sus posibles mecanismos.

Con respecto al **EE**, repasemos algunas formulaciones:

- Magnusson (1996): aumenta la capacidad de tolerar el estiramiento, basado en la no modificación de la curva longitud/tensión.
- Morse (2008): cambios en las propiedades mecánicas, principalmente del tejido conectivo.

Para la **FNP**, lo mecanismos propuestos son los siguientes:

- Magnusson (1996): no acuerda con la inhibición, ya que con isometrías de alta intensidad aumenta la actividad EMG.
- Mc Nair (2001): la inhibición autógena hiperpolariza las alfa motoneuronas y reduce la respuesta refleja al estiramiento.
- Chalmers (2004): debate sobre la inhibición autógena.
- Hindle (2012): inhibición autógena con incremento de la actividad Ib.
- Kay (2015): luego de FNP cambian propiedades tisulares, sin que estos cambios en stiffness se correlacionen con cambios en el ROM.

Respecto a los **ED**, los mecanismos sugeridos son:

- Mayor temperatura muscular.
- Menor viscoelasticidad.
- Mayor extensibilidad.
- Herda (2013): 1 estudio de aumento de ROM en humanos con ED, sin identificarse mecanismos claros.

Explicando la pérdida de fuerza inducida por estiramiento

Llegados a este punto del capítulo, habiendo repasado mucha información y, observando su consistencia, es hora de estudiar los mecanismos que, propuestos por los distintos autores, procuran explicar la pérdida de fuerza inducida por los EEP. Son varios los mecanismos postulados, todos interesantes y consistentes. No obstante, será al último, el fenómeno de reducción de la eferencia central, al que dedicaremos más desarrollo. Propondremos, también, una hipótesis alternativa. En síntesis, son cuatro:

a. Cambios tendinosos.
b. Fatiga o daño.
c. Retraso electromecánico.
d. Reducción de la eferencia central.

Entendemos que no necesariamente son excluyentes. Por otro lado, recordemos que aludimos a respuestas agudas, no a adaptaciones crónicas. Comencemos, entonces, el breve análisis de las 3 primeras formulaciones.

La tesis de la menor rigidez tendinosa y cambios en la curva longitud / tensión es explicada por los siguientes autores:

- Cramer (2007), Fowles (2000), Nelson (2001) y Weiss (2005): plantean que, al reducir la rigidez tendinosa, el EE obliga al músculo a trabajar a longitudes más cortas y débiles, por la relación fuerza / longitud.
- Nelson (2001) y Herda (2008): reportan mayor pérdida de fuerza a longitudes cortas y no largas.
- Kay & Blazevich (2009): el tríceps sural trabaja a la misma longitud luego del EE a pesar de haber disminuido su pico de fuerza, es decir, el cambio en la longitud muscular no provocaba pérdida de fuerza.
- Behm (2015): los cambios en la longitud muscular difícilmente sean el mecanismo que explica la reducción de fuerza luego del EEP.

La tesis de daño o fatiga inducida por los EEP es defendida por los siguientes investigadores:

- Brodis (1995): cualquier estiramiento mecánico puede, en sí mismo, provocar daño, reduciendo la capacidad de fuerza.
- Tidball (1998): el EE promueve una mayor acumulación de óxido nítrico, en animales.
- Palomero (2012): el EE reduce el flujo de sangre, con menos oxígeno y mayor acumulación de metabolitos.
- Trajano (2014, 2015): registra, luego del EE, reducción de fuerza estimulada eléctricamente, notable perfusión en flexores plantares, y mayor cuando el EE era continuo de 5′.
- Behm (2015): hasta el momento no se ha reportado daño muscular significativo inducido por estiramiento, por lo tanto, nos queda la otra posibilidad que la fatiga inducida por isquemia del músculo estirado.

Probablemente, este mecanismo observado por Trajano (2014) provoque una reducción de fuerza por caída de la concentración intracelular de calcio libre. Entre la isquemia, la perfusión y la merma en la concentración de calcio libre en el intersticio, reunimos justificaciones consistentes para explicar la caída de la fuerza inducida por estiramiento.

La disminución de la cupla electromecánica, fenómeno también conocido como retraso electromecánico, es otra de las posibles explicaciones. El tiempo electromecánico es el que se mide entre la despolarización del sarcolema y el inicio del movimiento propiamente dicho. Cuando empeora la transmisión eléctrica del potencial de acción en el sarcolema, se dificulta la liberación de calcio para la activación muscular. Cuatro explicaciones complementarias refuerzan el fundamento del retraso electromecánico:

FUNDAMENTOS DEL RETRASO ELECTROMECÁNICO
Luego de 30" de EEP en el deltoides, se observan caídas en la señal EMG (en 30" de contracciones lentas), pero no es claro si el mecanismo es sarcolémico o por cambios en el patrón de reclutamiento
Luego de 5 x 1´ de EEP x 15" de pausa no observa cambios en la amplitud de la M - wave (onda - M)
Los cambios en la rigidez tendinosa pueden provocar retraso electromecánico (este efecto no ha sido demostrado con contundencia)
El EEP puede reducir la eficiencia mecánica en la transmisión de fuerza desde los componentes contráctiles al citoesqueleto y de ahí a endo, peri y epimisio

La reducción de la eferencia central es la última de las explicaciones y a la que, necesariamente, le dedicaremos más tiempo.

- Matthews (1981): la eferencia central puede ser modulada por la aferencia al disminuir el input intrafusal y el bucle gama-alfa puede, eventualmente, cambiar la excitabilidad.
- Herda (2008) y McHugh (2013): es mayor la caída del input excitatorio intrafusal a bajas o medias longitudes y no a grandes (lo que explica mayores pérdidas de fuerza a bajas intensidades de estiramiento).
- Trajano (2013, 2014): luego del EE se reduce la amplitud EMG, caen los niveles de activación voluntaria y cae la onda V, variante del reflejo H, y también se reduce el input excitatorio en alfa motoneuronas.

La formulación de Trajano es profundizada en 2017, y es a lo que dedicaremos las siguientes líneas. La investigación relativa a la pérdida de fuerza inducida por EEP ya lleva más de 20 años, y son pocas las dudas remanentes acerca de este efecto propiamente dicho. Sin embargo, las razones que fundamentan el fenómeno no son claras, ni contundentes, y los siguientes párrafos profundizan sobre las posibles causas. Particularmente, las causas neurológicas que podrían subyacer a este efecto tan conocido y estudiado por varios autores. La hipótesis de Gabriel Trajano (2017) es particularmente atractiva. Sobre todo, la formulación de la posibilidad de inhibición cortical motora a partir de la intensificación de las sensaciones propioceptivas por los estiramientos.

Es bien sabido que el EEP reduce la máxima producción de fuerza, y un cuerpo creciente de evidencia sugiere que en estas adaptaciones el SNC juega un rol importante. Varios estudios dan cuenta de pérdida de fuerza inducida por EEP (+ de 60" acumulados), con caídas en los valores de fuerza y potencia. Con pérdidas de fuerza significativas que se extienden por una hora o más aún, afectando la performance deportiva y, por ello, la necesidad de estudiar sus posibles mecanismos fisiológicos.

Trajano (2017) indaga en los cambios neurofisiológicos en respuesta al estiramiento muscular. Y propone una nueva hipótesis de desfacilitación a nivel de la motoneurona alfa como el principal factor que afecta el pool eferente al músculo y, por ende, su habilidad de producir fuerza. Inicialmente, Trajano (2017) desarrolla dos grandes hipótesis: la periférica y la neural. De todas maneras, Behm (2021) establece que la hipótesis neural central no es, aún, lo suficientemente consistente.

Hipótesis periférica

Esta formulación tiene sus antecedentes en autores como Fowles (2000), Kokkonen (1998), Cramer (2007), entendiendo que el EEP cambia las propiedades de la UMT: reducción del stiffness o alterando la óptima relación fuerza/longitud. Por su parte, Mc Hugh (2010) postula cambios en la relación ángulo/torque luego del EEP, haciendo que el músculo opere a longitudes menores: aumentar la complianza de la UMT afecta negativamente la fuerza. De todos modos, cambios en el ángulo/torque no pueden considerarse como evidencia de cambios en las propiedades mecánicas de la UMT, porque tales respuestas también son neuromusculares. Kay (2009 y 2010) plantea que el estiramiento no tiene efecto agudo sobre el stiffness del tendón y la máxima contracción, sobre todo si hubo entrada en calor. Esto sugiere que el músculo, pero no el tendón, puede ser más compliante en reposo, no durante contracciones máximas. Mientras que la fuerza muscular activa hace al músculo más duro o con mayor propiedad de stiffness (menos compliante). No obstante, las reducciones de fuerza son importantes y si las propiedades mecánicas no cambiaron, es por otra cosa.

Avela (1998) enuncia otra hipótesis sobre la pérdida de la capacidad de fuerza, formulando que el estrés mecánico causado por el EEP puede afectar la cupla excitación-contracción. El EEP en el sóleo de las ratas incrementa la concentración miofibrilar de calcio y reduce la fuerza de contracción, sin saber si sucede en seres humanos. Trajano (2017) opina que es improbable que los desfasajes en la cupla excitación-contracción juegue un rol importante en la pérdida de fuerza por estiramiento. No deja de ser una hipótesis interesante y, si bien hasta el momento, no hay evidencia en seres humanos, tampoco hay evidencia que demuestre que no sucede.

En una reciente revisión, Behm (2021), profundiza sobre las posibles razones periféricas o morfológicas que comenzamos describiendo al comienzo de esta sección. Aparte de las alteraciones de la curva longitud/tensión, otras posibilidades extremadamente interesantes son postuladas. Para Behm (2021), las causas neurales no parecen ser tan consistentes como las morfológicas o periféricas. Una de las ya analizadas son los cambios en la extensibilidad de los elementos elásticos en serie (EES) y los elementos contráctiles (EC) que podrían alterar la transmisión de fuerza y la dinámica del sarcómero durante la contracción. Sin embargo, las teorías del tejido conectivo intramuscular y los efectos sobre la capacidad de girar de la fibra muscular alrededor de su eje longitudinal (MGR: Muscle Gear Ratio), en músculos peniformes, me parecieron fascinantes y quiero compartirlas, sumadas a algunas constataciones personales, en estudios ecográficos.

Ya Prado (2005) y Gillies (2011), enseñaban que los elementos elásticos en paralelo tienen un importante rol durante el estiramiento asistido o "pasivo", incrementando la resistencia al mismo. Purslow (1989) también entendía que el colágeno perimisial también contribuye significativamente a la resistencia al estiramiento. Por consiguiente, alterar las propiedades de los elementos elásticos en paralelo puede afectar la tarea de los elementos elásticos en serie, perjudicando la transmisión de fuerza. En los músculos peniformes (también bipeniformes y multipeniformes), el estiramiento puede deformar a las fibras, tanto axial como radialmente. Las fuerzas axiales influyen en la rotación de la fibra durante la contracción y, por ende, en la relación fuerza/longitud. Holt (2016) y Eng (2018), entienden que esta MGR es influida por las propiedades del tejido conectivo intramuscular. Ce (2015) reporta que el EE no promueve cambios en el ángulo de penación ni en la longitud fascicular. No obstante, es una posibilidad a seguir investigando.

Por mi parte, y recurriendo a la bondad de mi amigo, el médico especialista en diagnóstico por imágenes, Silvio Marchegiani, pudimos observar el comportamiento de la unión miotendinosa y mioaponeurótica, por ecografía, en ITP, puntualmente el semitendinoso, durante algunas acciones voluntarias. Efectivamente, tal como Frans Bosch (2018) reporta, las acciones isométricas son las que más incrementan el ángulo de penación en las uniones mioaponeuróticas. Los estiramientos y las acciones excéntricas disminuyen dicho ángulo. No obstante, los estiramientos en tensión activa hacen que dicho ángulo, ya disminuido por el estiramiento, aumente. Lo que no pudimos observar fue el "spinning" o rotación de los fascículos, por obvia limitación de las imágenes ecográficas.

Otra posible explicación desarrollada por Behm (2019) refiere al titín. Brynnel (2018) entiende que el titín tiene un papel importante en el "stiffness" o resistencia a la deformación de toda la unidad miotendinosa y los EEP lo pueden afectar. Rivas-Pardo (2016) observa que el pliegue de sus dominios IG sobre la actina también contribuyen a la producción de fuerza, y no solo el calcio unido a los fragmentos NH2 (Rassier, 2016), que tanta participación tiene en las acciones excéntricas. Lee (2007), ya planteaba que, durante los EE el titín falla al unirse con la actina, reduciendo el "stiffness", verificándose, también, la disociación del calcio de la porción NH2.

Antes de pasar a la hipótesis neural, y como corolario del análisis causal, no quisiera dejar de citar algunas otras fuentes posibles de explicación del fenómeno de pérdida de fuerza inducida por EEP. Una de las más interesantes es la hipótesis de Chen (2010). Es uno de los primeros descubridores del macrofilamento de titín, e investigador de la configuración profunda del citoesqueleto de la fibra muscular estriada esquelética. Chen (2010) conjetura que una de las posibilidades que explicarían la pérdida de fuerza por estiramiento, es la inhibición mecánica de la miosina gatillada por la actina. Esta última, altamente sensible al estrés por estiramiento, es el principal sensor mecánico de la fibra muscular estriada esquelética. Entre la actina y las integrinas, un complejo de proteínas de enlace, llamadas FAGs o factores de adhesión local (un total de siete moléculas distintas de adhesión y vinculación), garantiza la transmisión transversal de energía mecánica del interior al exterior de la fibra muscular. Condición inexorable, por cierto, para generar fuerza y, en definitiva, movimiento. La actina, al detectar un estrés mecánico que pudiera resultar agresivo en exceso para los FAGs, inhibe mecánicamente a la miosina, como un recurso protector de los primeros. Y agrega que, eventualmente, con activaciones musculares voluntarias intensas, el componente eléctrico del retraso electromecánico podría ser recuperable de inmediato, pero no el mecánico. De lo cual se infiere que, pensar en términos de una absoluta recuperabilidad de las propiedades electromecánicas alteradas por el estiramiento, es muy difícil. Aun empleando diversos recursos excitatorios. La pérdida de elasticidad del titín y la nebulina (y otras conectivas), es otra posible explicación. Sin embargo, harán falta estudios que confirmen esta hipótesis.

Otra alternativa es la pérdida de la capacidad de sujeción por parte de vainas y envoltorios, como fascias propiamente dichas y aponeurosis. Recordemos que se tratan de elementos elásticos en paralelo (Herzog, 2019), con múltiples funciones que van más allá de la sujeción y compactación de la unidad miotendinosa. Entre ellas, la conectividad transversal de la energía mecánica. En definitiva, la transmisión en paralelo de la fuerza. Son, también, las primeras estructuras en deformarse ante la aplicación de un estiramiento. Recién luego la deformación mecánica se proyecta a estratos más profundos. En caso de que el EEP afecte negativamente la mínima rigidez (stiffness) que las fascias deben tener, como condición facilitadora de esta conectividad transversal, ello podría explicar, también, la pérdida de fuerza inducida por EEP.

Hipótesis neural

Se trata de una hipótesis alternativa. Explica la reducción de fuerza como resultado de un menor pool neural durante las contracciones voluntarias luego del EEP, con una reducción de la actividad eléctrica medida por EMG. Dicha reducción de la amplitud EMG puede deberse a dos causas. Gandevia (2007) explica que la reducción de la amplitud EMG puede deberse a la disminución del pool eferente al músculo, o a cambios en los potenciales postsinápticos, o a ambos factores. Con cambios en la transmisión de los potenciales, donde el EMG no provee información sobre el sitio donde la activación neuromuscular puede afectarse. Lo cual hace pensar en otros posibles mecanismos, todos importantes para ser comprendidos, y así precisar el modo ideal de los estiramientos en distintos contextos.

La reducción del impulso o pool supraespinal puede afectar notablemente la producción de fuerza. Cambios agudos por el ejercicio puede inducir modificaciones en la eferencia supraespinal. Gandevia (2007) entiende que la fatiga afecta el impulso supraespinal descendente, disminuyendo el pool a las motoneuronas por reducción de la excitabilidad motora cortical. Si bien estas caídas agudas de fuerza por reducción del impulso supraespinal es constatable en humanos, los mecanismos que explican este input sub-óptimo a la motoneurona no son suficientemente claros aún. Taylor (2008) explica que los cambios en el comportamiento de las neuronas de la MP1 (área motora primaria), y la influencia de fibras aferentes inhibiendo la descarga descendente, debe ser considerado como posible mecanismo fisiológico. Por lo tanto, todo nos lleva a considerar la posibilidad de que los EEP actúen, en definitiva, sobre la corteza motora.

Un cuerpo de evidencia significativo da cuenta de cómo la fatiga afecta el nivel óptimo de la descarga motora supraespinal. Sin embargo, muy poco se sabe acerca de cómo el estiramiento muscular puede afectar el impulso motor descendente supraespinal. Por el momento no hay evidencia clara sobre la posibilidad de depresión supraespinal motora descendente luego del estiramiento. Avanzar sobre esa posibilidad supone considerar las relaciones estrechas entre input sensorial y output motor. Es claro que el input sensorial puede afectar el output motor (Matthews, 1991), y que cambios en las posiciones de los miembros pueden modificarlo también (Scott, 1997). Los cambios en la longitud muscular afectan la corteza motora, ya que las aferencias sensoriales que comunican al SNC los acontecimientos relativos al estiramiento, proyectan a la corteza. Ya hace muchos años, Gellhorn & Hyde (1953) demostraban como las aferencias sensoriales al estiramiento proyectan a corteza y afectan al área motora primaria o MP1. Incluso, cambios en la longitud muscular pueden afectar la extensión del área cortical para la activación de un músculo por estimulación eléctrica superficial. Otros estudios posteriores van confirmando la sospecha. Phillips (1971) y Hore (1976) descubren, en primates, que los HNM y las aferencias I y II proyectan a las áreas corticales 3a (sómatosensorial) y 4 (corteza motora). Lo cual pone en evidencia que:

- El estiramiento afecta la corteza.
- La actividad cortical de áreas 3a y MP1 (la 3a es un área de integración somática, motora y vestibular).

Otros aportes importantes relativos a los circuitos descendentes y ascendentes, permiten profundizar la comprensión del fenómeno. Mathews (1991) y Rathelot (2009) describen como las neuronas de estas regiones corticales proyectan tanto mono como polisinápticamente a las motoneuronas de los músculos estirados. Huerta (1990) y Avendaño (1992) enfatizan que estos músculos vuelven a proyectar a la MP1, sugiriendo su contribución al output motor, que puede ser tanto excitatorio como inhibitorio. Canedo (1997) formula **la** posibilidad de que los inputs de la articulación y piel proyecten a la MP1, desde la corteza sómatosensorial y el tálamo, y desde estas conexiones puedan inhibir el output cortical.

Experimentos con humanos han demostrado, consistentemente, la posible participación de las estructuras corticales en respuesta a la estimulación de los receptores de estiramiento. Recordemos que los HNM proyectan a tálamo y, desde allí, al área somatosensorial 3a. Starr (1981) y Cohen (1985) descubren que el estiramiento muscular puede evocar potenciales corticales en humanos. Coxon (2005), por su parte, demuestra como al aumentar la longitud muscular se reduce la excitabilidad cortical, sugiriendo que el input de las aferencias estimuladas por estiramiento modula la actividad cortical. Por consiguiente, y por toda la evidencia mencionada, es razonable especular que el EEP puede afectar directamente el outflow cortical motor durante las contracciones máximas. Recordemos que, sin ir más lejos, de todas las áreas somestésicas, la 3a es la más próxima a la corteza motora o MP1. Lo cual podría contribuir a justificar la mayor inhibición de la descarga eferente central, cualquiera sea el contenido del mensaje (comandos motores o, simplemente, predicciones).

Trajano (2013, 2014) va mucho más allá y profundiza estas formulaciones:

- El estiramiento intermitente 5" x 15" reduce más el output motor que el continuo de 5′.
- Estudios demuestran una fuerte correlación entre la reducción del impulso neural y EMG luego del estiramiento.
- Proveyendo fuerte evidencia que la reducción del impulso descendente es un importante mecanismo que afecta la pérdida de fuerza luego del estiramiento.
- No obstante, no es posible determinar el sitio exacto afectado (espinal o supraespinal).

La formulación de la inhibición central, particularmente cortical, encuentra en algunos estudios muy interesantes, un posible pilar de apoyo. Entre 2017 y 2018 se investigaron los efectos no locales de los EEP (Behm, 2018). Por ejemplo, los EEP en grupos musculares del tren superior (pectorales, dorsales), promueven pérdida de fuerza en grupos musculares del tren inferior. Para explicar este fenómeno, sería muy difícil contar simplemente con una hipótesis de tolerancia sensorial u otra que, meramente, formule cambios en las propiedades mecánicas de la unidad miotendinosa. Incluso, la inhibición espinal podría resultar insuficiente.

Con respecto a la inhibición o desfacilitación espinal, recordemos que la circuitería inhibitoria supone una red compleja de neuronas sensoriales, interneuronas y motoneuronas, que pueden inhibir o facilitar señales volitivas descendentes, y es posible que el EEP pueda causar inhibición o desfacilitación de estos componentes a través del input de fibras aferentes: algunos propioceptores periféricos detectan el estiramiento muscular y pueden estar involucrados en el control de la fuerza. Recordemos que, en el seno de los HNM, las neuronas sensitivas *IA* registran cambios dinámicos y las *II* los cambios estáticos. Las *IA* facilitan las motoneuronas alfa dinámicas, las *II*, las estáticas. Matthews (1931) ya describía como los ED repetitivos podrían afectar la capacidad de las vías reflejas para activar motoneuronas. Lo cual, según lo analizado, no condice con los descubrimientos de la primera década de este siglo. Más adelante, Rosenbaum (1995) y Weir (2005) reportan como los EEP reducen la respuesta EMG en el reflejo T y en el RMT. La menor sensibilidad de los HNM se asocia, de hecho, a un menor output motor. Una posible razón a considerar, es que el EEP altere las propiedades tixotrópicas del HNM, afectando sensiblemente su capacidad de realimentar información consistente a la médula espinal. Igualmente, el EEP podría generar una serie de microtraumatismos que perjudiquen la sensibilidad propioceptiva.

Por su parte, Herda (2009) plantea la posibilidad de desfacilitación de la motoneurona alfa, pero atribuida a la incapacidad de las motoneuronas gama y beta de aumentar la sensibilidad intrafusal luego del estiramiento. Se trata de una conjetura importante, ya que incorpora el rol de las otras dos motoneuronas. Trajano (2015) muestra como la habilidad para generar contracciones, a través del arco reflejo, se redujo luego del EEP, mientras que la activación directa de la rama motora no se vio afectada, sugiriendo que la habilidad para emplear el input sensorial para amplificar el output motor se redujo. La inhibición *Ia* puede ser importante en la desfacilitación de la motoneurona alfa, explicando la pérdida de fuerza: pero no queda claro si los mecanismos son pre o postsinápticos. Respecto a este último punto, el trabajo de dos investigadores belgas puede aportar explicaciones consistentes. Guissard & Duchateau (2006) estudian dos tipos de inhibición espinal asociadas a la duración de los EE. La sumatoria de EEB consecutivos promueve inhibición presináptica de la motoneurona alfa, mientas que los EEP, no solo la presináptica sino, también, la postsináptica. A mayor duración del EE, más mecanismos inhibitorios espinales involucrados. Más adelante, en este libro, profundizaremos estas formulaciones relativas a los bucles inhibitorios inducidos por estiramiento. También es importante considerar la posible influencia de neuromoduladores (monoaminas) en la desfacilitación de la motoneurona causada por estiramiento. Serotonina y norepinefrina son hiperpolarizantes, y sus inhibidores aumentan el reflejo de estiramiento y el output de la motoneurona alfa.

Con respecto a los órganos tendinosos de Golgi, su posible participación, desde el reflejo de inhibición autógena, su efecto desfacilitador es controversial y necesita ser más investigado. Hagbarth (1968), Zytniky (1990) y Hultborn (2001) distinguen los roles de los GTO: en el estiramiento, durante la fase de apoyo en la locomoción, Golgi facilita. Houk (1967), Stuart (1972) y Stephens (1975) formulan que Golgi es un pobre receptor sensorial al estiramiento. Khan (2009) entiende que el problema es que Golgi responde cuando hay actividad muscular voluntaria, no involuntaria, algo refutado por investigaciones posteriores. Se suman a la improbable inhibición autógena autores como Fourier (1983) y Zytniky (1990). Jani (1992) enseña que las *Ib* tienen otras fuentes de input que pueden controlar tanto para facilitar como para inhibir la interneurona. Por su parte, Fowles (2002) y Behm (2001) hipotetizan que los GTO y el reflejo de inhibición autógena, podrían contribuir a la pérdida de fuerza. No obstante, en caso de que los GTO promuevan inhibición autógena por EEP, aparentemente no debiera preocuparnos tanto. La inhibición *Ib* es inhibida durante las contracciones altas e intensas por control presináptico supraespinal. Por lo tanto, habría poca inhibición *Ib* o, en caso que la hubiere, rápidamente contrarrestada por acciones voluntarias rápidas y explosivas. La tarea pendiente, entonces, es definir con exactitud el rol de los GTO en la reducción de fuerza. Su participación no es del todo clara aún.

Otra posibilidad es la inhibición desde vías cutáneas y articulares, aunque es poco probable. En estos casos, la inhibición dura pocos segundos luego de la MIVC o contracción isométrica voluntaria máxima. De las terminales libres *III* y *IV* en fascias, poco sabemos. Sin embargo, Kaupfman & Andreani (1991) describían como estas terminales libres, en fascias, activan, sobre todo, el sistema parasimpático, promoviendo menor excitabilidad cortical. Lo que no tenemos claro, es el cómo los EEP podrían afectar estas terminales o, eventualmente, los otros receptores propioceptivos en fascias como Ruffini, Pacini y Golgi.

Más allá de la posible utilidad de todas estas formulaciones, lo importante es encontrar procedimientos para mitigar los efectos de los EEP en la pérdida de fuerza. En resumen, las causas pueden ser:

- **Corticales**: razonable posible rol supraespinal en la pérdida de fuerza por estiramiento.
- **Espinales**: también reducción de la excitabilidad espinal y desfacilitación.
- **Falta saber**: Golgi, y terminales libres y su rol en el efecto.

Como parte de las posibilidades neurales, las psicológicas también emergen. Behm (2021) analiza dos posibilidades. Por un lado, la posible fatiga mental debida a la concentración prodigada al control de los EEP. Es interesante, aunque por lo que recuerdo de las pocas veces que, a los comienzos de mi carrera, prescribí este tipo de estiramientos, lo que costaba, precisamente, era mantener intacta la concentración de los jugadores. La otra alternativa es el efecto placebo. Janes (2016) informa y convence a los participantes del estudio que los EEP eran beneficiosos y, en el post-test de MIVC el promedio de mejora fue casi del 6%. Bertolaccini (2019), trabaja con dos grupos, uno convencido de los efectos ventajosos y el otro, de los desventajosos. El grupo convencido de las ventajas de los EEP terminó por hacer más repeticiones en la última serie de fuerza testeada, respecto a los sujetos que, persuadidos de las desventajas posibles, registraron importantes mermas en las expresiones de fuerza. Por consiguiente, a pesar de tanta documentación y pruebas en contra de los EEP, parece haber un factor contextual, más bien endógeno, mucho más poderoso, que es la mente humana.

Una hipótesis personal

Finalmente, luego de haber repasado todo un conjunto, abundante, por cierto, de posibles explicaciones, y a partir de estudios que actualmente me tienen altamente motivado, me atrevo a proponer otra posible relación causal. No son formulaciones nuevas, tienen sus años. Solo que recién últimamente las estoy profundizando, comprendiendo y vinculando con el fenómeno que nos convoca en este capítulo. En 1965, Anatol Feldman formula la consistente hipótesis del punto de equilibrio, como modelo explicativo de Control Motor. Ya en 1935 Bernstein especificaba que el cerebro no puede determinar las distintas variables computacionales que regulan la actividad periférica del músculo estriado esquelético. Feldman (1965) formula una primera hipótesis en el campo de los movimientos biológicos, basada en el control paramétrico, y la llamó Hipótesis del Punto de Equilibrio (HPE).

Durante 50 años esta hipótesis fue estudiada, aceptada, criticada, olvidada y nuevamente puesta en consideración. Recientemente (Feldman, 2016), su creador, publicó un libro altamente recomendable, relativo al control referencial de la percepción y el movimiento, en el cual podemos seguir el curso histórico del desarrollo de esta formulación tan interesante. Trataremos de ser extremadamente simples y concisos, muy globales en la explicación, a los efectos de no desviarnos del tema y poder vincularlo con el problema que nos convoca en este capítulo. Desde ya, la hipótesis es mucho más compleja, e invitamos a estudiarla en profundidad, y vincularla con el problema de la pérdida de fuerza inducida por estiramiento, y mejor, aún, de lo que intentaremos nosotros.

La HPE o hipótesis del punto de equilibrio plantea la dependencia de la fuerza del músculo activo de la longitud muscular. El estado intrínseco y profundo del sistema neuromuscular desarrolla un papel crucial en el control de las acciones y, por supuesto, en el nivel de fuerza susceptible de ser alcanzado. No solo este estado intrínseco, sino también su relación con el entorno. Las fuerzas que promueven los estiramientos musculares, no lo olvidemos, son contextuales. De acuerdo a este principio, el SN no puede pre-ocuparse en pre-programar el output motor en términos de comandos descendentes a los músculos. Los detalles como reclutamiento de unidades motoras, tipos de fibras solicitadas y otros, no pueden preestablecerse por el SNC en general ni, mucho menos, por el cerebro en particular. El SNC influye, pero no pre-programa el output motor.

La variabilidad permanente, milisegundo a milisegundo, de las acciones musculares producto de los distintos matices cambiantes del entorno, haría infructuoso el intento de un programa central predeterminado, en todos sus componentes, por controlar el movimiento humano. El comando o control, por el contrario, emerge desde una tendencia natural del sistema neuromuscular por lograr un equilibrio. La especificación de los parámetros propios de la actividad muscular depende, al menos, de dos variables: la combinación de los torques musculares y la longitud muscular detectada por los HNM. El umbral de estiramiento de los HNM, producto de la relación entre el estiramiento mecánico de la UMT y de la eferencia del sistema motor gama, determinan el estado de la porción central de la fibra intrafusal y, desde allí, la aferencia específica al sistema nervioso central. Se trata del input más importante para regular la actividad muscular eferente y, por supuesto, la fuerza susceptible de ser desarrollada. El EEP perjudica la función de los HNM y esta alteración no alcanza a ser contrarrestada por el sistema motor gama. Tampoco el sistema motor beta, hasta lo que alcanzo a comprender, alcanza para compensar el desfasaje.

Desde esta perspectiva, entiendo que el EEP altera a tal punto la sensibilidad intrafusal, que es difícil, entonces, que la descarga eferente no se vea afectada. El estímulo duradero de estiramiento, captado por los HNM promueve, finalmente, su adaptación y la calidad de la aferencia sensorial sobre el estado muscular ya no es la misma. En definitiva, la materia prima para la regulación del comando eferente queda alterada por el EEP. Es por ello que, quizás, las evaluaciones de fuerza propias de los experimentos relativos al tema, muestren bajas considerables luego de los EEP. La relación entre el torque y la longitud muscular captada por los propioceptores ya no acredita la precisión que necesita el sistema nervioso central, particularmente la médula espinal, como para determinar las variables eferentes necesarias para una óptima expresión de la fuerza. De lo cual no se infiere que el output cortical descendente tampoco haya quedado afectado.

Dijimos que la corteza cerebral influye y descarga, probablemente, predicciones y no precisos comandos motores. Pero influye, y sería necio descartar su rol en la acción muscular. Si, de acuerdo a Adams (2013) desde la corteza motora solo se emiten predicciones, no comandos motores, y lo que los sistemas sensoriales devuelven son, en definitiva, errores de predicción, entonces, con más razón, la alteración de la aferencia propioceptiva justifica, con creces, la dificultad para regular la actividad muscular. Si el rol de los reflejos es, entre otros, minimizar los errores de predicción, entonces, nuevamente, alterar el input propioceptivo afectará, inexorablemente, el output de fuerza. Por eso la formulación de Trajano (2017) es, según mi criterio, absolutamente consistente. Entiendo que la distorsión en la aferencia propioceptiva, generada por el EEP, altera la eferencia de la cual depende la tasa de fuerza desarrollada. Y esto por razones, tanto espinales como corticales, integradas e interactivas. Subrayar, para finalizar, que las explicaciones no son excluyentes. La teoría de la complejidad nos enseña que las razones pueden ser dinámicas e interactivas. Combinarse de manera distinta en momentos diferentes de la vida. Conocer las distintas posibilidades es importante, limitarse a una sola es un reduccionismo.

Inferencias para la práctica: estirando sin afectar el output motor

Entiendo que, y siempre respetando al máximo posiciones alternativas, no tiene mucho sentido seguir cuestionando si el fenómeno de pérdida de fuerza inducida por EEP sucede o no. La evidencia es abrumadora. Lo que necesitamos son soluciones prácticas, efectivas, y descubrir nuevos modos de estirar adaptados para los distintos contextos y situaciones. Si tuviera que sugerir algunas consideraciones prácticas, específicas para los acondicionamientos iniciales, por lo pronto, me atrevería a proponer las siguientes:

- Descartar los EEP, sobre todo superiores a 15" y consecutivos.
- Dar prioridad a EEB, menores a 6", y no consecutivos.
- Emplear ED, aunque no en grandes volúmenes.
- Incluir estiramientos en tensión activa, siempre breves.
- Incluso, con co-contracción agonista/antagonista.
- Combinar tensión activa con ED balísticos.
- No censurar las pandiculaciones, al contrario, promoverlas.

Lo desarrollado en este capítulo solo justifica las precauciones a tener con los EEP y, específicamente, en los acondicionamientos iniciales o entradas en calor. Y solo para deportes de fuerza y velocidad. No hay razones consistentes, en absoluto, para erradicar toda práctica de estiramiento posible, tanto en el marco deportivo como terapéutico, aún los EEP, susceptibles de ser empleados en otras situaciones como, por ejemplo, sesiones especiales de entrenamiento de la flexibilidad y la ADM, o circunstancias terapéuticas concretas.

Capítulo 6
Procesos inhibitorios

Las bases neurofisiológicas de la flexibilidad ha sido el tema que abracé con pasión durante casi toda mi vida. De lo cual no se infiere, vale la pena aclarar, que lo entienda. Muchos de los grandes procesos del sistema nervioso están, aún, lejos de ser comprendidos. Sobre todo, respecto a la sutil interacción entre excitación e inhibición, posiblemente uno de los más importantes en relación a todos los tipos de conductas adaptativas en el hombre. De alguna manera, siempre estuve convencido que la principal resistencia al estiramiento miofascial era, y es, y seguirá siendo, de carácter neural. Así lo estudié, y así lo trabajé, durante un par de décadas, hasta que, hacia los primeros años del siglo XXI, formulaciones escépticas hicieron tambalear un poco el andamiaje de mi estabilidad epistémica. Tales objeciones restaban importancia a las reacciones y acciones propias del sistema nervioso, y trasladaban la responsabilidad, exclusivamente, a restricciones mecánicas.

Particularmente, de pronto, el tema de las fascias y aponeurosis lograba un encumbramiento inusitado. Entiendo, merecido. Lo que muchas veces sucede es que, cuando un tema atrapa masivamente la atención de una comunidad de profesionales, olvidamos otros que, más allá de haber sido o no muy difundidos en su momento, fueron importantes. Para mi sorpresa, muy poco se seguía hablando de reflejos, reacciones al estiramiento, inhibición espinal o supraespinal y otros asuntos que, durante años y años estudié con gran entusiasmo, y procuré trasladarlos a las prácticas de entrenamiento. Hubo que esperar bastante para que, por fin, aspectos estructurales y funcionales pudieran integrarse en formulaciones no reduccionistas. Las fascias, para dar un simple ejemplo, están ricamente inervadas, y proveen información crucial para la integración entre postura y movimiento, entre otras funciones imprescindibles para la homeostasis y la supervivencia. Si bien pueden contraerse al margen del sistema nervioso, como luego veremos, no todo su funcionamiento es independiente del mismo.

Hoy disfrutamos, quizás gracias a los aportes de las teorías de la complejidad, de modelos integrativos que, sin sacrificar profundización alguna, hacen más comprensibles los rasgos globales del fenómeno. Cuando un tema nos apasiona, es muy bueno sumergirse y bucear para aproximarnos todo lo que podamos al mismo. Ese acto reduce el margen de nuestra atención. Nos enriquece y, al mismo tiempo nos empobrece. Porque otros temas importantes escapan del foco de nuestra atención. Como todo enamoramiento, modifica la percepción, limitándola. Por consiguiente, luego de acercarse, es imprescindible saber alejarse, para volver a ver lo olvidado por ese acto de atrapamiento o encantamiento de nuestra consciencia. Eso olvidado, quizás, fue focal en algún momento. El acto de "volver a traer", siempre desde filtros lógicos, entiendo, es muy saludable. Una vez conquistada la nueva perspectiva, intentar conocer las relaciones entre los distintos componentes de la escena reconstruida. Muy posiblemente, toda la vida profesional, suponga ese movimiento de aproximación necesaria y posterior alejamiento integrador.

Por otro lado, los resultados del trabajo que veníamos realizando hace años, estrictamente práctico, con el entrenamiento de la flexibilidad y la ADM, tanto con fines deportivos como terapéuticos, aplicando gran parte de las técnicas o procedimientos publicados en 2012, nunca dejaron de confirmar mis sospechas inherentes al rol crucial del SN en estos asuntos. De hecho, tales modelos de intervención han ido evolucionando con los años.

Sin embargo, la estimulación propioceptiva, con fines inhibitorios, sigue siendo el pilar básico que nos permite recorridos articulares mayores gracias a una menor resistencia miofascial al estiramiento. Desde ya, sin descartar otras respuestas agudas que colaboran. Aunque, siempre, de manera integrada con las funciones periféricas y centrales del sistema nervioso. Lo que, por otro lado, siempre sospeché, es que la restricción ofrecida por exageradas reacciones reflejas al estiramiento, o por mala capacidad inhibitoria recíproca, u otros malos funcionamientos inhibitorios, era la barrera principal para el incremento del ROM y, por consiguiente, el factor que debíamos estudiar para superar. Aún frente a diagnósticos de capsulitis adhesivas y hombros "freezados", maniobras propioceptivas, promotoras de reflejos inhibitorios, permitían incrementar, en un solo intento, un ROM limitado durante años. De lo cual se infiere que algo andaba mal, no tanto en el tejido conectivo (aunque suele terminar adoptando la morfología que el status neural le imprime), sino en la cupla agonista - antagonista. Por supuesto hay casos de topes o límites estrictamente capsulares, adherencias y otros factores semejantes. Sin embargo, la constatación de tantos años es que los procedimientos inhibitorios, desprendidos del estudio de los procesos inhibitorios, nos permitieron ayudar a mucha gente, y prometen interesantes alcances.

A lo largo de la historia reciente, en el marco del entrenamiento de la flexibilidad y la ADM, tanto desde un punto de vista de las discusiones teóricas, como desde la perspectiva de las aplicaciones prácticas, reconozco 3 grandes momentos:

- **Inicial**: que procuró explicar la flexibilidad y los estiramientos enteramente desde las bases reflejas del tono muscular, y con ello dio un paso gigante hacia la creación de estrategias inhibitorias de la resistencia propia del reflejo miotático de tracción o RMT.
- **Intermedia**: que cuestiona el fundamento meramente periférico y plantea nuevas hipótesis que incorporan el rol de las estructuras supraespinales y funciones senso-perceptuales como modulantes finales del output motor que limita el estiramiento.

- **Actual**: que no niega la influencia refleja, sino que agrega la explicación del rol modulante descendente desde la corteza cerebral y, por consiguiente, desde la integración sensoriomotora, permite entender mejor el fenómeno.

Entiendo, por la evolución de las publicaciones y discusiones en esta década del 20, que ciertas orientaciones van perfilándose con claridad. Por un lado, la posibilidad de usufructuar de las ventajas mecánicas y sensoriales de los estiramientos sin afectar de manera desventajosa el drive motor descendente córtico-espinal. Por el otro, desde el estudio de las estrechas relaciones entre corteza sensorial, motora, ínsula y cingulada, otras posibilidades inhibitorias integradoras. Me refiero, específicamente, a no ver a la inhibición espinal y la supraespinal como fenómenos independientes, sino interdependientes. Será el objetivo de la parte final de este capítulo.

Comprender los procesos inhibitorios es fundamental para reducir o neutralizar la limitación del reflejo de estiramiento o RMT. En el libro anterior, Amplitud de Movimiento (Di Santo, 2012), el capítulo dedicado a las bases neurológicas de la flexibilidad es extenso y la idea en este, no es repetir sino complementar y profundizar. Particularmente, los distintos mecanismos inhibitorios que, a grandes rasgos, podemos dividir en espinales y supraespinales. Recordemos que, al estirar, una reacción refleja defensiva propia del RMT limita la deformación longitudinal. En su momento (Di Santo, 2012) estudiamos las distintas modalidades del RMT, la estática y la dinámica, extensas descripciones de los HNM y las fibras intrafusales, como así también las propiedades de la actividad refleja que podrían ser útiles para la práctica de los estiramientos. Profundizamos, también, los reflejos de inhibición autógena y recíproca. En esta oportunidad, el anhelo es aportar nuevos saberes y reflexiones, sobre todo contribuciones que pudieran ser llevadas a la práctica en los distintos contextos y por diferentes profesionales.

La inhibición es clave para la función coordinativa. Impide la actividad excitatoria exagerada, que altera el Control Motor. Muchas patologías motoras se deben a la dificultad inhibitoria. Igualmente, algunas disfunciones de la vida mental también pueden interpretarse como trastornos del fino equilibro que debiera reinar entre procesos excitatorios e inhibitorios. Tanto a nivel central, como espinal, la inhibición regula la actividad neuromuscular a los efectos de que sea armónica y sinérgica. Para ello es clave el adecuado equilibrio entre excitación e inhibición. Algunos, incluso, entienden que el problema clave de la coordinación del movimiento humano es, en definitiva, el de la inhibición. Para nuestros propósitos, relativos a la práctica de los estiramientos, debemos reconocer en qué casos dicha disminución o abolición es favorable, como, así también, aquellas situaciones en las cuales conviene no facilitar tales procesos inhibitorios sino, por el contrario, potenciar los excitatorios. Los estiramientos, de acuerdo a sus distintos componentes de carga, pueden promover ya sea excitación o inhibición.

Algunos fueron más allá de la relación entre inhibición y funciones motrices, y entendieron que el éxito de la actividad adaptativa, en los animales y el hombre, depende del sutil equilibrio entre excitación e inhibición, como partes constitutivas del mismo proceso nervioso. Anojin (1953) dedica un libro entero a los procesos inhibitorios. Particularmente estudia la inhibición central o superior, a la que los científicos de la época denominaban, por entonces, inhibición interna. Me tomo el atrevimiento de citar textualmente a uno de los grandes biólogos rusos del siglo XX, Pyotr Anojin (1953): "No hay un solo sector, en la fisiología de la actividad nerviosa superior, en la que este problema no tenga un significado decisivo, ya sea en cuanto a aspectos teóricos de las investigaciones como, y en especial, en la práctica de médicos y pedagogos. La inhibición interna cumple, además, una función decisiva en el surgimiento de las formas más sutiles de la conducta adaptativa, tanto en los animales como en el hombre. No existe un solo acto diferenciado de conducta en el que no intervenga este proceso. En resumen, la inhibición interna constituye una parte inseparable de cualquier forma de actividad adaptativa y, junto con la excitación, es la base del mosaico de puntos corticales que corresponde al estado activo de la corteza de los grandes hemisferios".

A lo cual, me permito reflexionar, los procesos regulativos espinales no escapan a estas delicadas relaciones entre excitación e inhibición. No se trata de blanco o negro, sino de complejas interacciones, con ambos procesos presentes, colaborando y compitiendo por la misma vía final común, las motoneuronas. A partir de estos procesos y sus interacciones, podemos aproximarnos a la comprensión de muchos fenómenos que, en el ámbito del deporte y las intervenciones terapéuticas, nos preocupan y convocan. Cuadros tales como, por ejemplo, calambres, contracturas, espasticidad y otras expresiones similares de comportamiento alterado del sistema neuromuscular.

Inhibición y sinapsis inhibitorias

Una definición básica de inhibición la describe como un fenómeno activo, promovido por movimientos iónicos: es la prevención, disminución o abolición de la actividad de la célula, tejido u órgano por causa nerviosa. Los tipos de inhibición, desde una mirada taxonómica, son numerosos y variados. El riesgo de exponerlos a todos es desviarnos del objetivo y confundir al lector. Es por ello que, a los fines eminentemente prácticos, nos vamos a concentrar en dos tipos principales, la presináptica y la postsináptica. Veamos sus particularidades:

- **Presináptica:** una neurona inhibidora interviene el axón de la neurona presináptica y reduce la liberación de su neurotransmisor excitatorio, cayendo su excitabilidad, es decir, se altera la entrada de neurotransmisores excitatorios a la neurona postsináptica.
- **Postsináptica:** el neurotransmisor inhibitorio hiperpolariza la membrana postsináptica, elevando su umbral y reduciendo chances de despolarización y, como dato complementario, dicho neurotransmisor inhibitorio suele ser, entre otros, el GABA o ácido gama-aminobutírico.

La inhibición de la neurona postsináptica puede producirse por la llegada de neurotransmisores inhibitorios, ya sea de manera simultánea (sumatoria espacial) o sucesiva (sumatoria temporal). El llamado potencial postsináptico inhibidor, o hiperpolarización, es la inhibición que hace que la neurona postsináptica quede inactiva: la neurona no puede producir su actividad característica. La activación de una sinapsis inhibidora produce cambios en la neurona postsináptica, que reducen la probabilidad de que esta neurona inicie un potencial de acción, lo cual supone una franca ventaja para estirar cuando el objetivo es relajar para alcanzar máximas longitudes sin restricciones neurales. La inhibición de la neurona postsináptica nos remite al evento eléctrico que conocemos como hiperpolarización, clave para entender la relajación muscular facilitadora de los estiramientos.

Desde la teoría general del campo motor (Sherrington, 1906), que tanto desarrollamos en el libro anterior, Amplitud de Movimiento (Di Santo, 2012), la conservación del potencial de reposo acredita el equilibrio químico en la llegada de neurotransmisores excitatorios e inhibitorios a la membrana de la neurona postsináptica. Despolarizar implica tres posibilidades: mantener el pool inhibitorio y aumentar el excitatorio, mantener el excitatorio y bajar el inhibitorio, y aumentar el excitatorio y bajar el inhibitorio. Hiperpolarizar acredita, también, tres alternativas: mantener el excitatorio y aumentar el inhibitorio, mantener inhibitorio y bajar el excitatorio, y bajar el excitatorio y aumentar el inhibitorio. Proponemos, también, el símil de una balanza. De un brazo excitación y, del otro, inhibición. La báscula está en equilibrio (potencial de reposo) cuando lo depositado en los dos brazos es del mismo peso.

Al estirar, sobre todo al comienzo del alargamiento, un input excitatorio es inevitable. Mayor cuanto más intenso y veloz, menor cuanto menos intenso y más lento. Por consiguiente, en el marco del entrenamiento de la flexibilidad y la ADM, contexto en el cual, a mayor relajación, menor resistencia al estiramiento, debemos contrarrestar ese pool espinal excitatorio con otros inputs inhibitorios. Igualmente, reducir al máximo el input excitatorio, evitando, sobre todo al comienzo de la sesión especial de entrenamiento de la flexibilidad, estiramientos rápidos e intensos.

Si la circunstancia es el acondicionamiento inicial para deportes de fuerza y velocidad, por el contrario, conviene incrementar el drive excitatorio y evitar, todo lo que podamos, inputs inhibitorios. Los estiramientos no son acciones que se inclinen, con exclusividad, hacia consecuencias excitatorias o inhibitorias. Una interpretación semejante sería francamente empobrecedora. Los estiramientos son conductas motoras mucho más ricas de lo que imaginamos y, de acuerdo a cómo los implementemos desde sus componentes de carga, tales como duración, velocidad e intensidad, la balanza puede inclinarse más a favor de la excitación o de la inhibición. Todo depende, entre otras cosas, de la inteligente identificación entre objetivos personales y necesidades contextuales para, a partir de allí, decidir los componentes de la carga de estiramiento.

Ahora bien, aproximándonos a aspectos relativos a la excitación y la inhibición, recordemos que, en potencial de reposo, es decir, cuando la neurona no está ni excitada ni inhibida, tres bombas se encargan, a la manera de puerta giratoria, de expulsar de adentro a afuera iones de sodio (Na++) y cloro (CL-), y de afuera a adentro, introducir los de potasio (K+). Aniones proteínicos, en el interior de la neurona, también atraen cationes de potasio. Dicha actividad preserva lo que se llama potencial de reposo que, para las motoneuronas, suele ser de -70 milivolts. Cuando neurotransmisores excitatorios reaccionan con los receptores de membrana postsináptica, las 3 bombas dejan de funcionar: sodio, potasio y cloro. La consecuencia es el egreso del catión de potasio, el ingreso masivo de cationes de sodio, y también aniones de cloro. El ingreso de sodio (Na++) es tan grande que, a pesar del ingreso de cloro, la neurona invierte su polaridad, es decir, se despolariza. El potencial de acción de propaga por el axón y, finalmente, la fibra muscular se excita y contrae. Es lo que sucede, por ejemplo, en la fase inicial de cada estiramiento producto de la activación del RMT. Máxime si ese estiramiento es dinámico.

Sin embargo, durante la hiperpolarización, dejan de funcionar 2 de las 3 bombas. La de sodio (Na++), sigue funcionando. El Na++ no ingresa a la neurona. El Cl- ingresa masivamente. El K+ egresa y se suma al Na++. Na++ y K+ afuera, y Cl- adentro del soma neural aumentan su carga negativa. El neurotransmisor liberado permite que ingrese cloro al interior de la neurona postsináptica, aumentado la carga negativa de -70 hasta -90, y aún menos milivolts inclusive (hasta -110 en algunos casos). Por consiguiente, mayor dificultad para que las vías motoras se despolaricen, acentuando su resistencia a la excitabilidad. La consecuencia, a nivel muscular, es la relajación. Esta hiperpolarización, de acuerdo al contexto, puede ser o no conveniente. Para entrenar la flexibilidad y otras aplicaciones terapéuticas, es recomendable, no así para el entrenamiento y las expresiones de fuerza y velocidad.

Por consiguiente, producto de la hiperpolarización, la neurona postsináptica pierde su excitabilidad o se hace muy difícilmente excitable, ya que ha elevado su umbral: el potencial de membrana se desplaza más lejos del nivel de descarga. Guyton (1982) enseña que, cuando una motoneurona es hiperpolarizada, y eleva su umbral de despolarización, la cantidad de neurotransmisores excitatorios, derramados sobre la membrana postsináptica, debe incrementarse de 5 a 20 veces para despolarizar una motoneurona previamente hiperpolarizada. Por lo tanto, la probabilidad de despolarizar por estiramiento, y el efecto reflejo del mismo, en una motoneurona previamente hiperpolarizada, es mucho menor. El efecto de la hiperpolarización, es relajatorio. La hiperpolarización reduce las chances despolarizantes del RMT, inducido por estiramiento y, también, entendemos, por intermediación del sistema motor gama.

David Behm (2019), en su capítulo sobre bases neurales de la flexibilidad, comienza citando a Guissard & Duchateau (2006) en sus estudios sobre los EE. La cantidad de resistencia al estiramiento, o ROM de una articulación, es altamente atribuible a los reflejos tónicos neuromusculares. El estiramiento dinámico (ROM total) y la actividad dinámica (ROM parcial) excitan integralmente al sistema neuromuscular. El EE tiende a desfacilitar o reducir la actividad excitatoria refleja de las motoneuronas, promoviendo una supresión neuromuscular significativa. Para constatar tal supresión, pueden emplearse dos procedimientos de laboratorio: el reflejo H (Hoffman) y el reflejo T (tendinoso). El reflejo H estimula la *IA* sin la fibra intrafusal. El reflejo T estimula la *IA* con la fibra intrafusal. El reflejo H estimula *IA* y con ello monitorea la excitabilidad de la motoneurona alfa, y su reducción puede indicar menor excitabilidad de las motoneuronas o inhibición presináptica (por interneuronas que inervan las *IA*). El reflejo T es una combinación de inhibición y desfacilitación: la percusión del tendón puede verse afectada por dos factores que, a continuación, explicamos. Por un lado, cambios centrales: desfacilitación de la excitabilidad de la motoneurona e inhibición presináptica. Por el otro, cambios en la excitabilidad del HNM: desfacilitación. Recordemos el estudio de Avela (1999): una hora de EE repetidos de los flexores plantares reducen 85% el RMT, y un 44% el reflejo H (con EEP típicos de 15" a 60").

Llegados a este punto, resulta fundamental identificar las diferencias entre inhibición y desfacilitación:

- **Inhibición:** es un proceso activo, causado por la activación de las interneuronas inhibitorias, provocando potenciales postsinápticos inhibitorios en las motoneuronas (las interneuronas liberan neurotransmisores inhibitorios, como la glicina y el GABA o ácido aminobutírico).
- **Desfacilitación**: las motoneuronas pueden hiperpolarizarse debido a la ausencia temporal de actividad sináptica.

El ejemplo de la bicicleta que propone Behm (2019), es perfecto: si empiezo pedaleando fuerte, y me canso, y por eso pedaleo más lento, es desfacilitación; si pedaleo y meto de golpe el freno, es inhibición. En la desfacilitación, por prolongación del estímulo de estiramiento, y la adaptación de los receptores propioceptivos, las neuronas sensitivas, ya sea *IA* o *II*, reducen su tasa de descarga y, como consecuencia, las motoneuronas alfa se hiperpolarizan. Es importante tener en cuenta estas diferencias para estimar los efectos deseados a nivel de los distintos componentes del arco reflejo del RMT. Luego de esta pequeña introducción a los procesos inhibitorios propios durante EEP, dedicamos el siguiente apartado a profundizar sobre las respuestas inhibitorias específicas de acuerdo a los componentes de carga de los EEP.

Desfacilitación e inhibición en los estiramientos estáticos

¿Qué ocurre en los EE? ¿Qué proceso es predominante en los estiramientos EE? ¿La inhibición, la desfacilitación o ambos? Posiblemente, de manera integrada, la reducción de la sensibilidad intrafusal y desfacilitación, y cambios en las propiedades mecánicas de la UMT. Según Guissard & Duchateau (2001), los EE de baja amplitud reducen el reflejo H por inhibición presináptica, por desfacilitación, antes de la sinapsis con la motoneurona, sin cambios en la excitabilidad de esta última. En cambio, los EE de mayor intensidad pueden llevar la supresión de la excitabilidad de las neuronas corticales y las alfa motoneuronas, con participación de GTO u órganos tendinosos de Golgi. Es decir, no solo desfacilitación de las *IA* sino, también, inhibición autógena. Postulan, también, la eventualidad del bucle inhibitorio de Renshaw en los EEP de mayor intensidad: con posibilidad de inhibición interneural que afecte los músculos no-locales, tanto inter-tren como inter-hemicuerpo.

La revisión publicada por Nathalie Guissard & Jacques Duchateau (2006), dos prestigiosos investigadores belgas en el área de fisiología neuromuscular aplicada, marcó un hito importante en la comprensión de los sucesos de carácter reflejo durante y después de los EE y asistidos (pasivos), de acuerdo a su duración y amplitud o intensidad. Sobre todo, para entender aquellas características de estiramiento que promueven inhibición, ya sea pre o postsináptica. Con aplicaciones útiles, sobre todo, cuando queremos evitar la inhibición del tracto de motoneuronas o, en otros contextos, promover dichas reducciones de la excitabilidad neural. El estiramiento, tanto como respuesta aguda, o como adaptación crónica, induce cambios tanto en las propiedades mecánicas, como en los ajustes neurales en la circuitería espinal refleja. Conmutaciones no solo locales e inmediatas, sino, también, integrales y mediatas. De allí que sea tan importante indagar sobre las respuestas y adaptaciones en la circuitería espinal refleja, como producto de la aplicación de estiramientos, principalmente los estáticos, profundizando, gracias al estudio de Guissard & Duchateau (2006), particularidades relativas a su intensidad y duración.

Estructuras como fascículos, tendones, cápsulas y aponeurosis pueden contribuir a limitar el ROM, pero un gran monto de la resistencia, quizás el principal, puede atribuirse a la actividad del RMT. El EE supone elongar lentamente y luego mantener la posición durante un tiempo, que suele especificarse en segundos. La tradición prolonga ese mantenimiento a tiempos superiores a los 12” - 15”. El tiempo de mantenimiento más estudiado, y aplicado, es el de 30”. Es lo que llamamos EEP. Al contrario del ED, el EEP no incrementa la actividad refleja en el músculo estirado, sino que la reduce. Esta inhibición puede medirse por EMG (electromiograma), y por los reflejos H (Hoffman) y T (tendinoso), siendo más frecuente estudiarlos en el hueco poplíteo para el nervio tibial posterior. Los dos procedimientos permiten descubrir los acontecimientos en las distintas vías del arco reflejo (soporte estructural) del RMT.

El **reflejo H** puede registrar la actividad tanto de la motoneurona como de la vía aferente *IA*: inhibición presináptica que proyecta por interneuronas a las *IA*. Es interesante porque esta vía de inhibición presináptica no implica cambios en la excitabilidad de la motoneurona alfa, es decir, no modifica su umbral de activación. La intervención eléctrica exógena estimula directamente la vía aferente *IA*, lo cual permite evocar el RMT sin estimulación de los HNM, es decir, sin estiramiento de la UMF o de la porción central de la fibra intrafusal. A la par, estimula la vía eferente, puntualmente a la motoneurona alfa. Recordemos que el estímulo eléctrico va al mismo nervio que conduce vías tanto aferentes como eferentes. Por consiguiente, se pueden registrar dos respuestas de activación muscular. La primera, o M, es producto de la estimulación directa de la motoneurona alfa. La segunda, o H, es consecuencia de la estimulación de la motoneurona alfa de manera indirecta o, mejor dicho, intermediada por el RMT, enfatizamos, sin modificación de la longitud muscular ni deformar el HNM.

El **reflejo T** permite registrar la totalidad del circuito reflejo: la fibra intrafusal, la vía sensitiva *IA* y la motoneurona alfa, ya que estimula, también, el HNM. Suma los cambios y contribuciones de las fibras intrafusales y el HNM para entender las respuestas observadas durante el estiramiento. El impacto en el tendón, por percusión o golpe, promueve el estiramiento de las fibras musculares, los HNM y las fibras intrafusales. Por consiguiente, la totalidad del arco reflejo, con la estimulación propioceptiva inicial, es evocado y susceptible de ser estudiado.

Ya Guissard (1988), estirando 5° el sóleo, a baja intensidad, reporta que H se redujo 31% y T un 8%, con depresión durante todo el estiramiento. La intensidad del estiramiento repercute en la depresión de la actividad refleja. Después de estirar, H vuelve a la normalidad, y T queda debajo del umbral. La reducción T podría deberse, muy probablemente, a una menor sensibilidad intrafusal y cambios mecánicos. Durante los EEP, los HNM tienen comportamiento tixotrópico, y disparan diferente según su historia reciente de cambios de longitud. Según Gregory (1990), grandes amplitudes aumentan más la sensibilidad que las amplitudes o intensidades menores de estiramiento. El estiramiento muscular induce ajustes que pueden ser tanto centrales (circuitos reflejos) como periféricos (sensibilidad intrafusal), y pueden observarse y estudiarse en el reflejo H. La caída del reflejo H da cuenta de que el estiramiento prolongado disminuye el input aferente a la motoneurona, lo cual reduce el reflejo tónico.

Delwaide (1973) evalúa H y E (reflejo exteroceptivo) en EE de baja amplitud y de gran amplitud. En los de baja amplitud (no + de 5°), registra que H desciende por inhibición presináptica y E no cambia. En estiramientos de gran amplitud (+ de 10°) tanto H como E decrecen, lo cual sugiere que también la inhibición postsináptica contribuye a los cambios. En estiramientos de baja intensidad la inhibición se atribuye a mecanismos presinápticos, sin cambios en la excitabilidad de la motoneurona. También puede haber depresión homosináptica, la cual supone menor transmisión de la *IA* a la motoneurona, contribuyendo a la inhibición presináptica: la duración de la depresión homosináptica está cerca de los 12". Si durante el mismo estiramiento el sujeto ejecuta una MIVC (máxima contracción isométrica voluntaria), el reflejo H se recupera inmediata y completamente (Delwaide, 1973). Lo cual implica una solución al problema de la inhibición. En definitiva, los estiramientos en tensión activa (Esnáult, 2002), si bien lo vemos, al estirar contrayendo en simultaneidad, constituyen una importante alternativa para no abandonar los EE, contrarrestando la inhibición. Lo cual motiva a enseñarlos, prescribirlos, sobre todo, para los deportes de fuerza y velocidad. O situaciones terapéuticas en las que conviene evitar la inhibición neuromuscular.

Es por ello que, desde hace no mucho tiempo, sugiero, principalmente para los acondicionamientos iniciales, sobre todo en su fase final, la combinación de ETA (estiramientos en tensión activa) de no más de 3" a 6", seguidos, inmediatamente, por ED, ya sea rápidos o balísticos. Es una alternativa para evitar la depresión H, aumentar la excitabilidad intrafusal, la excitabilidad motora, y promover respuestas agudas en la viscoelasticidad, sin afectar el stiffness.

Ahora bien, es fundamental entender que el SNC, en su totalidad, responde a los estímulos de estiramiento, sin desafectar nivel alguno de organización. Los EEP, de más de 10", no solo reducen la excitabilidad de las motoneuronas (inhibición pre y postsináptica), sino también la cortical. En este mismo capítulo, estudiaremos los mecanismos inhibitorios supraespinales inducidos por estiramiento. A nivel espinal, diferentes mecanismos pueden reducir la excitabilidad neural durante los EEP. Las aferencias de la piel y las articulaciones no parecen tener un rol mayor en los EEB de baja amplitud, pero si en EEP e intensos. Al extenderse la duración del estiramiento, los órganos tendinosos Golgi intervienen inhibiendo. Son más sensibles a los EEP, a la tensión generada por fuerza (lo cual explica la relajación post-isométrica), y menos sensibles a los EEB, sin activarse en los ED. En conclusión, los mecanismos inhibitorios difieren en los EEP de acuerdo a su amplitud o intensidad:

- **De baja amplitud:** inhibición presináptica.
- **De gran amplitud:** inhibición postsináptica.

La isometría previa al estiramiento también promueve caída del reflejo H, que puede favorecer el estiramiento subsiguiente. Enoka (1980) reporta que, con isometrías de 1" a 30", sin que la intensidad de la misma sea un factor importante (50% a 100% de la MIVC), hay inhibición post-isométrica con una reducción de la excitabilidad que no dura más de 5", lo cual parece ser suficiente para el estiramiento inmediato. Luego de la isometría, también se reduce el stiffness muscular, facilitando el estiramiento por cambios en las propiedades viscoelásticas. Con respecto a los GTO y los EE, Guissard & Duchateau (2006) demuestran que la inhibición de las neuronas por el pool *IB* dura menos de 10". Se trata de una inhibición presináptica: de los aferentes *IA* (depresión homosináptica), pero sin cambios en la excitabilidad de las motoneuronas, y dura hasta 10". Argumentos más que suficientes como para rescatar estos recursos metodológicos.

Guissard (2004), también estudia los efectos a largo plazo de los EE. Constata que 8 semanas de entrenamiento de la flexibilidad no solo produce cambios en las propiedades viscoelásticas, sino que toda la actividad refleja disminuye luego de un programa de entrenamiento de la flexibilidad de dos meses de duración: tanto H como T, aunque T (36%) mucho más que H (14%), luego de 30 sesiones de entrenamiento de la flexibilidad, como efecto a largo plazo. Por consiguiente, la sensibilidad alfa se redujo por menor transmisión desde las *IA* al pool de motoneuronas. En definitiva, menor feedback intrafusal, por eso el declive en reflejo T, y también mayor complianza de la UMT. Pero la reducción del stiffness no afectó la actividad del reflejo T. Concluyendo, luego de 30 sesiones, más cambios neurales que mecánicos: menor input neural excitatorio a la motoneurona.

Otra posible explicación a la relajación promovida por los EEP es a partir de la inhibición recurrente, también conocida como inhibición Renshaw. En esta inhibición, la misma motoneurona activa una interneurona que la inhibe: prevalece en contracciones débiles y fásicas. Puede generar efecto estabilizador en la descarga de motoneuronas, modulando su variabilidad y sincronización. Su papel es importante en el control motor, contribuyendo a la sincronización de unidades motoras durante las contracciones voluntarias fásicas. Durante los EEP de baja intensidad, este sistema contribuye a la relajación muscular e inhibición de motoneuronas. Se trata de un efecto inhibitorio y de relajación muscular, característicos de los EEP de baja amplitud o intensidad.

No podemos cerrar este apartado sin citar el estudio de Avela (1999). Aún en caso de EE de moderada duración (menores a 10"), pero repetidos consecutivamente se verifica, después, un deterioro de la función muscular. Reporta, igualmente, una reducción de la sensibilidad para la actividad refleja, particularmente de las fibras intrafusales y de la actividad *IA*. Con un lógico efecto deletéreo en la producción de fuerza, y fallos en la transferencia de fuerza del músculo al tendón. Bigland & Ritchie (1986) y Garland (1991) entienden que puede deberse a una inhibición producida desde los receptores musculares *III* y *IV*, localizados en las fascias, que registran la fatiga polimodal y el daño muscular, y que aportan inputs inhibitorios a las motoneuronas. Bongiovanni (1990), Hagbarth (1986) y Avela (1999) proponen que el control fusimotor va alterándose, aportando menos inputs a las motoneuronas, a la manera de una fatiga intrafusal, con cambios en la complianza del sitio receptor de la fibra intrafusal.

Algunas reflexiones relativas al concepto de "reflejos"

Cada vez interesa más el estudio de la actividad refleja para entender el control motor. Su rol en el mismo es, sin dudas, fundamental. Particularmente en el mundo del entrenamiento deportivo y la rehabilitación: los reflejos son como una suerte de "base de soporte" y, al mismo tiempo, la "frutilla en el postre", o responsables de modulación y ajuste final sinérgico del movimiento humano y el Control Motor. Basta, simplemente, recordar las diferencias entre las respuestas musculares propias de estimular directamente un nervio motor con aquellas que resultan de promover la secuencia sensoriomotora completa. En el primer caso, la acción muscular es torpe, grosera, de mala calidad. En el segundo, la acción muscular es sinérgica, coordinada y precisa. Y de su estudio podemos inferir consecuencias metodológicas simples y aplicables. Algunos consideran que no se trata solo de reflejos, sino de conductas regulativas complejas y ventajosas para la supervivencia. Con objetivos definidos y funciones adaptativas, todas significativas.

Algunos describieron a los reflejos como soportes estructurales y funcionales de otros movimientos, mientras que Bernstein (1935), los entendía como movimientos en sí mismos. Otros, incluso (Prochaska, 2002), entienden que las nociones de "reflejo" y "voluntario" son pseudocientíficas y obsoletas, instando a buscar nuevas maneras de nombrar los procesos involucrados. Postula que, en definitiva, todas son conductas sensoriomotoras, y la complejidad de los procesos intervinientes inclina la balanza, ya sea hacia la noción de reflejo, o de voluntario. Nuestra constatación desde el estudio, y su aplicación directa a la práctica deportiva, es que podemos potenciar el Control Motor capitalizando la actividad refleja a través de consignas didácticas específicas. Dichas directrices debieran contribuir a aprovechar los reflejos como colaboradores armoniosos de la actividad neuromuscular sinérgica. A diferencia de un espejo, que "refleja" la imagen tal cual es, en los organismos vivos, nada se corresponde "tal cual es". Hay procesamiento, más o menos complejo, de acuerdo al reflejo que estemos considerando.

Algunos afirmaron, en su momento, que el reflejo es la "unidad funcional del sistema nervioso", y el funcionamiento del mismo (del SN), puede reducirse a una organización jerárquica más o menos compleja de los mismos (reflejos). Se trata de formulaciones de comienzos del siglo XX, y ninguno de los grandes investigadores de los reflejos, como Sherrington o Pavlov, cometió la imprudencia de afirmar que todo el comportamiento humano puede reducirse a ellos. Ni desde los reflejos innatos o incondicionados, como desde los adquiridos o condicionados. Subrayo esta idea porque muchas veces son sus intérpretes, entre ellos los profesores universitarios, los que se encargan de generar consecuencias no deseadas que, lamentablemente, desprestigian a las fuentes originales.

Por eso, entendemos que conviene considerar a los reflejos como conductas regulativas con sentido e intencionalidad, por más que actúen al margen de la consciencia y voluntad. Tienen objetivos precisos y desencadenan movimientos integrados, sinérgicos, con objetivos homeostáticos bien definidos y concretos. Los reflejos modulan las respuestas para el control del movimiento, contribuyen a mantener el equilibrio y la postura: en exceso o defecto, perturban el control. Los reflejos pueden promover dos claras opciones en deporte, vida normal o enfermedad:

- **Cooperan:** cuando se complementan armoniosamente con la actividad voluntaria o cortical consciente.
- **Perturban:** cuando malogran la actividad voluntaria, interfiriendo y desacoplando fases del movimiento o alterando el equilibrio tónico-postural.

Recientes teorías de Control Motor, entienden que la descarga cortical descendente no contiene ni emite comandos motores, sino predicciones o prognosis propioceptivas (Adams, 2016). Se trata de la teoría de la inferencia activa. Probablemente podamos encontrar sus antecedentes en varios neurofisiólogos del siglo XIX. No obstante, en el contexto del Control Motor, fue Bernstein (1947) quien, a mediados del siglo XX, formula la hipótesis de la prognosis probabilística. En el marco de esta formulación, y ya desde estudios de este siglo, las vías sensoriales o ascendentes comunican errores de predicción. Coherentemente, interpretan que el rol de los reflejos, más allá de su composición y complejidad, es el de minimizar tales errores de predicción. Quizás, para decirlo en otras palabras, su tarea es la de ajustar las aferencias sensoriales para que el resultado motriz final sea el óptimo. Con más razón, entonces, podemos entender que la excesiva estimulación de los HNM altere todo el proceso motriz, afectando el output final de fuerza.

En el libro anterior, Amplitud de Movimiento (Di Santo, 2012), compartimos definiciones de reflejos, análisis del arco reflejo y sus componentes básicos. De hecho, no vamos a repetir tales conceptos sino profundizar un aspecto que cobra particular importancia. Que no es otro que el de la modulación de la actividad refleja por parte de los centros nerviosos superiores. Estos centros pueden ejercer una función de control a través de las variadas vías, todas específicas, descendentes y modulantes. Por esta intervención pueden modificar las respuestas reflejas espinales, aumentando o atenuando sus manifestaciones particulares. Muchas respuestas reflejas pueden ser evitadas por la voluntad, aunque, por regla general, los reflejos se producen sin su intervención. Jean Le Boulch (1975), incluso, insistía que la actividad refleja puede convertirse en objeto para la consciencia, es decir, interiorizarse.

Estas afirmaciones tienen consecuencias muy importantes para comprender la organización del movimiento humano, y el Control Motor general. Los centros nerviosos superiores mantienen una acción de control sobre centros de menor jerarquía: la corteza (toda), los ganglios basales, los núcleos reticulares y vestibulares, controlan los reflejos medulares. Para ajustar postura y movimiento, la relación es tanto ascendente como descendente. De lo cual podemos inferir que, para el entrenamiento de la flexibilidad y la ADM, no podemos depositar toda la responsabilidad inhibitoria en los propioceptores y los reflejos espinales. Todos los niveles de organización del sistema nervioso al servicio del control de la postura y el movimiento se involucran, de manera interactiva, y siempre al servicio de preservar la integridad del organismo y su homeostasis funcional. No trabajamos, en entrenamiento, con organismos descerebrados o anencefálicos.

Sobre las fibras intrafusales y el reflejo miotático de tracción

En el libro anterior (Di Santo, 2012) dedicamos extensos párrafos a la descripción de los HNM y las fibras intrafusales. La idea en este apartado es no repetir conceptos ya desplegados con anterioridad. Por el contrario, el objetivo es plantear y compartir algunas inquietudes complementarias. A mediados del siglo XIX, varios laboratorios en Europa identifican los HNM creyendo, inicialmente, que se trataba de fascículos en reproducción o proto-fascículos (Miescher, 1843 y otros). Weissermann (1861) describe, por primera vez, su morfología e intuyó, también, su función real. Pero fue Roth (1883), quien los denomina "Husos Neuromusculares". De ahí en adelante, varios investigadores se interesaron por su estudio, procurando identificar con precisión sus funciones.

Es responsabilidad de las fibras intrafusales detectar y monitorear continuamente la longitud muscular, enviando señales al SNC sobre la magnitud y duración del estiramiento muscular. Se trata de un sistema propioceptivo entre cuyas funciones, está la de protección. El sistema protector gatilla el RMT que contrae el músculo estirado e inhibe al antagonista. Es un reflejo monosináptico, mientras, que la inhibición del antagonista es bisináptica. Esta inhibición es buena porque reduce la resistencia de músculos que trabajan en dirección contraria al movimiento. Como sistema propioceptivo contribuye a detectar la posición del cuerpo en el espacio, informando al SNC acerca de la magnitud, duración y velocidad de estiramiento. Da cuenta de qué tan rápido y cuánto un músculo se estira, contribuyendo así al Control Motor.

Recordemos los tres tipos de fibras y la información que aportan:

- **Intrafusales de cadena nuclear:** informan sobre la cantidad de estiramiento.
- **Intrafusales de bolsa nuclear estática:** cantidad de estiramiento.
- **Intrafusales de bolsa nuclear dinámica:** velocidad de estiramiento.

Al llegar a la posición final de estiramiento, las fibras intrafusales, sobre todo las de bolsa nuclear dinámica, reducen su tasa de descarga, y merma la resistencia propia del RMT por desfacilitación. Según Blazevich (2012), durante el estiramiento, el RMT puede incrementar hasta 8,5% la actividad EMG (electromiográfica), representando el 8,5% de la MIVC (máxima contracción isométrica voluntaria).

El RMT ha sido considerado, durante décadas, la principal fuente de resistencia al estiramiento. Aún hoy lo entendemos como un factor clave, y de ello se desprende la necesidad de encontrar estrategias, siempre considerando las necesidades contextuales, que lo neutralicen, minimicen y reduzcan su resistencia al estiramiento. Particularmente, en el marco didáctico de sesiones especiales de entrenamiento de la flexibilidad y la ADM, ya sea con finalidades deportivas o terapéuticas. El RMT, tanto en su versión estática como dinámica, fue visto siempre como el "malo de la película", o responsable de la imposibilidad de estirar más a fondo. Hoy sabemos que despliega un rol clave en el Control Motor. No es el único responsable de no poder estirar más profundamente, sin límites. Por cierto, muchas otras razones fisiológicas y niveles de organización jerárquica del sistema nervioso, intervienen configurando esta compleja y multifactorial resistencia neuromecánica. Sin embargo, a pesar de que las restricciones son variadas y se combinan, intentar neutralizar el efecto restrictivo de este reflejo es importante para el logro de mayores longitudes en los estiramientos. Recordemos dos versiones del RMT:

- **Estático o tónico:** surge de la estimulación de las intrafusales lentas o bolsa nuclear estática y cadena nuclear (más abundantes).
- **Dinámico o fásico:** surge de la estimulación de las intrafusales rápidas o bolsa nuclear dinámica (son las menos).

Entre las dos, justifican, también, dos respuestas alternativas al estiramiento: la estática y la dinámica. La estática depende de la estimulación de las fibras intrafusales de bolsa nuclear estática y cadena nuclear (predominan en el HNM), junto con las neuronas sensitivas (su número en el HNM es menor) o aferentes de tipo *II*. Activan fibras ST o lentas, incrementando el tono muscular. La dinámica comienza en las fibras intrafusales de bolsa nuclear dinámica y aferentes *IA*. Activan fibras FT en una breve contracción refleja. Se trata de dos respuestas reflejas, cuya inducción y potenciación depende de nuestros objetivos específicos. Lo último que quisiera comentar sobre los HNM, las fibras intrafusales y el reflejo miotático de tracción, como aportes complementarios que podrían resultar útiles, y que no están en el libro anterior, lo resumo en los siguientes puntos:

- Los HNM tienen receptores a hormonas, y su estimulación influye en la sensibilidad de las fibras intrafusales: estrógenos, testosterona y otras hormonas actúan sobre ellos, modulando su excitabilidad.
- Las fibras intrafusales, dentro de los HNM, están bañadas por geles y otras sustancias, justificando su comportamiento tixotrópico: la esterificación o liquidificación de estos geles influye en la sensibilidad intrafusal.
- El número de HNM varía de un músculo a otro, siendo más numerosos, aparentemente, en los músculos posturales.
- Sin embargo, es en el glúteo mayor donde más cantidad se ha encontrado (Proske, 2016), aproximadamente 624, lo cual sugiere su participación tanto en los ajustes posturales como en la generación de fuerza.
- El HNM está compuesto por una cápsula interna y una externa: entre ellas, un espacio intercapsular por el que pasan axones, tanto sensoriales como motores.
- La actividad muscular en general, sobre todo cuando hay fatiga y estrés mecánico, como en el caso del entrenamiento muscular excéntrico intensivo, puede alterar la estructura y actividad de este espacio intercapsular, afectando la sensibilidad propioceptiva y las respuestas reflejas.
- Continúa siendo un misterio por qué existen tres tipos de fibras intrafusales distintas para aportar solo dos tipos de información, verbigracia, magnitud y velocidad de estiramiento.
- Por la disposición de los HNM, entendemos que su tarea principal es registrar la longitud fascicular, no la de cada fibra extrafusal en particular.
- También sigue siendo un misterio el cómo nuestro sistema nervioso central descifra la información que, desde los HNM, proyecta a estructuras superiores: concretamente, no sabemos cómo nuestro cerebro identifica la activación intrafusal inducida por estiramiento externo o por actividad interna del sistema motor gama, mucho menos, del sistema motor beta.

Y como estas, muchas otras inquietudes podrían ser compartidas. Pero no quiero aburrir al lector con temas de los cuales, quizás, no puedan desprenderse consecuencias prácticas, al menos hasta el momento, claras y concretas. En definitiva, no se trata de un libro de fisiología, sino de estudio de ciertas propiedades motoras puntuales, aspirando al desprendimiento lógico de consecuencias derivadas que faciliten las intervenciones didácticas propias de profesores y terapeutas.

Modulación inhibitoria espinal y posibilidades inhibitorias reflejas

Son varias, aunque en este listado nos remitimos a las que, para el entrenamiento de la flexibilidad y la ADM, empleamos en procedimientos específicos:

- Inhibición autógena.
- Inhibición recíproca.
- Inervación recíproca.
- Extensor cruzado.
- Miotático negativo.
- Cervicales tónicos.
- Reflejos capsulares.
- Posibilidades integradas.

Vamos con algunos comentarios complementarios que, según nuestra interpretación, son de utilidad para nuestros objetivos prácticos.

Sobre los órganos tendinosos de Golgi y la inhibición autógena

Se trata de otro receptor activado por aumento de tensión del músculo y el tendón: bandas elásticas entrelazadas e irregulares, que se alinean ante el aumento de tensión, desencadenando un efecto piezoeléctrico. Piezoelectricidad es electricidad resultante de la presión (presionar o exprimir). La tensión generada por el estiramiento promueve, en definitiva, presión sobre las terminales no mielinizadas de la neurona sensitiva *IB*. La tensión alinea las fibras irregulares de la unión miotendinosa, y al alinearse, presionan las terminales sensitivas del órgano tendinoso de Golgi o GTO. Al aumentar tensión, los GTO descargan la señal inhibitoria conocida como autógena.

Edin & Valbo (1990) y Guissard & Duchateau (2006), nos recuerdan que los GTO son insensibles tanto al ED como a las fases iniciales del EE. Responden al EEP. Esta inhibición es durante el estiramiento (Hook,1980). Luego del alargamiento, la inhibición cesa o dura apenas 60 a 100 milisegundos. Lo que resulta clave es profundizar la relación entre isometría, GTO e inhibición autógena. La relajación post-isométrica facilitadora del estiramiento no dura, de acuerdo a algunos reportes, más que 5". En otro, hasta 10" a 12". Los mecanismos que explican este fenómeno pueden ser otros.

El reflejo de inhibición autógena ha sido considerado, durante mucho tiempo, como el reflejo "clave" en las técnicas de entrenamiento de la flexibilidad. La mayoría de las técnicas FNP confiaban en que sus efectos facilitadores eran, exclusivamente, debidos a su intervención. Sölveborn (1985), en su famoso "Stretching", depositaba casi la totalidad del argumento fisiológico de su propuesta, en los GTO y el reflejo de inhibición autógena. Los GTO registran el nivel de tensión del tejido conectivo. Se encuentran en la transición entre la UMT y las fibras regulares densas y compactas del tendón (tejido conectivo denso irregular). Registran cambios de tensión en el tejido conectivo, particularmente, en la unión miotendinosa. Vale la pena enfatizar que no se trata de un reflejo de estiramiento, en el sentido de la exclusividad que detenta el RMT. Todo estímulo que aumente la tensión del tejido conectivo en general, y en este sector en particular, la unión miotendinosa, promueve este reflejo, aunque no con la misma efectividad. Por eso, el estiramiento estimula los GTO, pero no es el único aliciente apropiado. Desarrollamos, a continuación, un poco más acerca de los principales estímulos mecánicos para la activación de los órganos tendinosos de Golgi, o GTO.

Por un lado, el estiramiento propiamente dicho. Podríamos decir que es un pobre inductor del reflejo de inhibición autógena o, mejor dicho, otros estímulos parecen ser más pertinentes y efectivos. Las acciones isométricas son, posiblemente, el estímulo más adecuado, ya que aumentan la tensión del tejido conectivo. Sin embargo, deben reunir algunas condiciones, en cuanto a localización, intensidad y duración, como para facilitar el estiramiento subsiguiente. El masaje tendinoso, junto con la estimulación vibratoria y la eléctrica, parecen ser procedimientos también efectivos. Todos documentados con interesantes descensos en los registros EMG.

La acción isométrica es la más tradicional de las alternativas. Desde principios de siglo, renombradas técnicas de relajación empleaban este recurso como facilitador. ¿Qué sabemos realmente de esta posibilidad? ¿Pueden los GTO ser estimulados de otra manera? Recordemos los inconvenientes del famoso "Stretching" de Sven Sölveborn (1981), detectados a corto plazo luego de la divulgación de su método. ¿Es la alta intensidad y la larga duración de la acción isométrica lo que resulta más conveniente? Evidentemente no, por el riesgo de activación cortical y mayor pool motor espinal y, por ende, menor relajación. Para una mayor relajación posterior, Sahrman (2006) sugiere baja intensidad (debajo del 20%) y breve duración (5"), como mejores componentes de carga para facilitar un estiramiento posterior. Nuestra experiencia, exclusivamente clínica y diaria, con deportistas y casos terapéuticos, es de 5" a 10" de baja intensidad, localizada en el inicio del último tercio del recorrido articular.

Hay un aspecto paradójico en las isometrías que, entendemos, vale la pena desarrollar. Durante las isometrías, el tejido conectivo también se estira. Los EC (elementos contráctiles) se acortan y los EES (elementos elásticos en serie) se alargan. Los HNM incrementan aún más su tasa de activación. El cambio de longitud y tensión del tejido conectivo también es advertido por los GTO, no solo los HNM. Las acciones isométricas aumentan la actividad EMG y luego, al final de la isometría, la relajación persiste muy poco. Según Duchateau (2006), no más de 5", de ahí que debemos aprovechar un lapso de relajación post-isométrico muy breve. Lo paradójico, por consiguiente, es… ¿por qué aumentan el ROM si no relajan, o su efecto relajante dura no más de 5"? Las hipótesis son las siguientes, todas posibles e interesantes:

a. **Incremento en la temperatura de la unidad miotendinosa o UMT:** esto puede explicar la reducción de la resistencia ofrecida por el tejido conectivo y otros componentes.

b. **Modificación de la tolerancia al estiramiento:** para comprender más esta posibilidad, es importante considerar las posibles vinculaciones entre propiocepción y
nocicepción que, líneas abajo, trataremos de explicar.

c. **Cambios en el feedback propioceptivo de los circuitos neuronales:** esto puede
incluir a los GTO y, por supuesto, a los HNM.

Desde el punto de vista práctico, no da exactamente lo mismo que las isometrías
previas al estiramiento incrementen, o no, el tono muscular. Imagínese casos de hipertono muscular, espasticidad u otras situaciones en las cuales se hace imprescindible la relajación integral del sistema neuromuscular.

Para justificar la tolerancia al estiramiento, particularmente por las maniobras
isométricas previas al mismo, a lo largo de los años han sido expuestos varios postulados. Por ejemplo, varios han sugerido la tolerancia al estiramiento como posible
causa del aumento de la ROM en el método CR (contracción - relajación). Entre ellos,
Magnusson (1996 y 1998), Halbertsma & Groeken (1994) y, más recientemente, Mitchell (2007). Magnusson (1996 y 1998) refuerza la idea, explicando que las isometrías
previas al estiramiento aumentan el umbral del dolor, produciendo efecto analgésico,
promoviendo, así, una mayor relajación de los componentes viscoelásticos. Defiende,
al mismo tiempo, la formulación de la modificación de la percepción del estiramiento,
y mayor tolerancia a las sensaciones de incomodidad y dolor. Hipótesis inicialmente
difícil de entender, aunque por estos días ha cobrado mucha fuerza y hasta, inclusive,
evidencia experimental y consistencia práctica. Es por ello que, al final de este capítulo, reforzaremos este tema. Otros estudios, también, dan cuenta de la facilitación de
los estiramientos por isometrías previas:

- Guissard & Duchateau (1988): máxima reducción de la respuesta H durante e inme-
diatamente después de la isometría del agonista, comparado con el EE y la isometría
del antagonista (en los primeros 5", completamente inhibida la respuesta H).
- Nelson (1980 y 1991), Bonnar (2004): aumento del ROM con solo 3" de MIVC.
- Shuback (2004): aumentos del ROM con 15" de MIVC.
- Wallin (1985), Ferber (2002), Feland (2001), Osterning (1990), Cornelius (1992): el
ROM aumenta con un rango entre 3" y 15" de isometrías.

Con respecto a las intensidades, o magnitud de la acción isométrica, los resultados
son controversiales:

- Feland (2004): 20% de MIVC, incremento de ROM.
- Schmitt (1999): al 50 % de la MIVC, incremento de ROM.
- Enoka (1980): entre 50% y 100%, incremento de ROM, sin diferencias en todos
estos casos.

No obstante, si como sugiere Sahrman (2006), con baja intensidad (20% de la
MIVC) ya obtenemos buenos resultados, entendemos que no son necesarias intensidades mayores cuando el objetivo es inhibitorio, facilitador de los estiramientos, pro-

pio de las sesiones especiales de entrenamiento de la flexibilidad y la ADM, o cuando los propósitos son estrictamente terapéuticos. Los siguientes estudios son particularmente interesantes, y vale la pena referirnos mínimamente a ellos:

- Edin (1990): durante las acciones isométricas, el 75% de los HNM incrementa su tasa de descarga, tanto durante como inmediatamente después, posiblemente debido a la recuperación de la longitud del tendón y el consecuente estiramiento de los HNM, mientras que los GTO incrementan su descarga, pero solo durante la isometría.
- Moore & Kukulka (1994): registra que la reducción de la excitabilidad, o inhibición post-isométrica, dura 20".
- Gollhofer (1998): reporta que la reducción de la excitabilidad post-isométrica dura solo 400ms.
- Guissard & Duchateau (2006): observan que la relajación post-isométrica dura apenas 5", de lo cual se infiere que podemos aprovechar ese "momento sensorial de gracia", y estirar de inmediato.

El estudio de Edin (1990) permite generar ideas para los acondicionamientos iniciales, a los efectos de incrementar la excitabilidad del sistema nervioso y calibrar las fibras intrafusales rápidas. La práctica que enseño hace tiempo, consiste en desplegar isometrías intensas de 3" para, inmediatamente, desplegar un estiramiento balístico. Exclusivamente para deportes de fuerza y velocidad, y en la fase final de los acondicionamientos iniciales. Otras posibilidades excitatorias de los GTO son las inducidas por estímulos eléctricos, vibratorios y el masaje tendinoso. Varios estudios reportan inhibición autógena inducida por estimulación eléctrica de la unión miotendinosa:

- Khan & Burne (2009): reportan una poderosa inhibición autógena que, luego de la estimulación eléctrica, facilitaba incrementar el ROM por estiramiento (la máxima inhibición refleja se daba cuando el estímulo era sobre la unión miotendinosa, pero disminuía conforme se alejaba hacia el vientre muscular).
- Burne & Lippold (1996): llegan a las mismas conclusiones.
- Prior (1988): observa que los aferentes tendinosos del grupo *III* producen mayor inhibición que los *IB*.
- Khan & Burne (2007): concluyen que las estimulaciones eléctricas sobre la unión miotendinosa reducen calambres, promoviendo una poderosa inhibición autógena.

Por su parte, el masaje tendinoso es un procedimiento antiquísimo. Sin embargo, podemos encontrar una evidencia más cercana en los libros de Therese Bertherat, particularmente en "El cuerpo tiene sus razones" (1976). Representante de la anti-gimnasia, Bertherat nombraba a sus actividades "premociones" en lugar de ejercicios. Entre ellas, figuraban los masajes tendinosos previos a la percepción de la relajación, sucedida, o no, por estiramientos. Por nuestra parte, empleamos esa técnica desde la última década del siglo XXI. A la manera de anécdota, recuerdo que, durante esos años, me desempeñaba como preparador físico en el deporte de gimnasia rítmica. Por entonces, al trabajar la flexibilidad con niñas pequeñas, entre los 6 y 9 años de edad, enseñaba esta técnica. Lo sorprendente es que, los días que no tomaban clases conmigo, ellas reproducían espontáneamente el procedimiento. Lo cual indica que, naturalmente, representaba una ventaja a la hora de estirar. Es, precisamente, la sabiduría que está por encima de los "papers".

Hasta ese momento, los intentos de excitar a los GTO eran empleando acciones musculares voluntarias lo cual, evidentemente, suponía, por otro lado, incrementar la excitabilidad general del sistema nervioso. Por consiguiente, la pregunta que me formulaba era acerca de cómo podemos excitar los GTO sin incrementar, al hacerlo, la actividad EMG. Una alternativa ya conocida era, en caso de implementar acciones isométricas, que fuesen de muy baja intensidad. Por entonces no conocíamos las ventajas de la estimulación eléctrica, y si la hubiéramos conocido, tampoco hubiera sido sencillo aplicarla. Lo importante, es que se trataba de un intento de activar los GTO, y el reflejo de inhibición autógena, sin maniobra excitatoria voluntaria alguna de por medio.

Luego de años de aplicación efectiva, en 2010, lo estudiamos en el laboratorio de fisiología neuromuscular aplicada de Memorial University of Newfoundland (Di Santo, 2010). Aplicado durante 30" en la unión miotendinosa de los ITP, el masaje tendinoso demostró ser una herramienta eficaz para facilitar los estiramientos, inmediatamente a posteriori. Permitió un efectivo incremento del ROM, con una reducción de la actividad EMG del 12%. Por consiguiente, hay inhibición. Lo que no pudimos dilucidar es si se trata de solo espinal, presináptica, postsináptica o ambas, o de si, también, está involucrada la inhibición supraespinal. Lo cierto es que el masaje tendinoso, previo al estiramiento, parece ser una efectiva herramienta facilitadora, simple para enseñar e implementar, con aplicaciones variadas, tanto deportivas como terapéuticas. Y aporta buenos resultados. Sobre la aplicación local de procedimientos vibratorios, tenemos reportes no publicados y experiencia práctica positiva. Tema que desarrollaremos en profundidad en el capítulo dedicado a RNMF (rolling neuromiofascial) y ROM.

Inhibición recíproca y estiramientos

Con estiramientos no-asistidos empleamos la contracción del antagonista, activando el reflejo de inhibición recíproca. Al acortarse el antagonista, las fibras intrafusales cambian de longitud y producen el efecto inhibitorio, bisináptico, en los antagonistas. Este reflejo también puede explicarse por otros mecanismos, todos interesantes y aplicables al entrenamiento de la flexibilidad y la ADM.

Recordemos que este reflejo permite usufructuar, para el estiramiento, la relajación inducida por la contracción voluntaria del grupo muscular antagonista. Algunas investigaciones suponen la activación voluntaria del antagonista durante el estiramiento mismo, otras, previa al mismo. Al publicar su famoso "Stretching", Sölveborn (1981), recomendaba el mismo algoritmo de isometría de 10" a 30" previa al estiramiento, pero sobre el antagonista. Sobre este reflejo se ha hablado mucho desde los primeros comienzos de las técnicas FNP. La mayoría de las experiencias remiten a acciones isométricas voluntarias sobre el antagonista antes de proceder al estiramiento del músculo target. Las posibilidades son las siguientes: larga duración y baja intensidad, larga duración y alta intensidad, breve duración y baja intensidad, y breve duración y alta intensidad.

Nuestra experiencia (Di Santo, 1997) da cuenta que los 10" de alta intensidad (MIVC) perjudicaban, pero los 4" de MIVC mejoraban el ROM. Dicho de otro modo, todo parece indicar que no son necesarias contracciones prolongadas del antagonista previas al estiramiento del grupo muscular target. Breve duración y alta intensidad parece ser mejor, al menos desde nuestra práctica clínica. La hipótesis, y posible explicación para el empeoramiento con los 10", podía ser que esa isometría del antagonista induzca su misma inhibición autógena. Por consiguiente, por mecanismo de inervación recíproca, la posibilidad del consecuente incremento de la excitabilidad del músculo target de estiramiento. La inhibición recíproca parece ser efectiva en ciertos ángulos del recorrido articular, pero no en todos. Nosotros empleamos 5" de MIVC del antagonista, pero no en el extremo del recorrido articular, sino al comienzo. Las acciones dinámicas concéntricas del antagonista, al comienzo del recorrido articular, también nos han reportado excelentes resultados. En síntesis, lo que compartimos como experiencia clínica positiva respecto a la inhibición recíproca, como recurso facilitador del estiramiento posterior, es lo siguiente:

- Acciones isométricas de alta intensidad y breves, al comienzo del recorrido articular o en cualquier punto del primer tercio del mismo (5" de alta intensidad isométrica).
- Acciones concéntricas de alta intensidad, sobre todo al comienzo del recorrido articular, seguidas, inmediatamente, de relajación y estiramiento asistido del grupo muscular target.
- A las excéntricas no las hemos estudiado ni aplicado desde la inhibición recíproca, pero no le vemos mucho sentido, ya que luego hay que reiniciar el recorrido articular.

Los resultados respecto a este reflejo son bastantes contundentes, lo que hace a esta alternativa, entendemos, altamente recomendable. Veamos otras experiencias sobre este reflejo como estrategia facilitadora del estiramiento, simultáneamente o inmediatamente posterior:

- Nelson & Cornelius (1991): investigaron 3", 6" y 10" de MIVC del antagonista y en las tres condiciones, sin diferencias, se registran grandes incrementos del ROM, siempre simultáneo al estiramiento.
- Tanaka (1980), Shindo (1984), Iles (1986): incremento del ROM con 30" de MIVC durante el mismo estiramiento.
- Guissard & Duchateau (1988): la MIVC del antagonista durante 30" deprime totalmente la respuesta H durante los primeros 25".
- Laporte (1952), Katz (1991), Day (1984), Entyre (1986), Prentice (1985), Ferber (2002), Osterning (1990), Cornelius (1980): reportan aumento del ROM, no solo con MIVC, sino también con contracciones concéntricas del antagonista.

Vale remarcar que no hemos encontrado estudios sobre la intensidad de la acción del antagonista. En todos los casos los reportes son de intensidades máximas. Los resultados, no obstante, son muy positivos. Como veremos, la combinación agonista / antagonista (CRAC), es muy recomendable.

Reflejo extensor cruzado e inhibición facilitadora

Los antecedentes de este reflejo se remontan, en pleno siglo XIX, a investigadores previos a Sherrington. Si mal no recuerdo, entre los primeros que lo describieron se encuentra Phillipson, en la segunda mitad del siglo XIX. Procuraremos explicar este reflejo manera muy sencilla: cuando contraemos voluntariamente un grupo muscular, particularmente de las extremidades, facilitamos la excitación de su antagonista contralateral, al mismo tiempo que promovemos la inhibición de su homólogo contralateral que, en este caso, es el target del estiramiento. Por consiguiente, la contracción previa o simultánea del agonista homólogo contralateral, facilita el estiramiento del grupo muscular target. Si bien lo veníamos empleando como recurso facilitador desde la década del 90 del siglo XX, no puedo dejar de recordar la primera constatación EMG (electromiográfica) estirando a David Behm.

Anecdóticamente, nos encontrábamos en Canadá, hacia enero de 2010, en el laboratorio de fisiología neuromuscular aplicada de la escuela de Human Kinetics, de Memorial University of Newfoundland. El mismo David se colocó los electrodos de manera prolija y correcta en los isquiotibioperoneos, grupo muscular que procedo a estirar al mismo tiempo que los dos observábamos, en el monitor de la computadora, la respuesta excitatoria electromiográfica, propia del RMT. No obstante, al solicitarle que contraiga, de manera isométrica, los homólogos contralaterales, para su sorpresa, no tanto la mía, observamos una brusca caída de la respuesta EMG. Este fenómeno le llamó poderosamente nuestra atención, y ante el pedido de posibles explicaciones, tuve la posibilidad de describir detalladamente el mecanismo del reflejo extensor cruzado y las aplicaciones que, ya hacía años, veníamos trabajando en el marco del entrenamiento de la flexibilidad y la ADM. En ese invierno desplegamos algunos estudios, pero de otros procedimientos, con sus correspondientes posteriores publicaciones. Hacia noviembre de 2010, invitado por la misma universidad, regreso para, junto a Nick Maffiuletti y David Behm, realizar una investigación formal sobre el posible efecto facilitador de este reflejo, el extensor cruzado, a partir de la maniobra de contracción voluntaria del grupo muscular homólogo contralateral. Los resultados fueron más que interesantes (Behm, Di Santo & Maffiuletti, 2013): aumento del ROM del grupo muscular target del estiramiento, los flexores plantares, con una depresión del reflejo H, es decir, una inhibición neural concomitante. La foto inferior la tomé durante el experimento.

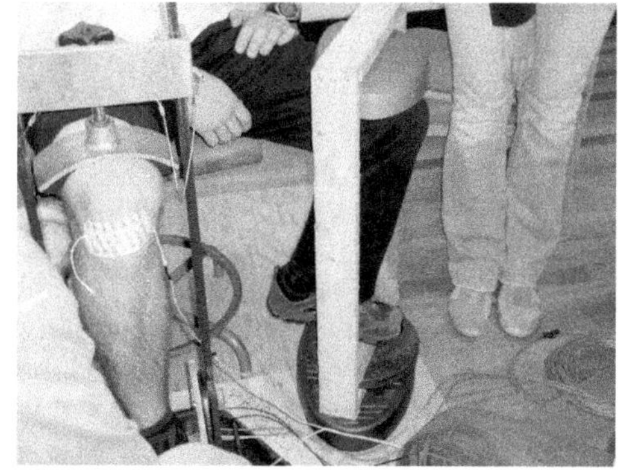

Figura Nro 5: Investigación sobre el mecanismo del reflejo extensor cruzado.

Tal como veremos en el capítulo de procedimientos o técnicas para el entrenamiento de la flexibilidad y la ADM, solemos emplear este recurso de contracción del homólogo contralateral, simultáneamente con la activación del grupo muscular antagonista ipsilateral al target de estiramiento. Al menos en la experiencia clínica cotidiana, los resultados son muy buenos.

Reflejos cervicales tónicos

La posición de la cabeza y el cuello influye sobre el tono muscular, mediatizado por la vía vestíbulo-espinal y actuando, a nivel medular, sobre el sistema motor gama. A los reflejos cervicales tónicos los podemos dividir en simétricos y asimétricos. En el caso de los simétricos, la estimulación de las máculas sacular y utricular, gravita sobre las respuestas tónicas. La flexión del cuello aumenta el tono extensor de los miembros inferiores y disminuye el mismo tono en los superiores. La extensión del cuello hace lo contrario, aumenta el tono extensor en miembros superiores y disminuye en inferiores. En el caso de los asimétricos, el rol de los conductos semicirculares toma un papel prioritario. Rotar la cabeza sobre el eje longitudinal hacia un lado, aumenta el tono extensor en todo ese hemicuerpo, disminuyendo en el otro.

Por consiguiente, podemos facilitar los estiramientos colocando la cabeza de manera adecuada de acuerdo al GM target o, eventualmente, promoviendo rotaciones puntuales, ya sea alrededor del eje transversal o longitudinal previamente, es decir, antes de estirar. Obviamente, al estirar un grupo muscular que tiene funciones tanto flexoras como extensoras, no aplicamos estas directrices. Sugerimos, más bien, dejar la cabeza en posición nuestra. Sobre el efecto de rotaciones alrededor del eje medial, no tenemos ni información disponible ni experiencia al respecto. Sin embargo, las maniobras de rotación alrededor de los ejes transversal y longitudinal, por lo general 8 a 10 movimientos consecutivos, nos han resultado de utilidad para facilitar el estiramiento puntual de grupos musculares específicos, en un determinado tren o hemicuerpo.

Inervación recíproca y estiramiento dinámico del antagonista

La inervación recíproca se trata, no de un reflejo en particular, sino de una propiedad inherente a todos los reflejos. Cuando el desencadenamiento de una acción refleja genera una respuesta excitatoria en un grupo muscular, su antagonista se inhibe. Por el contrario, si la respuesta es inhibitoria, su antagonista se excita. Por consiguiente, el grupo muscular antagonista representa una oportunidad interesante, desde su activación, como recurso neurológico inhibitorio facilitador del estiramiento posterior del grupo muscular target. Dicho incremento excitatorio del grupo muscular antagonista al target de estiramiento puede ser tanto voluntario como reflejo.

Como voluntario, es decir, por contracción isométrica o concéntrica, ya nos hemos remitido al reflejo de inhibición recíproca y a sus posibilidades. Están desarrolladas, más arriba, en este mismo capítulo. Sin embargo, como alternativa refleja, desde la práctica clínica cotidiana, nos han sorprendido los resultados. Incluso cuando hago experimentar esta maniobra durante las capacitaciones prácticas vivenciales con grupos reducidos. El procedimiento, previo al estiramiento del grupo muscular target, es el ED del grupo muscular antagonista ipsilateral. Lo promovemos a razón de dos o tres repeticiones. Sobre cuádriceps, si luego estiramos de manera estática ITP, o al revés, si el target de estiramiento es el cuádriceps. Los ED activan, precisamente, el RMT dinámico, en el grupo muscular antagonista ipsilateral, que aumenta su tono y despolariza sus unidades motoras. Por propiedad de inervación recíproca, el grupo muscular target de EE, se relaja y, por ende, estirarlo, sobre todo de manera estática, es más sencillo.

Algunas hipótesis alternativas de esta facilitación son dignas de ser tenidas en cuenta. Por ejemplo, al estirar dinámicamente el antagonista desde la posición de pie, que todo el miembro inferior de apoyo incremente su tono extensor, por activación del reflejo plantar o reacción positiva de apoyo. Por consiguiente, la percepción de mayor relajación en el grupo muscular que estiramos es, simplemente, por este contraste perceptual. Otra posibilidad es la conectividad epimuscular local. La deformación de un grupo muscular, por el ED, afecta mecánicamente, por conectividad local, a todos los grupos musculares del miembro en cuestión, facilitando el estiramiento de cualquier grupo muscular de la misma extremidad. Las dos son posibles, aunque nos inclinamos, humildemente, por la propiedad de inervación recíproca.

Reflejos capsulares

Con respecto a la "distracción articular", desarrollada por Guillot (2019), relativa a la decoaptación articular, específicamente capsular, como maniobra facilitadora del estiramiento posterior, los reportes dan cuenta de resultados positivos. Se trata de una deformación capsular, no por tracción vertical de sus superficies articulares, sino por su deslizamiento horizontal. Ya Starret (2013) propone su empleo, con ejemplos prácticos interesantes. Desconocemos antecedentes más antiguos. La facilitación del estiramiento posterior no sabemos si es atribuible a inhibición espinal, supraespinal o a ambas.

Guillot (2019) postula el efecto cortical como el principal responsable de la facilitación durante el estiramiento. Lo cierto es que, de los reflejos capsulares inicialmente estudiados por Sherrington (1906), poco sabemos. Bernstein (1935) también se refiere a las respuestas capsulares, describiendo cómo los grupos musculares correspondientes a la cara de la cápsula que se extiende, tienden a relajarse, mientras que los músculos motores primarios de la acción se contraen y corresponden al sector de la cápsula que se comprime. Estas respuestas, si bien lo vemos, son lógicas. De otro modo, sería muy difícil desplegar un movimiento normal. Probablemente, la profundización en el estudio de estos reflejos, contribuya a la construcción de procedimientos más promisorios. Sobre todo, para los casos rebeldes.

Receptores cutáneos y ROM

Los receptores cutáneos afectan la ROM, ya que tienen inervaciones polisinápticas con las motoneuronas. Se trata del reflejo exteroceptivo E. Delwaide (1987) reporta que los EEP de baja intensidad inducen inhibición presináptica, cayendo el reflejo H, pero ningún cambio en el reflejo E cutáneo o la excitabilidad córticoespinal. Sin embargo, a mayor intensidad de estiramiento, tanto H como E decrecen de manera similar, sugiriendo que los mecanismos inhibitorios postsinápticos contribuyen a los cambios observados. Guissard & Duchateau (2006) nos recuerdan que los receptores cutáneos son inhibidores poco significativos en baja intensidad, pero contribuyen cuando las intensidades de estiramiento son mayores. Igualmente, nuestra experiencia trabajando con fisioterapeutas a cargo de lesiones en la piel por quemaduras, da cuenta de respuestas excitatorias acentuadas durante los EE y, como lo positivo de las intervenciones, excelentes reacciones inhibitorias con maniobras propioceptivas e incremento efectivo del ROM.

Posibilidades integradas

Con ello nos referimos a la estrategia de combinar procedimientos para sumar los efectos inhibitorios de la estimulación de distintos propioceptores y sus reflejos desencadenados. A pesar de no contar aún con registros experimentales, buenos resultados hemos obtenido a partir de combinaciones. En todos los casos, estas maniobras integradas preceden al estiramiento. Recordemos que el siguiente capítulo está enteramente dedicado a las posibilidades de estimulación refleja y sus posibles combinaciones. Algunas son muy fáciles de implementar, ya que simplemente consisten en una sucesión sencilla de acciones musculares voluntarias, previas al estiramiento como, por ejemplo, en esta sucesión de pasos:

1. Autógena: por isometría 5" del grupo muscular agonista o target del estiramiento.
2. Inhibición recíproca y extensor cruzado: por isometría de 5" activando antagonista ipsilateral y agonista contralateral simultáneamente.
3. Inmediatamente estirar el grupo muscular target.

Como esta, muchas otras combinaciones que solemos implementar en la práctica cotidiana, serán compartidas más adelante en este libro, en elcapítulodedicado a las que conocemos como Técnicas de Estiramiento Reflejo Modulantes, superando en número y efectividad a las propuestas del 2012.

Sistema motor gama

Así como las motoneuronas alfa contraen a las fibras extrafusales, las motoneuronas gama contraen a las fibras intrafusales. Particularmente sus porciones polares, lo cual permite modular la longitud funcional de la porción central, que carece de filamentos contráctiles, y solo se estira. Esta disposición morfológica y funcional, contribuye de manera crucial al Control Motor, representando una clara ventaja adaptativa. Las motoneuronas gama fueron descriptas inicialmente por Leksell, en 1945. Descubre, como aspecto relevante, que su tarea consiste en contraer las fibras intrafusales, particularmente sus porciones polares. Como era de esperar, a partir de allí, muchos fisiólogos se interesaron por conocer más en profundidad este sistema, entre ellos, el célebre Matthews.

El sistema motor gama regula la longitud de la porción central de la fibra intrafusal. Incrementando su tasa de descarga, acorta las porciones polares y estira el sector central de la fibra intrafusal. Ese estiramiento modifica la tasa de descarga aferente desde las neuronas sensitivas, ya sea de tipo *IA* o *II*, gatillando, en definitiva, el RMT, sin estiramiento de la UMT en su totalidad. La intervención de las neuronas sensitivas *IA* o *II* vinculan a las motoneuronas gama con las alfas. Es decir, es el mismo RMT el que conecta los dos sistemas motores. Por consiguiente, a mayor descarga gama, mayor actividad alfa. Es lo que conocemos como bucle gama-alfa. Al aumentar la tasa de descarga gama, se incrementa la actividad alfa, por intermediación del reflejo miotático de tracción. Su activación es sucesiva, no simultánea. Esta secuencia temporal justifica, entre otras razones, lo que conocemos como APA o ajustes posturales anticipatorios. Los mismos son cruciales para la óptima regulación postural y su vinculación con el movimiento. En su momento, inclusive, algunos fisiólogos (Lamb, 1986), entendían que uno de los fenómenos que permite mayores expresiones de fuerza, es la colaboración integrada de los dos sistemas. Sin dudas, su especulación fue correcta.

En las acciones concéntricas y excéntricas, el sistema motor gama contribuye de manera diferente. Las acciones concéntricas comienzan con el musculo estirado, por ende, con las fibras intrafusales también estiradas mecánicamente, por alargamiento de la UMT. Al estar las fibras intrafusales estiradas, en el inicio de las acciones concéntricas, la colaboración del RMT facilita el acortamiento muscular, sin necesitar asistencia complementaria del sistema motor gama. Naturalmente, durante las acciones concéntricas, la UMT se va acortando y el HNM, también. Por ende, también la porción central de la fibra intrafusal. Este acortamiento restaría colaboración del RMT para la generación de fuerza, a menos que el sistema motor gama incremente su tasa de descarga de manera gradual, contrayendo las porciones polares y preservando el alargamiento de las porciones centrales de las fibras intrafusales garantizando, así, la contribución del RMT a lo largo de todo el recorrido articular.

Por lo tanto, en las acciones concéntricas, la actividad gama va de menos a más. Las acciones excéntricas, por el contrario, comienzan con el músculo acortado. También, entonces, con la fibra intrafusal acortada y poca colaboración del RMT para la generación de fuerza. Sin embargo, el aumento de la actividad gama al inicio de las acciones excéntricas, permite alargar la porción central de la fibra intrafusal y colaborar para generar más fuerza gracias a la intervención del RMT. Conforme el músculo se va alargando, lo cual es propio de las acciones excéntricas, el HNM también lo hace y, por ende, la actividad gama es menos necesaria. En definitiva, en las acciones excéntricas, el sistema motor gama va de más a menos. Recordemos que las acciones excéntricas estimulan intrafusales y Golgi, las isométricas solo Golgi, y las concéntricas Golgi dependiendo de su intensidad y otros rasgos particulares de las acciones motrices.

Luego de su descubrimiento, hacia mediados del siglo XX, se identificaron dos tipos de motoneuronas gama. Por un lado, las estáticas, que inervan las porciones polares de las fibras intrafusales de bolsa nuclear estática y cadena nuclear. Al incrementar su tasa de descarga, alargan las porciones centrales de estas intrafusales y promueven, por consiguiente, el RMT estático, activando fibras lentas o ST. Por otro lado, están las dinámicas, que inervan las porciones polares de las fibras intrafusales de bolsa nuclear dinámica. El aumento de su tasa de descarga contrae las porciones polares y alarga las centrales de las fibras intrafusales rápidas, gatillando el RMT dinámico, que recluta fibras extrafusales rápidas, principalmente de tipo FTa, o intermedias, o rápidas y resistentes a la fatiga. Por consiguiente, las dos expresiones del RMT, la estática y la dinámica, pueden ser iniciadas tanto por estiramientos de la UMT en su totalidad, o por incremento de la tasa de descarga gama estática y dinámica. Las dos modalidades, en condiciones normales, parecen regularse armónicamente tal que, a menor estiramiento del músculo en su totalidad, mayor actividad gama y, por el contrario, a mayor estiramiento, menor actividad gama.

Sin embargo, tal como hemos referido en otros capítulos, la fibra intrafusal, el sistema motor gama y la magnitud de estiramiento no son suficientes para justificar un correcto Control Motor. Es necesario un factor contextual, que es la carga externa. Más allá de estas consideraciones relativas al rol del sistema motor gama respecto al Control Motor, debemos comentar su papel en el contexto de la flexibilidad y la ADM. Como no es difícil inferir, a mayor descarga gama, mayores dificultades para relajar la UMT y, por consiguiente, mayores restricciones neurales al estiramiento. La motoneurona gama, así como la alfa y la beta, se origina en las astas anteriores de la médula espinal. Las influencias descendentes son más conocidas en la alfa, un poco menos en la gama y menos, aún, en la beta. Con respecto al sistema motor gama, son conocidas con claridad, al menos, dos vías descendentes. Por un lado, la vía vestíbuloespinal y, por el otro, la vía rubroespinal. La primera permite, entre otras cosas, entender los cambios en la regulación tónica a partir de la disposición de la cabeza y el cuello. Ya hemos comentado tales influencias al describir los reflejos cervicales tónicos, tanto simétricos como asimétricos. Sin embargo, es la vía rubroespinal la que, quizás, más nos interese. Sobre todo, para dar cuenta de la posible repercusión de los estados y procesos emocionales sobre el tono muscular y, desde allí, las expresiones de flexibilidad y ADM.

El núcleo rojo es una estructura situada en la parte rostral (superior) del mesencéfalo, y está conformado por dos porciones, una inferior o magnocelular y otra superior o parvocelular. Se encuentra dorsal a la sustancia negra, formando, ambas estructuras, parte de los núcleos de la base. Se lo denomina rojo por la cantidad de hierro que posee. La vía descendente, que lo conecta con la médula espinal, es conocida como rubroespinal. Es a través de esta vía que el núcleo rojo proyecta a las astas anteriores de la médula espinal, regulando la actividad del sistema motor gama. Por consiguiente, para aproximarnos a la manera en que esta vía repercute sobre la actividad gama, tenemos que estudiar las aferencias descendentes al núcleo rojo desde subsistemas cerebrales superiores, como así también, desde el mismo tronco encefálico y la formación bulbopontoreticular. Con respecto a estos últimos, la conexión entre los centros respiratorios en el bulbo raquídeo y el núcleo rojo, permite entender como el tono muscular puede verse sensiblemente afectado por el modo de respirar y los ciclos respiratorios. Sucede lo mismo con la temperatura ambiente exterior. Con el frío, aumentamos el tono muscular a través del sistema motor gama y su bucle, vía RMT, con la actividad alfa. Tanto respiración como temperatura influyen sobre el tono muscular, excitando o inhibiendo, principalmente, las fibras de bajo umbral o ST. Y podríamos citar muchos ejemplos similares de otras funciones regulativas.

No obstante, lo que más nos interesa es estudiar cómo los estados y procesos emocionales gravitan sobre el tono muscular, vía sistema motor gama. Sobre las bases neurofisiológicas de las emociones se han publicado innumerables trabajos, ya sea papers, revisiones, metaanálisis y libros. Por ende, poco sentido tiene en el marco de este libro, dar cuenta de cada una de ellas. Lo que vale la pena subrayar es que todas son disparadas por subsistemas neurales distintos, que interactúan de manera compleja. Todos estos subsistemas reciben inputs desde distintas regiones del cerebro, que procesan información de diferente naturaleza como, por ejemplo, la relativa a los estados somáticos profundos o la que respecta a recuerdos y otras funciones cognitivas. Así como todas las asambleas neurales que procesan nuestra vida emocional reciben inputs variados, todas proyectan, también, a distintos sectores del encéfalo. El núcleo rojo es un relevo descendente casi obligado. Todos los sistemas emocionales proyectan al núcleo rojo. Desde allí, por la vía rubroespinal, la modulación espinal del sistema motor gama y, por consiguiente, del tono muscular. Particularmente, el sistema motor gama estático, que luego inerva (intermediado por las neuronas sensitivas de tipo *II*) la actividad de las fibras de bajo umbral, de tipo I o ST.

Explica, verbigracia, como a través del tono muscular no podemos mentir, aunque nos lo propongamos. Podemos engañar, eventualmente, a través de las palabras y los gestos, pero se hace muy difícil hacerlo a través del tono muscular y la postura. Si tomamamos como punto de referencia a las cuatro emociones básicas: miedo, ira, tristeza y alegría, solo la última es eutónica. Las primeras tres, menos agradables que la alegría, suelen ir acompañadas de alteraciones que se inclinan hacia la hipertonía (miedo e ira) y la hipotonía (tristeza). Lo que debemos señalar, es que tales matices tónicos terminan gravitando en la morfología de las fascias y aponeurosis, alterando su estructura y funcionamiento. Es decir, no todo queda limitado al procesamiento neural, sino que también termina afectando la forma. El hipertono finalmente es miofascial. Las fascias se retraen, multiplican sus componentes fibróticos y adherencias. Es por ello que, por lo general, atrás de estas alteraciones del tono miofascial, se esconde alguna emoción no debidamente gerenciada en su momento. De la misma manera, podemos entender por qué, a veces, cuando nos relajamos, nos aplican una terapia manual o estiramos, se desencadenan reacciones emocionales que podemos, o no, comprender y conectar con algún episodio emocional que yace reprimido en nuestro inconsciente.

Sin embargo, las fascias pueden alterar su tono al margen de la intervención del sistema nervioso, tanto central como periférico. En la profundidad de su estructura disponen de fibras lisas y hasta filamentos libres de actina. El medio interno, en su composición integral, y particularmente hormonal (y de otros mensajeros químicos), repercute en la morfología y comportamiento tensil de las fascias. Ellas son mucho más que simples envoltorios. La densidad de receptores es llamativa. Hormonas y otros mensajeros activan estos receptores, gatillando respuestas específicas. Es decir, intermediadas o no por el sistema motor gama, la vida emocional de cada cual se expresa en las propiedades neuromecánicas de las fascias. Tanto en lo agudo o inmediato, como en lo mediato, es decir, desde la historia emocional de cada cual, las fascias y el tono miofascial, más que cubrirnos, nos descubren. Lo que también explica por qué la flexibilidad es una propiedad motora que, en sus manifestaciones objetivas, es tan variable en el mismo sujeto. Hay días que nos sentimos inexplicablemente duros. Y otros, en los que no entendemos por qué, estamos tan blandos y conquistamos rangos hasta el momento inaccesibles. Sea como fuere, siempre recomendamos prestar atención a las sensaciones y sistemas de alarma, sin forzar o ir más allá de límites que podrían promover severas lesiones.

Sistema motor beta

La primera vez que tomé contacto con este sistema motor fue hacia comienzos de la década del 90, por las lecturas de Guyton (1982) en sus tratados generales de neurofisiología. Por entonces, Guyton simplemente describía las inervaciones específicas de las motoneuronas beta. Houssay (1989) por su parte, postulaba un posible rol modulador, tal como una suerte de servomecanismo útil para evitar que el HNM fuera puesto fuera de acción en aquellas acciones musculares que, por su velocidad, no van acompañadas por la coactivación gama-alfa. Pasados más de 30 años, es muy poco lo que pude recopilar para estudiar más en profundidad este sistema y su posible rol en las prácticas motrices en general, y los estiramientos en particular. Del estudio del que más pudimos aprender, es el de Zytnicki (2011), como así también de las publicaciones de mis colegas argentinos, Leandro Watchmaister y Gabriel Pidello (2018).

Las motoneuronas beta son también conocidas como esqueleto-fusimotoras, ya que inervan, al mismo tiempo, tanto fibras intrafusales como extrafusales. El 75% de las fibras intrafusales tienen inervación beta (Zytnicki, 2011). Las hay de dos tipos. Por un lado, las motoneuronas beta dinámicas, que inervan a las fibras intrafusales de bolsa nuclear dinámica y a las extrafusales lentas, de tipo I o ST. Por otro, están las motoneuronas beta estáticas, que conectan intrafusales de bolsa nuclear estática y cadena nuclear y a las extrafusales rápidas, de tipo II o FT.

No pasaremos revista a la historia del descubrimiento de estas motoneuronas, tanto en animales como en humanos, a pesar de ser fascinante. Solamente compartiremos algunas hipótesis acerca de su posible contribución al control del movimiento humano. Las motoneuronas beta dinámicas inervan intrafusales dinámicas y extrafusales ST: podríamos especular que, ante el reclutamiento de fibras extrafusales lentas, la activación de las intrafusales rápidas ayuda a restaurar el equilibrio y mantener la postura. Al inervar intrafusales dinámicas y, contrayendo su porción polar, estirar la central, promueven el RMT dinámico. En el caso de las motoneuronas beta estáticas, al inervar intrafusales estáticas o lentas y extrafusales rápidas, podrían contribuir a prevenir los riesgos del deficitario respaldo tónico, durante los movimientos explosivos. Al acortar las porciones polares de las fibras intrafusales lentas, estiran su porción central y gatillan, por ende, el RMT estático. Esto podría simplificar la tarea descendente supraespinal cuando, ante gestos explosivos, necesitamos no claudicar en cuanto a respaldo tónico y postural se refiere. Sea como fuere, las motoneuronas beta juegan un papel muy importante en la regulación de la actividad del HNM y, por consiguiente, colaboran sensiblemente en el control de la postura y el movimiento.

Watchmaister y Pidello (2018), estudiando ese fenómeno tan recurrente y conocido en el universo deportivo, las contracturas musculares, sobre la base del estudio de la fisiología del sistema motor beta, proponen directamente un muy atinente cambio de modelos de intervención. Lo más común, en estos estados, es que los profesores, terapeutas y, aún, el mismo deportista, procedan con estiramientos de manera indiscriminada, muchas veces de alta intensidad, no obteniendo otro resultado que el empeoramiento del cuadro inicial. En las contracturas, las fibras intrafusales están estiradas más allá de sus límites fisiológicos, por el persistente acortamiento de sus porciones polares por las vías nociceptivas instaladas (Watchmaister & Pidello, 2018).

La consecuencia es que este estiramiento permanente de las fibras intrafusales promueve, verbigracia, actividad constante de las motoneuronas alfa y, por consiguiente, continua contracción de las fibras musculares extrafusales. Se trata de un bucle patológico y, no es difícil inferir que, al estirar, lejos de anularlo, lo reforcemos, sobre todo con estiramientos de alta intensidad, ya sea estáticos o dinámicos.

Puntualmente, frente al estiramiento, las motoneuronas beta promueven la coactivación tanto de las fibras intra como extrafusales, preservando así la actividad de las fibras sensoriales o aferentes de tipo *IA*. De alguna manera, las motoneuronas beta tienen por finalidad que el HNM siga cumpliendo siempre su función de receptor, aportando información estática y dinámica sobre la longitud muscular. El incremento de la actividad beta coactiva fibras intra y extrafusales, con el lógico incremento del tono muscular. De allí que la propuesta de Leandro y Gabriel (2018) sea, precisamente, no estirar sino, por el contrario, acortar de manera asistida. Al mismo tiempo el sujeto inhala profundamente en 2" y exhala durante 4", estimulando los centros supraespinales, particularmente la formación bulbopontoreticular, promoviendo la inhibición eléctrica de los HNM, con incremento de la concentración de neurotransmisores inhibitorios a nivel medular, tales como la glicina y el GABA o ácido gama-aminobutírico. Mis colegas, y amigos, obtuvieron, y siguen obteniendo, muy buenos resultados aplicando esta estrategia. No solo desde el reporte subjetivo, sino con mediciones precisas e imágenes ecográficas. Sin dudas, un cambio de modelo, que invitamos a estudiar y, sobre todo, a probar. Enfatizamos, en el caso de contracturas musculares, no en retracciones miofasciales.

Analizando detalladamente las formulaciones de los autores (Watchmaister & Pidello, 2018), sugerí no olvidar el posible rol inhibitorio del reflejo miotático negativo. Lo desarrollamos en el libro "Amplitud de Movimiento" (Di Santo, 2012). Cuando el músculo se acorta sin actividad contráctil voluntaria, tal como sucede en los acortamientos asistidos, la respuesta es inhibitoria y la consecuencia es la relajación. Lo que no alcanzo a ver es la conexión entre el acortamiento y la depresión del sistema motor beta. Sí con las maniobras respiratorias. Probablemente, entonces, los buenos resultados de Leandro y Gabriel (2018) se deban a una combinación del efecto de los dos procesos: la depresión descendente, desde la formación bulbopontoreticular, del sistema motor beta y, por otro lado, el efecto inhibitorio del reflejo miotático negativo, inducido por el acortamiento asistido del grupo muscular contracturado. Por otro lado, hemos ya estudiado en profundidad el cómo y de qué manera los EE pueden inducir varios tipos de inhibición tanto espinal como supraespinal, y cómo pueden generar lo contrario. Por consiguiente, aún en estos estados, los EEP de baja intensidad no dejan de representar, según lo entiendo, un recurso interesante, siempre y cuando sucedan las otras maniobras (acortamiento asistido y respiración).

Modulación inhibitoria supraespinal y teoría de la tolerancia sensorial

Las teorías acerca de la tolerancia a los estiramientos y el efecto analgésico inducido por distintos procedimientos vienen cobrando más consideración y relevancia, con diseño de experimentos cada vez más atinentes y válidos para corroborar la mejora del ROM cuando cambian las condiciones sensoriales, ya sea locales o globales.

Como sabemos, las teorías de la tolerancia al estiramiento nacen de las ideas de S.P. Magnusson (1996). Formula la hipótesis de la tolerancia al estiramiento, atribuible a cambios en la sensibilidad de las terminales, lo cual permite más comodidad a pesar de mayor ROM. Muchos años más tarde, observamos que se trata de una dimensión emergente en el campo de la investigación en flexibilidad y ADM. Comenzaremos con algunas reseñas bibliográficas para, luego, pasar a formulaciones y propuestas derivadas.

El estudio de Bishop (2017) tuvo como objetivo testear y determinar si los cambios en la ROM, luego de un programa de estiramiento, se deben a factores sensoriales o a cambios en las propiedades mecánicas de los tejidos implicados. En los últimos años son varios los reportes que se suman. El propósito del estudio de Bishop (2017) fue testear la asociación entre la tolerancia sensorial y el ROM: los resultados demuestran el valor del cambio sensorial. Los cambios en ROM están más fuertemente relacionados a modificaciones sensoriales que a transformaciones estructurales en el tejido conectivo. La hipótesis no es nueva, ya que varios estudios reportan aumento de ROM relativos a cambios en la sensación de estiramiento y mayor tolerancia sensorial. Publicaciones anteriores (Bishop, 2015), describen cómo el estímulo cutáneo térmico predice la tolerancia al estiramiento. Otros, Bjorklund (2001) y Folpp (2006), también confirman adaptación sensorial. Encontramos otros antecedentes sobre la tolerancia al estiramiento en Weppler (2010), Magnusson (1997) y Ryan (2010). Por su parte, Stove (2019) estudia el rol potencial de la modulación inhibitoria endógena del dolor en la tolerancia al estiramiento: con un estímulo doloroso registra mayor aumento de la ROM. Lo explica por posibles mecanismos inhibitorios endógenos del dolor. Lo cual implicaría un link directo entre el aumento a la tolerancia al estiramiento y la inhibición endógena.

Los aportes de otros autores son dignos de ser tenidos en cuenta. Law (2009) define la tolerancia al estiramiento como la capacidad de soportar el "disconfort" relativo al mismo. Sahrmann (2006) entiende que la mayor tolerancia al estiramiento depende de la reducción de la sensibilidad al dolor producido ad-hoc. Knudson (2006) habla del efecto analgésico al reducir el input de las aferencias nociceptivas, mejorando la tolerancia. Purves (2012), estudiando la inhibición supraespinal, entiende que el sistema nervioso puede modular la magnitud percibida de los estímulos. Entre ellos, la percepción de los estímulos dolorosos nocivos, en virtud del mecanismo de inhibición supraespinal. Se trata, en definitiva, de mecanismos inhibitorios endógenos. Por consiguiente, incrementar la tolerancia al dolor, puede -potencialmente- aumentar el ROM luego del estiramiento y su entrenamiento. Los mecanismos inhibitorios endógenos supraespinales pueden, también, justificar el aumento de la ROM luego del entrenamiento sistemático de la flexibilidad.

El estudio de Stove (2019) demuestra que, más allá de los cambios en las propiedades mecánicas de la UMT, operan los procesos inhibitorios descendentes. El dolor por el frío y la presión en las manos modula la tolerancia al dolor durante los estiramientos, al menos como respuesta aguda y, quizás, como adaptación. Como dato complementario, recordemos que los pacientes con dolor crónico complejo tienen deficitaria esta inhibición y, quizás por eso, no responden igual a un programa de entrenamiento de la flexibilidad, o de cualquier otra propiedad motora. Los resultados de este estudio indican que el incremento significativo de la ROM fue resultado de la inhibición supraespinal del dolor. Mecanismos centrales pueden modular la ROM como resultado de los cambios en las propiedades mecánicas de la UMT, es decir, no se descartan estas adaptaciones. Sin embargo, una nueva dimensión de estudio, investigación y aplicaciones prácticas se abre en el campo de las prácticas de los estiramientos.

Behm (2019), también estudia la inhibición y analgesia supraespinal en los estiramientos. Entiende que estas postulaciones no alcanzan a explicar los efectos deletéreos del EEP en músculos no estirados. Por lo tanto, debe haber algún tipo de inhibición refleja. Su estudio demuestra que el empleo de geles analgésicos mentolados eleva el umbral del dolor y mejoran la tolerancia al estiramiento, tanto estático como dinámico. No solo en el miembro tratado, sino también en el contralateral no tratado: anteriormente se había demostrado que tanto la estimulación eléctrica como el RNMF de alta intensidad disminuyen el dolor frente al estiramiento en el miembro contralateral, promoviendo mayor tolerancia.

La conclusión es que el empleo de analgésicos puede ayudar a incrementar el ROM en atletas entrenados, con tratamiento terapéutico, y en otros casos y con otras aplicaciones y contextos. Los analgésicos mentolados en gel son contra irritatorios y decrecen la sensación del dolor. El mentol inhibe receptores iónicos, como el TRPA1 y canales de calcio, que modulan las respuestas térmicas y dolorosas. Como dato complementario, recordemos que, en la corteza sensorial, las columnas de neuronas sensitivas corticales están rodeadas de potentes zonas inhibitorias. Es lo que permite luego discriminar el mensaje sensorial de manera muy depurada y, también, aportar posibles argumentos para explicar estos fenómenos.

Todo lo cual lleva a inferir que cuando, de alguna manera, "competimos" con las sensaciones dolorosas de estiramiento oponiendo otro input estresante, o simplemente alternativo, la tolerancia al estiramiento aumenta y un mayor ROM puede ser soportado por el ejecutante. Más allá de estos inputs estudiados, quedan muchos más eventuales para ser investigados. Al entrenar la flexibilidad con estiramientos de altas intensidades procuramos, en definitiva, cambiar el foco de la atención y, en cierto modo, promover una competencia intrínseca en los sistemas sensoriales. La consecuencia es mejorar la tolerancia, lo cual no implica, bajo respecto alguno, abandonar los métodos que gatillan respuestas facilitadoras periféricas, sino anexar y complementar. A pesar de que son pocos los estudios, nos atrevemos a postular las siguientes alternativas, para una posible inhibición supraespinal descendente:

- Dolor local térmico (frío o calor).
- Dolor no local térmico (frío o calor).
- Dolor local mecánico.
- Dolor no local mecánico.
- Geles locales mentolados (o spray).
- Isometrías locales previas.
- Isometrías no-locales previas.
- Isometrías o contracciones controladas simultáneas no locales.

No podemos terminar este capítulo sin reconocer otros procedimientos que, durante tantos años de trabajo, nos han permitido superar casos rebeldes. En un primer momento pensé incorporarlos a esta sección. Finalmente, decidí dedicarles un capítulo especial, ya que los hemos empleado exclusivamente para reducir las restricciones miofasciales, con tendencia inhibitoria, para facilitar la aplicación, tanto simultánea como sucesiva, de EE cuyo objetivo era el incremento agudo del ROM y, desde ya, usufructuar sus adaptaciones crónicas. Los resultados han sido y siguen siendo tan buenos, que vale la pena profundizar en un capítulo exclusivo, sin extender demasiado este. Entre ellos, y desde nuestra práctica clínica cotidiana: RNMF (rolling neuromiofascial), vibración, TCF (Tissue Compresion Flossing), BFR (Blood Flow Restriction), imaginería y multitareas.

Reflexiones finales

Terminamos este capítulo rescatando una idea que expusimos al comienzo del mismo. Es la relativa a las relaciones, a veces competitivas incluso, entre procesos excitatorios e inhibitorios. Gran parte de las expresiones en las distintas propiedades motoras parecen remitirse a este delicado equilibrio y óptima proporcionalidad. Hay contextos deportivos en donde conviene la máxima excitabilidad cortical y periférica. Otros, tanto deportivos como terapéuticos, donde lo recomendable es, por el contrario, el predominio inhibitorio. No faltan, incluso, aquellos contextos en los cuales no conviene ni lo uno ni lo otro, sino un fino equilibrio. Lo importante es que lo tengamos en claro, sobre todo, a la hora de tomar decisiones respecto a las cargas mecánicas de estiramiento ya que, inexorablemente, estimulan numerosos propioceptores con sus naturales consecuencias reflejas o, si la noción de reflejo no le convence, efectos sensoriomotores específicos. No solo las cargas de estiramiento, sino también las correspondientes a otras capacidades y tareas motoras. El razonamiento contextual no puede faltar. Todo el conocimiento fisiológico y la abundancia de saberes prácticos tienen poco alcance si no los relacionamos con las necesidades contextuales. No solo ellas, sino también, el estado actual del sujeto.

Si, como formulaba Pavlov y su equipo de colaboradores, la vida mental depende de este delicado balance entre excitación e inhibición, imaginemos lo importante que resulta este equilibrio para las manifestaciones motrices. Por lo tanto, la toma de decisiones, ya sea como profesores, entrenadores o terapeutas, depende de la capacidad integrativa de numerosas variables. Estas son tan numerosas como complejas, sin olvidar que los resultados son, inexorablemente, probabilísticos.

Tanto a nivel central como periférico, diferentes inputs compiten por la misma vía final común: las motoneuronas. Las tres, alfa, gama y beta, sin excepción. Preservar el potencial de reposo, despolarizar o hiperpolarizar son las opciones. Por lo que sabemos, no hay muchas alternativas a estas tres posibilidades. Lo que sorprende, es la no correspondencia entre la riqueza del input y la relativa pobreza del output. Este último acredita solo las tres posibilidades que ya enunciamos. La riqueza del output, para ser justos, refiere a la multiplicidad de expresiones tónicas, gestuales y motrices, los grados de libertad del sistema articular y demás. No obstante, si bien lo observamos, la unidad motora solo puede ya sea preservarse en potencial de reposo, excitarse o inhibirse. No conocemos otras elecciones. Sin embargo, la variabilidad de ingresos sensoriales es fascinante. Las fuentes interoceptivas y exteroceptivas son inagotables.

Pensemos, sin ir más lejos, en las aferencias visceroceptivas y sus posibles impactos en el equilibrio tónico-postural. Todas aportan inputs, cuyo procesamiento combinado genera consecuencias neurales que inclinan a la vía final común a preservar su potencial de reposo, despolarizarse o hiperpolarizarse. Los inputs excitatorios e inhibitorios siempre están presentes. Ingresan al mismo recipiente donde se procesan, el SNC. En términos culinarios, son los ingredientes que, introducidos en la misma olla o cacerola, se cocinan para, finalmente, producir el sabor óptimo.

El gran desafío consiste, entonces, en lograr la mejor mezcla. Quizás, el arte de entrenar tenga alguna semejanza con el de cocinar, en el sentido de concretar las proporciones ideales entre los distintos componentes, en nuestro caso, de carga. Los antiguos griegos llamaban eucrasia a la "buena mezcla". Entendemos que, a la hora de entrenar, esa "combinación" debe guardar correlación con el objetivo final. De la misma manera que en nuestra cocina guardamos especias e ingredientes que hace mucho no rescatamos, en el proceso de entrenamiento también podemos rescatar herramientas olvidadas, dejadas de lado, por el furor de las modas y emplearlas satisfactoriamente, siempre en su justa medida.

Capítulo 7
Mecanobiología y miogénesis

De la misma manera en que un libro de flexibilidad y ADM no puede omitir los aspectos más relevantes de las resistencias neurales al estiramiento, tampoco debiera dejar de lado el fenómeno de la mecanotransducción y sus consecuencias anabólicas, la conectividad mecánica y los efectos cruzados, y otros temas que, en los últimos años, han ganado mayor consideración en la comunidad científica internacional. En este capítulo, y sin profundizar, pondré a consideración de los lectores los aspectos más relevantes de la relación entre fuerzas mecánicas, reacciones genéticas y síntesis de proteínas, con la consecuente posible explicación de la miogénesis inducida por estiramiento, tanto en animales como en seres humanos.

Entiendo que esta cita de Paul Weiss (1960) nos contextualiza de la mejor manera: "Nuestra alta preocupación por los fragmentos y fracciones celulares oscurece el hecho de que la célula no es solo un escenario inerte para unas pocas moléculas, sino un sistema jerárquicamente organizado, de moléculas mutuamente interdependientes, grupos moleculares y entidades supramoleculares; y que la vida, a través de la vida celular, depende del orden de sus interacciones". De lo cual se desprende la necesidad de considerar los fenómenos desde perspectivas no fragmentadas ni reduccionistas, tanto en el estudio de los sistemas biológicos en general, como para el análisis del movimiento humano en particular.

En este capítulo, profundizaremos. Sin embargo, intentaremos acompañarlo con el constante interjuego de aproximación y distanciamiento. Como una suerte de zoom que nos permite acercarnos a lo pequeño, para luego apreciar el fenómeno desde las relaciones interactivas. Los sistemas funcionales interactúan, de eso no hay duda. Sin embargo, esa relación no es abstracta, sino que se materializa a nivel de mensajes de distinta naturaleza, propios de las diferentes escalas de análisis o jerarquías organizativas y constitutivas de dichos sistemas. En este caso estudiaremos el cómo las fuerzas mecánicas promueven las necesarias "cascadas de señales" que conllevan, a la postre, a reacciones genéticas fundamentales para la preservación, salud e integridad de la vida celular, tisular y, lógicamente, del organismo como un todo.

Mecanobiología musculoesquelética

Los músculos esqueléticos, como los demás órganos, reciben diariamente cargas mecánicas. La mecanobiología aspira a descubrir cómo el entorno biomecánico afecta la actividad biológica de las células, y su habilidad para sensar tales estímulos y transformarlos en respuestas moleculares específicas, particularmente genéticas. En el sistema musculoesquelético, su cometido principal es dilucidar cómo la fibra muscular interpreta las cargas externas y cómo, a partir de ahí, las transforma en señales químicas. Las fuerzas mecánicas influyen en la organización, estructura y destino de los niveles celular, tisular y orgánico, siendo claves para el sistema musculoesquelético.

Las aspiraciones de la mecanobiología son varias, y me atrevo a resumirlas en una frase concisa: conocer el nexo definitivo entre fuerzas mecánicas y la activación de las vías bioquímicas, es decir, saber cómo el entorno mecánico afecta la actividad biológica general de todas las células. En otras palabras, describir la naturaleza de la conversión del estímulo mecánico en señales químicas que controlan la expresión genética y la función celular. Transducción es la conversión de un tipo de señal en otra. Por consiguiente, la mecanotransducción es el proceso, con arreglo al cual, el estímulo mecánico se convierte finalmente en señal química y genética. Al ser los estiramientos, y las pandiculaciones, quizás el modo más recurrente de carga mecánica operando sobre la unidad miofascial, no es difícil inferir la importancia de su impacto en los destinos de su actividad genética.

En otro capítulo de este libro comentaba como en 2012, en mi país, más concretamente en la ciudad de Rosario, se llevó a cabo el Primer Simposio Internacional de mecanobiología y transducción mecánica en el músculo estriado esquelético. En esa oportunidad, dos fisioterapeutas íberos tomaron, específicamente, aspectos relativos a la mecanotransducción en tendón y vientre muscular. Por mi parte, desarrollé puntualmente la relación entre citoesqueleto y nucleoesqueleto, profundizando en su conectividad estructural y funcional. Se trató de una feliz casualidad, ya que no habíamos tenido contacto para saber los temas que cada cual iba a tratar, tal que no hubiese superposiciones. Felizmente no las hubo. Por consiguiente, se logró una interesante síntesis con la integración de todas las conferencias. Lo que trataré de compartir, en esta oportunidad, es lo que tuve el privilegio de exponer en ese prestigioso evento. Empecemos, entonces, por el proceso simplificado, sin mayores detalles respecto a estructuras involucradas.

Los estiramientos, ya sea los voluntarios que conocemos en los contextos deportivos y terapéuticos, o involuntarios como las pandiculaciones, comienzan por deformar las fascias en el sector central de la unidad miotendinosa. Lo primero que suele estirarse es, tal como enseñaba Esnáult (2003), el vientre muscular. Las acciones excéntricas hacen lo propio. Si bien no lo sabemos con precisión, muy posiblemente sea el epimisio (fascia propiamente dicha que envuelve al músculo) el primero en estirarse. La conexión va hacia adentro, a través de la MEC (matriz extracelular), promoviendo cambios en el perimisio (fascia propiamente dicha que envuelve al fascículo) y luego, al endomisio (fascia que envuelve la fibra muscular). La deformación del endomisio, a través de la MEC, impacta mecánicamente en el sarcolema y desde allí, al interior de la fibra muscular. A través de los factores de adhesión focal, llega al citoesqueleto, pasando por la banda Z y el filamento de actina. De la actina más cercana, la fuerza mecánica se traslada al núcleo de la fibra muscular.

Los cambios de tensión en el nucleoesqueleto gatillan las respuestas genéticas que promueven, verbigracia, la síntesis de proteínas que no solo mantiene la integridad estructural y funcional de la MEC sino, también, de la fibra muscular propiamente dicha e, inclusive, contribuye a su trofismo. En pocas frases, el proceso abreviado. Vamos ahora con algunas precisiones interesantes, particularmente desde la deformación longitudinal del endomisio en adelante, hasta la estructura del ADN. La conectividad mecánica permite entender como una fuerza longitudinal se convierte, también, en transversal.

Al estirarse el endomisio, dos proteínas de anclaje, merosina y laminina, proyectan hacia la MEC la deformación mecánica longitudinal. Merosina y laminina se conectan con la fibronectina, que las vincula con las fibras de colágeno de la MEC. Las fibras de colágeno responden a la deformación mecánica, y, nuevamente, a través de fibronectina, se ligan con las integrinas, cadherinas y distrofinas. Todas estas son vinculinas que comunican el exterior con el interior de la fibra muscular y viceversa, es decir, este proceso del exterior al interior luego, durante la acción muscular contráctil, se proyecta del interior al exterior. Gracias a estas vinculinas, el estímulo mecánico ingresa a la fibra muscular, alterando la configuración estructural de un paquete de proteínas de anclaje llamadas factores de adhesión focal.

Los FAGs o complejos de adhesión focal representan otro mecanismo para sensar el estímulo mecánico y constituyen, también, una cupla conectiva entre integrinas y cadherinas con los filamentos del citoesqueleto. Talina, paxilina, tensina, xyzina, actinina, alfa actinina y palladina son algunas de las proteínas que componen esta estructura que conecta el sarcolema con el citoesqueleto.

Este último es una suerte de universo complejo de cientos de proteínas y filamentos cuya descripción, en el marco de este capítulo, nos desviaría del objetivo final, que no es otro que el describir las conexiones más relevantes que justifican, en definitiva, la relación entre fuerzas mecánicas y activación genética. Lo cierto es que el citoesqueleto, en su totalidad, responde a la deformación mecánica, pasando por numerosas proteínas estructurales, como la desmina, y macrofilamentos como la titina y la nebulina. Recordemos que Chen (2010), al explicar la pérdida de fuerza inducida por estiramiento, justifica que un alargamiento muy intenso o prolongado produce la inhibición mecánica de la miosina. Reconoce la existencia de un sentido que tasa la resistencia pasiva (stiffness sensing), que promueve cambios cuyo propósito es prevenir el daño de los factores de adhesión focal. Entiende que el filamento de actina es el responsable principal de este sentido interno que mide el impacto de las fuerzas mecánicas actuando sobre la fibra muscular. Postula que el objetivo de esta alteración de la activación de la miosina es, en definitiva, proteger la MEC.

Lo que cobra particular interés es la conexión entre la actina más próxima al núcleo y el núcleo propiamente dicho. En realidad, los núcleos de la fibra muscular estriada esquelética. Se trata de la conexión citoesqueleto-nucleoesqueleto. Tanto a nivel sarcoplasmático como nuclear, lo que llamamos "esqueleto" no solo es un soporte estructural, sino también funcional, con innumerables tareas químicas cruciales para la homeostasis y supervivencia de la célula. Los núcleos periféricos de la fibra muscular estriada esquelética tienen su propio "esqueleto" funcional interno, que se llama nucleoesqueleto. Tres proteínas, nespirina, laminina y el complejo SUN conectan actina con los poros del núcleo y esto es crucial para su estabilidad y la de toda la célula. La laminina atraviesa el citoesqueleto conectando la actina con el núcleo, ligándose específicamente a dos proteínas de este mismo núcleo, la emerina y los receptores de laminina LBR. La emerina promueve la modificación de la cromatina, la regulación transcripcional y la formación a ARN mensajero, se liga también a la proteína BAF que, a su vez, se liga al ADN. Llama poderosamente la atención que, en el núcleo, encontremos los mismos elementos filamentosos del citoesqueleto sarcoplasmático.

Esto es sorprendente. Hay filamentos de titín en el núcleo, aunque en citoplasma son más elásticos. También hay filamentos de miosina y actina, que contribuyen a la estructura y función nuclear, incluyendo movimiento de cromosomas y transcripción genética. La emerina y el complejo BAF conectan las lamininas a la actina nuclear, estimulando la polimerización. De esta manera, el genoma es modificado por los acontecimientos mecánicos citoplasmáticos, particularmente, los citoesqueléticos.

Es así como, y muy superficialmente descripto, las fuerzas mecánicas modulan la bioquímica nuclear propagadas desde la membrana, por el citoesqueleto, que al llegar a la membrana nuclear estimulan los canales de entrada de calcio al núcleo, induciendo la transcripción genética. El estrés mecánico del núcleo, canalizado por modificaciones en los poros de su membrana, cambia la organización de la cromatina, altera el ADN, promueve los consecuentes cambios de la doble hélice, lo cual facilita el nexo con reguladores transcripcionales. El flujo de ingreso de iones de calcio al núcleo es modulado por la actina del citoesqueleto. La tracción del titín citoplasmático influye, en definitiva, en los cambios de tensión del nucleoesqueleto y, finalmente, la traslocación nuclear.

Por lo tanto, resulta cada vez más claro cómo la acción mecánica, a distancia, efectivamente ocurre. Concretamente, es posible la propagación de fuerzas a través de integrinas y cadherinas transmembrana, asociadas con adhesiones focales. También complejos de unión, y con filamentos citoesqueléticos que los conectan con el núcleo, sus pliegues internos y la cromatina. La acción a distancia ocurre solo si hay filamentos citoesqueléticos que se vinculen con los nucleoesqueléticos. La eficiencia de esta propagación depende de la diferencia de stiffness o dureza de estos elementos de soporte. La velocidad y fidelidad de la rúbrica mecánica intracelular puede modularse por el citoesqueleto y sus filamentos. La señalización mecánica, vale la pena subrayar, es más eficiente que la difusión y es crucial para el funcionamiento celular. Así, el estrés mecánico puede influir sobre la síntesis proteica, la organización de la cromatina, el ensamblaje de las proteínas del núcleo, la transcripción y replicación genética y, finalmente, el proceso específico del ARN mensajero y la señal para la síntesis final de proteínas. Las consecuencias tróficas son concretas y las analizaremos al final de este capítulo.

Reconocemos, entonces, dos direcciones que representan la manera en que las fuerzas mecánicas impactan en la fibra muscular estriada esquelética:

- Del exterior al interior, o de la MEC al citoesqueleto: comprenden las fuerzas de compresión, tracción y presión de fluidos, y generan la distorsión de la membrana y la activación de sus receptores específicos.
- Del interior al exterior, o del citoesqueleto a la MEC: activan de la misma manera, por las mismas vías, estimulando a los mismos sensores ciliares primarios, canales iónicos mécanosensitivos y adhesiones focales (Chen, 2010).

Los dos gobiernan la conducta del músculo esquelético como respuesta al estímulo mecánico. Todas las tareas motoras representan, sin ir más lejos, un modo de transmitir energía mecánica hacia y desde la fibra muscular. Entiendo que las actividades motrices que mayormente representan la comunicación del exterior al interior son los estiramientos y las acciones excéntricas e isométricas. En tanto que, del interior al exterior, las acciones concéntricas e isométricas también. Posiblemente, los estímulos que integren las dos fuerzas, en donde la transmisión de energía mecánica es del exterior al interior y viceversa, son principalmente las acciones isométricas, las excéntricas y los estiramientos en tensión activa (ETA). Por ende, importantes recursos instrumentales para la transducción mecánica que no pueden faltar para la homeostasis e integridad funcional del medio interno.

Un poco más sobre transducción mecánica

Es clave considerar las interacciones célula-célula y célula-MEC localizadas en la superficie de la membrana celular o sarcolema. Ello incluye los canales mécanosensitivos, integrinas y moléculas de señalización o mécanoceptoras. Los mécanoceptores son los receptores al estímulo mecánico y comprenden, básicamente, dos elementos:

a. El receptor propiamente dicho: que es alterado por la fuerza mecánica, la cual suele ser de tracción, compresión, torsión, flexión, extensión y cizallamiento.
b. El elemento transmisor que conecta el receptor mecánico con los últimos targets, por lo general filamentos específicos del citoesqueleto.

Entre los mecanoceptores más importantes, tenemos los conectados a integrinas y los receptores de estiramiento. Estos últimos promueven cambios en la estructura lipoproteica de la membrana. Con el alargamiento se abren los canales iónicos sensibles al estiramiento, ensamblando la MEC con las integrinas. Como consecuencia final, la propagación al núcleo a través del citoesqueleto. Las integrinas conectan la MEC al citoesqueleto a través de la membrana.

Llegados a este punto, conviene decir algo más sobre la MEC. Se trata de una mezcla de colágeno, elastinas, proteoglicanos, glicoproteínas, entre tantos elementos constitutivos: es dinámica y regula múltiples funciones celulares, como migración, crecimiento y maduración. Sus mayores componentes son el colágeno y el ácido hialurónico, mientras que los proteoglicanos son responsables de su organización espacial y responden a la situación hormonal. De gran importancia son, también, las glicoproteínas adhesivas, junto con los geles y fluidos entre los componentes fibrilares. De allí su comportamiento tixotrópico. Contiene, además, moléculas de señalización. Las glicoproteínas adhesivas de la MEC se ligan al colágeno, garantizando la interacción entre célula y colágeno. Garantizan la recuperación de la longitud y emiten señales a tejidos vecinos. Estas acciones están reguladas, en su totalidad, por la carga mecánica.

Los estímulos mecánicos longitudinales abren los canales iónicos sensibles al estiramiento. La distorsión de la membrana, gatilla su despolarización, ingreso de iones y cambios en transcripción genética. En los músculos y neuronas los canales activados mecánicamente generan señales eléctricas que se transforman en químicas. En los fibroblastos las fuerzas mecánicas se transforman directamente en químicas, sin intermediación de canales sensibles al estiramiento, que sí están presentes en las fibras musculares. La activación de los canales iónicos sensibles al estiramiento es altamente ventajosa: favorece la flexibilidad sarcolémica, la permeabilidad de membrana y otras ventajas que nos permiten entender mejor, por ejemplo, por qué los estiramientos, en los últimos años, se han erigido como herramientas útiles en el entrenamiento adaptado para patologías metabólicas y distrofias musculares. En definitiva, estos canales garantizan la adhesión celular a la MEC y así a células vecinas. Los estímulos mecánicos en la superficie celular activan canales iónicos mécanosensitivos, proteínas G (heterotriméricas), proteínas kinasas y otros componentes de membrana. Esto activa una cascada de señales hacia el interior de la célula que terminan por cambiar la expresión genética.

Las integrinas despliegan un papel fundamental en la transducción mecánica. Atraviesan el sarcolema en angulaciones de 90°. Transmiten transversalmente la energía mecánica hacia adentro y hacia afuera de la fibra muscular. Estas proteínas complejas conectan los miofilamentos contráctiles del sarcómero con la MEC a través del sarcolema. Luego, otras proteínas conectan la MEC con la primer fascia propiamente dicha o endomisio. Conectan sarcómero con sarcolema a través del sarcoplasma para, de allí -vía MEC-, transmitir fuerza al endomisio.

Solo para mencionar e ilustrar, la cascada de señales mecánicas de adentro a afuera es la siguiente: la actina se une a la tensina, esta a la vinculina, que se une a la talina y paxilina, las cuales se unen a la integrina Beta 1 (la integrina Alfa 7 se une solo a la paxilina), que se une a la integrina Alfa 7, finalmente Beta 1 Alfa 7 atraviesan el sarcolema y se unen a la merosina y laminina. La alfa-actinina tiene una función muy concreta: comunica actina y banda Z directamente por el sarcoplasma a la integrina Beta 1. Las integrinas son de la familia de los receptores de adhesión localizados en el sarcolema y juegan un papel fundamental en la organización y supervivencia tisular, reparación regeneración, comunicación, señalización y crecimiento celular.

Es crucial en la integración con la MEC y la transducción de señales adentro y afuera de la célula. Las señales intracelulares no se desencadenan por la mera deformación de la membrana lipídica, sino por la distorsión de específicos receptores de adhesión que se conectan con el citoesqueleto. Las cadherinas, por ejemplo, se conectan tanto con la actina como con otros componentes del citoesqueleto. Las fuerzas mecánicas aplicadas directamente sobre integrinas, alteran el flujo por los canales iónicos a través de las proteínas G y otras proteínas kinasas. Los factores de adhesión focal o FAGs complementan a las integrinas y cadherinas. Garantizan la conexión entre membrana y citoesqueleto. Se trata de complejos sub-membranosos con función de anclaje, formando puentes moleculares ligándose a proteínas asociadas a la actina.

El citoesqueleto, entre otras cosas, tiene la habilidad de resistir a la deformación, transportar la carga intracelular y cambiar de forma durante el movimiento. Es una red interconectada de polímeros filamentosos y proteínas reguladoras, cuyas funciones recientemente están siendo descubiertas. Las fuerzas físicas internas y externas actúan a través del citoesqueleto para afectar el comportamiento celular. Por consiguiente, resulta clave saber cómo sus redes generan, transmiten y responden a señales mecánicas en diferentes escalas temporales. La estructura del citoesqueleto, como era de esperar, es compleja. Consideramos, inicialmente, dos grandes componentes. Por un lado, los polímeros, con importantes funciones en la conformación y mantenimiento de los compartimentos intracelulares. Por el otro, las proteínas reguladoras, que controlan la arquitectura de los polímeros y su organización en redes. Los tres polímeros son:

- **Microtubos**: son los más duros y complejos de los 3 polímeros, tienen una inestabilidad dinámica que permite una rápida organización del citoplasma.
- **Filamentos de actina:** menos rígidos, pero con una gran cantidad de puentes cruzados que se ligan a ellos formando redes estructurales isotrópicas, ramificadas, que se ligan a proteínas de unión como alfa actinina y filamina.
- **Filamentos intermedios:** son los menos duros, resisten las fuerzas de estiramiento mucho mejor que las compresivas y, a través de proteínas llamadas "plectinas" se unen a los microtubos y filamentos de actina.

Las proteínas reguladoras son tan importantes como los polímeros. Las fuerzas mecánicas afectan la actividad de estos factores reguladores y la organización de filamentos en redes. Al mismo tiempo, la genética de estas proteínas depende de la acción de estímulos mecánicos. Entre ellas podemos reconocer:

- **Factores promotores de nucleación:** inician la formación de filamentos.
- **Proteínas "capping":** culminan el crecimiento de los filamentos.
- **Factores de despolimerización:** desarman filamentos, no solo contráctiles.
- **Proteínas estabilizadoras y formadoras de enlaces cruzados:** organizan y refuerzan los filamentos.

La interconectividad entre estos componentes es, quizás, su rasgo más relevante. Los polímeros están ligados complejamente. Esta organización desempeña un rol clave en la transmisión del estrés compresivo y tensil, y en la percepción del micro entorno mecánico. La interconectividad de los tres polímeros entre sí, y de ellos con otras estructuras, permite la correcta distribución en toda la célula de las fuerzas que operan sobre ella. Conocer la citoarquitectura celular permite dilucidar dónde y cómo actúan las fuerzas exógenas y endógenas, como así también, su impacto en una localización particular. El citoesqueleto es una estructura dinámica y adaptativa, cuyos polímeros y proteínas reguladoras están en permanente flujo interactivo. Sus funciones son vitales para la sobrevivencia de la célula:

- Integra la actividad de una multitud de proteínas citoplasmáticas y organelas.
- Puede actuar como un factor epigenético.
- Determinante de la forma, función y destino celular.
- Organiza espacialmente el contenido de la célula.
- Conecta física y bioquímicamente la célula con el medio externo.
- Genera fuerzas coordinadas que permiten a la célula moverse y cambiar de forma.
- Entre ellas transmitir las fuerzas mecánicas al núcleo.

El titín es, quizás, el componente más representativo del citoesqueleto. Se trata del filamento más pesado de todo nuestro organismo (más de 3000 kilodaltons). Sujeta los filamentos de miosina, es responsable de la tensión pasiva y es el nuevo actor de la teoría trifilamentar de la contracción muscular (Herzog, 2012). En el libro anterior, "Amplitud de Movimiento", dedicamos extensos párrafos a la descripción del titín y su comportamiento durante los estiramientos. Por consiguiente, no nos detenemos en mayores consideraciones sobre el mismo, y pasamos, seguidamente, a desarrollar la mecanotransducción en las células satelitales, ya que responden al estiramiento y sus funciones son cruciales para la sobrevivencia de la fibra muscular.

Las células satelitales despliegan un importante rol terapéutico, muchas veces soslayado. Dispuestas entre el sarcolema y la lámina basal, contribuyen a regular la mecanobiología en la hipertrofia y regeneración del músculo estriado esquelético. Tatsumi (2008), entiende que el estiramiento representa el estímulo adecuado para promover la activación de células satelitales residentes de tallo. Recordemos que, muy a grandes rasgos, podemos identificar dos tipos de células satelitales. Las primeras se transforman en mioblastos durante el proceso miogénico de las lesiones musculares típicas. Las segundas, llamadas de "tallo", promueven proliferación de satelitales para futuras generaciones, como una suerte de estrategia para la reserva funcional ante la transformación de las primeras. En las fibras musculares esqueléticas normales, células satelitales se interponen entre el sarcolema y la lámina basal. Cuando el músculo es lesionado, entrenado o estirado estas células se activan. Al hacerlo, promueven el ciclo de proliferación celular, división, diferenciación y unión a la fibra muscular adyacente y son responsables de la regeneración y la hipertrofia por estiramiento de las fibras musculares estriadas esqueléticas.

De hecho, debe haber un mecanismo transductor para trasladar los cambios mecánicos en la fibra muscular a señales químicas que puedan activar la célula satelital. Efectivamente, lo hay e involucra el alargamiento muscular. El estiramiento mecánico de las satelitales dispara su activación a través de una rápida liberación de HGF o factor de crecimiento hepático. La deformación de las redes de la MEC activa un receptor específico en las satelitales, el C-met. Ello promueve el flujo iónico de calcio y la formación del complejo calcio - calmodulina y, de allí, la liberación de HGF. Este conecta con los receptores C-met. La consecuencia es el incremento de la concentración de óxido nítrico en la célula satelital, que también se forma en la fibra muscular como respuesta a la perturbación mecánica. La cascada de señales, teniendo al estímulo mecánico de deformación por estiramiento de la MEC como gatillo inicial involucra, entonces, el flujo iónico de calcio, la formación del complejo calcio-calmodulina y síntesis de óxido nítrico. Una consecuencia importante es la síntesis de metaloproteasas o MMP. Ellas remueven y renuevan el material de la MEC, proceso clave para la salud integral del sistema miofascial. El estudio de Tatsumi (2006) nos enseña que la activación satelital en respuesta al estiramiento es mediada por el compartimiento extracelular que permite liberar HGF: 2 horas de estiramiento intermitente de 12", baja intensidad (25%) y máxima activación de células satelitales por liberación de HGF. Otros factores de crecimiento (IGF o FGF) no activan satelitales.

De todo lo visto, se despenden importantes consecuencias metodológicas. Posiblemente, la principal es que no podemos seguir considerando a la flexibilidad como una capacidad secundaria o complementaria. Estiramientos, pandiculaciones y otras prácticas motrices similares no debieran faltar en el stock o repertorio de herramientas didácticas, no solo de un deportista o paciente, sino de todo ser humano. Mostramos, a continuación, un pequeño breviario de los efectos del estiramiento:

- Alineación de colágeno I y III y tenascina C.
- Aumenta el depósito de calcio en la unidad músculo tendinosa.
- Fortalece la MEC, permitiendo que la fibronectina se una a las fibrillas, compactándolas, agrupándolas.
- La deformación por estiramiento disocia las macromoléculas de ácido hialurónico, y al cesar la carga se vuelven a asociar (Chytil, 2020) facilitando, muy posiblemente, la hidratación del tejido conectivo.
- Junto con la compresión intermitente, ayuda a la síntesis de colágeno II y condrocitos, fortaleciendo la MEC.
- Aumenta la síntesis de glicosaminglicanos.
- Realineación de la actina y los núcleos en dirección de la fuerza.
- Cambios espaciales en la organización de la red desmina-laminina, modificando la cromatina nuclear (Wang & Ingber, 2009).
- Las alteraciones en lamininas y emerinas predicen la distrofia (Dreyfuss, 2002).

Las fuerzas mecánicas aplicadas en la membrana hacen mucho más que activar eventos locales: promueven arreglos estructurales en lo profundo del citoplasma y núcleo. Son cruciales para el continuo remodelado dinámico del citoesqueleto. Inducen cambios coordinados en el nucleoesqueleto. La transducción mecánica en el citoesqueleto promueve lo mismo en el nucleoesqueleto. De este al nucléolo, cromatina y finalmente el ADN. Wang (2006), nos recuerda otros efectos importantes del estiramiento:

- Proliferación celular, expresión genética y proteica de la MEC, sobre todo en tendones y ligamentos, sintetizando colágeno I.
- En fibras musculares lisas los estiramientos las alinean 65% en dirección a la tracción, inducen síntesis de proteínas y colágeno en la MEC.
- En células vasculares endoteliales produce reorientación celular, remodelación del citoesqueleto, síntesis de colágeno y fibronectina.
- Aumenta la concentración de tenascina C y se estimula la formación de condrocitos.

Entiendo, entonces, que los argumentos a favor de las distintas modalidades de deformación mecánica, entre ellas los estiramientos, son suficientes y consistentes. Lo expuesto hasta el momento explica una parte del proceso. El remodelado dinámico del tejido conectivo es una de las consecuencias deseadas, y los estiramientos cumplen gran parte de los requisitos para lograrlo. Sin embargo, otros de los efectos interesantes, es la hipertrofia muscular propiamente dicha. Si bien es un tema que ya desarrollamos en el libro "Amplitud de Movimiento" (Di Santo, 2012), vale la pena recordar y reforzar los conceptos.

Estiramientos y miogénesis

El entrenamiento de la flexibilidad no difiere, en cuanto a la consideración de los efectos a corto, mediano y largo plazo, del de las otras propiedades motoras: muchas veces el efecto agudo no es favorable, como ya lo hemos analizado en relación a las consecuencias inmediatas sobre la fuerza de los EEP. Sin embargo, sus efectos acumulados promueven las adaptaciones crónicas que, en muchas de sus manifestaciones, son altamente positivas. Es por ello que resulta crucial distinguir entre respuestas agudas y adaptaciones crónicas. Como respuestas agudas entendemos los efectos inmediatos de los estiramientos, y ya hemos estudiado en profundidad lo que producen, tanto los estáticos como los dinámicos. Como adaptaciones crónicas, nos referimos a los efectos a mediano y largo plazo, tanto a nivel subcelular como en otras estructuras y sistemas funcionales. Uno de ellos es la activación de la cascada de señales que impulsa la síntesis de proteínas. Particularmente contráctiles, incrementando el diámetro transversal del músculo estriado esquelético.

Las primeras investigaciones sobre HIE (hipertrofia inducida por estiramiento) fueron realizadas con animales, principalmente ratas y conejos. En la mayoría de los casos los incrementos de masa muscular fueron significativos, por ejemplo, hasta 294% luego de un mes, incluyendo sarcomerogénesis, miofibrilogénesis y hasta fibrilogénesis, con proliferación de células satelitales. Es decir, no solo hipertrofia sino, también, hiperplasia. En seres humanos la relación entre estiramientos e incremento de masa muscular fue confirmada por primera vez por Fowles (2000), aunque no en la magnitud registrada en animales. Tampoco los protocolos de estiramiento fueron los mismos, claro está, que con los animales. Entiendo que un breve repaso histórico nos contextualiza y facilita, luego, la interpretación del fenómeno. La década del 90 del siglo XX fue particularmente prolífica en la producción de trabajos sobre este fenómeno.

Eisenberg (1990), al estudiar el impacto de la deformación mecánica sobre la genética celular, plantea la hipótesis de que la HIE puede tener que ver con el rol del ARN. En los extremos de las fibras musculares estriadas esqueléticas hay una acumulación de ARN. El estímulo mecánico del estiramiento gatilla una cascada de acontecimientos que culmina con la activación del ARN. Ello provee una rápida síntesis de proteínas contráctiles, formando nuevos sarcómeros y extendiendo la longitud de las miofibrillas.

Alter (1992) entiende que la longitud de las fibras se ajusta a la longitud funcional del músculo completo, especulando que los estiramientos podrían modular la expresión genética e influir así sobre la extensibilidad muscular. Lo observamos cuando en lesiones, ya sea musculares o articulares, luego de períodos de reposo en estado de acortamiento, recuperamos sarcómeros en serie al volver a estirar. La pérdida de sarcómeros en serie producto de la inmovilización es un fenómeno de simple verificación, reportado por varios autores.

Gonyea & Antonio (1994), luego de 28 días de estiramiento progresivo, constata que el aumento de la masa muscular fue del 294%. El incremento de fibras musculares fue del 30% en 28 días, pero sin modificación hasta el día 16. Reporta, inclusive, hiperplasia en 25% de las fibras, que exhibían particiones longitudinales, sin verificar cambios en las células satelitales. Claro está, en animales.

Roman & Alway (1995) realizaron un estudio de las cadenas pesadas y livianas de miosina y sus adaptaciones al estiramiento, durante 30 días. No se registraron cambios en la MML (meromiosina liviana) tanto en las fibras lentas como en las rápidas. Solo se reportan cambios en las cadenas pesadas lentas II de miosina, sin cambios en las cadenas pesadas rápidas de miosina. Observan incrementos en la masa muscular de un 150% luego de 30 días y de un 50% luego de la primera semana. Reportan una disminución de la velocidad de contracción luego de 30 días. Es el primer estudio que distingue respuestas diferenciales al estiramiento estático entre fibras lentas y rápidas.

Goldspink (1995) advierte que el estiramiento, en animales, activa el ARN específico en los IGF o factores de crecimiento insulínico. Así mismo, verifica un aumento en la concentración de MGF o factor mecánico de crecimiento muscular, cuyas funciones estimulan la síntesis de proteínas y la hipertrofia muscular. El MGF activa células satelitales, mantiene y remodela el tejido muscular, y también regula la reparación tisular.

Yang & Alganeeb (1996), trabajando con conejos, verifican una rápida HIE. Reportan cambios en un regulador local del crecimiento muscular (factores locales de crecimiento). El isoformo 1 EB (EC en humanos) del factor 1 A de crecimiento insulínico incrementó su nivel en los músculos estudiados. Adaptaciones registradas solo en los músculos estirados, sin cambios en los músculos no estirados. Es decir, efectos no locales que trascienden la aplicación del estiramiento en un músculo en particular.

Kelley (1996) investiga a animales entrenados con tres tipos de cargas: estiramientos, fuerza y resistencia. En todas las categorías se encontraron incrementos significativos en el número de fibras musculares, área de fibra muscular y sección transversal. Pero la sobrecarga por estiramiento provocó, con respecto a los otros dos estímulos, el mayor incremento en el número de fibras musculares. Los trabajos de fuerza y resistencia fueron concéntricos, de limitado ROM. Solo los estiramientos aportaron un estrés mecánico significativo. Quizás sea esta consideración, principalmente, la que explique las diferencias.

Yamamoto & Nozaky (1997), estudiando en conejos la carótida extendida con catéter demostró, en fibras lisas, poco incremento de las mismas con estiramientos de alta intensidad. Sin embargo, logra constatar una gran hiperplasia proliferativa en las zonas extendidas moderadamente, a nivel de elongación o alargamiento de baja intensidad. Si algo similar es esperable en seres humanos, y en sus fibras estriadas, entonces los estiramientos a nivel de elongación podrían ser más promisorios. Los de mayor intensidad serían menos efectivos a la hora de esperar efectos tróficos y proliferativos en los músculos estresados mecánicamente. Obviamente, esta última inferencia peca de falaz, en el sentido del salto inductivo como error lógico. Pero no puedo evitar la tentación de pensar en sus posibles consecuencias en seres humanos. Pensemos, por ejemplo, en los innumerables casos de atrofia, inhibición artrogénica y tantos otros problemas en seres humanos para los cuales las soluciones no han demostrado, aún, ser lo suficientemente efectivas.

Brownson & Loughna (1997) reportaron alteraciones en los niveles de ARN mensajero de dos enzimas metabólicas en el músculo esquelético de ratas durante la hipertrofia inducida por estiramiento, comparando estos valores con músculos inmovilizados. El estiramiento incrementaba el nivel de anhidrasa carbónica, tanto en músculos fásicos como en tónicos, pero generaba declinación de los niveles de fosfoglucoisomerasa en los dos. El desuso generaba pérdida de anhidrasa carbónica en el fásico, pero no en el tónico. Sin modificación alguna de fosfoglucoisomerasa en el fásico, pero se redujo en el tónico. La anhidrasa carbónica neutraliza el medio ácido, mientras que la fosfoglucoisomerasa participa en los sistemas de producción rápida de energía. Se trata del primer estudio que analiza diferencias específicas en algunas enzimas metabólicas a partir de la aplicación de estiramientos. Si lo propio acontece en humanos, y nuevamente cometiendo la falta del salto inductivo, quizás podríamos esperar un impacto negativo sobre los procesos metabólicos de producción rápida de energía, pero positivo sobre los de recuperación ante cargas que acidifiquen el medio interno.

Agata (2009) descubre que los estiramientos, en animales, promueven la fosforilación de AKT y mTOR/ p70S6K a razón de 15´ por día. Sasai (2010) verifica, también en animales, un aumento de mTOR / p70S6K con estiramientos.

Llegados a este punto, estamos obligados a recordar que los protocolos de estiramiento desarrollados en animales difieren largamente de aquellos que, habitualmente, realizan los seres humanos, tanto deportistas como no deportistas. En animales los estiramientos eran estáticos de larga duración, en muchos de estos protocolos 24 horas al día, entre 3 y 30 días inclusive. Tampoco pudo constatarse un incremento de la fuerza en los animales evaluados, mucho menos su mantenimiento o reducción crónica, por dificultad para su evaluación. Los protocolos de estiramiento implementados con animales son inaccesibles a los seres humanos: ningún sujeto puede estirar 24 horas un músculo durante un mes entero, a menos que se trate de una situación exclusivamente terapéutica en la cual, empleando yesos o máquinas para la tracción, podamos simular las situaciones como la de los experimentos con animales.

En seres humanos, Worrel (1994) y Handel (1997) ya reportaban importantes incrementos de la fuerza luego de tres semanas de entrenamiento sistemático de la flexibilidad. sin estímulos de fuerza de por medio, en comparación con los valores iniciales. Fowles (2002) registró cierto índice de hipertrofia en músculos estirados, concretamente 49% respecto a músculos entrenados en fuerza estática. Warnecke (2023), en una extensa revisión en la que participan numerosos y prestigiosos investigadores, concluye, de manera prudente, que los resultados en seres humanos son aún controversiales, contradictorios y mucho queda por ser dilucidado. Todo parece indicar que la magnitud de la hipertrofia en seres humanos es proporcional al tiempo y la intensidad del estiramiento aplicado. Mientras que en animales los estudios exhiben alta consistencia en sus efectos tróficos, en humanos no hay evidencia consistente. A diferencia de los animales, los protocolos en humanos emplean estiramientos mucho más cortos. Veamos algunos estudios de los últimos años, mucho más recientes que los inicialmente compartidos.

Simpson (2017) reporta 5,6% de aumento del diámetro transversal con 3′ de estiramiento diario en flexores plantares, a razón de 5 días por semana y 6 semanas consecutivas. Mizuno (2019) verifica un aumento de 5,8% también en flexores plantares con 2′ de estiramiento, a razón de 3 veces por semana y durante 8 semanas. Panidi (2021) encuentra un 23% de aumento en esos mismos grupos musculares con estiramientos de 15′, 5 días por semana. Warnecke (2023) reporta entre 5% y 15% de hipertrofia con estiramientos de una hora. Pjil (2021) atribuye esta HIE al rol del titín, en su despliegue durante la tensión pasiva. Kraemer (2017) entiende que el estiramiento activa factores de crecimiento. Schoenfeld (2020) concluye que los EEP de baja intensidad no parecen promover cambios significativos en el diámetro transversal o la arquitectura del músculo estirado. Sin embargo, conforme la intensidad y la duración son mayores, los estiramientos sí pueden generar hipertrofia muscular. El autor encuentra que solo 3 de 10 investigaciones consideradas reportan HIE.

Las posibles explicaciones son las siguientes, recordando que todas permanecen en categorías especulativas y no son concluyentes, ni excluyentes:

- Sarcomerogénesis: es decir, adición de sarcómeros en serie (Deyne, 2001).
- Miofibrilogénesis: por ruptura crítica de la proteína Z y multiplicación de miofibrillas.
- Hipertrofia de ciertas cadenas pesadas de miosina.
- Incremento en la concentración de MGF, o factor mecánico de crecimiento muscular.

Recordemos que los MGF promueven la síntesis proteica, activan células satelitales e incrementan el ARN ribosomal. Despliegan un rol crucial en los procesos de lesión, controlando la reparación tisular, el mantenimiento de la síntesis de proteínas y su remodelación. No obstante, entre 2002 y 2005 surgen hipótesis importantes que invitan a considerar un vínculo significativo entre estiramientos y miostatina, explicando el crecimiento de la fibra muscular: según parece, el estiramiento promueve la síntesis de enzimas bloqueadoras de la miostatina, concretamente activina y follitina, y es por ello que, luego del estrés inducido por los alargamientos miofasciales, la síntesis de proteínas tiene menor freno debido a la actividad reducida de la miostatina. Animales intervenidos con inhibición del gen de la miostatina, demostraron un incremento inusitado de masa muscular. Seres humanos que nacen con este déficit también incrementan su masa muscular más allá de lo normal. Otras posibles explicaciones involucran:

- Fosforilación de proteínas integrales: la mecanotransducción activa enzimas específicas (kinasas, tirosina kinasas y serina / treonina kinasas) y ello gatilla segundos mensajeros que estimulan la síntesis de proteínas.

- Fosforilación de AKT y mTOR/ p70S6K.
- Cambios en el flujo iónico debido a la apertura de canales mécanosensibles: en las fibras musculares existen los canales iónicos sensibles al estiramiento, ya estudiados en este mismo capítulo.

No obstante, recordemos que todos estos estudios reportan las adaptaciones musculares al EEP, tanto de baja como de alta intensidad, sin conocer, entre otras cosas las adaptaciones al ED o ETA, específicamente en cuanto a la posible, o no, HIE. En los EEB y de baja intensidad, no parecen verificarse adaptaciones tróficas significativas.

Reflexiones finales

Llegando al final de este capítulo, y conforme repaso, leo y releo las evidencias reportadas, las hipótesis y conjeturas, no puedo dejar de pensar acerca del rol crucial de todos los tipos de fuerzas mecánicas actuando sobre la profundidad de las estructuras orgánicas, tanto celulares como no celulares o intercelulares. Al cuerpo humano no le puede faltar tracción, torsión ni compresión, como principales fuerzas mecánicas. El principal agente promotor de todos estos tipos de fuerzas, es el movimiento mismo. Nuestra configuración evolutiva nos dispone al movimiento, inexorablemente. Sin este, el cuerpo humano adolece, sufre, involuciona y paga las consecuencias a nivel de nuevas y emergentes enfermedades. El contexto agreste y natural, y la paleomotricidad, o motricidad ancestral, garantizaban la provisión de todos estos tipos de fuerzas mecánicas. La variabilidad de las expresiones motrices de nuestros antepasados, por necesidad básica de supervivencia, aseguraba lo necesario, en este caso desde el punto de vista mecánico, para que al sistema miofascial no le falte estímulo alguno.

En el contexto contemporáneo, como bien sabemos, gran parte esas expresiones motrices, si no todas, la mayoría, han sido reprimidas. Los deportes y otras actividades recreativas logran reditar algunas de esas manifestaciones, pero no hay actividad contemporánea alguna que integre todas. Por otro lado, sería insensato sugerir a la población que se traslade a vivir en medios agrestes, practique diez o veinte deportes o clases diferentes de gimnasio para garantizar que todos los estímulos neuromecánicos necesarios sean cubiertos. Por lo tanto, muy posiblemente, lo que a priori los profesores deben considerar no es tanto lo que es factible de ser realizado, sino, sobre todo, lo que falta. Nuevamente, el aproximarnos demasiado nos enriquece, por un lado, pero empobrece por otro. De allí la gimnasia intelectual de acercamiento y alejamiento como juegos interactivos, que permiten, entre otras cosas, advertir lo que no estamos ofreciendo aún a nuestros deportistas o pacientes.

Capítulo 8
Conectividad epimuscular y efectos no-locales

En el capítulo anterior, dedicado a mecanobiología y miogénesis, nos abocamos a estudiar la cascada de señales desencadenada dentro de la fibra muscular estriada esquelética al ser deformada longitudinalmente por un estiramiento. Procuré dejar en claro el proceso, con arreglo al cual, el estímulo mecánico no solo es crucial para la supervivencia y homeostasis del medio interno y la misma célula, sino, también, la promoción de la síntesis de proteínas como su consecuencia derivada. En este caso, ya no profundizaremos lo que sucede "hacia adentro" de la fibra muscular, sino lo que se desencadena "hacia afuera".

Es así como estudiaremos, verbigracia, la conectividad intermuscular, también conocida como epimuscular, no la intramuscular, ya sea interfascicular o intrafibrilar. Nos permitirá entender como las limitaciones en la capacidad de estiramiento de un músculo o grupo muscular no dependen, solamente, de sus restricciones y retracciones endógenas. Son también el producto de la situación y el estado de otras estructuras anatómicas, musculares y extramusculares, tanto proximales como distales. La conectividad mecánica estudia cómo se construyen tales vínculos entre zonas anatómicas, particularmente a través de fascias y aponeurosis, sin dejar de lado el rol crucial que cumple la matriz extracelular (MEC) con sus fibras de colágeno, elastina, reticulina, geles y demás proteínas conectivas.

En definitiva, la relación vinculante entre epimisios se da por la matriz intersticial que los separa, particularmente a través de las redes de colágeno. Conexiones mecánicas materializadas por el protagonismo de estructuras también presentes en las conectividades intramusculares. Volvemos a encontrar integrinas, fibronectina, merosina, laminina, fibras de colágeno, geles y demás actores ya citados. Lo que no aparece, lógicamente, son algunas estructuras sub-sarcolémicas como, por ejemplo, los factores de adhesión focal. Entre epimisios, las conexiones son muy similares a las que encontramos entre sarcolema y endomisios, entre endomisios y entre perimisios. El rédito del estudio de estas conexiones, en nuestra práctica cotidiana con personas que sufren severas limitaciones, sigue siendo significativo. Contribuye a encontrar soluciones a retracciones miofasciales y problemas de flexibilidad, ROM y ADM, sobre todo cuando los recursos terapéuticos "locales" ya no aportan mayores cambios.

Dos estudios iniciales

Comenzaremos nuestra indagación citando dos estudios que, aunque hayan sido pblicados años atrás, siguen siendo extremadamente interesantes. Ellos describen, e intentan explicar, el efecto intersegmentario distal. Luego, recurriendo a otros autores y publicaciones, reflexionaremos acerca del fenómeno y sus posibles consecuencias prácticas. Los dos estudios que tomamos como punto de partida, son los siguientes:

- Quintana Aparicio (2009): sobre los efectos inmediatos de una técnica de inhibición suboccipital, procedimiento muy conocido y empleado en terapia manual, en los isquiotibioperoneos (ITP) en sujetos con SHS (Short Hamstrings Sindrome) o síndrome de ITP acortados, modificando su elasticidad.
- Fischer (2010): sobre la influencia de una técnica de tracción de la ATM, o articulación témporomaxilar, en el ROM coxofemoral en sujetos con síndrome de dolor regional complejo.

El estudio de Quintana Aparicio (2009) indaga el efecto de la técnica de inhibición suboccipital en la flexibilidad de los isquiotibioperoneos. El procedimiento aplicado es la inducción miofascial suboccipital, propuesta por Andrej Pilat. Estando el sujeto en posición supina, el terapeuta aplica, durante dos minutos, un masaje profundo en las fascias suboccipitales, estirándolas. Los resultados son más que interesantes: reporta una mejora inmediata de la ROM en ITP, junto con una significativa disminución de la sensibilidad dolorosa como, así también, un aumento en la presión algométrica en semimembranoso, no así en semitendinoso o bíceps crural.

Hay antecedentes de esta intervención. Schleip (1996) verifica que, al disminuir el tono suboccipital con técnicas FNP, ya sea pasiva o activamente, aumenta la longitud de los ITP y el ROM coxofemoral. Taylor (2003) también encuentra que la aplicación de FNP en músculos suboccipitales aumentan la flexibilidad de ITP. Por su parte, Fox (2006) reporta que la manipulación de la articulación sacro ilíaca aumenta la flexibilidad de ITP. En todos estos casos vemos que la intervención es lejana, lo cual es importante cuando la musculatura target es hipersensible, irritable, inaccesible o el sujeto no puede ubicarse en posición correcta para estirar. Esto es particularmente significativo, ya que respeta la concepción de la flexibilidad como una propiedad neuromecánica vinculada a la reducción de resistencias, y no como una práctica agresiva que procura incrementar el ROM "cueste lo que cueste". Volviendo al estudio de Quintana Aparicio (2009), el autor postula 3 hipótesis como posibles explicaciones del fenómeno: el control postural, la conectividad vía duramadre y, por último, las cadenas miofasciales. Tengamos en cuenta que los músculos occipitales participan en el control postural, y que la duramadre conecta a esos músculos occipitales con los ITP, particularmente a través del epineuro del nervio ciático. Por otro lado, la fascia tóracolumbar conecta miembros inferiores con hombro y cuello. Por consiguiente, las 3 hipótesis tienen sustento anatómico y son consistentes.

La pesquisa de Fischer (2010) constata el incremento del ROM de abducción de cadera por reducción de resistencia de los aductores. Los sujetos con síndrome doloroso regional complejo presentan menos ROM en la cadera, por eso Fischer elige la abducción en este estudio. La hipótesis es que estos sujetos aumentarán su ROM en cadera luego de aplicar técnicas de inducción miofascial y que, en sujetos sanos, los efectos serían nulos o mínimos. La intervención fue de 90" de tracción manual sobre mandíbula hacia atrás, y el efecto inmediato fue un aumento en la flexibilidad de los aductores. La disfunción témporomaxilar es un síndrome complejo y multifactorial, cuyas repercusiones son incómodas y variadas. Varios investigadores postularon un grado de conectividad entre ATM y varias partes del cuerpo. Aun así, esas conexiones no son, aun, del todo claras, quizás por falta de estudio sistemático. No se sabe si la conexión es neural o también mecánica a través de fascias. O una posible conexión mixta, tanto neural como mecánica. Sabido es que los desórdenes en ATM conllevan a alteraciones posturales, dolor lumbosacro, dolor referido cervical, en plexo deltoideo, disfunciones musculares, cefaleas, mareos y otros síndromes regionales dolorosos complejos.

Los antecedentes de estas conectividades son varios. Ya Miyahara (1996) reporta como contraer los músculos mandibulares, apretando los dientes, afecta el reflejo H en el nervio tibial posterior. Postula que la actividad oral genera una fuerte influencia en la actividad motriz de otras partes del cuerpo. Fischer (2008), al describir la relación entre la ATM y los síndromes regionales dolorosos complejos, planteaba que los impulsos aferentes desde la región oral masticatoria son modulados por influencias descendentes desde la corteza cerebral.

Entre las posibles explicaciones, Fischer (2010), al entender que las rutas mecánicas y anatómicas entre ATM y cadera son más difíciles de trazar, esgrime la posible conexión entre las aferencias intrafusales provenientes de la ATM y la formación reticular, con relevo previo en el centro motor trigeminal. Las aferencias intrafusales desde la ATM forman un input procesado por el núcleo mesenfálico trigeminal. El trigémino emite proyecciones descendentes a la formación reticular y médula. Plantea, así mismo, que la correlatividad anatómica es necesaria, aunque no suficiente: también puede ser mecánica. Los inputs aferentes A, AB y de las fibras C (dolor mediato) de la periferia y partes profundas del cuerpo convergen en neuronas de los cuernos dorsales de la médula y del trigémino. Luego esa información proyecta a los núcleos talámicos mediales, laterales y corteza. Los inputs integrados a nivel del tallo juegan un rol clave en las funciones motoras del trigémino. Lo cual podría explicar la relación entre la articulación témporomaxilar, el síndrome doloroso y el incremento del ROM luego de la aplicación del procedimiento.

Finalmente, Fischer (2010) postula que los núcleos reticulados de la base pueden ser el puente entre los sistemas trigeminal/medular y las aferencias de los HNM provenientes de la ATM. Convergen en el núcleo trigeminal mesenfálico y, desde aquí, proyectan hacia el borde medial del núcleo trigeminal descendente y adyacente núcleo reticular. Uno de los adyacentes núcleos reticulares es el rojo, que comanda la actividad gama y el tono muscular por la vía rubroespinal. Esta ruta podría explicar como la estimulación propioceptiva de los músculos de la mandíbula podría disminuir la eferencia del sistema motor gama, facilitando el estiramiento del grupo muscular target. No sabemos si la conexión es solo neural, aunque la mecánica sería, quizás, más difícil de trazar. Aun así, nunca descartable.

Una interesante experiencia de intervención en deportistas de alto rendimiento la tuvimos en 2012. Al emplear la tercera persona del plural refiero al trabajo de todo un equipo de profesionales que tuve el honor, en aquellos años, de dirigir. Por entonces, Andrés Silva, atleta uruguayo, supera sus problemas de ITP a partir de una intervención miofascial en cuello y mandíbula. Recupera el ROM, no vuelve a lesionarse. Los procedimientos estudiados ayudaron a resolver problemas similares en otros atletas. Por algún motivo, ya sea mecánico, neural o neuromecánico, este y otros atletas superaron fuertes restricciones miofasciales a partir de la aplicación de maniobras no locales. Estos dos estudios, junto con la anecdótica referencia de un atleta olímpico, semifinalista en los juegos olímpicos de Río de Janeiro, nos permiten abordar el tema de la conectividad epimuscular con mayor consistencia.

Unos cuatro años más tarde, motivado por estos resultados, y en una nueva visita a MUN, Memorial University of Newfoundland, a la escuela de Human Kinetics, propongo a David Behm investigar el efecto de la inducción suboccipital en el probable, o no, incremento de ROM en la flexión de cadera. La idea pareció consistente y, luego de perfilar el diseño experimental, nos dedicamos a preparar los dispositivos para la toma de datos. No solo valoramos ROM con goniómetro digital, sino también a respuesta del RMT a través del "Tendon Tap" o golpe en la patela, y el registro EMG en ITP. Recuerdo que, en las prácticas de control, que permiten ajustar los procedimientos y calibrar los dispositivos, quedé descartado como posible sujeto experimental debido a mi extremadamente pobre reactividad refleja. Sucedió lo propio con el director y encargado del laboratorio, sujeto que, como en mi caso, nos caracterizamos por la prevalencia de ánimo sereno. Los dos somos, según dicen, sujetos tranquilos. Huelga aclarar que no necesariamente esa es la causa de la baja respuesta refleja.

Las condiciones de intervención eran, por un lado, la aplicación de la inducción suboccipital, durante 2´, en camilla y con el sujeto en posición supina, la condición de control, es decir permanecer en la camilla 2´ sin intervención alguna y, finalmente una condición placebo, consistente en colocar los dedos en la región suboccipital, pero sin intervenir, solo apenas rozando. El estudio aún no ha sido publicado, y probablemente no se publique porque, para nuestra sorpresa, las tres condiciones reportaron incremento del ROM en flexión de cadera, descenso en la respuesta de estiramiento y en la actividad electromiográfica. Los resultados más consistentes se obtuvieron en la condición experimental propiamente dicha. Pero en la de control y la condición de placebo, también hubo cambios, aunque poco relevantes, cambios, al fin y al cabo. Muy posiblemente, la posición adoptada para la intervención, la supina, haya influido para que, aún sin hacer nada, el ROM aumentara. Eventualmente, la disposición de las máculas sacular y utricular haya repercutido, por la vía vestíbuloespinal, en el sistema motor gama, reduciendo su descarga eferente y, por ende, minimizando la resistencia neural propia del reflejo miotático de tracción intermediada por el bucle gama-alfa.

La verdad, no sabemos por qué las diferencias no fueron significativas. No obstante, lo que sí pudimos confirmar, es que la intervención en las fascias suboccipitales permitió incrementar la ROM en flexión de cadera, reducir la resistencia miofascial de los ITP, disminuir la barrera refleja protectora y, también, bajar la respuesta EMG. Sea placebo o no, como herramienta y recurso instrumental, nos ha sido de extrema utilidad. No obstante, entiendo perfectamente que, para la ciencia, esto no alcanza. La ciencia indaga por las causas, es decir, los acontecimientos intermedios concretos que explican la relación entre la variable independiente y los cambios en la variable dependiente, en este caso el ROM, la respuesta EMG y la reacción refleja. No discute que un procedimiento produzca determinados efectos, ni que sea útil. La ciencia necesita saber el por qué, aunque esto poco le interese al profesor, terapeuta, deportista o paciente.

Teoría de la conectividad epimuscular miofascial

Esta formulación sugiere que, cuando las fascias reducen su retracción y/o hipertono, este estado favorable se comunica a otras fascias. Si bien no hay evidencia concreta de dicha conexión, al menos de las posibles conectividades intersegmentarias distales, vemos que existe una vinculación entre partes del cuerpo, aunque sus mecanismos no son claros aún. Es decir, esta relación no es lo suficientemente prístina cuando se trata de regiones del cuerpo humano tan alejadas entre sí, como es el caso, por ejemplo, de la ATM y la cadera. De allí la necesidad de estudiar las diferentes conectividades miofasciales a los efectos de promover un acercamiento comprensivo. Los estudios precedentes dan cuenta de una posible relación, no solo neurológica, sino también mecánica entre fascias distales. Evidentemente, si los efectos se deben a esta conectividad, la misma no puede ser solo segmentaria, paralela y local, sino también, intersegmentaria y distal. Aun así, consideramos conveniente estudiar los distintos tipos de conectividad a los efectos de aproximarnos a la compresión más cabal del fenómeno.

Tal como formula Stecco (2020) con claridad contundente, las fascias profundas son protagonistas cruciales para transmitir cargas en paralelo, atravesando articulaciones y siendo responsables del 30% de la fuerza generada por la contracción muscular. Por consiguiente, es imposible dividir la acción de los músculos de la de las fascias, por lo que resulta más conveniente considerarlos como "unidades miofasciales". De la misma manera, Stecco (2020) nos recuerda que, durante el EE y asistido, las fascias son los primeros tejidos que limitan la elongación, sugiriendo que son ellas, precisamente, el target principal del estiramiento estático. Recordemos que la fascia profunda es una lámina continua que, desde el tren medio, conecta miembros superiores e inferiores. En ella podemos distinguir entre fascia epimisial, que rodea y penetra músculo y tendón, quienes se adhieren fuertemente a ella, siendo responsable de la transmisión epimuscular de fuerza. El otro componente es la fascia aponeurótica, lámina más densa, constituida por tejido conectivo fibroso, que conecta segmentos a la distancia. Yucesoy (2010) entendía que los músculos adyacentes no pueden ser considerados como unidades independientes. La fuerza se transmite por conexiones paralelas directas de colágeno. De la misma manera, en los estiramientos, la deformación de un músculo no puede dejar de afectar a su vecino del mismo grupo muscular, la de ese mismo grupo muscular a otros del mismo segmento, no solo los sinergistas sino, también, los antagonistas y, por las conexiones aponeuróticas, lo que sucede en el segmento no puede dejar de afectar al miembro en su totalidad y, de ahí a otros miembros adyacentes y luego a distales. Incluso del otro hemicuerpo y el otro tren.

En cuanto a la conectividad mecánica a través de las fascias, revisten particular interés las intersegmentarias y las intrasegmentarias, es decir, con los grupos musculares antagonistas. Las conexiones intrafibrilares ya las hemos estudiado en el capítulo dedicado a mecanobiología y miogénesis inducida por estiramiento. Las conexiones intramusculares son las que se dan paralelo entre sarcolemas, endomisios, perimisios y epimisios. Las intrasegmentarias conectan músculos del mismo grupo muscular, como así también, con otros grupos musculares del mismo segmento. Cuando se trata de la relación entre segmentos, ya hablamos de conexiones miofasciales intersegmentarias. Pueden ser proximales, es decir, las que se tejen en paralelo entre fascias de segmentos contiguos que se superponen o solapan. También pueden ser distales, es decir, entre fascias de segmentos no contiguos, bastante apartados entre sí. En este último caso, como aclaramos arriba, las aponeurosis ya asumen un rol protagónico fundamental. Todas estas conexiones mecánicas son, en definitiva, importantes, tanto para las expresiones de fuerza como para los estiramientos.

Conectividad epimuscular en las expresiones de fuerza

En relación a la fuerza, la visión clásica entendía que ella es generada en las fibras musculares y transmitida en serie, vía tendón, hacia el esqueleto. Estudios recientes sugieren que los músculos están mecánicamente conectados a fascias y no se los puede interpretar como actores independientes. Finni (2023) define la transmisión epimuscular de fuerza como aquella que, del músculo al esqueleto, se justifica por encima del origen e inserción del propio músculo. Al considerar la interacción mecánica por vainas miofasciales podemos justificar como los tejidos conectivos que rodean los músculos son capaces de transmitir fuerza de manera substancial.

La conectividad en paralelo es responsable de transmitir el 30% de la fuerza generada por la acción muscular, cualquiera sea el régimen en cuestión, aunque sospechamos que en las excéntricas e isométricas es crucial. No solo la transmisión de fuerza, también configuran una red de seguridad para eventos traumáticos que afectan la unidad miotendinosa, colaborando para garantizar su protección. La fuerza también es transmitida a través de barreras compartimentales. La conectividad no solo es local y paralela, también ocurre entre antagonistas. Es por ello que, para entender la transmisión de fuerza, es necesario investigar el rol de cada uno de estos elementos, así como sus interacciones.

La forma más conocida de transmisión mecánica es en serie, es decir, longitudinal. Sin embargo, no es la única. Es necesario estudiar el rol del tejido conectivo en el músculo esquelético y sus potenciales funciones durante el movimiento. No obstante, dicho estudio acredita una condición especial, que es entender que los músculos no son actores independientes. Existe un link mecánico que es provisto por los envoltorios, particularmente los limítrofes, que son los epimisios. El profesor Huijing (2009) nos recuerda algo crucial: si no comprendemos la transmisión mecánica miofascial de la fuerza, jamás entenderemos completamente la función muscular. El análisis de las vías en paralelo, y su conexión, es fundamental para entender la transmisión de la fuerza. Ya vimos como las cadenas supramoleculares de conexiones entre el citoesqueleto y el colágeno de la MEC, permiten la transmisión de fuerza entre el citoesqueleto y los endo, peri y epimisios. Entre músculos, la transmisión de la fuerza en paralelo es posible, por la conexión transversal entre epimisios. La relación entre ellos también ha sido estudiada y no difiere mucho de las más profundas, ya analizadas.

La conectividad intermuscular directa es provista por una capa de tejido conectivo areolar entre vientres musculares. La fuerza emitida entre el origen y la inserción no es la misma, lo cual da cuenta de una transmisión adicional de fuerza, en paralelo o transversal, por las vías miofasciales epimusculares. Precisamente, la trasmisión de fuerza miofascial epimuscular se define como aquella que no es la propia de la inserción y el origen: se transmite del músculo a sus alrededores pasando los límites de la unidad miotendinosa. Reconocemos, por consiguiente, dos vías de conexión epimuscular:

- **Intermuscular:** transmisión directa de la fuerza entre dos músculos por el tejido conectivo a nivel de los vientres musculares.
- **Extramuscular:** la fuerza se transmite desde el epimisio a una estructura no muscular adyacente o vecina.

Lo cual nos conduce a la necesidad de estudiar las estructuras que proveen el sustrato anatómico para las vías fasciales extramusculares. Claramente, pueden ser estas tres:

- **Tracto neurovascular:** es la MEC que sostiene nervios y vasos que entran al músculo, continuando la red de tejido conectivo intramuscular.
- **Fascias:** que configuran capas que forman bordes fronterizos con los músculos sinergistas contiguos.
- **Tejido conectivo:** alrededor de los tendones, que también se conectan con fascias de músculos de segmentos vecinos.

La disección de cadáveres frescos muestra una vasta red de estructuras de colágeno uniendo y conectando músculos. Los músculos están vinculados por una sábana de fascias, tejido conectivo areolar, puentes vasculares y soportes de colágeno. Empujar, acortar, traccionar e, incluso, manipular a un músculo arrastra, inexorablemente, a su vecino. Incuestionablemente los músculos están conectados. La clave está en conocer cuán importantes son estas conexiones para el normal funcionamiento de las UMF, es decir, como el colágeno por fuera de los epimisios conecta los músculos. Por lo tanto, podemos hablar no solo de sinergia en el sentido clásico de colaboración neural, sino, también, mecánica. En definitiva, todas las sinergias son, me atrevo a afirmar, neuromecánicas. Se dan por el tejido conectivo intermuscular y el tracto neuromuscular entre músculos, que luego penetra y relaciona los perimisios y los endomisios. Esta conexión es tan clara y relevante que, si se eliminan las conexiones, decrece la fuerza, y ya hemos referido su porcentaje de pérdida. La interacción mecánica se origina desde los tejidos intra e intermusculares, por lazos transversales, y los tejidos blandos areolares pueden efectivamente transmitir fuerza.

Recordemos que la posición de un músculo en relación a los tejidos que lo rodean determina su fuerza isométrica, como así también, las otras manifestaciones de acción muscular. Los cambios en las expresiones de fuerza por las modificaciones en las posiciones de partida pueden explicarse, entre otras cosas, por las alteraciones en la configuración de los tejidos que representan las vías miofasciales. La porción distal de la unidad miotendinosa arrastra, en las acciones de fuerza, a los músculos vecinos. De ahí la importancia del permanente refuerzo de las uniones miotendinosas.

No solo en laboratorio, sino también "in vivo" se ha demostrado el potencial para la transmisión de fuerza a través de los músculos esqueléticos, vía fascias epimusculares. Al estirar un grupo muscular, el cambio de longitud de un músculo puede ser diferente del de su vecino. ¿Cómo puede demostrarse si la transmisión de la fuerza por las vías epimusculares es significativa? Porque al activar 2 o más músculos de un grupo muscular, la suma de sus fuerzas es mayor que la que pueden generar individualmente y luego sumada por separado. Esta sencilla ecuación demuestra que hay interacción entre vientres musculares y tendones. La magnitud de la transmisión vía fascias epimusculares no parece ser la misma en todo el cuerpo humano. Se trata de sinergias neuromecánicas que suelen a variar de un sector a otro. La conectividad mecánica intersegmentaria es clave, no solo para entender los efectos distales, sino también para justificar la mayor sumatoria de fuerzas. Vleeming (1995), por ejemplo, investiga la carga de la fascia tóracolumbar y muestra como los músculos de los miembros inferiores se conectan a los espinales y, de allí, a los miembros superiores. Por su parte, Van Mameren (1979) postula que los tejidos conectivos de las articulaciones no deben considerarse entidades separadas de las fascias musculares, conectándose neural y mecánicamente, actuando en cuplas cooperativas.

Por nuestra parte, y volviendo a los temas que nos reúnen, la flexibilidad, el ROM y la ADM, al trabajar retracciones "rebeldes" ya sea en aductores o pectorales, la conectividad epimuscular distal, mediatizada por la fascia tóracoabdominal, es de vital importancia. En otros términos, no podemos avanzar en la reducción de las resistencias miofasciales y retracciones de estos grupos musculares por separado. Reducir la resistencia de uno coopera en la reducción de la resistencia del otro. En el caso de ITP cortos, los estiramientos de músculos suboccipitales casi siempre preceden la maniobra de alargamiento de los primeros. Lo propio respecto al piriforme, anticipando el estiramiento de los ITP. Con estos, los ejemplos pueden multiplicarse indefinidamente. En otros términos, la conectividad epimuscular se convierte en otra herramienta operativa que nutre nuestro, siempre insuficiente, repertorio de recursos.

En las situaciones anormales o patológicas

Hace ya muchos años, Street (1983) planteaba que el tejido conectivo transmite fuerzas de las áreas normales a las dañadas. Los tejidos conectivos que configuran y rodean al músculo pueden prevenir lesiones, y facilitar la reparación en caso de lesiones. Las redes de tejido conectivo pueden actuar como mallas de seguridad para los eventos traumáticos de tendón y músculo. Al mismo tiempo, estabilizan las áreas dañadas contra los cambios de longitud. En definitiva, las vainas y demás envoltorios ayudan a preservar la función a pesar del trauma. Ante la lesión muscular, se refuerzan las conexiones entre la MEC y las integrinas y distrofinas. En los tendones, los nexos conectivos con los tejidos vecinos previenen lesiones y facilitan procesos de reparación. De la misma manera, ante cicatrices endógenas y fibrosis, se ve afectada la transmisión de fuerza. Este refuerzo de la conectividad mecánica reduce la carga sobre la fibra lesionada, permitiendo mejor cura y reparación, reduciendo la chance de nuevas rupturas. La mejora de la transmisión de la fuerza mecánica vía endomisio ayuda a que el proceso miogénico, frente a lesiones musculares, se desenvuelva con normalidad. Por otro lado, en casos de trastornos neuromusculares, los trabajos del profesor Huijing (2007) sobre el rol de la conectividad epimuscular en paraparesia espástica son fascinantes, cuyas consecuencias prácticas no pueden ser soslayadas.

Efectos cruzados de los estiramientos

Uno de los aspectos que más me sorprenden de la maravilla del cuerpo humano y su complejidad fisiológica, es la inmensidad de recursos que, ante dificultades de distinto tipo, podemos descubrir, ensayar e implementar, claro está, al profundizar los estudios inherentes. A partir de los esfuerzos de los investigadores y sus hallazgos, de los revisionistas y la presentación organizada y reflexiva de nuestros conocimientos que -como profesores y dentro de nuestras limitaciones lógicas- tratamos de transmitir, se abre la posibilidad de construir apasionantes procedimientos orientados, ya sea a potenciar facultades motoras en deportistas, o resolver severos inconvenientes en casos terapéuticos.

La mayoría de los órganos en nuestro cuerpo, y en el de la mayoría de las especies, son especulares, es decir, se manifiestan de a pares: dos ojos, dos riñones, dos hemisferios cerebrales, dos pectorales mayores y así. No solo órganos, sino, también, extremidades. La minoría no lo es, como corazón, hipófisis, lengua. Pero se trata de un porcentaje ínfimo. Lejos de competir, las extremidades y los órganos especulares se complementan funcionalmente. No hay algo así como uno "bueno" y uno "malo". En el caso del sistema muscular estriado esquelético, este fenómeno ha sido estudiado por expertos en lateralidad, identificando ya sea a una extremidad, órgano o grupo muscular como "dominante" y al otro como "no dominante".

Quiero expresar mi disconformidad con esa rotulación de "dominante" o "no dominante". Entiendo que no hay algo como supremacías jerárquicas sino una complementariedad funcional. En el caso del aparato locomotor, perfilada a lo largo de la historia evolutiva como ventaja adaptativa para resolver el problema de la redundancia y los grados de libertad. Se trata, obviamente, de una hipótesis personal. Lo cierto es que los grupos musculares contralaterales no son "enemigos". Muy por el contrario, son lo que son producto de una cooperación evolutiva. Es el concepto que trataré de llevar a consideración a continuación, específicamente respecto a la práctica de los estiramientos.

La Educación Cruzada o "Cross Education" estudia el impacto, tanto agudo como crónico, que el empleo o entrenamiento de un hemicuerpo y/o tren produce en el otro hemicuerpo y/o en el otro tren. Sus fundamentos fisiológicos son múltiples, aunque principalmente se concentran en el itinerario de la vía córticoespinal, y como decusa en las pirámides bulbares. Secundariamente en la actividad refleja, tanto del extensor cruzado como de los cervicales tónicos, tanto simétricos como asimétricos. En el caso de la flexibilidad y la ADM, podemos añadir otro criterio, tanto neuromuscular como mecánico: la conectividad epimuscular miofascial. En definitiva, los argumentos son neuromecánicos, no excluyentes sino funcionalmente interactivos. Muy a pesar, incluso, de que el argumento de la conectividad epimuscular miofascial encuentre dificultades a la hora de explicar, por ejemplo, el por qué estirar flexores plantares de un hemicuerpo o deformarlos con RNMF, facilita el estiramiento de los homólogos contralaterales, sin haber apelado a algún recurso propioceptivo o reflejo estudiado en secciones anteriores de este libro.

La distancia entre estos grupos musculares contralaterales ensombrece, con lógico escepticismo, las explicaciones puramente mecánicas. Lo bueno es que, a pesar de ello, contamos con las explicaciones sistémicas, no solo neurales, sino también endócrinas y otras que aportan argumentos consistentes. Algunos fenómenos no son fáciles de entender, mucho menos de explicar. El objetivo de este capítulo no es exponer la totalidad del problema, sino lo que atañe exclusivamente a la flexibilidad y la ADM. Lo más estudiado en lo que va del siglo, en cuanto a efectos cruzados se refiere, también llamados efectos no locales, ha sido el impacto que sobre el otro hemicuerpo o tren produce la estimulación o entrenamiento de una propiedad motora específica, siendo la fuerza y la potencia las más estudiadas. Por el otro, la fatiga, es decir, el efecto que sobre un hemicuerpo o tren produce entrenar hasta el agotamiento una propiedad motora, más que nada la fuerza, sobre el hemicuerpo o tren contrario.

En flexibilidad y ADM

El impacto de los estiramientos, ya sea sobre el hemicuerpo o sobre el tren contrario, ha sido estudiado, a pesar de que aún falta mucho para ser dilucidado. Sorprende que no haya estudios que combinen estas dos variables, es decir, hemicuerpos y trenes contrarios. El efecto puntual de los estiramientos en las diferentes variables de rendimiento, sobre el otro hemicuerpo o el otro tren, ha sido investigado. Al respecto, podemos distinguir cuatro grandes tipos de publicaciones de acuerdo a la propiedad motora que, en cuestión, se transforma en variable dependiente.

Podemos observar que los trabajos incluyen tres efectos diferentes: positivos, negativos e indiferentes. Siendo la variable independiente los estiramientos propiamente dichos, las variables dependientes en el estudio de los efectos cruzados de los alargamientos, son los siguientes:

a. Efecto cruzado en el mismo ROM.
b. Efecto cruzado positivo en otras capacidades.
c. Efecto cruzado negativo en otras capacidades.
d. Efecto cruzado indiferente en otras capacidades.

Como variable independiente, se han estudiado los EEP, con tiempos predominantes de 30" y los ED, sin mayor especificación de los componentes de carga. No se han investigado, o al menos no hemos encontrado reportes, sobre el efecto cruzado de los EEB, estiramientos combinados estáticos - dinámicos. Las escasas publicaciones indagan el efecto no-local de los EEP, recientemente FNP (Ficarra, 2024). En el capítulo en el cual estudiamos el efecto del RNMF, sí compartimos trabajos del efecto cruzado de este recurso en el ROM de grupos musculares del hemicuerpo contralateral. En este, reitero, solo nos concentraremos en los efectos de los EEP y los ED.

Efectos cruzados sobre la flexibilidad y el ROM

Prácticamente la totalidad de estudios reportan efectos positivos. Vamos con dos ejemplos concretos. El estudio de Behm & Chaouachi (2015) se concentró en el efecto de los EEP (de 30") y los ED en la flexión de la cadera contralateral. Reportan un incremento de 6,85% de incremento del ROM en el hemicuerpo no estirado. Dicho aumento es, sin dudas, significativo. El mismo año, Cruz-Montecinos (2015) reporta como la anteversión pélvica, en la posición de sentado con rodillas extendidas, reduce la resistencia miofascial del gastrocnemio. Al año siguiente Behm (2016) despliega otro estudio cuyo objetivo fue verificar si los EEP y los ED en hombros afectan el ROM de la cadera y viceversa, si los EEP y los ED en cadera afectan el ROM en cintura escapular, valorando también otros aspectos de la performance motriz. Se trata de un estudio inter-tren y aporta datos sobre la diferencia entre los estímulos mecánicos, concretamente estiramientos, tanto estáticos como dinámicos. La hipótesis de este trabajo era que el efecto cruzado del ED es facilitador de la performance y el ROM del tren contrario, y que el EEP podría empeorar dichas variables en el tren contrario. Los resultados son más que interesantes:

- Luego de aplicar en tren inferior EEP: aumentó 8,2% el ROM en cintura escapular, es decir la flexibilidad de hombros mejoró.
- Luego de aplicar en tren inferior ED: aumentó 9% el ROM en cintura escapular, es decir, la flexibilidad de hombros también mejoró, particularmente en la flexión.
- Luego de aplicar en tren superior EEP: aumentó un 5,2% el ROM en flexión de cadera, es decir, mejoró la flexibilidad de los ITP.
- No hubo efectos significativos o interacciones para ADM dinámica, fuerza o activación muscular en el tren contrario.

La conclusión principal es que podría tratarse de un efecto neural global. La ausencia de cambios en fuerza o fatiga, sugiere que más que un efecto mecánico o neural, el proceso puede ser otro. Una hipótesis alternativa es que puede tratarse de una mayor tolerancia al estiramiento, el mecanismo propuesto por Magnusson. Otra posibilidad es que los aferentes *III* y *IV* también inhiban las vías córticoespinales (Amann, 2013), reduciendo la excitabilidad central. Por consiguiente, esta reducción de la excitabilidad cortical central puede afectar también a los músculos no estirados con la modalidad estática prolongada y justificar, así, el aumento de la flexibilidad en el tren contrario, como consecuencia de un efecto neural global. Más allá del acierto o no en el hallazgo o formulación de la causa puntual, sea esta u otras, o todas las postuladas interactuando, lo cierto es que estos estudios abren una enorme ventana o abanico de oportunidades para la creación de soluciones ante problemas o limitaciones concretas. También, por qué no, para incrementar aún más el ROM en deportistas sin lesiones o síndromes importantes.

Efecto cruzado positivo en la fuerza

Concretamente sobre la fuerza, el estudio de Nelson (2012), verifica el efecto de 10 sesiones de entrenamiento de la flexibilidad en un hemicuerpo sobre la fuerza del hemicuerpo contrario. Reporta mejora de la fuerza en los grupos musculares del hemisferio contralateral. De más está aclarar, grupos musculares del hemicuerpo contralateral no entrenados ni en fuerza ni en flexibilidad, que mejoraron su fuerza por solo mejorar el ROM contralateral. El estudio de Marchetti (2014) estudia el efecto cruzado positivo de los estiramientos y el incremento del ROM de grupos musculares de miembros superiores, sobre la potencia de miembros inferiores. Se trata de una pesquisa inter-tren. Luego de EE en tren superior, aumenta la fuerza propulsora en miembros inferiores, a pesar que decrece la fuerza en el tren superior. El efecto positivo es de tren superior a inferior. El mismo autor propone aplicaciones terapéuticas y para el entrenamiento de la capacidad de salto y las carreras.

Estos dos estudios reportan resultados similares: los estiramientos aplicados en el otro hemicuerpo o el otro tren, mejoraron la fuerza en los movimientos estudiados. Las explicaciones no dejan de ser meramente especulativas. Porque, lo admitimos, se trata en realidad de un fenómeno extraño. La primer posible explicación que aparece como relativamente lógica, refiere a la conectividad epimuscular miofascial. Al mejorar la deformabilidad de las estructuras estiradas, los grupos musculares que generan los movimientos evaluados en fuerza podrían verse favorecidos por menor resistencia de los componentes miofasciales. En otros términos, la reducción de la resistencia miofascial de los grupos musculares estirados por conectividad interepimisial, es decir, la que se da a través de las MEC entre epimisios, podría justificar la menor resistencia intrínseca y, desde allí, explicar la mejora en las expresiones de fuerza. Sin embargo, tal hipótesis sería consistente en los diseños experimentales que comparan los efectos entre trenes. Sería poco consistente en los efectos entre hemicuerpos, sobre todo tratándose de miembros inferiores. Es por ello que, al menos personalmente, me convence más la hipótesis del efecto neural y, posiblemente, neuroendócrino global.

Desde la aplicación práctica no lo vemos nunca, a decir verdad. Jamás vi a un deportista de fuerza, por ejemplo, elongando una pierna para mejorar la fuerza de la otra. O a un lanzador de jabalina, estirando miembros inferiores con el objetivo de mejorar su lanzamiento. Sin embargo, la pregunta que nos formulamos es: ¿por qué no? En las situaciones y contextos terapéuticos, no me cabe la menor duda que podemos encontrar aplicaciones mucho más consistentes o, al menos, no causar asombro en terceros al implementar tales procedimientos.

Efectos cruzados negativos

Se verificaron, concretamente, sobre la capacidad de salto. El estudio de Silva (2015), luego de EEP en un hemicuerpo reporta, sobre el hemicuerpo contralateral, como efecto agudo o inmediato, 5,7% menos fuerza de impulso y 9,5% menos altura de salto. Recordemos que se trata de EEP, sin saber si sucede lo propio con los EEB o los ED. En este caso, los resultados parecen ser más lógicos. Los argumentos de la inhibición supraespinal, particularmente cortical, estudiada en capítulos anteriores, podría justificar estas reducciones. Lo controversial es que, de ser así, no se explica el efecto positivo sobre la fuerza estudiado más arriba.

Efecto cruzado indiferente

Solo un estudio reporta efectos cruzados indiferentes o poco significativos. Se trata del estudio de Lima (2014). Aplica EEP en flexores plantares de un hemicuerpo, valorando el equilibrio estático y la actividad EMG en el hemicuerpo contrario. No encuentra cambios significativos. En definitiva, todo parece indicar que de este fenómeno es poco lo que sabemos y mucho lo que podemos seguir estudiando. No obstante, los resultados más consistentes tienen que ver con la flexibilidad y la ADM, y con lo publicado hasta el momento, entiendo que ya podemos proponer aplicaciones prácticas concretas. También, por qué no, propuestas para futuras pesquisas.

Recientemente, dos trabajos publicados merecen un comentario especial. Ficarra (2024) estudia los efectos no locales crónicos (hasta 3 semanas de entrenamiento) del EEP de 30" y la FNP. Extensión de cadera (ITP) y extensión de hombros. Observa efecto claro de carácter local en hombros, pero los efectos no-locales no son claros o consistentes. Thomas (2024) publica un trabajo sobre los efectos contralaterales de los EEP, también de 30", de acuerdo al orden de los ejercicios. Investiga 4 condiciones: solo estiramiento de extensores de rodillas, solo de flexores de rodilla (ITP), primero extensores y luego flexores, y, finalmente, primero flexores y luego extensores. Reporta que el orden influye en el ROM del mismo miembro, el último grupo muscular es el más beneficiado, pero no hay cambios significativos en los grupos musculares contralaterales.

Ahora bien, me permito señalar que, en primer lugar, los efectos crónicos no-locales acreditan mucho más estudio. Con respecto al efecto del estiramiento de un grupo muscular sobre otros del miembro contralateral, las rutas mecánicas son mucho más difíciles de trazar. No sucede lo propio con otras conectividades sostenidas en vínculos miofasciales epimusculares anatómicos consistentes. Lo importante, y es lo que me entusiasma, es que el problema es considerado como significativo y estas publicaciones, tan recientes, así lo confirman.

Posibles aplicaciones y propuestas de investigación

Estos estudios nos muestran un panorama más que atractivo para posibles aplicaciones, tanto deportivas como terapéuticas. Desde las propiedades motoras, ya disponemos de reportes que nos permiten aplicar Educación Cruzada en el entrenamiento de saltos, carreras, fuerza y la flexibilidad propiamente dicha. Sobre todo, para facilitar los estiramientos de un grupo muscular target en particular. En el contexto terapéutico, entiendo, las aplicaciones se multiplican. Pensemos en problemas como la espasticidad, lesiones miofasciales, contracturas, calambres, síndromes regionales dolorosos y trastornos del tejido conectivo. Todo un universo de posibilidades que espera ser estudiado. Sobre todo, para muchos problemas de salud que, aún, no tienen soluciones, ni consistentes ni suficientes.

Entiendo que se trata de un campo atractivo y fértil para investigar y producir nuevos procedimientos alternativos. Por ejemplo, falta investigar el efecto cruzado de los estiramientos sobre el tiempo de reacción, tiempo de movimiento, coordinación, agilidad, equilibrio dinámico y estático, entre otras propiedades motoras. En el marco exclusivo de la flexibilidad, la ADM y el ROM, aún queda por ser investigado, por ejemplo, el efecto cruzado de:

- El ED sobre el ROM dinámico.
- El ED sobre el ROM estático.
- El EE sobre el ROM estático.
- El EE sobre el ROM dinámico.

Como así también, por ejemplo, el efecto de otros procedimientos, más allá de los conocidos EE y los ED, claro está, sobre el hemicuerpo contralateral y/ o tren contrario. Como, por ejemplo: de la FNP o las Técnicas de Estiramiento Reflejo Modulantes, del RNMF, del BFR (Blod Flow Restriction) y el TCF (Tissue Compresion Flossing). También sería interesante estudiar la combinación cruzada de hemicuerpos y trenes como, por ejemplo, el efecto de estiramientos sobre grupos musculares de la extremidad superior izquierda sobre grupos musculares de la extremidad inferior derecha y otras combinaciones semejantes. Lo que sigue de este capítulo es una propuesta de sistematización operativa y práctica de los estiramientos, basada en los estudios que acabamos de compartir. Los llamamos estiramientos cruzados.

Los estiramientos cruzados

Luego de estudiar los aspectos relativos a "efectos cruzados" de los estiramientos, la evidencia invita a diseñar una propuesta de intervención práctica elemental, con ejemplos operativos. Entiendo que no alcanza, aún, a justificar la elaboración de todo un sistema complejo de intervención. Comparto, entonces, una serie de ejemplos de combinaciones de estiramientos en diferentes zonas anatómicas, basados en el estudio de los efectos cruzados. A gran parte de estos estiramientos los realizamos hace tiempo, tanto en el contexto deportivo, como en nuestro servicio de EFA o Ejercicio Físico Adaptado, sin sistematización concreta. Sin embargo, es a partir de estos estudios que surgen una buena cantidad de ejemplos basados, reitero, en el análisis de lo publicado hasta el momento y la experiencia cotidiana, confirmando el efecto cruzado y la lógica de la conectividad epimuscular tanto segmentaria, como intersegmentaria, ya sea proximal o distal. Posiblemente, también, desde una comprensión diferente del cuerpo humano a partir del estudio de las fascias y su conectividad neuromecánica. Los procedimientos para mejorar la flexibilidad y la ADM son más numerosos y efectivos que años atrás. Los estiramientos cruzados invitan a la combinación de procedimientos. No solamente podemos estirar de manera cruzada. Podemos aplicar otro tipo de maniobras que incrementen la efectividad del estiramiento, como RNMF o TCF.

El objetivo de los estiramientos cruzados es mejorar la flexibilidad de un grupo muscular target. Es decir, es precisamente en función de este grupo muscular target, y para el ROM puntual de una articulación, y movimiento concreto, que diagramamos las distintas estrategias de intervención. Es fundamental identificar este target final, que a la postre vamos a estirar con más intensidad. Aunque sea discutible, entendemos que no es cruzado cuando estiramos grupos musculares de la misma extremidad, tanto sucesiva como simultáneamente. Se trata de otro tipo de estiramientos, muy útiles, por cierto, pero que no confundimos con los cruzados.

Reconocemos, inicialmente, dos grandes dimensiones anatómicas:

- Hemicuerpos: es decir, los estiramientos cruzados se dan entre grupos musculares de hemicuerpos contrarios, derecho e izquierdo.
- Trenes: aquí los estiramientos cruzados entre grupos musculares de tren superior e inferior, sin arbitrariedad sino con una lógica de conectividad epimuscular.

Según la localización del procedimiento, surgen con claridad dos opciones iniciales:

- Contralaterales: estiramientos cruzados entre hemicuerpos.
- Ipsilaterales: estiramientos cruzados entre trenes.

Y la combinación de ambos, que es cuando cruzamos hemicuerpos y trenes, específicamente cuando aplicamos estiramientos en los miembros, rescatando dos posibilidades:

- Tren inferior derecho - tren superior izquierdo.
- Tren inferior izquierdo - tren superior derecho.

Respecto a la escala temporal, encuentro estas dos alternativas:

- Sucesivos.
- Simultáneos.

Con respecto a los grupos musculares, tanto entre hemicuerpos como entre trenes, es entre antagonistas del mismo tren y hemicuerpo que encontramos la posibilidad más frecuente y efectiva:

- Agonistas.
- Antagonistas.
- Con otros grupos musculares, no necesariamente antagonistas.

Habiendo reconocido estas variables elementales, comparto algunos ejemplos de aplicación práctica concreta. Está demostrado que estirar el hemicuerpo contralateral o en tren contrario, facilita el estiramiento del grupo muscular target. Así lo entiendo y comparto. No obstante, quiero ir un poco más allá y proponer un efecto cruzado basado en la naturaleza del patrón cruzado propio de la marcha y la carrera. Concretamente, estirar antes o durante al grupo muscular antagonista contralateral o el grupo muscular agonista del otro tren, es lo que recomendamos de manera puntual.

Pensemos, por un instante, en la posición del vallista. Estira en simultaneidad grupos musculares antagonistas contralaterales. Sin embargo, cuando recurrimos al estiramiento previo de un grupo muscular de mismo hemicuerpo, pero del otro tren, preferimos estirar el que cumple la misma función. Tal como el patrón de marcha y carrera. Empecemos, entonces, con las propuestas contralaterales, es decir, inter-hemicuerpo e ipsilaterales, es decir, inter-tren. Iniciamos cada modelo con la enunciación del grupo muscular target de estiramiento, aclarando, de antemano, que la lista no será exhaustiva:

GM TARGET	HEMICUERPO (CONTRALATERAL)	TREN (IPSILATERAL)
Flexor tobillo	Extensor tobillo	Flexor hombro
Extensor rodilla	Flexores rodilla	Extensor hombro
Flexores rodilla	Extensor rodilla	Flexor hombro
Aductor cadera	Abductor cadera	Aductor hombro
Abductor cadera	Aductor cadera	Abductor hombro
Flexores cadera	Extensor cadera	Flexor hombro
Extensor cadera	Flexores cadera	Extensor hombro
Rotador interno	Rotador externo	Rotador interno
Rotador externo	Rotador interno	Rotador externo
Flexor hombro	Extensor hombro	Extensor cadera
Extensor hombro	Flexor hombro	Extensor cadera
Flexor horizontal	Extensor horizontal	Flexor horizontal cadera
Extensor horizontal	Flexor horizontal	Extensor horizontal
Rotador interno hombro	Rotador externo hombro	Rotador interno cadera
Rotador externo hombro	Rotador interno hombro	Rotador externo cadera

Tal como vemos, se trata de una nomenclatura de fácil aplicación. Para cada grupo muscular target de estiramiento puedo elongar previamente, ya sea su antagonista contralateral o el agonista ipsilateral en el otro tren. O los dos y luego, finalmente, el grupo muscular target del estiramiento. Pensemos, tan solo por un momento, el protagonismo de músculos que se acortan y alargan en el patrón de marcha o carrera. Se trata de un modelo cruzado natural y, entiendo, facilitador del estiramiento final. Podríamos, también, estirar el antagonista del otro hemicuerpo y tren. Ello sumaría tres acciones previas. Por nuestra parte, nunca hemos aplicado un algoritmo tan complejo antes de un estiramiento, aunque no lo descartamos para futuras aplicaciones. Hay casos, por ejemplo, de sujetos con trastornos de la marcha, ya sea por síndromes dolorosos crónicos, con secuelas de lesiones o enfermedades en los cuales, como todos sabemos por experiencia, los recursos se agotan temprano.

Propuestas para investigar a futuro

Recomendamos comenzar por la aplicación práctica de estiramientos cruzados y observar su impacto en otras variables de rendimiento. Sobre todo, la misma flexibilidad en el grupo muscular target. Muchas veces, las investigaciones más importantes comienzan a partir del hallazgo de regularidades en la experiencia cotidiana. Por consiguiente, sugerimos no temer el ensayo y error de las posibilidades que a continuación detallaremos. Recomendamos no solo intentarlo, sino también anotar los resultados, aunque sea sin emplear tests estandarizados. Por ejemplo:

- EEB o ED en un grupo muscular de un hemicuerpo y luego evaluamos fuerza en el mismo agonista o en el antagonista contralateral.
- EEB o ED en un grupo muscular y luego evaluamos fuerza en otros grupos musculares del otro tren, tanto ipsi como contralaterales.
- Podemos intentar exactamente lo propio con otras propiedades motoras, como la capacidad de salto, el equilibrio y la velocidad de sprint.

Termino este capítulo con una breve reflexión. Al iniciar el proyecto de este libro, lo primero que me propuse como objetivo fue la construcción de un manual instrumental. Una suerte de texto que conquiste el status de herramienta operativa para el día a día en el trabajo de profesores y fisioterapeutas. También, por supuesto, para los mismos deportistas y/o sujetos bajo tratamiento terapéutico. Los recorridos teóricos y conceptuales son requisitos insoslayables para que esta obra no se transforme en un texto de recetas, de pasos inamovibles, independientemente del contexto o las particularidades de cada sujeto. Los casos con los que tenemos que lidiar cada día son tan complejos y variados que, inexorablemente, necesitamos permanentemente ampliar el horizonte de recursos operativos.

Es por ello que, sin exagerar, mi mayor deseo es que cada lector tenga la sensación, al finalizar cada capítulo, de haberse apropiado de un nuevo stock de herramientas operativas. Que, al día siguiente, por qué no, se vea tentado a probar y vivenciar, en sí mismo, algunos de los procedimientos sugeridos y compartidos. Luego, quizás, en sus deportistas o pacientes. Posiblemente a usted, lector, como a mí, le fascine el estudio, y se perciba sublime al sumergirse en marcos exclusivamente teóricos. Lo cual es fantástico y, si es así, formamos parte de la misma membresía. No obstante, allá afuera, hay mucha gente que, lejos de preocuparse por nuestras inquietudes intelectuales, necesita con urgencia, acierto en las decisiones e intervenciones prácticas. Su situación, la mayoría de las veces angustiante, así lo acredita. Anhelo fervientemente que la lectura de este capítulo haya contribuido a alimentar, enriquecer y, quizás, restructurar el stock de recursos o herramientas operativas de cada cual.

Consideraciones finales y posibles aplicaciones

La vinculación anatómica intersegmentaria puede ayudar a comprender el fenómeno de la conectividad epimuscular. Aun así, quedan muchas preguntas sin responder. Queda muy claro que no se trata de una relación solo mecánica o exclusivamente neural, sino que es neuromecánica, integral y compleja. Como ya lo dejé establecido en otra parte de este libro, posiblemente en biología más que verdades, solo hay ventajas adaptativas. La conectividad epimuscular no escapa a esta norma y, posiblemente, se trate de una de las mayores ventajas para la supervivencia de las especies. Pensemos, por un momento, en como un guepardo logra semejantes aceleraciones en tan pocos segundos. Su sistema miofascial, con las conexiones epimusculares, permite el trabajo cooperativo para acceder a esas impresionantes performances. Trabajo sinérgico que, insisto, no solo es mecánico o neural, sino neuromecánico. En definitiva, hasta la más alejada o recóndita unidad miofascial está conectada con otra, y esta con otra más.

Así es como podemos justificar y explicar como la disposición de lo más pequeño y lejano, termina por afectar lo más grande y cercano. Usted mismo, lector, puedo constatarlo con una simple maniobra. Siéntese en el suelo y perciba el estiramiento de sus ITP al procurar llevar sus dedos a la punta de los pies. Luego realice lo propio con el agregado de una flexión dorsal del tobillo. Verá como todo cambia, no solo el ROM, sino también, las sensaciones de estiramiento. Como este, los ejemplos son numerosos.

Las aplicaciones terapéuticas son variadas y podrían multiplicarse: acceso a músculos irritables o doloridos, reducción de retracciones patológicas y posibles aplicaciones neurológicas, sobre todo en espasticidades. Las deportivas no se quedan atrás: mejora la fuerza partir de la pre-tensión de fascias distales, incremento del ROM con finalidades de rendimiento, mejora de la técnica gestual a partir de los desbloqueos o restricciones miofasciales, incrementos en la fuerza entre otras. Lo importante es que este recurso no falte en la "caja de herramientas" que todo profesor, terapeuta o deportista debe poseer, enriquecer y renovar periódicamente.

Capítulo 9
Elasticidad

Por el año 1985, a partir de mi interés creciente por el estudio de la flexibilidad, observaba como varios textos del momento describían, a grandes rasgos, la diferencia entre plasticidad y elasticidad, atribuyendo gran importancia a este tema. Definían la plasticidad como la propiedad de la materia de ceder a fuerzas deformatorias, pero no recuperar inmediatamente su constitución inicial, y a la elasticidad como aquella capacidad de restituir, de inmediato, su forma o longitud inicial. Entre las consecuencias derivadas del momento, y válidas aún hoy, una sugería evitar la deformación ligamentaria, sobre todo en el marco de los acondicionamientos iniciales, ya que estas estructuras, en carácter de plásticas, no recobraban su longitud inicial. Sin embargo, respecto a la elasticidad, escaso desarrollo teórico y pocas consecuencias o aplicaciones prácticas podían encontrarse en la literatura, al menos en los textos de fisiología del ejercicio, entrenamiento deportivo o prácticas terapéuticas. Por ejemplo, solamente se identificaba elementos elásticos en serie, sin nombrar, en ningún momento, los elementos elásticos en paralelo, cuya importancia es capital. En el capítulo de conectividad epimuscular, profundizo sobre estos vínculos, de allí que recomiendo no omitirlo. Es por todas estas razones que, en el marco de este libro, consideré importante trabajar, aunque sea globalmente, sobre este tema.

El concepto de elasticidad en los sistemas orgánicos, en el cuerpo humano y, más específicamente, en el aparato locomotor y postural, viene hace mucho tiempo reclamando mayores precisiones, ya que, a lo sumo, se define la elasticidad como una propiedad general de la materia sin entender muy bien su funcionamiento. Para aproximarnos al problema, elegí la revisión de Herzog (2019) por su riqueza conceptual y poder explicativo, sin descartar otras fuentes bibliográficas que aportan datos integradores importantes. Para la lectura de esta sección, recordemos que EE abrevia elementos elásticos, EES alude a elementos elásticos en serie, EEP refiere a elementos elásticos en paralelo, EC a elementos contráctiles, UMT a unidad miotendinosa y UMF a unidad miofascial. En este capítulo, en primer lugar, expondré los conceptos compartidos por Herzog (2019). Ellos me impactaron, por la claridad de su formulación. Será una suerte de breve resumen, en castellano y, en la medida de lo posible, comprensible para el lector que carece de formación anatómica y fisiológica, o no conozca el idioma inglés, ya que los textos originales no tienen traducción al castellano.

Desde ya recomiendo, si está a su alcance, ir la fuente original. Las consecuencias prácticas serán tratadas a posteriori, procurando aplicar estos conocimientos a una didáctica especial relativa a la construcción de condiciones de posibilidad que reduzcan la probabilidad de lesión de la UMT. Como más tarde se verá, en esta empresa los EEP y los estiramientos despliegan un rol fundamental. Pero no cualquier tipo de estiramientos o al menos, no los que hasta el momento son conocidos y aplicados por la mayoría. Muy probablemente, las propuestas de carácter preventivo y protector para grupos musculares lábiles, como los ITP, por ejemplo, se han sostenido, antes y ahora, en el estudio y rol de los EES, sin considerar la importancia de los EEP. Como veremos más adelante, estos últimos despliegan varias funciones, entre las cuales están las que protegen a la UMF de distintas y variadas fuerzas deformatorias, entre ellas las de cizallamiento, cuya agresividad conllevan a las lesiones miotendinosas, endotendinosas, mioaponeuróticas y otras. Vamos, entonces, con una breve síntesis de la revisión de Herzog (2019), para luego concentrarnos en posibles consecuencias derivadas relativas al entrenamiento preventivo y protector.

Los aportes de Herzog (2019)

Los músculos contienen componentes contráctiles y viscoelásticos pasivos. Desde los trabajos de Hill en la década del 30 del siglo XX, se sabe que los EE afectan la longitud y ratio de cambio de longitud de los EC y, por ello, la fuerza muscular. Para dilucidar las propiedades funcionales de estos componentes elásticos, los científicos introdujeron las nociones de elasticidad en serie y en paralelo. Desafortunadamente esto ha llevado a mucha confusión e interpretaciones erróneas, de ahí la necesidad de una revisión sistemática con acento en los EES, rescatando la importancia de las aponeurosis, que no están en serie ni con EC, ni con el tendón. Considerar a las aponeurosis como EES lleva a conclusiones incorrectas sobre el stiffness de las mismas y el módulo de Young. En su momento, Hill (1938) propuso un modelo en el cual los EC se encuentran en serie con los EE: el término "en serie" y "elástico" refiere a que la longitud de este elemento es proporcional a la fuerza muscular, y lo es de manera instantánea, por eso Hill propuso que la magnitud del acortamiento y su velocidad dependen de los EES, de su estiramiento y velocidad. Sin embargo, dónde se ubican y en qué consisten los EES no fue definido: en algunas ocasiones Hill se refiere a los tendones como EES y en otras admite que puede haber otros componentes. Por consiguiente, resulta importante hablar un poco más de la elasticidad, rescatarla, estudiarla, definirla, explicarla, ya que la misma fue ignorada por la fisiología del ejercicio por los siguientes 50 años.

Con respecto a los EEP, entre ellos tenemos el sarcolema, el endomisio, perimisio y epimisio. Sus funciones son distintas a las de los EES. Las aponeurosis son la duda y más adelante indagaremos al respecto. Los EEP están preparados para absorber fuerzas distintas a las que absorben los EES. Transmiten fuerzas transversalmente y permiten absorber fuerzas compresivas deformatorias que operan sobre el músculo. Su estructura y función es diferente a la de los EES. Con respecto a los EES, ya Griffiths

(1991) mostraba cómo en una contracción isométrica las fibras musculares se acortan 28% de la óptima longitud muscular. La totalidad de la UMT no preserva su longitud y se observa un desacople entre longitud muscular y fascicular. Así, con la elasticidad muscular establecida como componente importante de la función muscular, las investigaciones aumentaron. Se descubre que los EES mejoran la performance, reducen el costo metabólico, acumulando y emitiendo energía elástica. No obstante, el panorama permanece aún, confuso. Sobre los EES sigue sin saberse, con precisión, como están constituidos, cómo se definen y cómo se estudian. Posiblemente el panorama es poco claro por distintas razones: para algunos los EES tienen un significado anatómico y estructural y, para otros, solo son susceptibles de interpretación funcional. Todo esto lleva a errores, sobre todo de cálculo del stiffness de los EES.

Desde la mecánica estructural hablar de elasticidad en serie implica que las fuerzas internas instantáneas en los dos elementos son siempre las mismas, o en constante proporción, con independencia de las propiedades del material y la historia de la carga: la fuerza que emiten los EC se ata instantáneamente a los EES. La noción de "elástico" implica que el estrés es dado instantáneamente por la fuerza aplicada a los EES. Un material elástico tiene el mismo estrés para una fuerza dada con independencia de la historia de la aplicación de la fuerza, ya sea rápida, lenta, con aumento o sin aumento. Los resortes en la materia inorgánica se caracterizan porque su elongación es dada instantáneamente por la fuerza aplicada sobre ellos, pero en el mundo natural sucede otra cosa. En la vida orgánica no hay elementos perfectamente elásticos. Una goma o una banda puede ser perfectamente elástica, los tendones no.

Los tendones se hacen más duros (stiffness) cuando las fuerzas se aplican más rápido y su estiramiento no depende solo de la fuerza, sino también de la velocidad. Tienen una histéresis diferencial del 10% y la fuerza que se aplica para estirar un tendón excede la energía que es devuelta por el mismo, concretamente, un 10% cuando se remueve. En un elemento elástico perfecto no hay histéresis y su deformación es siempre la misma para una fuerza dada, e independiente de la historia de cómo se aplicó. Tengamos en cuenta entonces la relación entre velocidad/fuerza de aplicación de la misma, la respuesta específica del tendón y la histéresis. Como comentario alternativo, a veces sospecho que, en algún momento, los ingenieros y diseñadores industriales podrían crear un nuevo tipo de dispositivo para el entrenamiento de la fuerza, ya no como bandas elásticas inorgánicas, sino como las orgánicas propiamente dichas, con una histéresis similar a la de los EES en los tejidos humanos. Si lo logran y comercializan, espero se acuerden de mí. Bromas aparte, podría ser interesante su aplicación.

En el componente estrictamente muscular UMT, los EES son tres: puentes cruzados, titín y banda Z. Los músculos tienen un número de EE, pasivos o no contráctiles que se vinculan con la elasticidad en serie. Algunos de los descriptos como dispuestos "en serie" con el EC son los tendones, fascias internas, proteína estructural titín y banda Z, y los EE propios de los puentes cruzados. Huxley (1969) los identifica en el segmento S2 de la miosina y en los elementos A y B. La elasticidad de los puentes cruzados es "en serie" con la cabeza de los mismos. En definitiva, la fuerza se transmite a la actina por un EE. En los puentes cruzados, un EE ata la cabeza del puente al filamento de miosina o su columna. Huxley (1957), en su teoría original de los puentes cruzados, enseña que el puente cruzado se ata a la columna de miosina por vía de un resorte elástico linear que se dispone en serie con la cabeza del mismo puente. En definitiva, la fuerza del puente cruzado es elástica. Es dada, desde su posición de equilibrio, por la elongación del resorte linear. No obstante, la idea del stiffness linear del puente cruzado fue discutida y parece no ser correcta. Aún persiste la idea de elasticidad no linear en los puentes cruzados. Incluso, fibra y miofibras tienen complejas conexiones paralelas. Y los puentes cruzados no pueden ser considerados mecánicamente "en serie" entre ellos, como alternativa única.

Al titín es interesante entenderlo como un EES, extendiéndose desde la línea M a la banda Z, atándose rígidamente a la miosina en la región A sin posibilidad, en ese sector, de alargarse. Sin embargo, en los 50nm finales antes de llegar a la banda Z, que es conocida como porción I, el titín es elástico. Desde el final de la miosina a la banda Z, el titín es elástico. Y se combina con la actina. La región I del titín es extensible y elástica. Por su disposición estructural, el filamento de titín es "en serie" con el filamento de miosina solamente cuando el músculo está relajado. No obstante, cuando el músculo está activo, ya no puede considerarse como EES sino como EEP. En estado activo, cuando se forman los puentes cruzados entre miosina y actina, el titín ya no está más en serie con la miosina y su fuerza no puede representar la del filamento de miosina mientras que, en el estado pasivo o relajado, sí puede. En estado activo el titín actúa como un resorte en paralelo con los puentes cruzados. En estado activo la fuerza del titín se suma algebraicamente a la de los puentes cruzados interactuando entre el par "miosina-actina". Es lo que hoy conocemos como teoría trifilamentar de la contracción muscular. Vamos con algunos datos a propósito de este fenómeno. Ranzier (2007) muestra como, en un músculo normal, cada 1/2 miosina se asocian 6 filamentos de titín (relación 6:1). En músculos en desuso o espásticos la relación es 3:1 y la elasticidad del titín no está en serie con el músculo entero.

Nos queda por analizar la elasticidad de la banda Z para luego pasar a la de aponeurosis y tendones. Cada sarcómero transmite la misma fuerza que el siguiente, y las fuerzas instantáneas medidas al final de la miofibra, son las mismas que las transmitidas por cada sarcómero en esa miofibra. Las bandas Z de una miofibra están en serie con el siguiente sarcómero, y la fuerza transmitida a la banda Z será la misma que la trasladada a los sarcómeros. No obstante, las múltiples miofibras de una fibra se disponen en paralelo, y sus sarcómeros se conectan por proteínas estructurales como, por ejemplo, la desmina. Las bandas Z entre miofibras vecinas no están en serie sino en paralelo. Por todo este complejo tan integrado de los sarcómeros, miofibras y fibras, el sistema de sarcómeros es matemáticamente redundante, y es imposible calcular la fuerza que actúa sobre un determinado sarcómero, aun sabiendo la fuerza y longitud del mismo.

Veamos que sucede con tendones y aponeurosis. Los tendones siempre fueron tratados, implícita o explícitamente, como EES. Por el argumento de su estructuración en serie con las fibras musculares, se insinúa que también se comportan como EES. Este argumento, basado en medidas de elongaciones y fuerzas, se justifica en el tendón libre, pero no para el tendón normal, endógeno y las aponeurosis. Respecto a estas últimas, se pensaba que eran EES, sin embargo, en ellas, las fuerzas no son iguales que en el tendón libre. La presión y rigidez del músculo juega un rol clave en la relación de fuerzas que soportan aponeurosis y tendón libre. En un músculo unipenado, el tendón libre es el tejido conectivo externo al vientre muscular. La aponeurosis (proximal y distal) es el tejido conectivo donde los fascículos insertan. Las aponeurosis toleran y absorben fuerzas de presión, de la misma acción muscular y de cizallamiento. El tendón libre no. El tendón transmite toda fuerza, ya sea de los EC o los elementos pasivos y la aponeurosis solo de la actividad muscular. El tendón libre puede ser considerado "en serie" con el músculo, cualquiera sea este. Pero las aponeurosis no pueden ser consideradas "en serie". Nunca están "en serie" ni con EC ni con el tendón.

En los músculos planos, las aponeurosis toman el lugar del tendón, con un área de inserción muy grande. Las aponeurosis se prolongan fuera de los EC y se organizan en serie. Por ejemplo, en abdomen, pies y manos, las aponeurosis sí se comportan como EES. Pero en otros músculos, las aponeurosis son internas y los fascículos insertan en ellas, y no pueden considerarse como "en serie", ni con los EC ni con el tendón libre. Las fuerzas en aponeurosis y tendón no son las mismas. En aponeurosis no son proporcionales a las del tendón. Son mayores en músculos planos donde ellas se atan a la inserción (comparadas a las del tendón libre). Lieben (2000), reporta como la contracción activa (isometría al 50%) altera las propiedades materiales de las aponeurosis, y no es equivalente a las fuerzas que soporta el tendón. Las aponeurosis no acumulan energía elástica, no se acoplan a los EES, operan diferente, resisten otras fuerzas y responden a la isometría. El rol principal de las aponeurosis es estabilizar a los músculos a través de sus cambios tridimensionales de forma. Protegen, sobre todo, contra las fuerzas de compresión y cizallamiento. Es por ello que responden principalmente al entrenamiento isométrico y no al excéntrico, como el caso de los tendones.

Consecuencias para el cuidado del sistema miofascial y la UMT

Es muy probable que todo lector que haya leído atentamente el compacto anterior, no pueda evitar la representación de consecuencias derivadas, con distintas posibles aplicaciones prácticas en el contexto deportivo y terapéutico. En 2017 y 2018, Frans Bosch se permite "patear el tablero" y formula la tesis de que no es el entrenamiento excéntrico, sino el isométrico, el que adquiere real valor preventivo y protector para grupos musculares habitualmente vulnerables o frágiles, como es el caso de los ITP (Bosch, 2017). Uno de los aspectos fascinantes que expone, es que, durante el sprint, en la fase de péndulo, los ITP no se comportan de manera excéntrica sino isométrica, y es por ello que el entrenamiento excéntrico debiera ceder al isométrico como medida protectora principal. Explica como un alargamiento activo no es, necesariamente, sinónimo de acción excéntrica, sino lo que la define es, específicamente, el comportamiento del EC. Una acción es excéntrica cuando hay alargamiento activo del EC, no necesariamente cuando, también de manera activa, hay alejamiento de los dos puntos de inserción. Durante el péndulo del sprint, sobre todo en su fase tardía, que es aquella en la cual se verifica la mayor prevalencia de lesiones, la preservación de la longitud de los EC obliga a un mayor estiramiento de los EES, y es por ello que pueden acumular más energía elástica, lo cual es ventajoso, potenciando el efecto "catapulta" y facilitando el acortamiento posterior de los EC.

Bosch (2017) entiende que el déficit isométrico es el principal responsable de lesiones de los ITP durante el sprint. Su principal argumento a favor del isométrico refiere al incremento del ángulo de penación que, al aumentar en virtud de las acciones estáticas, favorece una mayor estabilidad endógena o intrínseca, que permite contrarrestar de manera más efectiva las poderosas fuerzas de cizallamiento que amenazan la integridad de la unidad miofascial. Su formulación produjo una lógica reacción de la comunidad científica internacional, sobre todo la que seguía férreamente atada a la convicción de que solo el entrenamiento excéntrico podría resultar útil para la prevención y protección de la UMT. El aporte original e innovador, entiendo, es que las lógicas de Bosch (2017) y Herzog (2019) trasladan la mirada, antes solamente atenta a los EES, a los EEP, que son absolutamente importantes para la absorción de todo tipo de fuerzas mecánicas. Desde Bosch (2017) el argumento del incremento del ángulo de penación y la estabilidad endógena y, desde el de Herzog (2019), la respuesta de los EEP (varios mencionados arriba), que envuelven, compactan, transmiten fuerzas transversalmente y protegen contra fuerzas deformatorias agresivas. Uno de ellos a tener particularmente en cuenta, el macrofilamento de titín que, durante el comportamiento activo del sarcómero, particularmente el alargamiento activo, opera como EEP.

Lo cierto es que, desde la práctica cotidiana, sobre todo en deportes sociomotrices colectivos, el entrenamiento isométrico creció de manera significativa, muchas veces postergando o simplemente abandonando el entrenamiento excéntrico. Lo cual, entiendo, ha sido ventajoso, aunque, por distintas razones, sugiero no abandonar definitivamente el excéntrico. Mi argumento principal es que, en esos deportes, hay una tasa muy elevada de desaceleraciones. Interpreto, entonces, que sería muy difícil defender que, en tales acciones, no hay comportamiento excéntrico. Más allá de la inmensa evidencia acumulada de las ventajas protectoras de este tipo de entrenamiento, sobre todo las relativas al incremento de la longitud fascicular y otras adaptaciones importantes, la simple constatación de la gran cantidad de frenados y desaceleraciones ya es un motivo suficiente como para no abandonar este entrenamiento, no solo con objetivos preventivos y protectores sino, también, potenciadores. Lo que durante todos estos años hemos implementado en el plantel profesional de fútbol del Club Atlético Talleres, ha sido una integración premeditada, no azarosa, de entrenamiento excéntrico e isométrico. Entre los argumentos de Bosch (2017) y luego los de Herzog (2019), mayor énfasis, incluso, en el entrenamiento isométrico, aunque no de manera tradicional, sino con algunos ajustes interesantes que a continuación comparto con ustedes.

Como señalaba arriba, entre 2017 y 2023 me desempeñé como responsable del entrenamiento preventivo y protector de un plantel de primera división de fútbol profesional de mi país. Los reportes estadísticos, y comentarios de los futbolistas y colegas del equipo médico, y los distintos cuerpos técnicos, dan cuenta que la intervención fue positiva. Implementamos toda una serie de medidas protectoras y preventivas que, entendemos, su integración con las intervenciones nutricionales, kinésicas y médicas, terminaron por justificar los buenos resultados. Desde mi rol, aparte de diseñar programas individuales basados en la evaluación funcional de cada deportista, por lo menos dos o tres veces por semana, dirigía pequeñas sesiones preventivas o protectoras, ya sea en circuitos o como clase formal donde los jugadores reproducían las directrices impartidas. Lo que a continuación comparto es, precisamente, la lógica de tales intervenciones y ejemplos de algunas actividades. El estudio de Herzog (2019), no solo en cuanto a EE sino, también, muchos otros artículos de su autoría, fueron gravitantes. Ni que decir todo lo aprovechado de la lectura de Frans Bosch (2015, 2017, 2018, 2021), tanto de sus artículos como libros propiamente dichos.

Muchas fueron las fuentes teóricas que inspiraron las tareas motrices que voy a comentar, sin dejar de lado el permanente intercambio de ideas con mis colegas y con los mismos jugadores. A grandes rasgos, las propuestas preventivas y protectoras tenían dos orientaciones. Por un lado, ejercicios que hacían las veces de situaciones simuladas que reproducen los vectores o fuerzas mecánicas lesivas, obviamente, a menor intensidad que las propias de las situaciones contextuales reales. El objetivo de estas actividades no es otro que promover el descubrimiento de la acción muscular que, precisamente, contrarresta esas fuerzas lesivas. Dicho de otra manera, tareas motrices que acentúan el error para, desde la acción muscular específica, neutralizarlo. Por otro lado, y aproximándonos al punto que nos interesa de acuerdo a lo tratado en este capítulo, la integración de acciones isométricas y excéntricas, y de manera ordenada, preciso algunos detalles en las siguientes viñetas:

- Acciones isométricas propiamente dichas: con la particularidad de variar duraciones, intensidades, velocidades y, sobre todo, realizadas en angulaciones específicas, como, por ejemplo, en ITP, entre 170° y 175° respecto a la articulación de la rodilla.
- Acciones isométricas con estrés mecánico sobre los EES: a través de las tareas, por ejemplo, de suelta y toma de elementos como barras o pelotas medicinales, procurando, al momento de tomar el objeto despendido, de no ceder al comportamiento excéntrico.
- Acciones isométricas promoviendo la rotación de los fascículos alrededor de su eje longitudinal: es decir, generando micro-rotaciones, simulando el comportamiento tipo "spin" o "twist" del fascículo, que refuerza su transmisión de fuerza a la aponeurosis.
- Acciones isométricas combinadas: con estrés mecánico sobre los EES y micro-rotaciones simultáneas, con máxima calidad técnica y concentración por parte del ejecutante.
- Estiramientos a co-contracción agonista/antagonista: es decir, dejar los estiramientos absolutamente "pasivos", por así decirlo, para el restablecimiento final, enseñando e introduciendo la práctica de estiramientos en tensión activa con la variante de ser acompañados, simultáneamente, también con la acción isométrica del antagonista.
- Estiramientos a co-contracción del agonista/antagonista luego de un estado de "holgura" o "soltura" muscular: un concepto muy importante que pudimos aprender de la lectura y análisis de la obra de Frans Bosch, es el relativo al "muscle slack" o estado de relajación miofascial como factor de riesgo, de allí la propuesta de ejercicios en los cuales el deportista entrena, voluntariamente, la transición de

un estado de "desorganización intrínseca" a otro de "autoorganización endógena" caracterizado por la inmediata y abrupta estabilización de la unidad miofascial a través de rápidas e intensas acciones en tensión activa, con co-contracción del antagonista.

- Transiciones graduales de estiramientos dinámicos amplios y rápidos, a cada vez mayor lentitud y co-contracción agonista/antagonista: imagínese arrodillado, plano sagital y piernas separadas, proyectando la pelvis adelante y atrás, disminuyendo progresivamente la velocidad hasta llegar al EE en tensión activa, como una suerte de frenado gradual hasta velocidad cero, mantener brevemente el estiramiento con co-contracción y luego volver a jugar con las velocidades, incluso el pasaje a la acción balística.

- Acciones isométricas al control subsiguiente de la estabilidad articular: pasando del isométrico al control por acción concéntrica, por ejemplo, de una isometría de ITP en peso muerto, a la posición de "hip lock" o bloqueo de cadera, desde la posición de pie.
- Acciones excéntricas sin control isométrico de la posición final: estas actividades, sinceramente, en muy baja proporción, siendo el ejemplo típico el curl nórdico con caída libre y frenado con los miembros superiores.

- Acciones excéntricas con control isométrico de la posición final: en este caso, sí en angulaciones puntuales para el frenado y mantenimiento estático.
- Acciones excéntricas con control isométrico de la posición final: sumando al modelo anterior, angulaciones puntuales para el frenado y mantenimiento estático para, luego, promover estrés mecánico de los EES, con sueltas y tomas de elementos, y acciones tipo "spin" o rotaciones alrededor del eje longitudinal.
- Acciones isométricas y dinámicas simultáneas: en músculos biarticulares, ejercicios en los cuales, a la par que controlamos una acción isométrica distal, promovemos una acción dinámica proximal.

Con respecto a este último punto, hace años que enseño que un músculo biarticular puede controlar las acciones de las dos articulaciones que circunda a través de acciones musculares distintas, por ejemplo, concéntrica en una y excéntrica en otra. Es lo que sucede, exactamente, con los ITP durante la carrera. Sin embargo, la mayoría de los ejercicios protectores difundidos, tanto en videos como en bibliografía, solo se enfocan en una acción, ya sea excéntrica, isométrica o concéntrica, en una articulación. A lo sumo dos, pero de manera sucesiva, no simultánea, como es el caso del curl razor. Sin embargo, lo fundamental es la simultaneidad en el control de estas acciones, en las dos articulaciones, sin dejar de lado la acción sinérgica de otros grupos musculares y zonas anatómicas. Lo que más he promovido es el control por isometría o excéntrica de la articulación distal y por concéntrica de la proximal. Aunque no como la única variante.

Por otro lado, el acento puesto en ejercicios para el control isométrico post-excéntrico ha sido fundamental. Todos lo conocemos como aumento de fuerza residual cuyo fundamento principal es a conexión entre titín y actina, evitando el alargamiento mayor del sarcómero activo. Entiendo que el refuerzo de proteínas conectivas que vinculan titín con actina, es crucial para la protección de la unidad miofascial y tendinosa ante los riesgos del alargamiento extremo. En la teoría trifilamentar de la acción muscular (Herzog, 2015), el titín cumple una tarea clave al vincularse y "enroscarse" con la actina, aumentando la tensión activa del sarcómero. Es, precisamente, allí donde concentramos el objetivo de promover las adaptaciones crónicas, en esas proteínas conectivas que refuerzan el lazo entre titina y actina. También, sin descartar su importancia, entre titina y estructura Z, y actina y la misma banda. Todos los EEP protegen contra las fuerzas que amenazan a los EES. Ésta es, quizás, la conclusión más relevante que extraigo del estudio de los distintos componentes elásticos, a través del trabajo de Herzog (2017) y de otros autores. La protección en paralelo de las fuerzas que actúan en serie, es fundamental, nótese también, en la recuperación de lesiones musculares. Como aporte adicional, recordemos que el sector más vulnerable de la UMF (unidad miofascial) es la unión miotendinosa. Es precisamente ahí donde por, sobre todo, tenemos que reforzar las conexiones en paralelo.

La principal fuente para la creación de estas propuestas no es otra que el estudio de fundamentos teóricos de esta naturaleza, junto con la observación detallada de las conductas motrices de los deportistas y el análisis biomecánicos de los mecanismos lesionales. Es imposible exigir, de cada modelo de intervención, una publicación de respaldo. La implementación de directrices rígidas a partir solamente de "papers" nunca nos ha llevado a los mejores resultados. Por un lado, porque los diseños experimentales solo comprueban el efecto de una variable, neutralizando otras, no menos importantes, que podrían intervenir. Sin embargo, lo cierto es que, en los contextos complejos, todas las variables neutralizadas por los diseños experimentales, luego realmente intervienen. Incluso, con un impacto mayor al esperable. Esto no desacredita el valor de las publicaciones, yo mismo he viajado años a Canadá para aprender a investigar y participar en ellas. Son útiles, pero todo depende de cómo las adaptemos a nuestras necesidades contextuales. Francamente, nunca he visto a nadie estirar como hacemos que los sujetos experimentales estiren. Ni saltar, ni mantener el equilibrio o lo que fuese. A las publicaciones no hay que descartarlas sino, por el contrario, adaptarlas.

Por otro lado, si solo tuviésemos que aplicar las propuestas desprendidas de las publicaciones, el stock de ejercicios e intervenciones sería, francamente, muy pobre. Al corto plazo los deportistas demandarían lógica variabilidad, por monotonía, aburrimiento o, simplemente, por ausencia de los resultados esperados. Finalmente, el mundo del entrenamiento deportivo, particularmente en el profesionalismo, es complejo. Muchas veces urgen soluciones y no podemos esperar la "bandera verde", permiso o autorización legitimada de una publicación. Nos vemos obligados de implementar soluciones creativas, y muchas veces, lo admitimos, desesperadas. Soluciones basadas en la interpretación e integración asociativa de fragmentos de lecturas, de experiencias anteriores, de referencias de otros profesionales y demás "piezas" de un mosaico que, inexorablemente, la necesidad nos lleva a configurar. Muchas veces, de cada pieza o fragmento, hay una investigación de respaldo. Pero no de los procedimientos integrados y complejos, ya que combinan numerosas variables que, la lógica de la investigación científica no puede, naturalmente, integrar con facilidad.

Capítulo 10
Los procedimientos

Durante muchos años se ha creído que la única manera de incrementar la flexibilidad y la ADM era solamente estirar, y el único modo aceptable para esta tarea motora implicaba el mantenimiento prolongado de una posición final de alargamiento de la unidad miofascial, sin mayores opciones. El EEP dominó todos los contextos y circunstancias durante más de 50 años, con resultados controversiales. Fueron décadas en las que no se enseñaba ni hacía otra cosa más que elongar y mantener o, a lo sumo, insistir. De ahí la necesidad de mostrar otras posibilidades, quizás más significativas, para abordar esta propiedad motora.

Tal como hemos podido apreciar a lo largo de este libro, se nos abre un panorama enorme de recursos y procedimientos. El objetivo de este capítulo es compartir el esquema taxonómico que organiza nuestra actividad diaria respecto a las prácticas de flexibilidad y ADM. Las taxonomías o clasificaciones no dejan de ser el intento, siempre limitado, de formular una alternativa de unidad a la multiplicidad que el sujeto tiene delante de sí, que muchas veces lo desborda, y sobre la que tiene que intervenir. En todos los casos, es la manera en que un investigador, estudioso, profesional o equipo de trabajo entiende que puede dividirse y agruparse el conjunto de fenómenos, en este caso, la variedad de tareas con las que intervenimos para entrenar la flexibilidad y la ADM. No es, necesariamente, lo que en realidad exista afuera. Cada autor divide y clasifica conforme a lo que entiende. Es la manera en que el intelecto entiende que lo que está afuera, y alcanza a advertir para organizarse y ordenarse. Restringido, siempre, por lo que alcanza a ver hasta el momento. De allí la inexorable imperfección de todo sistema taxonómico. En la mayoría de las propiedades motoras, al haber tantas clasificaciones como autores, no es extraño que el desacuerdo sea frecuente. Con respecto a la flexibilidad y la ADM, los acuerdos parecen ser más firmes, al menos desde lo taxonómico, sobre todo en América del Sur (Dantas, Magallanes, Di Santo).

Desde hace años, personalmente, entiendo que, a priori y con claridad, podemos identificar tres grandes modos de intervención o formas de trabajo de la flexibilidad y la ADM. Ellos son la movilidad articular pura, el estiramiento puro y la movilidad articular en condiciones de estiramiento significativo de los componentes miofasciales y articulares. De no identificar el tercer modo de intervención, no sería necesario el adjetivo "pura o puro". Como todo intento de clasificación y agrupamiento, el riesgo de dejar afuera algunas alternativas, siempre está latente. Comencemos con una definición básica de cada uno de ellos:

- **Movilidad articular pura**: supone la promoción de cambios de posición sucesivos de la articulación, sin gran estrés por estiramiento, tanto en los componentes miofasciales como capsulares y ligamentarios.
- **Estiramiento puro**: implica la deformación longitudinal o alargamiento de los componentes miofasciales, capsulares y ligamentarios, sin cambios de posición en la articulación o conjunto de articulaciones que el grupo muscular recorre.
- **Movilidad articular con estiramiento**: se trata de cambios de posición de la articulación, con estrés mecánico por estiramiento de todos sus componentes.

Pasemos a describir con precisión cada uno de estos modos de intervención. No se trata de una enunciación de rasgos fisiológicos o biomecánicos (aunque, quizás, algún comentario simple se nos filtre), sino de características exclusivamente prácticas y operativas. No se trata de un capítulo extenso, ya que a la descripción de las Técnicas de Estiramiento Reflejo Modulantes con las que a diario trabajamos y a los procedimientos complementarios, como TCF (Tissue Compression Flossing), BFR (Blood Flow Restriction), RNMF (Rolling Neuromiofascial), imaginería y otros, les dedicaré capítulos exclusivos. El carácter de "complementario" no le quita, a estos recursos, valor fisiológico ni metodológico, ya que los resultados de su aplicación son interesantísimos, más allá de las precauciones y limitaciones contextuales que debemos tener en cuenta. Procedo, entonces, a comentar los tres grandes modos de intervención sobre la flexibilidad y la ADM que reconozco desde el inicio de mi ejercicio profesional.

Movilidad articular pura

Sin estrés mecánico importante, este modo de intervención o procedimiento, consiste en realizar cambios sucesivos en la posición de la articulación, explorando no un grado de libertad solamente, sino varios. De limitarse solo a uno, estaríamos hablando de actividad dinámica o estiramiento dinámico. La movilidad articular pura es, inexorablemente, lenta. De otro modo ya implicaría gran tensión por estiramiento y estrés mecánico de los componentes miofasciales y cápsulo-ligamentarios, y eso nos traslada al tercer modo de intervención, que luego desarrollaremos. Esta lentitud permite hacer de lo que sucede, objeto de la acción de pensar. Dicho de otro modo, permite que lo que está pasando, se transforme en el foco de nuestra atención. Este acto de conscientizar la actividad, sobre todo cuando se trata de movilidad articular pura no-asistida, se ha transformado, en los últimos tiempos, como un método en sí mismo. El instructor dirige la práctica, por lo general mostrando las acciones, y luego permitiendo el descubrimiento individual. Resulta particularmente interesante cuando el ejecutante dispone de conocimientos anatómicos, ya que puede, si se lo propone y su atención no se desvía, conectar las sensaciones propioceptivas con la representación mental de las estructuras implicadas y afectadas. Quien dirige la práctica también puede referir acerca de esta conexión vivencial entre anatomía, imágenes y propiocepción. Esta triangulación es fascinante. Hace años que procuro hacerla realidad desde la interacción vivencial entre estudio y práctica motriz propiamente dicha. Estudiar, representar y sentir.

Por lo pronto, reconozco un criterio elemental, admitiendo que puede haber otros, para identificar las posibilidades de intervención de la movilidad articular pura, que es su carácter asistido o no-asistido. Trabajamos, generalmente, con estas tres alternativas:

- **Movilidad articular pura asistida:** se trata de una forma elemental y básica, en la cual un ayudante promueve el movimiento.
- **Movilidad articular pura no-asistida:** en donde es el mismo sujeto quien genera el movimiento, por propia actividad muscular voluntaria.
- **Movilidad articular pura mixta asistida/no-asistida:** en este caso un ayudante promueve el movimiento, pero el sujeto asistido también activa voluntariamente los grupos musculares implicados.

La movilidad articular **asistida** es frecuentemente empleada en salas terapéuticas, luego de largos períodos de inmovilidad. En esta práctica, el fisioterapeuta o, eventalmente, el profesor, promueve cambios sucesivos de varias posiciones de la articulación, gatillando respuestas viscoelásticas, estimulación propioceptiva, aumento de nutrición al cartílago articular, reacciones vasculares y otros efectos fisiológicos favorables. También puede ser empleada en el contexto deportivo e, inclusive, como modo de evaluación de las restricciones miofasciales y articulares.

La modalidad **no-asistida**, es decir, sin ayuda de un tercero o de la fuerza de gravedad, supone la actividad muscular voluntaria para generar el movimiento, y la observamos muy a menudo como práctica infaltable en los momentos iniciales de los acondicionamientos iniciales. No obstante, puede emplearse en otros momentos de las prácticas deportivas y terapéuticas. Aplicar esta estrategia en la columna vertebral, con lentos movimientos vértebra por vértebra en el plano sagital, conocidos como los famosos "gatos" contentos y enojados, es una interesante alternativa para el desbloqueo de la columna vertebral y su reseteo propioceptivo. Incluso, suelo prescribirla a la par del estiramiento puro, estático, de otro grupo muscular distal (luego profundizaremos sobre este recurso didáctico).

Con respecto a la alternativa **mixta**, en la cual hay asistencia externa y, también, actividad muscular voluntaria y consciente por parte del sujeto, las posibilidades son muy ricas e interesantes. La primera consiste en pedirle al sujeto que colabore con el asistente, desde la acción muscular voluntaria, mientras el ayudante despliega los cambios de posición sucesivos en la articulación o articulaciones involucradas. La acción muscular suele ser, principalmente, colaborativa, en el sentido de que el paciente o deportista contrae de manera concéntrica, ayudando al asistente a lograr un mayor ROM. No obstante, puede haber otras modalidades, como resistida o excéntrica a baja intensidad, isométrica en algún punto del ROM o el interjuego prestablecido de todos los regímenes de acción muscular. En todos los casos, simultánea a la asistencia ejercida por el tercero.

La segunda posibilidad es la sucesiva: el asistente despliega una secuencia de movimientos mientras el paciente o deportista atiende, sin colaboración ni oposición, el orden de las acciones. Luego, apelando a su memoria propioceptiva, reproduce el patrón de manera autónoma, no-asistida. En términos metodológicos, la movilidad articular mixta se trata, quizás, del paso final antes de pasar, sobre todo en casos terapéuticos, a la movilidad articular pura no-asistida con mayores recorridos angulares.

Estiramiento puro

En este caso, la práctica consiste en deformar las resistencias tisulares, ya sea miofasciales o cápsulo-ligamentarias, sin cambio de posición de la articulación. Más específicamente, sin inducir deliberadamente cambios de posición en la articulación, como es propio del modo de intervención anterior. Por consiguiente, de acuerdo a la principal resistencia ofrecida al acto de estiramiento, podemos identificar dos claras posibilidades:

- **Estiramiento articular puro:** donde las restricciones son ofrecidas por los componentes capsulares y ligamentarios, de resistencia y deformabilidad plástica.
- **Estiramiento miofascial puro:** en este caso, son los componentes predominantemente elásticos, representados por el complejo miofascial y tendinoso, ofrecen los límites neuromecánicos que debemos superar.

Con respecto al **estiramiento articular puro**, la principal fuente de restricción es la, lógicamente, limitada deformabilidad del tejido conectivo denso, tanto regular como irregular, que representa el principal componente de cápsulas, ligamentos y otras estructuras. El colágeno representa la gran fuente de resistencia plástica. En todos estos casos empleamos deformaciones estáticas prolongadas, mucho más largas que las miofasciales, de muy baja intensidad y con la colaboración de condiciones térmicas, contrastantes, durante el mismo estiramiento. Sobre todo, cuando prescribimos tareas complementarias para ejecutar en el hogar, fuera del contexto de sala terapéutica o gimnasio.

La reología es la disciplina de la física que estudia el comportamiento de la materia cuando fuerzas mecánicas operan sobre ella, en el sentido de consecuencias deformatorias. La bioreología estudia estas respuestas específicas relativas a la materia orgánica. La fisiología del sistema óseo se nutre, en gran parte, de este conocimiento. Con respecto a las resistencias articulares, tratándose de materia orgánica de alta densidad, la aplicación de estímulos deformatorios breves e intensos no es lo recomendable. Los componentes plásticos orgánicos, en su comportamiento frente a fuerzas deformatorias no difieren, de manera significativa, del patrón de respuesta propia de los plásticos inorgánicos. Imagínese una cuchara de plástico o la pata de una silla, también de plástico. Supongamos que usted pretende doblarla. Si aplica una fuerza de alta intensidad y breve duración, puede que lo logre doblar o no. Lo más probable es que, si lo logra, o se rompa en una reacción inmediata o que, finalmente, consiga doblarla, pero perdiendo definitivamente las propiedades moleculares que garantizan estabilidad. Si endereza la pata de la silla, y se sienta, posiblemente se desplome. La cuchara es muy probable que se rompa. Con la materia orgánica en ejemplo representativo es el de las encías y los dientes. Si acude al especialista en ortodoncia, este seguramente no empujará de golpe sus dientes torcidos para que se enderecen. Lo que hará, claro está, si es idóneo, es aplicar unos alambres que tensan los dientes a baja intensidad, por tiempos prolongados, por lo general, semanas y meses.

Sin llegar a estos extremos, las resistencias capsulares y ligamentarias acreditan, para una deformabilidad sana, estímulos mecánicos de baja intensidad y larga duración, siempre por debajo de los límites del dolor tolerable. Cuando prescribimos tareas para el hogar, sobre todo en retracciones postquirúrgicas importantes, solemos emplear tiempos de 10´ a 30´, de manera progresiva de acuerdo a la tolerancia individual, con cargas mecánicas de baja intensidad, a razón de dos tercios del tiempo total con acompañamiento de calor y el último tercio, en la misma posición, con frío. El calor reduce la resistencia molecular, afectando los componentes viscoelásticos. El frío consolida la deformación final. En la práctica clínica en nuestros espacios de trabajo, aplicamos estímulos de baja intensidad entre uno y tres minutos de duración, a intensidad uniforme y baja.

Las posibilidades de deformación articular, en el sentido de la aplicación de los vectores mecánicos, al menos las que reconocemos, son las siguientes: tracción longitudinal, decoaptación transversal y flexo-extensión, que en su momento (Di Santo, 2012), supe llamar "doblabilidad", tomando referencia de traducciones de países foráneos, particularmente teutones. La tracción articular vertical aún sigue siendo empleada por fisioterapeutas, ya sea de manera manual o con la ayuda de dispositivos varios, conocidas como máquinas de tracción. Los resultados no son concluyentes, quizás controversiales por el momento.

La decoaptación transversal supone la aplicación de fuerzas mecánicas, en la misma dirección, pero en sentido opuesto. Se trata de un deslizamiento horizontal asistido, tomando como punto de anclaje las dos piezas óseas que aportan las superficies articulares a la articulación en cuestión. Aparentemente, facilita el estiramiento inmediatamente posterior. El inconveniente de estas dos posibilidades, es que, a menos que tengamos a disposición un dispositivo facilitador, es muy difícil, desde la asistencia manual, aplicar fuerzas prolongadas, aún de baja intensidad. Por nuestra parte, en nuestro espacio de Ejercicio Adaptado, no solemos emplearlas.

Sí lo hacemos con el tercer modo, que es la flexión o extensión de la articulación. En este caso, el mismo deportista puede adoptar posiciones sin asistencia externa, y mantenerlas entre uno y tres minutos, a veces más inclusive. Muchas veces, también, empleamos la asistencia de elementos móviles, como tobilleras u otras fuentes de peso externo, para acentuar la deformación. La condición importante es que ya no se ofrezca resistencia miofascial, ya sea por naturaleza del movimiento y la articulación, o por haberlas reducido con recursos inhibitorios miofasciales.

Vamos ahora con el **estiramiento miofascial puro**, y lo haremos de manera ágil, con comentarios breves, ya que en capítulos anteriores hemos reconocido sus posibilidades. Recordemos los criterios que nos permiten identificar posibilidades:

- De acuerdo a la **intensidad**: elongación y flexibilización.
- Según la **velocidad**: estático, dinámico y mixto.
- Respecto a la **autonomía**: asistido, no-asistido y mixto o combinado.

Respecto a la **elongación** o alargamiento miofascial de baja intensidad, las posibilidades emergentes son las siguientes:

- Asistida estática.
- Asistida dinámica.
- Asistida combinada.

Las posibilidades no asistidas acreditan toda una interpretación complementaria. Por lo general al incrementar el ROM de manera no-asistida, el músculo estirado nunca pasa el umbral de la ZARMF o zona de alta resistencia miofascial, a menos que sea balístico. Por lo que consideramos redundante incluirlos como parte del esquema. Es decir, el músculo estirado difícilmente pase del nivel de elongación o alargamiento de baja intensidad. Por otro lado, es muy improbable emplear esta alternativa como procedimiento, por ejemplo, en un acondicionamiento inicial o restablecimiento final.

Es la **flexibilización** miofascial la que particularmente nos interesa. Se trata del efecto de la aplicación de estiramientos de alta intensidad, para el incremento crónico de la flexibilidad y el ROM. En términos sencillos, como adaptación crónica, las estructuras morfológicas se flexibilizan, es decir, se hacen más blandas, compliantes y reducen su resistencia a la deformación. Acreditan, desde ya, un progresivo y gradual acondicionamiento inicial, interviniendo con estas altas intensidades solo cuando el deportista o paciente se perciba en condiciones como para tolerar estas magnitudes. Con el pasar de los años, sigo sin lograr distinguir más que estas dos posibilidades para, finalmente, flexibilizar: los métodos elementales o simples, y los procedimientos que, por no encontrar otra denominación mejor, los llamo complejos.

Lo **métodos elementales** se caracterizan por no emplear recursos facilitadores antes de estirar. Dicho de manera directa, luego del acondicionamiento inicial y algunas elongaciones previas, simplemente estiramos a alta intensidad. No acreditan una estimulación previa y específica de propioceptores a los efectos de generar una respuesta refleja particular, por lo general inhibitoria, facilitadora del estiramiento subsiguiente. Mucho menos maniobras un poco más complejas, como RNMF, BFR, TCF, imaginería, distracciones sensoriales, sus combinaciones u otras. Sencillamente, estiramos a alta intensidad, no máxima. Entre estos procedimientos se destacamos:

- **Asistidos:** ayuda de una fuerza que no es la generada por el grupo muscular antagonista al target de estiramiento, sino de otra fuente, como un ayudante o el propio peso corporal.
- **No-asistidos:** la fuerza que incrementa el ROM y estira el grupo muscular target, es la desarrollada por el grupo muscular antagonista.
- **Mixtos asistidos/no-asistidos:** suponen combinaciones varias, todas interesantes.

De la misma manera, todos pueden ser:

- **Estáticos:** mantenemos entre 8" y 12" la posición final en el límite de la ZARMF (zona de alta resistencia miofascial), contando a partir del momento que llegamos a ella.
- **Dinámicos:** desarrollamos insistencias con 3 posibilidades de velocidad y aceleración (lento, rápido y balístico), superando el límite de la ZARMF, por lo general con la prescripción de entre 6 y 8 repeticiones.
- **Combinados:** las posibilidades combinatorias son múltiples, todas estudiadas en el capítulo sobre tipos de estiramientos.

Debemos destacar que, cuando se trata del procedimiento no-asistido, la única manera de superar la ZARMF es con la posibilidad balística, eventualmente la rápida, pero no con la lenta. Contrayendo lentamente el grupo muscular antagonista, de manera concéntrica, apenas llegamos a elongar el grupo muscular target. Una buena posibilidad, que hemos implementado con buenos resultados, solo desde la apreciación en la práctica cotidiana y subjetiva del ejecutante, es la combinación, a modo estático, de elongación y flexibilización. Basado en las relaciones entre reflejos excitatorios e inhibitorios durante los estiramientos miofasciales, en el asistido estático, surgió y probamos la posibilidad de combinar a lo largo de un mismo estiramiento, 8" de elongación por 4" de flexibilización durante 1´ a 2´. Una suerte de alternancia intermitente de elongación y flexibilización, a razón de 2 x 1: dos tiempos de elongación por uno de flexibilización.

No podemos finalizar este capítulo sin compartir algunas alternativas metodológicas para mejorar el ROM no-asistido en deportes gimnásticos, artes marciales, danza y otras actividades. Tanto en gimnasia como en danza suelen llamarles "sostenes" a estas tareas motrices. Si bien en el libro anterior (Di Santo, 2012) hay descripciones de algunas de estas propuestas, remarcamos las que más empleamos en todos estos años:

- Asistir hasta la ZARMF y pedir, ahí mismo, y sin soltar la extremidad, la acción isométrica del grupo muscular antagonista, de no más de 2" a 4".
- Asistir hasta la ZARMF, mantener unos segundos, luego descender unos grados y pedir que el ejecutante desarrolle, desde allí, contracciones concéntricas no-asistidas, buscando el incremento de ROM de manera autónoma.
- Asistir hasta la ZARMF, mantener unos segundos, solicitar la acción isométrica al ejecutante, pero vencerlo, tal que despliegue una acción excéntrica hasta la mitad del ROM, o más abajo aún, para luego soltarlo y permitir la concéntrica explosiva, procurando de manera autónoma el mayor ROM posible.
- Desarrollo completo del ROM de manera no-asistida, balística, pero resistida con bandas elásticas: la tensión cada vez mayor de la banda obliga a incrementar la tasa de fuerza, aun perjudicando la velocidad, pero nos ha dado muy buenos resultados, sobre todo si, inmediatamente, sacamos la banda y realizamos el movimiento de manera libre.

Con respecto a los **procedimientos complejos**, como anticipamos, se caracterizan por preceder al estiramiento de alta intensidad con maniobras o pasos concretos que facilitan su desarrollo propiamente dicho, incrementando significativamente el ROM. Esos procederes han ido enriqueciéndose a lo largo del tiempo, y al proponer un esquema taxonómico siempre corro el riesgo de quedarme corto, de omitir algún recurso y cualquiera que objete, seguramente estará en lo cierto. No obstante, con claridad puedo identificar las siguientes herramientas:

a. TERM o Técnicas de Estiramiento Reflejo Modulantes.
b. RNMF o Rolling Neuromiofascial.
c. BFR o Blood Flow Restriction.
d. TCF o Tissue Compression Flossing.
e. Imaginería.
f. Multitareas distractorias.

Se trata de procedimientos muy interesantes, sobre todo para implementar en casos rebeldes, con grandes restricciones neurales, miofasciales o cápsulo-ligamentarias. Su desarrollo es extenso y lo haremos en capítulos ad-hoc. Continuemos, entonces, con el tercer modo de intervención, que reservamos exclusivamente para deportistas de alto rendimiento de disciplinas gimnásticas o acrobáticas, ya que el estrés mecánico y neurológico es significativo, pudiendo transformarse en un factor de riesgo para sujetos no preparados.

Movilidad articular en condiciones de estrés neuromecánico

Esta alternativa metodológica, sobre todo cuando el estrés mecánico de los componentes miofasciales y articulares es significativo, la reservamos para deportistas flexibles y entrenados, avanzados, por lo general representantes de deportes gimnásticos o marciales. Igualmente, la aplicamos al final de una sesión especial de entrenamiento de la flexibilidad y la ADM, a los efectos de minimizar las probabilidades de lesión. Consiste, básicamente, en cambios de posición de la articulación, con gran tensión por tracción de los tejidos implicados. Se trata de una modalidad de gran exigencia, estresante. Dentro de ella identifico dos posibilidades:

- La fuerza de gravedad u otros dispositivos como factores que inducen el estrés mecánico en los tejidos implicados.
- La propia contracción explosiva de los grupos musculares que generan, de manera autónoma o no-asistida, el ROM.

Con respecto a la primera posibilidad, imagínese acciones como las siguientes: el o la gimnasta llegan a abrirse 180° en el plano sagital y, desde allí, mueven pelvis y cadera tal que quedan orientados en sentido contrario, para volver, luego a la posición inicial y continuar varias veces con el procedimiento. Otro ejemplo cotidiano: todos hacemos habitualmente circunducciones de hombros. Si son lentas y amplias, el estrés mecánico no es muy importante. Pero si tomamos un bastón, que limita nuestra

ROM, y ahí hacemos circunducciones pasando el bastón adelante y atrás, aunque sigan siendo lentas, seguramente las sensaciones van a cambiar. Imagine, como otro ejemplo interesante, el gimnasta colgado de las anillas, quieto, que inicia su serie con la circunducción de hombros, realizando una inlocación con las manos separadas según ancho acromial. De eso se trata la movilidad articular en condiciones de estrés mecánico significativo. El ejemplo típico de la segunda posibilidad es el de las patadas con circunducción a gran velocidad y gran amplitud, propio de las artes de combate. Hay cambios de posición de la misma articulación, y por la velocidad generada por la contracción muscular explosiva, los tejidos implicados sufren un estrés mecánico importante. Como este, las artes marciales ofrecen variados ejemplos.

Lo común a estos ejemplos es que debemos proceder con máxima precaución, luego de un óptimo acondicionamiento inicial y habiendo reducido, todo lo posible, las restricciones miofasciales. No se trata de una herramienta que cualquier sujeto puede operar. Nuevamente, y pecando de ser reiterativos, sugerimos implementarla en deportistas avanzados y flexibles.

Capítulo 11
Técnicas de Estiramiento Reflejo Modulantes

Luego de describir algunas posibilidades en el libro "Amplitud de Movimiento" (Di Santo, 2012), y con la experiencia de varios años de empleo positivo, con muy buenos resultados, sobre todo en casos "rebeldes", fueron surgiendo otras posibilidades de estimulación refleja. Conforme profundizábamos los estudios y la práctica cotidiana, fuimos mejorando las intervenciones y los efectos deseados. En este capítulo, y luego de un voluminoso respaldo práctico y clínico, con innumerables casos de preocupantes limitaciones en el ROM, compartimos esas nuevas posibilidades y combinaciones. Entendemos que son más ricas que en la publicación de 2012. En el recuento, se suman numerosas posibilidades técnicas con objetivos inhibitorios. Sugerimos implementar las más accesibles en su empleo operativo, es decir, las que le resulten más claras, viables, prácticas y, sobre todo, las que prescindan de colaboración de terceros y el sujeto pueda realizar por su propia cuenta.

La intención básica no es otra que la de reducir la magnitud de la respuesta refleja al estiramiento, es decir, la excitabilidad neuromuscular, sobre todo en casos de retracción e hiperreflexia, particularmente en sujetos con dificultades para modificar sus ya limitados ROM. Las distintas posibilidades tienen en común la intención de incrementar el pool reflejo inhibitorio previo al estiramiento, promoviendo un estado de hiperpolarización en las vías eferentes, que complique, limite, neutralice u obstruya la reacción defensiva contráctil que habitualmente se da cuando estiramos. Lo central de la estrategia consiste en preceder el estiramiento con la estimulación específica de propioceptores que promueven reflejos inhibitorios, concretamente sobre el grupo muscular target del alargamiento, incorporando e integrando la mayor cantidad posible de alternativas funcionales para la relajación.

En capítulos anteriores expliqué el origen de la noción de "Técnicas de Estiramiento Reflejo Modulantes". En esta ocasión, luego de una breve y básica clasificación, procedemos a su descripción. De acuerdo a la cantidad de reflejos activados, siempre con objetivo inhibitorio sobre el grupo muscular target de estiramiento, reconocemos cuatro posibilidades:

a. Técnica mono-reflejas: solo un reflejo inhibitorio activado previo al estiramiento.
b. Bi-reflejas: dos reflejos inhibitorios.
c. Tri-reflejas: tres reflejos inhibitorios.
d. Tetra y multi-reflejas: cuatro o más reflejos inhibitorios.

Los reflejos que más estudiamos, empleamos y procuramos usufructuar para facilitar los estiramientos subsiguientes, son los que a continuación enumeramos:

- Inhibición autógena.
- Inhibición recíproca.
- Extensor cruzado.
- Miotático de tracción.
- Cervicales tónicos.
- Miotático negativo.
- Y todas sus posibles combinaciones.

Recordemos que no se trata de técnicas para implementar en el marco del entrenamiento deportivo regular, es decir, como complemento de otros momentos, tales como los acondicionamientos iniciales. En los restablecimientos finales podrían emplearse, en tanto y en cuanto el estiramiento subsiguiente sea de baja intensidad. Las propuestas procuran reducir la magnitud de la reacción refleja al estiramiento, a los efectos de favorecer un mayor alargamiento posterior. Los dos contextos principales de aplicación son el terapéutico y el del entrenamiento de la flexibilidad propiamente dicho, en sesiones especiales y exclusivas, cuando las necesidades del deportista o el paciente así lo soliciten. Recordemos que la facilitación del estiramiento, y el logro de mayores recorridos articulares debe ir acompañado por una responsabilidad paralela. Antes de estirar, inhibimos para facilitar la deformación mecánica, pero luego de estirar es crucial hacernos cargo de la estabilidad integral de la articulación y el control motor en los nuevos ángulos logrados. A este objetivo y responsabilidad le dedicaremos, luego, un capítulo especial.

Técnicas mono-reflejas

Las técnicas mono-reflejas son las más sencillas de entender y de fácil aplicación. Suponen la activación de un solo reflejo inhibitorio antes del estiramiento. Al estiramiento final lo sostenemos de 8" a 12", tal como lo venimos haciendo y prescribiendo desde hace más de 30 años. En todos estos años, y aun probando otros tiempos, es la duración que mejores resultados nos ha reportado. En algunos casos la estimulación propioceptiva puede darse durante el mismo estiramiento o, inclusive, antes y durante los primeros segundos de estiramiento (por ejemplo, cuando trabajamos con inhibición recíproca o extensor cruzado, claro está, por separado).

El primer reflejo con el que procuramos facilitar el estiramiento es el de **inhibición autógena**, y las acciones que empleamos, en la práctica diaria y siempre antes de estirar, son las siguientes:

- Isométrica del agonista 5": del mismo grupo muscular target de estiramiento, de baja intensidad, en el tercio medio del recorrido articular.
- Excéntrica del agonista 5": de baja intensidad, abriendo el recorrido articular.
- Masaje en la UMT 10" - 30": de alta intensidad, en la UMT (unión miotendinosa), generalmente distal.
- Vibración en la UMT 10" - 30": sobre la UMT, ya sea distal o proximal.
- Electroestimulación en la UMT 10" - 30": de la UMT, ya sea proximal o distal.

La electroestimulación es un recurso que los fisioterapeutas pueden emplear efectivamente. Por nuestra parte, en el servicio de ejercicio adaptado, solo empleamos el estímulo vibratorio. Hacemos esta aclaración para el resto de este capítulo, en relación a todas las veces que nombremos el recurso de la electroestimulación. La última aclaración es que, al referirnos a UMT, en el marco de este capítulo, aludimos a unión miotendinosa y no a unidad miotendinosa.

A partir de allí, las **combinaciones** son interesantes. Recordemos que no estamos combinando reflejos, sino estímulos sobre los mismos propioceptores, concretamente, los GTO. Lo importante es que, al hacerlo, la duración total no sea tan prolongada. Sugerimos no más de 30", como máximo, previo al estiramiento. Entre estas asociaciones, solemos emplear las siguientes:

- Isométrica y excéntrica 10": se trata de una apertura resistida del arco articular, alternando alargamiento lento y mantenimiento estático, relajando para estirar al final del recorrido articular.
- Isométrica 5" y masaje tendinoso en la UMT 10": realizamos dos veces este procedimiento, sumando 30" antes de estirar.
- Excéntrica 5" y masaje tendinoso 10" en la UMT: realizamos dos veces este procedimiento, durante 30", abriendo el arco articular antes de estirar.
- Intermitente isométrico 5" x excéntrica 5" y masaje tendinoso 10" en la UMT: son 30" totales antes de estirar.
- Vibración 15" y masaje 15" de la UMT: 30" totales y luego estirar.
- Electroestimulación 15" y masaje de la UMT 15": 30" totales y luego estirar.
- Vibración 15" y electroestimulación 15" de la UMT: 30" totales y luego estirar.

El procedimiento del masaje transversal también es viable, sin embargo, en nuestro servicio de ejercicio terapéutico adaptado, sinceramente, no lo empleamos nunca. Al no ser fisioterapeutas, procuramos no tocar a nuestros alumnos, es decir, no aplicamos terapia manual alguna. El masaje tendinoso es enseñado, y nuestros alumnos lo hacen por cuenta propia. En el caso de los masoterapeutas y fisioterapeutas, que estás autorizados a ese tipo de contacto, el masaje transversal es, sin dudas, una interesante opción.

Respecto al reflejo de **inhibición recíproca**, los procedimientos sugeridos son los siguientes, recordando que no son necesarias intensidades máximas:

- Isométrica del antagonista 4" - 6": en el primer tercio del recorrido articular, a una intensidad media, para luego estirar.
- Concéntrica del antagonista 4" - 6": abriendo el recorrido articular de forma lenta, para luego estirar.

No encontramos mucho sentido en la pura acción excéntrica, a menos que sea secundada por una concéntrica recuperando el ángulo articular ganado. No descartamos la opción, aunque la acción concéntrica ya es suficiente para la activación del reflejo de inhibición recíproca. Tampoco empleamos la combinación de las acciones isométricas y concéntricas.

También empleamos el **reflejo extensor cruzado**, ya que las acciones voluntarias en el hemicuerpo contralateral nos pueden ayudar. Las activaciones no necesitan ser máximas. Entre ellas sugerimos:

- Isométrica del homólogo contralateral 4" - 6": para luego estirar el grupo muscular target.
- Concéntrica del homólogo contralateral 4" - 6": para luego estirar el grupo muscular target.
- Excéntrica del homólogo contralateral 4" - 6": para luego estirar el grupo muscular target.

Entre trenes también podemos tener en cuenta otras alternativas sinérgicas facilitadoras del estiramiento final. Supone la posibilidad de flexibilizar un grupo muscular de cualquier miembro precedido o simultáneamente a la contracción de grupos musculares ipsilaterales del tren contrario, no del hemicuerpo contralateral. Veamos algunos ejemplos:

- Si estiramos ITP derechos, podemos preactivar o coactivar extensores del hombro derecho.
- Si estiramos cuádriceps o psoas derechos, podemos preactivar o coactivar flexores del hombro del mismo lado.

El reflejo extensor cruzado ofrece la posibilidad de integrar contracciones voluntarias previas o durante el estiramiento, que involucran tanto el hemicuerpo contralateral como el tren ipsilateral. Su implementación supone mucha claridad por parte del profesor o terapeuta, y mucha concentración y coordinación por parte del deportista o paciente. Conforme activamos el homólogo contralateral, por ejemplo, en miembros inferiores, activamos grupos musculares específicos ipsilaterales del tren contrario, como así también contralaterales, para luego estirar. Nuevamente, algunos ejemplos permiten entender mejor:

- Isometría de ITP izquierdos y, simultáneamente dorsal ancho derecho (extensor del hombro) y deltoides anterior izquierdo (flexor del hombro) por 5": luego estiro ITP derechos.

Entendemos que es complejo, pero luego de esta combinación específica de acciones musculares, que reproduce el patrón cruzado propio de la marcha y la carrera, nuestros registros indican ventajas a la hora de estirar el grupo muscular target.

Al reflejo **miotático de tracción dinámico** lo empleamos como posibilidad inhibitoria del grupo muscular antagonista, que en este caso es el target del estiramiento. El procedimiento que empleamos se reduce, apenas, a un solo paso antes de estirar:

- 2 o 3 ED asistidos del antagonista: para luego, inmediatamente, EE intenso del grupo muscular target.

Dichos estiramientos, preferiblemente balísticos, es decir, a gran velocidad. Al excitarse el antagonista, por propiedad de inervación recíproca, relaja al grupo muscular target, facilitando su estiramiento. Nuestros reportes dan cuenta de buenos resultados en la práctica cotidiana.

Con respecto a los **reflejos cervicales tónicos simétricos**, obtenemos ventajas inhibitorias de los mismos, a partir de acciones específicas del cuello y la cabeza, antes de estirar y durante el estiramiento propiamente dicho. Los procedimientos que hemos empleado en nuestro servicio son los siguientes:

- 10 a 12 flexiones continuas del cuello cuando la intención es estirar extensores del tren superior o flexores del tren inferior.
- 10 a 12 extensiones leves del cuello cuando la intención es estirar flexores del tren superior o extensores del tren inferior.

Manteniendo la posición final del cuello al estirar.

Los **reflejos cervicales tónicos asimétricos** han sido igualmente ventajosos para facilitar los estiramientos de grupos musculares específicos. Los procedimientos empleados son los siguientes:

- 10 a 12 rotaciones del cuello sobre el eje longitudinal hacia el lado de los flexores, tanto de tren superior como de inferior: cuando la intención es estirar, precisamente, esos músculos, los flexores.
- 10 a 12 rotaciones del cuello sobre el eje longitudinal hacia el lado opuesto de los extensores, tanto del tren superior como inferior: cuando la intención es, concretamente, estirar esos músculos, los extensores.

Manteniendo la posición final del cuello al estirar.

Tanto los reflejos cervicales tónicos simétricos como asimétricos, han demostrado ser una interesante posibilidad inhibitoria, contribuyendo a una mayor relajación del músculo target de estiramiento y con buenos resultados.

El **reflejo miotático negativo**, con la posible inhibición concomitante del sistema motor beta, es el último de los reflejos que compartimos en esta sección. Recordemos que el estiramiento asistido de un músculo, sin acción voluntaria del ejecutante, promueve la relajación de ese mismo grupo muscular. Acortar asistidamente, inhibe. Por consiguiente, facilita el estiramiento subsiguiente, siempre a baja velocidad. Sobre todo, en casos de contracturas e hipertonías afuncionales, lo empleamos de la siguiente manera:

- 10" a 30" de acortamiento asistido: sujeto relajado, con control respiratorio, con ciclos exhalatorios que duplican los inhalatorios, y sin acción muscular voluntaria, y luego EE de baja intensidad, lento y, nuevamente, con predomino exhalatorio.

La objeción es aceptable: se trata de un procedimiento más vinculado con la elongación que con la flexibilización. Cuando el sujeto sufre una contractura muscular, nunca estiramos con altas intensidades. Los argumentos ya los expuse en el capítulo dedicado a las bases neurales de los procesos inhibitorios.

Técnicas bi-reflejas

En este caso, son dos los reflejos que procuramos activar con el propósito de desencadenar un mayor efecto inhibitorio sobre el grupo muscular target de estiramiento. Los patrones son sucesivos en algunos casos y simultáneos en otros, todo depende de los reflejos y sus posibilidades. Los tiempos finales de EE siguen siendo los mismos, es decir, de 8" a 12" a intensidades altas, es decir, de flexibilización. Las combinaciones son numerosas, y solo mostramos algunas posibilidades.

Los dos reflejos que la tradición del siglo XX ha combinado de manera más frecuente, son los de **inhibición autógena** e **inhibición recíproca**, cuyo método más representativo se denominó CRAC o Contract-Relax-Antagonist-Contraction. Respecto a la acción del agonista, recordemos que su efecto inhibitorio dura pocos segundos, por lo que la activación del antagonista debe ser inmediata y breve. A continuación, compartimos los procedimientos que solemos emplear en nuestro servicio de ejercicio adaptado y terapéutico. Las acciones que sugerimos, son las siguientes:

- Isométrica 5" del agonista + isométrica 5" del antagonista: lo más parecido al CRAC.
- Excéntrica 5" del agonista + isométrica 5" del antagonista: esta técnica es particularmente interesante, abriendo el arco articular contra resistencia del sujeto, para luego, antes de estirar, activar de manera isométrica el antagonista.
- Isométrica 5" del agonista + concéntrica 5" del antagonista.
- 10" de intermitentes isométricos-excéntricos del agonista hasta la apertura del arco articular + 5" de activación isométrica del antagonista.
- Masaje tendinoso 10" del agonista + isométrica o concéntrica 5" del antagonista.
- Vibración de la UMT 10" + 5" de acción isométrica o concéntrica del antagonista.
- Electroestimulación de la UMT + 5" de acción isométrica o concéntrica del antagonista.

Con respecto a los reflejos de **inhibición recíproca** y el **extensor cruzado**, desde la aplicación práctica, como juego de acciones musculares antes de estirar, se llevan muy bien. Las acciones del antagonista ipsilateral y el agonista contralateral pueden ser simultáneas o sucesivas. Su implementación es sencilla y accesible, sobre todo la primera del listado:

- 5" de isometría del antagonista y del homólogo contralateral: las dos acciones isométricas.
- 5" de contracción concéntrica del antagonista y del homólogo contralateral: las dos acciones concéntricas.
- 5" de contracción concéntrica del antagonista y 5" de isométrica del homólogo contralateral: una acción concéntrica y la otra isométrica.
- 5" de isometría del antagonista y 5" de contracción concéntrica del homólogo contralateral: una acción isométrica y la otra concéntrica.

Como nota adicional respecto a la inhibición recíproca y al extensor cruzado, luego de estirar el grupo muscular correspondiente, podemos aprovechar el impacto reflejo inhibitorio generado y flexibilizar o elongar el grupo muscular antagonista contralateral. Por ejemplo, si la maniobra fue realizada con el propósito de estirar mejor el bíceps derecho, consecutivamente están dadas las condiciones para elongar el tríceps izquierdo.

Los reflejos de **inhibición autógena** y el **extensor cruzado** también son accesibles a combinaciones interesantes. Compartimos, a continuación, algunas acciones sencillas, de fácil implementación:

- 5" de isometría del agonista + 5" de isometría del homólogo contralateral: lógicamente, de manera sucesiva.
- 5" de acción excéntrica del agonista + 5" de isometría del homólogo contralateral: también sucesivas.
- 10" de intermitencia isométrico-excéntrica del agonista + 5" de isometría del homólogo contralateral.
- 10" - 30" de masaje tendinoso del agonista + 5" de isometría del homólogo contralateral.
- 10" - 30"de vibración sobre la UMT del agonista + 5" de isometría del homólogo contralateral.
- 10" - 30" de electroestimulación sobre la UMT del agonista + 5" de isometría del homólogo contralateral.

Siguiendo con el desarrollo de estas propuestas combinadas, las consecuencias inhibitorias de los reflejos de **inhibición autógena** y los **cervicales tónicos**, también pueden integrarse. En la secuencia lo primero que realizamos, son las proyecciones del cuello hacia el lado pertinente de acuerdo al grupo muscular cuyo tono extensor deseamos disminuir. Veamos algunas de estas posibilidades:

- 10 proyecciones del cuello en dirección pertinente + 5" de isometría del agonista.
- 10 proyecciones del cuello en dirección pertinente + masaje tendinoso simultáneo de la UMT del agonista.

De la misma manera, los **reflejos cervicales tónicos** pueden combinarse con los de **inhibición recíproca** y el **extensor cruzado**, siempre en el marco de solo dos reflejos puestos en juego. Veamos alternativas:

- Inhibición recíproca:10 proyecciones del cuello hacia el lado pertinente + 5" de acción isométrica del antagonista ipsilateral.
- Extensor cruzado: 10 proyecciones del cuello hacia el lado pertinente + 5" de acción isométrica del agonista contralateral.

El **reflejo miotático de tracción dinámico**, activado en el grupo muscular antagonista el target de estiramiento, puede combinarse con **otros reflejos** también. Veamos algunas posibilidades:

- Inhibición autógena: 10" - 30" de procedimientos para inhibición autógena sobre el agonista (acción isométrica, masaje tendinoso, vibración o electroestimulación) + 2 o 3 insistencias dinámicas sobre el antagonista ipsilateral, para luego proceder al EE del grupo muscular target.
- Inhibición recíproca: 2 o 3 insistencias dinámicas del antagonista ipsilateral + 5" de acción isométrica o concéntrica del mismo, y luego EE del grupo muscular target.
- Extensor cruzado: 2 o 3 insistencias dinámicas del antagonista ipsilateral + 5" de activación del homólogo contralateral.
- Cervicales tónicos: 10 proyecciones del cuello hacia el lado pertinente + 2 o 3 insistencias dinámicas del antagonista ipsilateral.

Una interesante posibilidad integradora es la que involucra a los **reflejos miotático negativo** e **inhibición autógena**. Recordemos que al miotático negativo lo promovemos con el acortamiento asistido del grupo muscular target del subsiguiente estiramiento, acompañado de respiraciones a predominio exhalatorio. La maniobra que muy buen resultado nos ha dado en contracturas musculares es la siguiente:

- 30" a 60" de masaje tendinoso y acortamiento asistido del grupo muscular agonista, en alternancias de 10": luego el EE de baja intensidad.
- 30" a 60" de vibración de la UMT y acortamiento asistido del grupo muscular agonista, en alternancias de 10": luego EE de baja intensidad.
- 30" a 60" de electroestimulación de la UMT y acortamiento asistido del grupo muscular agonista, en alternancias de 10": luego EE de baja intensidad.

En el caso de ausencia de contractura, cuando la finalidad es la flexibilización de la unidad miofascial, podemos implementar el siguiente procedimiento:

- 5" de isometría del agonista + 5" de acortamiento asistido del mismo agonista: luego EE de alta intensidad.

El **reflejo miotático negativo** y el de **inhibición recíproca** pueden integrarse con facilidad. Insistimos en que, durante la maniobra de acortamiento asistido, el sujeto no acompañe con una contracción concéntrica voluntaria sino, más bien, con la mayor relajación posible y con énfasis durante la exhalación. El modelo es el siguiente:

- 10" a 30" de acortamiento asistido del grupo muscular agonista + 5" de activación isométrica del antagonista: luego EE de baja intensidad.

De manera similar, el **reflejo miotático negativo** y el **extensor cruzado** son combinables a través de sencillas maniobras. Nuevamente, también, la idea es lograr la máxima reducción de la actividad de las motoneuronas beta, no solo usufructuar el rédito del reflejo de acortamiento. Por consiguiente, el sujeto debe relajarse y evitar todo intento de control voluntario del recorrido articular. Concretamente:

- 10" a 30"de acortamiento asistido del grupo muscular agonista o target de estiramiento + 5" de acción isométrica del grupo muscular agonista homólogo contralateral: luego EE de baja intensidad.

No podemos dejar de lado la posibilidad de integrar el **reflejo miotático negativo** con los **cervicales tónicos**, ya que también pueden trabajarse a los efectos de facilitar el estiramiento subsiguiente. El modelo aplicado es el siguiente:

- 10" a 30" de acortamiento asistido del grupo muscular agonista + 10 rotaciones del cuello alrededor de su eje longitudinal hacia el hemicuerpo contrario: luego EE de baja intensidad.

Luego de estudiar algunas posibilidades de integración de dos reflejos, proponemos considerar la combinación de tres reflejos con objetivos finalmente inhibitorios del grupo muscular target de estiramiento.

Técnicas tri-reflejas

En búsqueda de una mayor inhibición que facilite el estiramiento subsiguiente, podemos procurar la colaboración de 3 reflejos, con consecuencias inhibitorias, previo al mismo. En algunos casos la activación es sucesiva, pero en otros, luego de evocar uno, procedemos a la simultánea de otros dos. Los tiempos finales de estiramientos siguen siendo los mismos. Los reflejos de inhibición autógena, recíproca y cruzado son los que más empleamos. Desde ya, conforme más reflejos se integran, más numerosas son las combinaciones. En realidad, indefinidas. Es por ello que compartimos solo algunas de estas posibilidades, ya que abarcar todas seria, sinceramente, muy complejo. De allí que elegimos solo algunas de estas alternativas, las de mayor accesibilidad práctica y operativa.

Con respecto a la posibilidad de empleo integrado de los reflejos de **inhibición autógena**, **inhibición recíproca** y **extensor cruzado**, desde la práctica desarrollamos procedimientos que, ya hace años, aplicamos y enseñamos. A las maniobras de activación del reflejo de inhibición recíproca y extensor cruzado las realizamos, por lo general, de manera simultánea. Son numerosos, por eso compartimos solo algunas:

- 5" de isometría del grupo muscular agonista o target de estiramiento + 5" de coactivación isométrica del antagonista ipsilateral e isométrica del grupo muscular homólogo contralateral: luego EE de alta intensidad del grupo muscular target.

El juego de acciones musculares isométricas y voluntarias es el modo más sencillo de implementación. El grupo muscular target también puede activarse de manera excéntrica. El antagonista ipsilateral, también de manera concéntrica. No obstante, el modo más sencillo y recomendable, es desde el control de acciones isométricas. Continuemos, entonces, con otras posibilidades:

- 10" - 30" de masaje tendinoso del agonista + 5" de coactivación isométrica del antagonista ipsilateral y del homólogo contralateral: luego EE del grupo muscular target.
- 10" - 30" de vibración de la UMT del agonista + 5" de coactivación isométrica del antagonista ipsilateral y del homólogo contralateral: luego EE del grupo muscular target.
- 10" - 30" de electroestimulación de la UMT del agonista + 5" de coactivación isométrica del antagonista ipsilateral y del homólogo contralateral: luego EE del grupo muscular target.

Otra combinación viable de tres reflejos es la representada por el **miotático dinámico**, **inhibición recíproca** y **extensor cruzado**. Entre las posibilidades que empleamos, rescatamos la siguiente:

- 2 o 3 insistencias dinámicas del antagonista + 5" de acción isométrica simultánea de ese mismo grupo muscular antagonista y del homólogo contralateral: luego EE del grupo muscular target del alargamiento.

De la misma manera, los reflejos de **inhibición autógena**, **miotático dinámico** e **inhibición recíproca**, pueden efectivamente combinarse e integrar sus efectos inhibitorios facilitadores del estiramiento subsiguiente. Solemos emplear los siguientes procedimientos:

- 5" de acción isométrica + 2 o 3 insistencias dinámicas sobre el antagonista ipsilateral y luego 5" de activación isométrica de ese mismo grupo muscular antagonista: luego EE del grupo muscular target.
- 10" - 30" de masaje en la UMT del grupo muscular agonista o target del estiramiento + 2 o 3 insistencias dinámicas sobre el antagonista ipsilateral y luego 5"

de activación isométrica de ese mismo grupo muscular antagonista: luego EE del grupo muscular target.

- Lo mismo, pero terminando con 5" de contracción concéntrica del antagonista antes del EE del grupo muscular target.

Recordemos que todos los recursos estudiados para promover el reflejo de inhibición autógena pueden ser empleados efectivamente. Citamos solo dos, para no hacer extensivo el listado de posibilidades. Lo mismo sucede con la siguiente integración de tres reflejos.

Se trata de los reflejos de **inhibición autógena**, **miotático dinámico** y **extensor cruzado**. La posibilidad integradora que más empleamos es la siguiente:

- 5" de isometría del grupo muscular agonista + 2 o 3 insistencias dinámicas del grupo muscular antagonista ipsilateral y luego 5" de isometría del homólogo contralateral: luego EE del grupo muscular target.

Nuevamente, recordamos que todas las medidas que hemos descripto para promover la inhibición autógena, pueden ser empleadas antes del estiramiento dinámico del antagonista y la acción isométrica del homólogo contralateral.

Los reflejos **miotático negativo**, **inhibición autógena** e **inhibición recíproca** pueden ser integrados. El modelo sugerido es el siguiente:

- 10" a 30" de acortamiento asistido del grupo muscular agonista o target de estiramiento + 10" de masaje de la UMT de ese mismo grupo muscular y luego 5" de acción isométrica del grupo muscular antagonista ipsilateral: luego EE del grupo muscular target, de baja intensidad y con predominio exhalatorio.

Podemos combinar, igualmente, los dos primeros reflejos, **miotático negativo**, **inhibición autógena** con el **extensor cruzado**. El modelo es el siguiente:

- 10" a 30" de acortamiento asistido del grupo muscular agonista o target de estiramiento + 10" de masaje de la UMT de ese mismo grupo muscular y luego 5" de acción isométrica del grupo muscular homólogo contralateral: luego EE del grupo muscular target, de baja intensidad y con predominio exhalatorio.

El mismo reflejo **miotático negativo** puede combinarse con los **cervicales tónicos** y con **otros reflejos**. En un solo modelo mostramos esas posibilidades:

- 10" - 30" de acortamiento asistido del grupo muscular agonista o target de estiramiento + 10 proyecciones del cuello hacia el lado opuesto al de ese mismo grupo muscular agonista (o hacia el lado pertinente de acuerdo al grupo muscular a inhibir) y luego, 5" de acción isométrica del grupo muscular antagonista ipsilateral o del homólogo contralateral: luego EE del grupo muscular target.

Luego de este recorrido descriptivo de alternativas integradoras de tres reflejos con el mismo objetivo inhibitorio y facilitador del estiramiento del grupo muscular target de estiramiento, de fácil aprendizaje para el profesor, terapeuta y deportista o paciente, solo nos queda proponer un par de modelos que suponen la integración inhibitoria de más de tres reflejos.

Técnicas tetra y multi-reflejas

Por supuesto, las posibilidades combinatorias son indefinidas. Los tiempos finales de estiramientos siguen siendo los mismos. Se trata de técnicas complejas en las cuales procuramos activar más de 3 reflejos con el mismo propósito inhibitorio y facilitador del estiramiento final. Para el procedimiento facilitador del estiramiento no se prolongue demasiado, algunas acciones son sucesivas y otras simultáneas, pero nunca las 4 consecutivas.

Un ejemplo interesante está representado por la integración entre el reflejo de **inhibición autógena**, **miotático dinámico**, **inhibición recíproca** y **extensor cruzado**. También pueden emplearse los cervicales tónicos y el miotático negativo. A la manera de ejemplo, resumimos un modelo alternativo en 4 pasos:

1. Inhibición autógena: 5" de acción isométrica del grupo muscular agonista.
2. Miotático dinámico: 2 o 3 insistencias dinámicas en antagonista ipsilateral.
3. Inhibición recíproca y extensor cruzado: 5" de acción isométrica simultánea del antagonista ipsilateral y del homólogo contralateral.
4. EE del grupo muscular target.

Otro ejemplo interesante está representado por la integración entre el reflejo de **inhibición autógena**, **miotático negativo**, **inhibición recíproca** y **extensor cruzado**. El modelo es el siguiente:

1. Miotático negativo: 10" – 30" de acortamiento asistido del grupo muscular agonista.
2. Inhibición autógena: 10" – 30" de masaje tendinoso del grupo muscular agonista.
3. Inhibición recíproca y extensor cruzado: 5" de acción isométrica simultánea del antagonista ipsilateral y del homólogo contralateral.
4. EE del grupo muscular target.

Recordemos que los objetivos son estrictamente inhibitorios y los procedimientos propuestos son principalmente aplicables a contextos terapéuticos, y a sesiones especiales para el desarrollo de la flexibilidad y la ADM. Hemos recorrido muchas posibilidades de estimulación propioceptiva, y sus consecuencias reflejas, a los efectos de promover condiciones facilitadoras del estiramiento subsiguiente. A gran parte de ellas, las empleamos en la cotidianeidad de nuestro quehacer clínico diario. Sin embargo, los recursos no se agotan. Para ello necesitamos otro capítulo especial, que compartimos a continuación.

Imágenes
del capítulo

Capítulo 12
Otros procedimientos facilitadores

En tantos años de trabajo clínico directo con deportistas y casos terapéuticos, nuestra experiencia nos enseña que, también, funcionan estos procedimientos, sobre todo en los que denomino "casos rebeldes", es decir, altamente resistentes a la deformación mecánica por estiramiento:

- **Rolling Neuromiofascial (RNMF):** se trata de un automasaje recurriendo a dispositivos portátiles, llamados "rolos" o "stick", que en los últimos años han adquirido gran popularidad entre deportistas, más que para aplicaciones terapéuticas.
- **Compresión por flossing o TCF (Tissue Compresion Flossing):** el vendaje compresivo con bandas elásticas nos sigue dando excelentes resultados para vencer las restricciones neuromecánicas al estiramiento, tanto en casos rebeldes como en deportistas que, siendo aún flexibles, necesitan incrementar aún más su ROM.
- **Isquemia por restricción del flujo de sangre o BFR (Blood Flow Restriction):** lo cual aumenta significativamente el ROM, muy posiblemente por reducción de las aferencias periféricas y otros motivos desconocidos, aunque Hanlen (2000) enseña que la compresión isquémica modifica la percepción del estímulo.
- **Vibración:** no ya como RNMF, previo al estiramiento, sino simultáneo al mismo, nuevamente, con muy buenos resultados.
- **Termoterapia:** que la empleamos, sobre todo, en retracciones capsulares y ligamentarias, aunque nuestra aplicación es por contraste, y la mayoría de las publicaciones solo muestra el efecto, ya sea del calor o del frío.
- **Imaginería:** se trata de la representación ideomotora como alternativa para reducir la resistencia neural a los estiramientos y alcanzar un mayor ROM.
- **Multitareas motoras:** el control de otras tareas, tanto perceptuales como motoras propiamente dichas, parece alejar el foco del dolor, y permite ejecutar ejercicios que regularmente duelen, ahora ya sin sensaciones álgidas, sobre todo en dolor de tejido conectivo (muy buenas experiencias, de nuestro equipo de trabajo con, por ejemplo, tendinosis crónicas y otros síndromes dolorosos complejos).

Seguidamente, desarrollaré con más detalle cada una de estas herramientas que, vale la pena aclararlo, no solo han sido de utilidad para el incremento del ROM (particularmente en casos de síndromes dolorosos complejos y lesiones de distinto tipo, agudas y crónicas, caracterizadas por retracción general e hipertono miofascial elevado) sino también, para el logro de otros objetivos, tales como aceleración de procesos de recuperación, superación del DMAT o dolor muscular de acción tardía, hipertrofia muscular en casos de inhibición artrogénica, sarcodinapenia, u otros problemas y demás casos similares. Entiendo que las futuras aplicaciones de estos recursos son promisorias.

Rolling Neuromiofascial

La primera experiencia con automasaje y aplicando dispositivos redondos o circulares la tuve hacia el año 1989. Por entonces trabajaba en el Club Atlético Belgrano de mi ciudad, en planteles juveniles no profesionales. Sin embargo, dedicaba casi la misma cantidad de horas observando y colaborando con el plantel profesional superior, agradeciendo la bondad y gentileza de los profesores, obviamente mayores, que compartían sus saberes, especialmente Rubén Olivera, Walter Juan y Rubén Fumero. De pronto, un jugador profesional, Enrique Nieto, me llamó la atención con lo que hacía al final de los entrenamientos. Casualmente, luego de retirado, con ese mismo jugador compartimos un cuerpo técnico de primera división, en el cual tuve el honor de trabajar como preparador físico. Lo que Enrique hacía al final de los entrenamientos intensos, durante una buena cantidad de tiempo, era tomar el mismo balón de fútbol y, colocándose encima de él, practicaba pequeños barridos circulares, en gran parte de los grupos musculares de miembros inferiores y, también, en su espalda. Atraído por esa práctica que, hasta el momento nunca había visto, me acerco, me presento y le consulto por lo que estaba haciendo. Muy amablemente me muestra y simplemente refiere lo bien que le hacía, promoviendo sensaciones de alivio. Gran jugador, con citaciones en la selección nacional de mayores, era muy afín a los estiramientos. Nadie le había enseñado esa práctica. Se trataba de un descubrimiento personal. Decidí reproducir el procedimiento con mis jugadores juveniles, no profesionales. No solo encima de la pelota, sino entre ellos, como un masaje asistido con rodamientos que un jugador le implementaba a otro. Las expresiones de alivio de los jugadores me llamaron poderosamente la atención. Todos expresaban que el procedimiento los ayudaba, y aun cuando no lo prescribía, ellos lo hacían por cuenta propia. De ahí en adelante, empecé a implementarlo todos los años de ejercicio profesional, con balones, hasta la aparición de los dispositivos conocidos hoy como "rolos" y "sticks". Posiblemente, el asunto del RNMF acreditaría un capítulo aparte, incluso un libro solamente dedicado a ello, ya que hay mucho para comentar al respecto. Sin embargo, al tema lo incluimos aquí porque solamente desarrollaré los aspectos relativos al incremento del ROM.

Una de las dimensiones inicialmente más investigadas sobre el RNMF es la referida a su efecto agudo sobre la flexibilidad y el ROM. Se trata, precisamente, el aspecto en el cual la evidencia parece mostrar los resultados más consistentes siendo, francamente, pocos los estudios que no muestran un incremento significativo del ROM, post aplicación de RNMF. Como paso inicial, estudiaremos los efectos del masaje sobre la flexibilidad y el ROM. Llevamos una larga tradición de búsqueda que recursos facilitadores. Ellos suelen preceder al estiramiento, y van desde los estímulos propioceptivos y las Técnicas Reflejo Modulantes a muchos otros. Una posibilidad clásica es la del masaje, y los primeros estudios de acciones inducidas por terceros confirman su efecto. Recordemos que, en definitiva, el RNMF es un masaje, aunque inducido por el mismo sujeto, consistente en realizar pequeñas barridas a la manera de rolado, empleando uno de dos implementos: ya sea un "rolo" de gomaespuma, conocido como "Foam Roller", con su propio peso corporal encima, siempre parcial, o un "stick" o palo, conocido como "Roller Massager", que el sujeto manipula con sus propias manos, aunque puede ser aplicado por terceros.

Numerosos estudios con diferentes terapias manuales dan cuenta de incremento del ROM inmediatamente después de las mismas. Cuando son de breve duración, por debajo de los 7′, no afectan negativamente las otras capacidades motoras, como, por ejemplo, la fuerza. Superiores a los 7′ parecen mejorar el ROM, pero reduciendo la expresión de fuerza. Sin embargo, el RNMF supone un automasaje y podríamos, inicialmente, suponer que se trata de un procedimiento exactamente igual al masaje tradicional. No obstante, varias razones nos hacen sospechar que no se trata de un procedimiento cuyas características sean idénticas a las del masaje clásico realizado por terceros. Por consiguiente, llama la atención que los resultados relativos al ROM sean tan buenos. Y no solo en ROM, sino también en otras propiedades neuromecánicas de la unidad miotendinosa.

Hay claras diferencias entre el masaje clásico y el RNMF: este último tiene distinta textura, no tiene receptores táctiles como la mano del masajista, lo autorregulamos, y podemos implementar posibilidades vibratorias y, aún, térmicas. Las ventajas del RNMF son tantas que, quizás por ello, la gran difusión de sus fundamentos y posibilidades de empleo. Entre esas ventajas:

- Fácil de transportar y guardar.
- El deportista puede regular presiones.
- Identificar por sí mismo los puntos más sensibles.
- Facilidad para la gestión de presiones y ritmos.
- Empleo accesible en acondicionamientos iniciales y restablecimientos finales.
- Podemos emplearlo no solo en el marco del entrenamiento, sino también en el hogar.

Empecemos, entonces, por algunos estudios. Habiendo reconocido que el masaje tradicional es una efectiva medida facilitadora de los estiramientos y la ADM, veamos si el RNMF puede gatillar efectos positivos también. Los trabajos publicados son innumerables, por lo que, lógicamente, seleccionamos apenas algunos, siguiendo un orden cronológico no necesariamente perfecto. El momento de mayor producción fue aproximadamente entre 2010 y 2017. Veamos algunos reportes:

- MacDonald (2013): aplica dos series de 1′ de RNMF en ITP y registra, a los 2′, un incremento del ROM del 12,7% y a los 10′ persistía un aumento del 10,3%.
- MacDonald (2013): el mismo año reporta el efecto del mismo modelo de intervención sobre cuádriceps, con buenos resultados, encontrando que el ROM aumentó

significativamente, aproximadamente entre 7° y 10° mayor que el grupo control, y sin encontrar una disminución en la producción de fuerza.

- Behm (2013): con una presión constante de 13 kilos, y una frecuencia de 120 bpm, 1 serie de 5", 2 de 5", 1 de 10", 2 de 10", resultados positivos en test de Wells, con 4,3 % de incremento de ROM, empleando "Roller Massager" y sin efectos adversos sobre actividad EMG y MIVC.
- Button (2013): aplica 2 series de 1′ de RNMF con 30" de pausa en extensores de rodilla, con "Foam Roller", y reporta a los 2′ y a los 10′ un aumento del ROM (12% a los 2′ y 10% a los 10′), sin subsecuente disminución de fuerza o reducción de la activación EMG.
- Halperin (2014): este estudio comparó el RNMF con el EE sobre los flexores plantares, utilizando "Stick" sobre el complejo gemelos y sóleo, a razón de 3 series de 30" por 10" de pausa por serie, encontrando que ambas intervenciones mejoraron el ROM de la flexión dorsal del tobillo, pero solo el RNMF condujo a una mejora de la producción de fuerza máxima durante las mediciones posteriores.
- Mohr (2014): realiza un estudio comparativo entre RNMF y EE en flexión asistida de cadera, todos los participantes con menos de 90°, 6 sesiones, 4 condiciones, 3 repeticiones de 1′ x 30" de pausa, y los mejores resultados los obtiene cuando luego del RNMF aplica EEP, siendo el promedio de mejora de 12,6° (EEP), 6,88° (RNMF), 23,55° (RNMF + EEP) y 3,7° (control).
- Behm (2014): reporta que el "Roller Massager" mejora el ROM en flexores plantares sin detrimentos posteriores en los parámetros de fuerza, 3 series de 30" con 10" de pausa de RNMF sobre tríceps sural, con "Stick" o "Roller Massager", comparando con EEP, y los resultados son consistentes, ya que las dos intervenciones aumentan el ROM, pero solamente el EEP redujo la fuerza, y ninguna intervención afectó el equilibrio.
- Behm (2014): el mismo año, da cuenta de cómo la aplicación de "Roller Massager" o "Stick" sobre cuádriceps, con una presión equivalente al 25% del peso corporal, aumenta el ROM en rodilla y mejora la mecánica durante la estocada.

Vale la pena hacer un comentario adicional sobre este este estudio. A pesar de ser doloroso, aumenta el ROM en todos los casos y mejora la eficiencia mecánica en la estocada. Lo interesante es que todo parece indicar que, a mayor duración de la aplicación del RNMF, mayor incremento del ROM:

a. 60": aumenta un 16% el ROM.
b. 40": aumenta entre un 12% y 14% el ROM.
c. 20": aumenta un 10% el ROM.

Otro aspecto importante de este estudio es que, si bien todas las duraciones promueven aumento del ROM, el incremento es mayor conforme la presión, el dolor y la duración son mayores también. El RNMF mejoró la performance dinámica, sobre todo en la fase excéntrica. Sigamos con otros estudios:

- Healey (2014): estudia 30" de RNMF como parte del acondicionamiento inicial y no encuentra diferencias significativas en las pruebas de performance motriz, entre ellas el ROM, aunque sí post-esfuerzo en percepción de fatiga y dolor.
- Jay (2014): aplica RNMF y aumenta el ROM, pero a los 30′ no había diferencias respecto a la condición inicial.
- Junker (2015): estudia el RNMF como una herramienta para mejorar la flexibilidad de ITP, comparando RNMF con FNP, particularmente CRAC y grupo de control, por supuesto, trabajando 12 sesiones, 3 veces por semana durante 4 semanas, registrando grandes aumentos de en ROM, tanto con RNMF como con FNP.
- Bushell (2015): por su parte, registra que el RNMF promueve una significativa mejora en la extensión de cadera, lo cual se traslada a una mayor performance funcional de la estocada.
- Behara (2015): reporta que el RNMF mejora el ROM estático y dinámico, sin perjudicar fuerza o potencia.
- Karabot (2015): compara el efecto del RNMF y el EEP en ROM de tobillo, 3 series de 30" con 10" de pausa, evaluando inmediatamente, a los 10′, 15′ y 20′, y los mayores aumentos se dieron con la combinación de RNMF + EEP (9,1%) sobre EEP (6,2) y en todos los casos los efectos duraron menos de 10′, admitiendo que se desconoce la duración exacta de las mejoras.
- Behm (2017): reporta que el reflejo H decae durante el RNMF y luego sube inmediatamente (foto del estudio tomada por el autor de este libro).

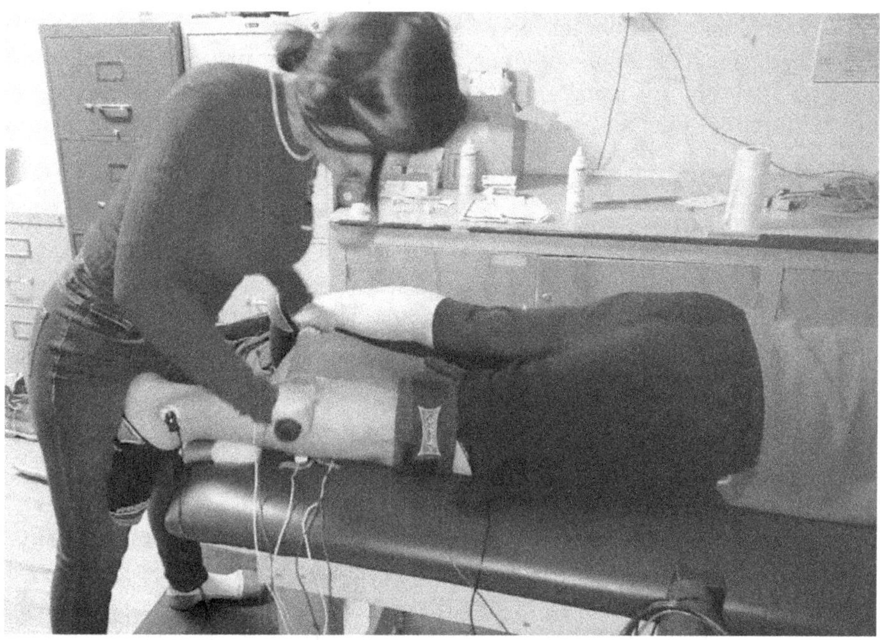

Figura Nro.6 : RNMF y umbral del dolor.

- Madoni (2018): en este estudio investigó los efectos de RNMF sobre ROM de ITP y la activación muscular, encontrando que 3 series de 30" aumentaron el ROM en la flexión de cadera, sin presentar un déficit en la activación muscular cuando se comparó con el grupo control.
- Aune (2018): investigó los efectos agudos y crónicos del RNMF y el ejercicio excéntrico sobre la ROM y la fuerza de la flexión dorsal del tobillo en jugadores de fútbol, encontrando que hubo un aumento significativo en el ROM de dorsiflexión del tobillo, tanto agudo (a los 30′) como crónico (a las 4 semanas), para el grupo que realizó ejercicio excéntrico (3 series de 15 repeticiones con 30" se pausa, con el propio peso corporal), mientras que el grupo de RNMF (60" de rodamiento sobre gastrocnemios) solo exhibió una mejora en el efecto agudo, no hubo cambios en el torque de la flexión plantar en ambos grupos y ambas condiciones demostraron mejoras crónicas en la fuerza reactiva.

Antes de considerar algunas revisiones integradoras respecto a la relación entre RNMF y ROM, y tal como era de esperar, también se investigaron los efectos de las texturas y la aplicación del dispositivo con vibración simultánea:

- Curran (2018): encuentra que los rodillos hechos de un material más duro (cloruro de polivinilo hueco, PVC rodeado de una capa fina de neopreno) aumenta significativamente la presión de los tejidos blandos comparado con los de contextura más blanda o suave, con resultados controversiales sobre la relación entre la magnitud de la presión y el incremento del ROM.
- Cheatham (2019): en uno de los primeros estudios comparó un "Foam Roller" no vibratorio con uno vibratorio sobre los cuádriceps, encontrando aumentos significativos de los umbrales de dolor por presión y del ROM de la articulación de la rodilla, 7° con el vibratorio y 5° con el tradicional.
- Sağiroğlu (2017): tanto del rodamiento con vibración como del rodamiento sin vibración mostraron un aumento en el rendimiento de la ROM y del salto, sin diferencias significativas.
- Lee (2017): investiga los efectos agudos de rodamiento con vibración, rodamiento sin vibración y EE como parte de un acondicionamiento inicial sobre la flexibilidad, la propiocepción de la rodilla, la fuerza, y equilibrio dinámico de la extremidad inferior en adultos jóvenes, el vibratorio influyó en el ROM de la flexión y extensión de la rodilla que aumentó significativamente en un 2.5% y un 6%.

Al procedimiento de la vibración le dedicaremos un apartado especial en este capítulo y allí, concretamente, reflexionaremos acerca de sus efectos sobre las fascias y la posible explicación del incremento del ROM en las articulaciones y movimientos estudiados. Es así como, luego de pasar revista solo a algunas publicaciones, y admitiendo pasar por encima algunos años y autores, llegamos finalmente a las revisiones, metaanálisis y conclusiones, siempre provisorias, y a la espera de mayores confirmaciones.

La primera que me gustaría comentar es la de Konrad (2022), que se concentra en los efectos combinados acumulados del RNMF y los estiramientos. Si bien se sabe que hay aumento inmediato del ROM, como efecto agudo de los estiramientos y el RNMF, los efectos combinados no son claros aún. El estudio muestra que ese efecto combinado de EE y RNMF es notablemente superior al del grupo control. No se encuentran cambios significativos comparado con EE o solo RNMF: no hay efecto mayor del EE seguido por RNMF. Sin embargo, si el RNMF es seguido inmediatamente de EE, hay mayor efecto sobre el ROM, y no al revés.

La segunda revisión que pongo a consideración es de Konrad & Behm (2022), que compara efectos agudos entre RNMF y estiramientos. El objetivo de este estudio fue descubrir cuál de las dos intervenciones, ya sea estiramientos o RNMF, incrementan más la ROM, tanto de manera inmediata como a los 10´. Los resultados no demuestran diferencias significativas entre estiramientos y RNMF, ni inmediatamente ni a los 10´. Las dos intervenciones pueden considerarse igualmente efectivas.

La tercera revisión es de sendos autores y del mismo año. Konrad & Behm (2022), sobre efectos acumulados o crónicos, encuentran que un solo ejercicio de RNMF puede incrementar de manera aguda la ROM. No obstante, a la fecha, las adaptaciones luego de varias semanas de RNMF en la ROM no se comprenden bien. El objetivo de esta revisión fue investigar los efectos crónicos del entrenamiento de RNMF sobre la ROM en adultos sanos: 11 estudios, 46 size effects y 290 participantes. Reportan un efecto moderado en el incremento de la ROM en las condiciones experimentales: los diseños experimentales son similares, las mayores diferencias son a favor de intervenciones más prolongadas, mayores a 4 semanas. No obstante, no en todos los grupos musculares el efecto fue igual. El mayor incremento de ROM fue en ITP, permitiendo mayor ROM en flexión de cadera, luego cuádriceps y, finalmente, tríceps sural y ROM en flexión dorsal del tobillo.

Otros estudios, por ejemplo, Hodgson (2018) no encuentran cambios significativos luego de 4 semanas de RNMF, y Klyono (2020), recién reporta un aumento significativo en ROM luego de 5 semanas de aplicación de RNMF. Lo más discutible es porque los aumentos en la ROM son mayores en ITP y cuádriceps, y menores en tríceps sural. Una causa posible es que, al ser más distal la pantorrilla, suele aplicarse menos presión. Recordemos que Behm (2020) reporta aumentos agudos en la ROM del tobillo por cambios en la percepción del dolor, al aplicar RNMF. Por lo tanto, sería importante investigar el o los mecanismos que lleva al incremento de la ROM luego de una intervención de RNMF. Todo apunta a respaldar la tesis de la alteración del mecanismo perceptual.

Llegados a este punto, tenemos que abocarnos al análisis de causas probables que expliquen el incremento del ROM luego de la aplicación del RNMF. Lo que genera discusión es el tema en torno a los mecanismos fisiológicos y mecánicos que subyacen, naturalmente, a esas respuestas agudas y adaptaciones crónicas. Es precisamente el asunto que más nos apasiona y expondremos. Veamos algunas posibilidades:

- Durante los rolidos se administra una presión de barrido sobre el tejido blando, permitiendo que las fascias modifiquen sus propiedades viscoelásticas, se estiren y mejoren su deformabilidad.

- La fricción aumenta la temperatura local, promoviendo cambios de sólido a líquido en sus geles intersticiales: recordemos las propiedades tixotrópicas de los tejidos en general y de la MEC (matriz extracelular) en particular.
- No sabemos si se rompen las adherencias fibróticas, sin embargo, se restablece la extensibilidad de los tejidos blandos.
- Karabot (2015) postula que los cambios neurológicos pueden ser causados por incremento de la temperatura de la piel por la fricción, también temperatura del músculo y la fascia, como así también el estrés por la presión ejercida.
- Recordando las propiedades tixotrópicas de las fascias, vemos que están compuestas por sustancias coloides y cuando son alteradas, ya sea por el calor o estrés mecánico, se ablanda y toma un estado más tipo gel: cuando la dejamos en reposo se hace más viscosa, gruesa y pasa a un estado más sólido.
- Un estrés inadecuado en el tejido blando, debido a sobreuso o inactividad causan puentes cruzados anormales, fibrosis y cicatrices que inhiben la correcta biomecánica de la fascia y afectan negativamente la flexibilidad y el ROM.
- El RNMF quizás rompa los enlaces cruzados y el tejido cicatricial, recuperando el estado tipo gel de las fascias, cuanto más gelatinosa, más flexible.
- Burton (2013) postula que, al ser la alta intensidad más importante que la duración, podría haber un efecto positivo por sobrecarga de receptores cutáneos.
- Entre otras posibles causas, cuando se aplica RNMF, el músculo se micro-contrae al 7% - 8% de su MIVC: en FNP se sugieren al 20% durante 5" a 10" y se producen efectos similares, por ende, los mecanismos pueden ser parecidos, modificando la percepción del estiramiento.
- El ablandamiento de los tejidos blandos podría explicar no solo la mejora de la ROM, sino también el incremento de las performances dinámicas: si son rígidos no atesoran energía elástica, si la deformabilidad es óptima, almacenamos suficiente energía elástica y, por ende, menos gasto contráctil en las transiciones.
- Taylor (1997 y 1982) entiende que, a mayor duración del estímulo mecánico, mayor alteración tixotrópica y mayor viscoelasticidad: a mayor duración, mayor ablandamiento de los tejidos.
- Otra posibilidad es la reducción de la actividad simpática y aumento de la parasimpática, con disminución del tono muscular, donde factores mecánicos y neurales se integran, promoviendo una acción inhibitoria.

Conforme continuamos con este análisis, vale la pena aclarar que los estiramientos estáticos y el RNMF no se sostienen, exactamente, en los mismos mecanismos. Ambos aumentan la extensibilidad miofascial. Ambos aumentan la extensibilidad muscular. Sin embargo, el EE supone tracción longitudinal, aumentando los sarcómeros en serie, dañando el sarcómero y reduciendo la fuerza si la intensidad es excesiva. El RNMF no daña el sarcómero, y modifica las propiedades tixotrópicas sin disminuir la fuerza. En definitiva, el aumento del ROM puede deberse al cambio de las propiedades tixotrópicas de las fascias, que recubren el músculo, al aumento de la temperatura o a factores neurofisiológicos. Esto podría explicar los aumentos significativos en el ROM luego de la aplicación de RNMF, sin efectos negativos en la expresión de fuerza.

La piezoelectricidad es otra posible explicación. Se trata de otro modelo mecánico, aparte de la tixotropía, que explica a la fascia como un cristal líquido, que posee una propiedad denominada piezoelectricidad, descripta, por primera vez por, James Oschman. En pocas palabras, la presión externa crea una carga eléctrica mayor que separa los centros eléctricos del tejido conectivo, provocando una alteración en la actividad metabólica del área (Schleip, 2012). Lo que sigue siendo tema de debate es la necesidad de indagar acerca de la relación fuerza/tiempo, y si resulta suficiente o no para romper adherencias, e incluir al sistema nervioso en las explicaciones de los cambios provocados, tanto por terapias manuales, como la aplicación del RNMF.

Si no son las rupturas de las adherencias y fibrosis, entonces, otros mecanismos necesitan ser discutidos. Los principales, según lo analizado hasta el momento, son mecánicos (tixotrópicos, adherencias y demás). Sin embargo, ante la insatisfacción por la remisión solo a esas causas, han surgido argumentos neurológicos muy interesantes, particularmente sensoriales e hipoalgésicos, incluso vasculares. Por ejemplo, Aboodarda (2015) observa cómo se reduce la sensibilidad dolorosa al aplicar RNMF en pantorrilla, tanto ipsi como contralateral. Por su parte, Cavanaugh (2016) reporta, también, que el RNMF en la pantorrilla contralateral reduce el dolor en la pantorrilla target, igual que Aboodarda. Cheatham (2016), también, observa como aplicando RNMF en cuádriceps disminuye el dolor, tanto en el cuádriceps contralateral como en ITP ipsilaterales. Todo esto sin tocar el músculo afectado, es decir, sin que existan efectos mecánicos, lo cual sugiere una respuesta global moduladora del dolor.

Esta disminución del dolor que no ocurre en el sector tratado, sino en sectores no-locales, lleva a postular que son las respuestas y adaptaciones neurales las que justifican el incremento de la ROM con RNMF y no la famosa, cuestionable y falaz "liberación miofascial", abriendo la discusión a la consideración de otros posibles mecanismos. ¿Puede darse un mecanismo similar a la tolerancia al estiramiento planteada por Magnusson desde 1996? ¿Puede el RNMF modificar la tolerancia a los estiramientos? Por ejemplo, Grabow (2018) trabaja RNMF al 50%, 70% y 90% de la tolerancia y no se afecta la ROM. Los nociceptores están presentes en piel y músculo, y el RNMF suave (50%) puede estimular los nociceptores superficiales, lo cual explica cómo, aún ante la baja intensidad, haya aumento también de la ROM.

Si bien existen varias teorías explicativas de la inhibición del dolor por competencia de otras fuentes sensoriales, principalmente el procesamiento talámico difuso de la información propioceptiva y nociceptiva, podría justificar por qué aplicando los rodamientos en otros grupos musculares, disminuye el dolor y aumenta el ROM en los músculos target. La teoría de las dos compuertas de Melzack (1964) justificaría el efecto estrictamente local. Behm (2016), por su parte, también adhiere a la teoría relativa a la modulación del dolor, es decir, cambios en el umbral del mismo, para explicar los cambios en ROM por la aplicación del RNMF. Según parece, el RNMF afecta los sistemas centrales de modulación de dolor. Reflejos parasimpáticos pueden reducir el estrés del sistema miofascial relajando, liberando, inhibiendo la presión en los músculos lisos arraigados en el tejido blando. Weerapong, en su momento, ya confirmaba que el masaje estimula el parasimpático liberando serotonina, oxitocina y endorfinas. Young (2018) tuvo como propósito evaluar el efecto de la entrada aferente alterada a través de la aplicación de RNMF en la excitabilidad espinal, medida a través del reflejo de Hoffman. Verifica interesantes efectos, como cambios en la excitabilidad espinal, mejoras en el ROM y umbral de presión del dolor. En definitiva, modificaciones en la modulación del dolor desde el sistema nervioso central, incrementando la tolerancia al estiramiento.

Otra posible explicación refiere a los receptores *III* y *IV* de las fascias, estimulados por el RNMF, pueden afectar la función del SNC. Estos receptores tienen bajo umbral y responden a la presión tanto rápida como sostenida. Son receptores multimodales que se activan tanto por tensión como por presión y pueden promover disminución de la FC, la tensión arterial, la ventilación e incrementar la vasodilatación. Promueven la relajación muscular al afectar globalmente las respuestas simpáticas y parasimpáticas, influyendo en la ROM, la sensibilidad dolorosa y la performance de grupos musculares distales no rolados. Los mecanismos locales que afectan al músculo rolado pueden deberse a la modificación de las propiedades tixotrópicas, alterando la viscosidad de los fluidos: el RNMF induce fricción, que aumenta la temperatura esto reduce la viscosidad intra y extracelular, haciendo que la resistencia al deslizamiento sea menor. Otra posibilidad es la reducción de la excitabilidad de la motoneurona por el masaje: puede disminuir el 40% al 90% de la excitabilidad de la motoneurona, con descenso de la amplitud del reflejo H.

Para finalizar el recorrido por las posibles razones que justifican este incremento del ROM, me tomo el atrevimiento de compartir una conjetura personal. Va muy de la mano con los resultados obtenidos a partir de la aplicación, también, del TCF y BFR. El primer estudio relativo a la aplicación del RNMF y el efecto vascular fue el de Okamoto (2014), observa cómo la respuesta vascular cambiaba, disminuyendo la tensión arterial, tanto sistólica como diastólica y el pulso braquial. Antes, Yamamoto (2010) argumentaba cómo la flexibilidad de una persona puede predecir la resistencia vascular. Duren (2008), por ejemplo, reporta que los practicantes de yoga tienen menos rigidez arterial. Por su parte, Dantas (2013) reporta cómo, luego de 3 semanas de entrenamiento de la flexibilidad hay una disminución de tensión arterial, tanto sistólica como diastólica en sujetos hipertensos.

En definitiva, la rigidez del sistema miofascial parece influir en la resistencia vascular. La red protectora tridimensional de tejido conectivo envuelve músculos, órganos, glándulas y células. Rodea los sistemas circulatorios, nervioso, muscular y digestivo. Las láminas, MEC y fibras, entre otros elementos, comprimen al sistema vascular. La rigidez vascular está influida por el sistema endotelial. El estudio de Okamoto (2014) da cuenta de liberación de óxido nítrico por el RNMF, lo cual relaja al sistema vascular. Ahora bien, lo común al RNMF, TCF y BFR es que contrastan presiones y estimulan al sistema baroceptivo. Este sistema y el que regula el tono muscular están conectados, de lo cual se desprende de la posibilidad de que los cambios de tensión captados por los baroceptores sea una de las razones que explican, también, el incremento del ROM.

Luego de considerar las posibles explicaciones que los especialistas han esgrimido, conforme avanzaban los estudios, es hora de contemplar las aplicaciones prácticas del RNMF. Antes de referir brevemente nuestro modo de empleo, aclaro que en este mismo libro compartiré un capítulo sobre los estiramientos en el marco del entrenamiento deportivo, considerando acondicionamientos iniciales, restablecimientos finales, sesiones de restablecimiento adaptativo y sesiones especiales de entrenamiento de la flexibilidad y la ADM. Allí desarrollaré detalles. No obstante, en esta sección y a continuación, refiero cómo, con nuestro equipo de trabajo en los últimos años, hemos aplicado el RNMF en el entrenamiento de la flexibilidad. Para mayor calidad expositiva, lo hago a través de las siguientes viñetas:

- La primera modalidad es la de preceder el estiramiento de alta intensidad con RNMF en el músculo target de estiramiento: de 30" a 60" y luego el estiramiento de 10" a alta intensidad, sin mayores complejidades.
- La segunda es una sucesión de tres pasos: RNMF durante 30" a 60", luego Técnicas de Estiramiento Reflejo Modulantes y pasar al estiramiento de alta intensidad de 10".
- La tercera es la simultaneidad entre RNMF y Técnicas de Estiramiento Reflejo Modulantes, para luego seguir con los 10" de estiramiento de alta intensidad: por ejemplo, a la par que hacemos rodamiento sobre el grupo muscular target de estiramiento, contracción isométrica del antagonista ipsilateral promoviendo inhibición recíproca, los últimos 5" del rodamiento.
- La cuarta es la aplicación del RNMF en el músculo estirado a nivel de elongación: recién después, el estiramiento a nivel de flexibilización, es decir, alta intensidad, sobre 10".
- La última es la simultaneidad entre RNMF, estiramiento a nivel de elongación y Técnicas de Estiramiento Reflejo Modulantes: solo luego, inmediatamente, el estiramiento a nivel de flexibilización de 10", de alta intensidad.

Todas estas variantes las hemos implementado con interesantes resultados. Recomiendo, muy especialmente, que el lector compruebe el efecto del rodamiento con el músculo en estado de estrés por estiramiento, para luego contrastar con el mismo estímulo con el músculo relajado. Es, francamente, muy interesante este efecto y sus repercusiones, no solo sobre el incremento de la flexibilidad y el ROM, sino también sobre los procesos de recuperación luego de entrenamientos extenuantes o competencias exigentes. La última modalidad es la integración de RNMF, TCF y BFR, y la desarrollaremos al finalizar la explicación de cada uno de estos recursos por separado.

Tissue Compression Flossing

Tuve mi primera experiencia con la técnica flossing en 2017, durante la primera visita al club Santos Laguna de la ciudad del Torreón, en México. Por entonces el jefe del área de fisioterapia del club, mi amigo Eduardo Brandenburg, me comenta el procedimiento y obsequia una flossband de media resistencia para que le refiera, luego, mis opiniones y reporte los resultados de su aplicación para distintos propósitos, entre ellos, el incremento del ROM. En el mismo club pude experimentar personalmente, en la dorsiflexión del tobillo, el significativo efecto de incremento del ROM promovido por el flossing y, al regresar a mi país, emplearlo con muy buenos resultados en la mayoría de los casos. Tomaremos como referencia inicial dos recientes publicaciones que ayudan a conocer sus variados efectos. Se trata de las revisiones de Gabrielsson (2021) y Konrad (2021). El tema es tan interesante que, por momentos, anexaremos efectos sobre otras propiedades motoras, no solamente la flexibilidad y el ROM.

La compresión tisular por flossing - de ahora en adelante TCF - es cada vez más popular en ciencias del deporte. El tratamiento consiste en movimientos activos habiendo generado una oclusión específica a través del empleo una banda de goma llamada flossband. De acuerdo a algunas fuentes, la terapia por compresión ha sido empleada en toda la historia, llegando hasta la antigua civilización egipcia, aunque hay registros anteriores. Cobra gran popularidad con el libro del Dr. Kelly Starret, "Becoming a Supple Leopard" (2015) y, desde entonces, ha crecido significativamente su empleo. Cada vez más estudios dan cuenta de los efectos positivos del TCF respecto a los grupos de control, motivo por el cual sus bases teóricas se solidifican.

Un breve recorrido histórico nos traslada al período neolítico, entre 5000 y 2500 años AC. Se encuentran gráficos en cuevas de Tassili del Sahara que muestran soldados vendados en miembros inferiores. 1600 años AC, los egipcios ya usaban terapia de compresión. Por su parte, Hipócrates, entre 450 y 350 años AC, empleaba vendajes de lino y lana en los tratamientos para prevenir que la sangre se acumule en las venas. También hay evidencia de su empleo en el medioevo y el renacimiento. En la modernidad, William Harvey (1626) descubre que la compresión y la presión externa puede ayudar a evitar la inercia venosa. Hacia finales del siglo XIX las medias compresivas ya se emplean para tratar la trombosis venosa. En el siglo XX la terapia de compresión excede el campo terapéutico propio de la flebología, y empieza a emplearse en performance deportiva. Diversos dispositivos se desarrollan para tales propósitos. Las aplicaciones actuales no se circunscriben meramente al contexto terapéutico y las enfermedades. Las ciencias del deporte emplean, hoy por hoy, efectivamente esta valiosa herramienta.

El TCF es un método y una técnica que se está haciendo cada vez más popular en deportes para optimizar la performance. Starret (2015) nos precisa sus objetivos: aumentar el ROM, prevenir lesiones, mejorar la actividad muscular y contráctil y emplea una banda elástica de caucho para movilizar basado en la compresión. A dicha banda la conocemos con el nombre de flossband. El método consiste en envolver y sujetar el sector con una banda elástica de caucho alrededor de la articulación o tejido restringido, creando una importante fuerza compresiva en el área. Luego, sin remover la banda, el sujeto mueve el miembro, de forma activa o pasiva, para luego de 2´ a 3´, sacar la banda y continuar la movilización o evaluar.

Por su parte, Konrad (2021), propone envolver sobre el 50% de la vuelta anterior, mantener entre 1´ a 3´, ya sea sobre la articulación o tejido blando, moviendo la articulación al límite de su ROM, y finalmente liberando o removiendo para seguir moviendo. Starret (2015) entiende que el flossing crea un efecto global de cizallamiento en compresión que puede aumentar la superficie de deslizamiento en los tejidos adyacentes. La compresión de la banda puede crear una fuerza de flexión en la articulación (gapping force) que ayuda a restaurar su movilidad y, cuando la banda es removida, se incrementa la circulación sanguínea en el área. El mecanismo que subyace a TCF puede describirse como cizallamiento fascial donde el movimiento y la compresión se dan al mismo tiempo. La compresión y el movimiento al unísono alteran las relaciones de las fascias con el sistema neuromuscular, permitiendo mayor estiramiento de la fascia. El mismo Starret (2015) estima que el TCF puede estimular los mécanoceptores en las fascias aumentando la perfusión de sangre, o causar cizallamiento miofascial, restaurando su potencial capacidad de deslizamiento.

El mecanismo es muy similar al BFR (Blood Flow Restriction) con su condicionamiento isquémico previo. Cuando la banda se remueve y hay una reperfusión de sangre en el área comprimida, aumenta la concentración de hormona de crecimiento, mayor respuesta de catecolaminas, incremento de la fuerza muscular y la capacidad contráctil y cupla excitación-contracción. Sin embargo, BFR y TCF no son lo mismo. El BFR es un torniquete alrededor del extremo proximal, que mantiene el flujo arterial mientras queda restringido el flujo venoso. El BFR es más empleado para entrenamiento propiamente dicho y TCF en ROM y ADM, acondicionamiento inicial y otras aplicaciones interesantes que luego veremos. Las contraindicaciones son pocas: venas varicocélicas, heridas abiertas, celulitis u otras enfermedades, piel frágil u otras lesiones, alergia al látex o trombosis en venas profundas.

Respecto a la flexibilidad, el ROM y la ADM, Konrad (2021) entiende que hay, más bien, una creencia generalizada de que TCF puede incrementar los recorridos articulares, performance, acelerar recuperación o reducir dolor por lesiones o esfuerzo. Como resultado de esa creencia, muchos terapeutas, pacientes y atletas ahora emplean esta técnica y los hallazgos justifican esta confianza. No obstante, la conclusión de Konrad (2021) es que, si bien hay efectos positivos, éstos son de leves a moderados.

A pesar de que aún no se entienden con claridad, los cambios en ROM pueden atribuirse más a la mejora de la función neuromuscular que a los cambios en las propiedades mecánicas como stiffness. De ahí la necesidad de más estudios para conocer el efecto a largo plazo del TCF en ROM, performance (fuerza y salto) y sus mecanismos posibles, como, por ejemplo, la posible tolerancia al dolor. Respecto a esto último, la evidencia es débil, tanto en la posibilidad de que el TCF pueda reducir el dolor o acelerar procesos de recuperación. Más débil, aún, de que en los acondicionamientos iniciales sea más recomendable que los trabajos de RNMF o los clásicos aeróbicos, estiramientos y actividad deportiva formal.

Por su parte, Gabrielsson (2021), formula siete grandes preguntas:

1. ¿Puede el TCF incrementar el ROM?
2. ¿Cómo funciona el TCF?
3. ¿Puede el TCF reducir el dolor?
4. ¿Puede el TCF prevenir lesiones?
5. ¿Puede el TCF mejorar la contracción muscular?
6. ¿La presión afecta el resultado del TCF?
7. ¿Puede el TCF mejorar la performance atlética?

Veamos como las responde.

¿Puede el TCF mejorar el ROM? Los resultados, desde la evidencia publicada, son favorables. La mayoría de los estudios reportan efectos positivos. Hodeau (2019) entiende que el efecto no lo es tanto al comparar con el ROM activo. Kiefer (2017) postula que se trata solo de percepción de la flexibilidad. Marco (2020) y Hadamus (2021) no reportan efectos relevantes. Konrad (2021) reporta incremento agudo significativo en la mayoría de los estudios, postulando mecanismos posibles como cambios en el tejido blando (menos stiffness) y cambios en la percepción del estiramiento y el dolor. Behm (2018) hipotetiza que el aumento de presión puede cambiar la viscosidad de los fluidos, y por respuestas tixotrópicas, justificar el aumento agudo de la flexibilidad. Con respecto a las adaptaciones crónicas, hay pocos estudios y no reportan diferencias significativas respecto a otros procedimientos. Se necesitan más estudios, sobre todo del efecto a largo plazo. Tanto a nivel articular como miofascial el TCF puede tener impacto positivo sobre la ROM, pero de pequeño a moderado.

¿Cómo trabaja el TCF? El review de Gabrielsson (2021) postula las siguientes causas principales, que también pueden actuar de manera integrada. También puede haber otros mecanismos en juego, pero los principales pueden ser:

- Pasurka (2020): hiperemia reactiva.
- Pavlu (2021): flujo sanguíneo alterado al liberar.
- Kieffer (2017): postula mecanismo perceptual.

¿Puede el TCF reducir el dolor? El TCF parece promover efectos superiores para reducir el DOMS comparado con el modelo standard: estiramiento, masaje, electroterapia, sonografía y medidas farmacéuticas. Autores como Prill (2019), Arce (2018), Borda (2017), Weber (2018), Lage (2018), Weinke (2020) y Marco (2020) reportan buenos resultados en síndrome patelar, también en tendinosis crónica de Aquiles y otros síndromes dolorosos crónicos. Konrad (2021) concluye que el TCF parece ser útil para atenuar el dolor frente a estos inconvenientes: tendinosis aquilianas y rotulianas, Osgood Schlater en rodilla, hombro doloroso y más ROM, gonialgia y aumento de salto, enfermedad de Kienbock en muñeca, como las principales patologías. Respecto al DOMS o dolor muscular de acción tardía, los pocos estudios, entre ellos, Gorny (2018) y Prill (2019), reportan menor DOMS al aplicar TCF después del esfuerzo y, por ende, la posibilidad de contribuir a los procesos de recuperación. Se postula que el mayor flujo de sangre al remover la banda pueda ser el factor facilitador, aunque los mecanismos propuestos son apenas hipotéticos: se presume que la menor presión osmótica intracelular puede contribuir a una menor estimulación nociceptiva.

¿Puede el TCF prevenir lesiones? Casi no hay evidencia sobre su impacto en la prevención de lesiones, sí en su tratamiento.

¿Puede el TCF mejorar la contracción muscular? Solamente 2 estudios dan cuenta de tal posibilidad. Tanto el trabajo de Kaneda (2020) como el de Vogrin (2020) reportan mejoras medidas por EMG y tensomiografía.

¿La presión afecta el resultado del TCF? Solo tres estudios son citados al respecto:

- Galais (2020): investiga entre 150 y 200 mmHg y obtiene los mejores resultados con la presión menor, la de 150 mmHg coincidiendo, también, con los estudios de Vogrin.

- Vogrin (2020): trabaja con 2 grupos (entre 100 y 140 mmHg y 150 a 200 mmHg) y obtienen los mejores resultados entre 100 y 150 mmHg, coincidiendo con los estudios de Galais.
- Weinke (2020): también a favor de menores presiones.

¿Puede el TCF mejorar la performance atlética? Numerosos estudios dan cuenta de mejoras en CMJ, RFD, torque, altura del salto, velocidad del salto y ROM, menor tiempo de contracción y mejor percepción del aumento de la flexibilidad. 11 de 44 estudios revisados por Konrad (2021) muestran mejoras. La evidencia es relativamente pobre a este respecto. Driller (2017) propone la respuesta hormonal (GH y norepinefrina) y la respuesta simpática, como posibles mecanismos favorecedores al liberar la oclusión. Konrad (2021) también postula la potenciación del RMT, que incrementa la contracción muscular. Es claro que la evidencia es escasa, pero al mismo tiempo, no hay evidencia de efectos adversos, ni agudos, ni crónicos.

Los resultados sugieren, entonces, que el TCF tiene un buen potencial para ser empleado en diferentes contextos de performance y medicina deportiva, a pesar de que los mecanismos subyacentes no son aún muy conocidos. Las hipótesis más consistentes sugieren la hiperemia reactiva (Pavlu, 2021), cambios en el flujo sanguíneo (Pasurka, 2020) y respuesta sensitiva y muscular ante la presión (Kaneda, 2020). Persiste la polémica respecto a la magnitud de la presión y el % de la superficie aplicada como, probablemente, muchos aspectos más, ya que la investigación es muy reciente. Comparando el TCF con el RNMF, la escasa evidencia parece estar a favor del primero: mayor movilización (Carlsson, 2019), mayor ROM (Cheatam, 2020), recuperación (Nakamura, 2021), fuerza (Reiner, 2021). Kaneda (2020) compara TCF con ED y obtiene mejores resultados con TCF en ROM, y recomienda emplearlo en los acondicionamientos iniciales.

Sin dudas, los aportes de Gabrielsson (2021) y Konrad (2021) son inspiradores y nos advierten, al mismo tiempo, todo lo que falta por ser dilucidado. Por mi parte, como asesor de equipos profesionales de primera división del fútbol argentino, a cargo de trabajar en procesos de recuperación, implementamos un procedimiento al día siguiente de los partidos, que fue recibido a beneplácito por los jugadores. Anticipo que dedicaré un capítulo completo a los estiramientos y otros procedimientos en el marco de los acondicionamientos iniciales, restablecimientos finales y sesiones de restablecimiento adaptativo, y allí compartiré modelos detallados. Aquí solamente reporto que la implementación del TCF junto con RNMF, en simultaneidad (2′ de TCF con RNMF, luego 1′ solo de RNMF), y en el mismo segmento, combinado, luego de la liberación, con breves bloques de bicicleta y EE, contribuyó a acelerar procesos de recuperación. Si no es así, al menos, a superar las sensaciones de fatiga y pesadez al día siguiente de los partidos. Desde ya, estas intervenciones son apenas una parte del modelo completo que más adelante compartiremos.

Blood Flow Restriction

El entrenamiento con restricción de flujo sanguíneo o BFR (Blood Flow Restriction), parece ser particularmente útil para promover mejoras en la fuerza y desarrollo de la masa muscular. Sin embargo, sobre BFR y ROM sorprende lo poco que hay publicado. Rescatamos el estudio de Yang (2023), que encuentra incremento de ROM en la flexión cubital de la muñeca en protocolos de rehabilitación luego de fracturas. Otros tres trabajos dan cuenta de incremento de ROM sin afectar el drive motor de fuerza: Mattocks (2018), Freitas (2021) y Subbarayan (2019). Con nuestro equipo de trabajo, hacia 2017 ya empezamos a emplear este dispositivo para casos "rebeldes" en cuanto a rangos de movimiento severamente restringidos, con muy buenos resultados. Para la redacción de esta sección, agradezco especialmente los aportes del profesor Juan Castillo, de nuestro equipo de trabajo.

El entrenamiento BFR supone el empleo de un sistema de manguito o torniquete colocado alrededor del extremo proximal de una extremidad, e inflado a una presión predeterminada (los estudios oscilan entre 110 y 240 mm Hg), en un intento de mantener el flujo arterial y, al mismo tiempo, restringir el retorno venoso. Se cree que esta técnica se originó en la década de 1970 con el entrenamiento de resistencia "Kaatsu" del Dr. Yoshiaki Soto. Sin embargo, no fue hasta 1998 que se publicó el primer estudio sobre el entrenamiento BFR. Al ocluir el flujo venoso de la extremidad, el ambiente anaeróbico resultante promueve la hipertrofia muscular a través de la señalización celular y cambios hormonales similares a los que se observan en niveles más altos de exigencia. Precisamente, con BFR, al 20% al 50% de 1RM puede promover una hipertrofia muscular similar a la de los protocolos tradicionales de entrenamiento de fuerza.

Aún no está claro cómo el BFR provoca respuestas celulares para aumentar la recuperación y promover la hipertrofia muscular. Se han propuesto varias hipótesis, incluida la del estrés metabólico, el reclutamiento elevado de fibras musculares y otras alteraciones metabólicas, tales como mecanismos de señalización que conducen a un mayor desarrollo muscular por la producción mejorada de hormona del crecimiento o la acumulación de metabolitos, lo que provoca inflamación de las fibras musculares.

El BFR se ha utilizado durante la fisioterapia para ayudar en la recuperación de pacientes de edad avanzada después de cirugías por artrosis de rodilla, reconstrucción de LCA, osteoartritis y todos aquellos casos en los que resulta necesario recuperar fuerza y el entrenamiento con cargas elevadas no es factible. Por lo tanto, muchos cirujanos ortopédicos y fisioterapeutas han comenzado a incorporar la terapia BFR para acceder a mejoras en la fuerza. Hay escasez de literatura sobre el uso de BFR entre atletas bien entrenados, y no es claro si el entrenamiento BFR puede provocar respuestas similares a las observadas en atletas que siguen protocolos de entrenamiento de fuerza más tradicionales. Las principales respuestas y adaptaciones al entrenamiento BFR son las siguientes:

- Genera compresión mecánica gradual.
- Compresion vascular proximal.
- Suministro inadecuado de O2.
- Disminuye el aclaramiento venoso de metabolitos.
- Aumento de acidez metabólica.
- Inicio más temprano de la fatiga periférica.
- Reducción del tiempo bajo tensión y repeticiones.

- Acumulación de protones, acidez metabólica, disminución del pH.
- Activación del reflejo presor de ejercicio.
- Estimulación de los receptores *III* y *IV* en fascias.
- Activación mTOR.
- Liberación de hormona de crecimiento, catecolaminas, IGF-1.

En atletas entrenados en fuerza y deportes colectivos sociomotrices, el BFR mejora el tamaño y la fuerza muscular, especialmente en levantadores de potencia de nivel nacional, incrementando la performance en tareas de salto, la velocidad de cambio de dirección y los tiempos de sprint. En atletas entrenados de resistencia, el BFR puede mejorar la respuesta fisiológica al entrenamiento por intervalos. Por ejemplo, se reportaron mejoras en el consumo máximo de oxígeno y en la potencia aeróbica máxima en remeros bien entrenados después de remar con BFR. Por lo tanto, el BFR puede:

- Aumentar la fuerza muscular y las adaptaciones estructurales, como el tamaño y la composición muscular.
- Mejorar la capacidad de oxidación muscular y la regulación iónica, lo que puede contribuir a la resistencia y al rendimiento en ejercicio de alta intensidad.
- El entrenamiento con BFR puede mejorar la capacidad cardiovascular, incluyendo la perfusión sanguínea muscular y la función vascular.
- Se ha observado una mejora en el transporte de oxígeno y en la capacidad de entrega de oxígeno a los músculos activos durante el ejercicio.

Ahora bien, evidentemente, la mayoría de las respuestas agudas y adaptaciones crónicas del BFR tienen que ver con la fuerza y la hipertrofia muscular. Tal como adelantamos al comienzo de esta sección, las publicaciones que reportan aumento del ROM con BFR son escasas. Por otro lado, nuestra experiencia cotidiana, sobre todo en casos rebeldes, preocupantes, con rangos de movimiento extremadamente restringidos, es altamente favorable. Me atrevo a agregar, sin temor a exagerar, sorprendentemente positiva. Al ser pobre la literatura sobre BFR y ROM, y abundante en fuerza, debemos indagar en esta última las posibles referencias que nos permitan interpretar el por qué de estos buenos resultados. Mis conjeturas son varias. Por un lado, la estimulación baroceptiva a partir del contraste de presiones y su posible impacto en la reducción del tomo muscular, minimizando o neutralizando la respuesta del reflejo miotático de tracción. Este argumento apunta, entonces, al efecto del BFR sobre la organización eferente del movimiento, a nivel periférico, espinal y supraespinal.

Otra posibilidad, es la neutralización de las vías sensoriales propioceptivas inducida por la isquemia. Es decir, esta inferencia tiene a la alteración de la organización aferente como protagonista principal. Por lo tanto, la materia prima para gatillar reacciones defensivas queda severamente afectada. Otra razón consistente, podría ser la de la tolerancia al estiramiento y elevación del umbral del dolor. De alguna manera, la implementación de esta condición de isquemia podría alterar el procesamiento normal de las señales propioceptivas y nociceptivas a nivel talámico y promover, como consecuencia, una mayor tolerancia a deformaciones mecánicas elevadas. Los argumentos hormonales son también viables, ya que los HNM tienen receptores a distintas hormonas, lo mismo que las fascias y la totalidad del tejido conectivo. Por ende, una descarga hormonal facilitada y acelerada por el BFR podría reducir la actividad refleja y la resistencia de los componentes profundos de las fascias. La estimulación de los receptores *III* y *IV* de la profundidad de las fascias me parece digno de consideración. Estos propioceptores promueven cambios inmediatos en la excitación e inhibición de los sistemas vegetativos, tanto simpático como parasimpático. Esto podría, también, justificar las respuestas favorables en ROM. El aumento de la acidez local es ya más difícil de argumentar como responsable del amento de ROM. Aunque, si mal no recuerdo, el aumento de la acidez local incrementa la microcirculación local y la perfusión de oxígeno a la fibra muscular. Estos cambios podrían favorecer el aumento del ROM.

Todos estos argumentos son consistentes, y aunque persistan las dudas, no es irracional proponerlos. No obstante, hay algo que desde la experiencia cotidiana me llama profundamente la atención. El fenómeno al que refiero da cuenta que el momento de mayor relajación y facilitación de los estiramientos, es aquel de eliminación de la presión del BFR. Por consiguiente, este reflujo y contraste de presiones, la estimulación baroceptiva junto con la hiperemia reactiva, son los acontecimientos que, por el momento, más relaciono con los buenos resultados obtenidos. El sujeto percibe un alivio y aumenta, casi sin proponérselo, el ROM. La cuestión está abierta, sin dudas, a la espera de más publicaciones, experimentos, estudios, relatos y reportes de nuevas experiencias y reflexiones acerca de las posibles causas.

Dispositivos vibratorios

Varios años antes de la pandemia de 2020, hacia 2016 aproximadamente, ya pude comprar tres dispositivos vibratorios: un "Foam Roller", una "esfera" y un "martillo" o "pistola" que, en realidad, emite percusiones a alta frecuencia, tratándose de una herramienta vibrocortante. La época de las plataformas vibratorias ya había pasado. De inmediato empezamos aplicar los nuevos implementos en deportistas de alto rendimiento, como así también, en sujetos en condiciones de lesión, ya sea articular o miofascial, o síndromes musculoesqueléticos crónicos. Nuevamente, los resultados nos sorprendieron. Nuestras intervenciones continúan siendo favorables, sobre todo cuando la vibración es localizada en la UMT o unión miotendinosa. Recordemos que, en capítulos anteriores, ya citábamos los estudios que reportaban incremento de ROM, facilitado por la inhibición autógena, por estimulación vibratoria de los GTO en las UMT.

Los mecanismos fisiológicos que explican como la vibración disminuye la rigidez y aumenta la elasticidad en los tejidos miofasciales son aún inciertos. Como veremos a continuación, algunos argumentos justifican aumento del tono muscular, y otros la modificación del umbral del dolor, pero no todos son totalmente consistentes para fundamentar el aumento en el ROM. Algunos mecanoceptores, principalmente los corpúsculos de Pacini y las terminaciones primarias de los HNM, son particularmente sensibles a la vibración (Gordon, 2017). Por su parte, Pollock (2011) cree que el estímulo de vibración sobre los músculos afecta vías nerviosas aferentes. También postula la reducción de la rigidez muscular pasiva a través de una disminución del número de puentes cruzados residuales, algunos de ellos interrumpidos por estimulación vibratoria. Pournot (2016), por otro lado, plantea la teoría de la desensibilización del dolor, generando una modificación del umbral del mismo y efectos anestésicos provocados por la estimulación vibratoria. Recordemos que los corpúsculos de Pacini y las terminaciones primarias de los HNM son sensibles a la vibración, afectando esta las aferencias sensoriales (Pollock, 2011). Bosco (2000) reporta aumento de GH, testosterona y reducción de cortisol ante la aplicación de estímulos vibratorios. Games (2013) da cuenta de aumento del flujo sanguíneo general y local, junto con efectos hipoalgésicos, es decir, reducción del umbral del dolor.

La activación del reflejo tónico vibratorio por estimulación mecanosensible es otra razón consistente. Uno de los modelos de explicación acerca de los beneficios de ejercicios con vibración local, toma al reflejo de vibración tónica como foco. Este reflejo es una respuesta provocada por la vibración. Los estudios iniciales fueron con aplicación directa en el vientre muscular o el tendón (Hagbarth, 1985) y aún no es claro si la vibración local, por ejemplo, en la UMT o unión miotendinosa, desencadena este reflejo de igual manera que la aplicación directa al vientre muscular o al tendón. Este reflejo se caracteriza por la activación de los HNM, principalmente mediante fibras aferentes *IA* y la activación de las fibras musculares extrafusales, a través de neuronas motoras, resultando en una contracción refleja. Cardinale (2005) entiende que la vibración induce alta actividad en el vientre muscular, aumentando el reclutamiento de unidades motoras y permitiendo mantener, así, el sentido de posición articular. Estos resultados y argumentos, si bien lo vemos, no son compatibles con la relajación muscular y el incremento del ROM. Sí permiten entender el por qué, en algunos casos de acompañamiento con vibración, los EEP no provocaron, como efecto agudo, pérdida de fuerza.

Otros estudios comparan la vibración con los dispositivos vibro cortantes, como el "martillo" o "pistola" que mencionamos arriba. Los impulsos de esta herramienta son ligeramente distintos a los del "Foam Roller" vibratorio. Se trata de oscilaciones de vibración con presiones no constantes. Gordon (2019) investiga el efecto de ambos dispositivos sobre el cuádriceps y la banda iliotibial. Ambos grupos aumentaron la temperatura local con disminución de la rigidez en muslo, no en la banda iliotibial y solo el grupo vibro cortante aumentó la hidratación. Esto sugiere que el "Foam Roller" tradicional y las herramientas de vibración crean impulsos biomecánicos distintos. El "Foam Roller" común utiliza un continuo de presión, mientras que la oscilación de vibración crea una fuerza de corte multidireccional que promueve mayor hidratación. Tal como podemos apreciar, la evidencia experimental es escasa, siendo necesarios más estudios. No para confirmar su efectividad, ya que la vemos a diario en nuestro servicio de Ejercicio Físico Adaptado, trabajando con casos complejos, sino para profundizar las explicaciones. Solo a partir de allí, podremos ampliar el empleo de estas herramientas y dispositivos.

Empleo integrado de RNMF, TCF, BFR y dispositivos vibratorios

Como era de esperar, luego de trabajar con los cuatro recursos por separado (en realidad tres, ya que el dispositivo vibratorio era el mismo RNMF), desde la práctica cotidiana empezamos (y al emplear la segunda persona del plural me refiero a un equipo de trabajo, configurado por profesores y asistentes de gran vocación y capacidad de estudio) a experimentar con la combinación de estos recursos, no como sucesión, sino como aplicación simultánea.

Imagínese, estimado lector, a un sujeto con TCF en muslo, BFR cerca de la cadera y, al mismo tiempo, aplicando RNMF con vibración en ITP para, inmediatamente eliminados todos los dispositivos, proceder a estirar. Resultados que aún nos siguen sorprendiendo. También hemos implementado con vibración luego del RNMF, empezar a estirar con el mismo en un extremo del miembro, al mismo tiempo que liberamos del TCF y el BFR, para seguir estirando de manera asistida con vibración en la unión miotendinosa distal. Desde ya que no pretendo encontrar, mucho menos exigir, trabajos publicados con estas combinaciones integradoras. Serían tantas las variables que, probablemente, el procesamiento estadístico resultaría tortuoso. Nuevamente, los argumentos que explicarían los cambios favorables seguramente integrarían razones mecánicas, vasculares y neurales. No obstante, si tuviera que expresar en un lenguaje sencillo, muy desde el llano, lo que observo en las prácticas cotidianas, sería lo siguiente:

- En primer lugar, los sujetos exigen, piden por la repetición de los procedimientos, detectando grandes ventajas y comodidad al incrementar el ROM.
- En casos terapéuticos altamente complejos (por ejemplo, grandes limitaciones en el ROM de extensión de cadera, debido a displasia coxofemoral), es posible verificar cambios favorables agudos y subagudos, que perduran varios días.
- Personas que nunca habían logrado su famoso "split", lograrlo en pocas sesiones, y perdurando hasta el presente con las adaptaciones logradas.
- Reducción notable del dolor: la tolerancia cambia y el incremento de los recorridos articulares aumenta de manera significativa.
- De alguna manera, el foco del sujeto, antes atento y a la defensiva por el posible efecto lesivo de los estiramientos, cambia: más allá de los argumentos vasculares y neuromecánicos, parece haber un efecto distractorio, interoceptivamente distractorio.

Sea como fuere, lo cierto es que poco me importa si hay respaldo o no de los famosos "papers". Admito que consumo, regularmente, los benditos "papeles" con un grado de voracidad rayano a una pecaminosa glotonería. Sin embargo, lo que me urge es resolver los problemas de la gente, mejorar sus limitados rangos de movimiento, poner un grano de arena en su calidad de vida. Los problemas son variados y complejos, Las personas son diferentes. Y nunca llegan a la sala igual, de un día para el otro. Por consiguiente, la creatividad en el diseño de intervenciones es fundamental.

Todo el tiempo me veo, nos vemos, obligados a tomar decisiones urgentes, sin tiempo para constatar si atrás de ellas hay, o no, un famoso "paper" de respaldo. Después vendrán los investigadores, con su manto de seriedad, erigidos en ese pedestal con arreglo al cual juzgan todo lo correcto e incorrecto, supremas autoridades respecto al ejercicio y el entrenamiento, muy a pesar de que, en múltiples ocasiones ellos mismos, en la aplicación práctica, y a nivel de resultados concretos, registran memorables fracasos. De allí, muchas veces, su reclusión definitiva en laboratorios, oficinas o escritorios de profesorados o universidades, determinando lo que hay que hacer sin haberlo hecho nunca, o con podres consecuencias al intentarlo. A veces, incluso, con sentimiento de rencor hacia los "prácticos" o "empíricos", ellos con buenos resultados y el correspondiente afecto recibido de la gente. Se trata, lo admito, de una breve "catarsis", producto de haber recibido tantas y tantas críticas de catedráticos solamente teóricos, pero agradecimientos de mis alumnos, deportistas y demás sujetos. Dicho esto, sigamos con otras herramientas interesantes para el incremento del ROM.

Termoterapia

Ya bastante nos hemos referido en el libro "Amplitud de Movimiento" (Di Santo, 2012) a cómo empleamos los contrastes de temperaturas ante las retracciones capsulares y ligamentarias. Mostraba como la relación 70% de calor y 30% de frío durante la deformación plástica nos reportaba excelentes resultados. No obstante, nunca implementamos variaciones térmicas en las restricciones miofasciales. Por lo tanto, solo recomendaré bibliografía, ya que no puedo hablar o escribir acerca de lo que no hacemos. Veamos algunos trabajos:

- Brodowicz (1996): una primera publicación de estiramiento con hielo comparado con calor y sin ninguna fuente térmica, reportando ventajas del modelo con hielo por sobre el de calor primero, y luego el neutro.
- Kostopoulos (2008): investiga el efecto de los estiramientos con spray frío, en ITP, verificando su efecto positivo en el incremento de la ROM de cadera.
- Nakano (2012): en una revisión sistemática sobre el efecto del calor en la flexibilidad y el ROM, citando decenas de estudios, concluye que, con independencia del modo de aplicación de calor, la duración del estímulo y el grupo muscular estudiado, el estiramiento con calor es mejor que el neutro para lograr mayores incrementos de ROM.
- Beakley (2013): se trata de una revisión, puntualmente sobre el efecto del calor en la reducción de la resistencia de los tejidos blandos, concluyendo en la recomendación de esta combinación debido a los buenos resultados, acreditados a la alteración de las propiedades mecánicas, rediciendo el stiffness.
- Park (2014): estudia el efecto de la crioterapia en el incremento de la flexibilidad y el ROM, en sujetos con grandes restricciones en hombros, concluyendo que el empleo del frío modifica la sensibilidad al estiramiento y permite logra mejores resultados.
- Ferreira (2023): se trata también de una revisión que concluye que la termoterapia no muestra ventajas significativas en la mejora del ROM de rodilla en adultos sanos.

Podríamos seguir citando muchas más publicaciones, y el objetivo de mostrar la última es instar a seguir investigando el tema, ya que los resultados no parecen ser concluyentes. Respecto al calor, es quizás más sencillo interpretar su efecto facilitador del estiramiento. Evidentemente, tiene que ver con factores tixotrópicos y sensoriales, aunque quizás, los primeros sean los más gravitantes. Bien conocido por todos, es el efecto del calor en el cambio de las propiedades viscoelásticas, la liquidificación de los geles intra y extrasarcoplasmáticos, incluso los del mismo HNM y las fibras intrafusales propiamente dichas. Igualmente, quizás todos los lectores hayan experimentado la diferencia de estirar habiendo y sin haber incrementado la temperatura general y del sistema miofascial en particular, aun empleando fuentes superficiales de administración del calor. A lo cual debemos añadir el posible efecto sensorial, por estimulación de los receptores cutáneos, lo cual puede generar competencia sensorial y, como corolario, la elevación del umbral del dolor y mayor tolerancia al estiramiento.

Lo del frío ya es, quizás, mucho más difícil de atribuir a factores mecánicos, haciendo de los sensoriales el argumento principal. Como es de común conocimiento, el frío insensibiliza, sobre todo a nivel cutáneo, hasta el punto de generar una completa analgesia. La consecuencia, tal como en el caso del calor, es la activación de una poderosa fuente de información aferente en distintas escalas o niveles de organización jerárquica del procesamiento sensorial que, compitiendo con la gatillada por la deformación mecánica del estiramiento, le quita relevancia a esta última y, por ende, elevación del umbral del dolor y mayor tolerancia. Los efectos antinflamatorios del frío justificarían este empleo en casos en los que sea necesario reducir una posible inflamación, y esta situación puede, o no, ser compatible con momentos en los cuales solemos intervenir con estiramientos.

Para finalizar esta sección, quisiera comentar algo en particular. Nuestra experiencia en retracciones plásticas, es decir, capsulares y ligamentarias, no es aplicando solamente calor o frío. Los resultados positivos los seguimos obteniendo a partir del contraste de las dos temperaturas. El calor como una herramienta para reducir la resistencia viscoelástica y plástica, y el frío para consolidar esa deformación, tal como sucede con los plásticos industriales inorgánicos. Desde ya, el frío en el cuerpo humano suma el plus del efecto sensorial. Lo que, entiendo, debemos experimentar, es el contraste calor/frío o frío/calor en el caso de resistencias miofasciales. Se podrían implementar distintas modalidades de contraste, con variadas fuentes de generación de calor y frío. Mi experiencia particular con jugadores profesionales de fútbol, tiene que ver con el contraste entre RNMF caliente y RNMF frío, el que se congela en la heladera. El modelo que he aplicado es el de 1´ por 1´, varias veces. Los resultados han sido promisorios, sobre todo en casos de retracción miofascial por fatiga luego de entrenamientos extenuantes, partidos exigentes, o cargas acumuladas luego de varios días. Nuevamente, más investigación y evidencia experimental es necesaria.

Imaginería

Ya desde la primera publicación en 1997, en un libro llamado "Flexibilidad, Teoría, Técnica y Metodología" (Di Santo, 1997), me refería a la imaginería como un posible recurso didáctico para el incremento del ROM. Durante tantos años, en la cátedra de "Neurociencias y Motricidad Humana" de mi querido IPEF, en la Facultad de Educación Física de Córdoba, le dedicamos extensas clases. La bibliografía siempre fue muy prolífica en cuanto a la demostración de efectos positivos en la mejora del aprendizaje motor, la fuerza, la concentración y los aspectos motivacionales relacionados con la performance. En nuestra práctica, que ya lleva demasiados años, con bailarines y gimnastas, muy buenos resultados en el incremento del ROM. También en casos terapéuticos complejos. En su momento aplicaba este recurso, por la década del 90 del siglo XX, aún sin bibliografía de respaldo. Mi lógica, por el momento, era que no tendría que haber inconvenientes, desde la representación ideomotora, para promover también inhibición, no solo excitación. Nuevamente, como comentaba arriba, las objeciones escépticas, no por parte de los deportistas o alumnos, sino de los "paperistas" de nuestro país. El tiempo terminó dándome la razón, ya que hoy disponemos de publicaciones -de otros autores, claro está- que dan cuenta de este efecto. Como referencia interesante citaré tres de ellas. Luego me explayaré sobre el tema y nuestras experiencias prácticas.

La primera es la de Williams (2004) y la rescato por ser una de las pioneras, al menos por el material al que pude acceder. Investiga imaginería acoplada a FNP en el ROM de ITP, en comparación con FNP sin colaboración simultánea de representación ideomotora, evaluando las ganancias en flexión de cadera. El diseño experimental duró 3 semanas, con 15 sesiones de por medio. Las ganancias del modelo combinado fueron significativamente mayores a los de la intervención con FNP a solas (9° contra 6°).

El trabajo de Guillot (2010), reporta que la imaginería promueve mayores incrementos del ROM comparado a los tradicionales métodos asistidos y no asistidos sin imaginar. En split, ITP y flexión dorsal del tobillo las ganancias fueron mayores cuando los sujetos imaginaban a la par que desplegaban los métodos. Tampoco encuentra correlación entre la habilidad individual para imaginar y los resultados. Entiende que las ganancias en ROM por sumar imaginería a los métodos asistidos y no asistidos podrían vincularse con las respuestas neurológicas propias de la representación ideomotora. Postula distintas posibilidades. Una es el impacto del estado psicológico sobre la flexibilidad y el ROM. Los participantes, al imaginar, dieron cuenta de mayor relajación, cambio de foco y menos tensión defensiva.

Otro argumento me llamó poderosamente la atención. Cupal & Brewer (2001) dan cuenta de cómo la imaginería mejora los procesos de reparación tisular, y disminuyen el impacto inflamatorio del estrés mecánico. Es decir, una influencia indirecta de los procesos neurales sobre las propiedades del tejido conectivo y el sistema inmunológico. Alter (2004) ya postulaba que la imaginería motora podría reducir la activación de las motoneuronas, promoviendo mayor relajación y facilitando, así, el estiramiento. Más específicamente, Guillot (2010) postula un posible efecto de la imaginería en la extensibilidad del sarcómero, incluso influencias sobre el titín, como así también, el incremento de temperatura local, por activación muscular inducida por la imaginería, lo cual altera las propiedades viscoelásticas, facilitando el estiramiento. Por otro lado, hay una amplia evidencia respecto a las respuestas del sistema nervioso autónomo a partir de la imaginería, y la mejora en la flexibilidad podría relacionarse con esos cambios, a favor de una mayor actividad parasimpática. Las conclusiones del estudio son, en definitiva, a favor de la imaginería como recurso para incrementar la flexibilidad y el ROM.

El último estudio que quiero compartir y comentar, antes de profundizar en nuestras propuestas y reflexiones, es el de Kanthack (2017). La publicación gira alrededor de las posibles razones que justificarían la mejora de la flexibilidad y el ROM inducida por imaginería, a pesar de lo controversial de los resultados. El estudio es muy completo, con registros electromiográficos. Concluye que las principales razones que podrían justificar el incremento de flexibilidad y el ROM por imaginería, es la menor excitabilidad de las motoneuronas por intervención cortical inhibitoria. El pool o drive descendente desde la corteza, inducida por la imaginería, podría facilitar la activación de circuitos inhibitorios presinápticos a nivel medular, reduciendo la resistencia refleja al estiramiento.

Luego de estas referencias, entiendo, necesarias e importantes, me permito agregar los siguientes comentarios y reflexiones. Como expresaba arriba, el dictado de una cátedra universitaria sobre neurociencias y su relación con la motricidad humana permitió estudiar y profundizar, durante años, varios temas apasionantes. Uno de ellos, concretamente el de imaginería o representación ideomotora. Podría escribir un capítulo o un libro completo sobre el tema. De allí la necesidad de ser conciso, y vincular el fenómeno estrictamente con la flexibilidad y las ganancias en el ROM. Con mucho menos material teórico que el disponible actualmente, empecé trabajando imaginería con varios deportistas en la misma década del 90 del siglo pasado. Tanto para mejora integral de la performance y la fuerza, con gimnastas y bailarines. En contadas y mínimas excepciones, todos reportaban efectos favorables. Inicialmente de manera dirigida, luego de manera autogestionada, los deportistas imaginaban situaciones varias, que podrían favorecer el incremento del ROM. El contenido de tales composiciones perceptuales, representadas por los sujetos, era variada. Entre ellas:

- Pura concentración en funciones tales como respiración o cardíaca, sin imaginar nada en particular, sino solo haciendo foco en tales actividades interoceptivas.
- Imaginación del "traslado" a un lugar de paz y tranquilidad, integrando imágenes, sonidos y todo tipo de sensaciones, incluso, recurriendo a recuerdos concretos de experiencias anteriores.
- Representación del propio cuerpo humano en estado de relajación: imaginar que el sistema muscular se "derrite", se disuelve, reduce las resistencias y demás, a veces imaginando al miembro como compuesto de "cera que se derrite" al mismo tiempo que el estiramiento prosigue.
- Profundizar la representación anatómica del cuerpo humano es estado de relajación, visualizando a nivel mental la estructura de la unidad miofascial cediendo a las fuerzas deformatorias.
- Ir más allá e imaginar el mecanismo fisiológico de la actividad refleja excitatoria y su neutralización por procesos inhibitorios, tanto centrales como periféricos.

Estas dos últimas actividades mentales acreditan, de más está aclarar, cierto conocimiento anatómico y fisiológico por parte del sujeto. Lo interesante es que, de acuerdo a sus reportes, los resultados son aún mejores. Los tiempos de representación fueron variados. A lo largo de los años he podido constatar que es preferible no exigir ni contenidos de representación mental ni, mucho menos, tiempos apremiantes para lograr los focos necesarios. Lo que sí vale la pena remarcar, es que la imaginería es una habilidad, es decir, es entrenable. La perfeccionamos conforme la practicamos. Por eso, tal como la publicación de Holmes (2008) bien enseña, los correlatos neurales del acto de imaginar en principiantes y avanzados no son los mismos. Por ejemplo, los experimentados imaginadores integran información multisensorial, involucrando áreas de convergencia que los principiantes no activan. De la misma manera, pueden imaginar de manera tridimensional, activando sectores temporales y parietales que los neófitos no logran solicitar. Los principiantes activan mucho más la MP1, incrementando la intervención grosera o grotesca de unidades motoras, mientras que los experimentados activan el cerebelo, operando en el perfeccionamiento de la actividad sinérgica. No obstante, recordemos que los estudios de Holmes (2008) no refieren a inhibición e incremento de la flexibilidad, sino a la mejora de las performances de gestos técnicos deportivos y fuerza. Por lo tanto, desconocemos las diferencias, en cuanto a correlatos neurales se refiere, entre imaginadores principiantes y avanzados en el entrenamiento de la flexibilidad.

Otro de los aspectos que, necesariamente, debo traer a consideración e instar a discutir, es el relativo a que, en definitiva, la corteza cerebral descarga hacia el sistema neuromuscular periférico. Muchos autores, entre ellos Adams (2016), nos desconciertan al plantear que, en definitiva, la corteza cerebral no emite órdenes o comandos motores, sino predicciones o prognosis propioceptivas. No es este un libro en el cual pueda o deba explayarme sobre este respecto, por otro lado. Sería extensísimo. Sin embargo, cuando lo relacionamos con las mejoras de la flexibilidad y el ROM, tiene lógica. La imaginería supone incremento de la actividad cortical, en varias áreas, y distintas, de acuerdo a la experiencia del imaginador. Si, como consecuencia de esta activación cortical, se descargan predicciones o activaciones preparatorias a los propioceptores, tiene sentido que la imaginería afecte la sensibilidad de los HNM y las fibras intrafusales, como así también los GTO, ya que forman, todos ellos, parte del sistema propioceptivo. En otros términos, el impacto propioceptivo de la imaginería justificaría el incremento de actividad de los circuitos inhibitorios presinápticos a nivel medular, justificando una mejor resistencia refleja al estiramiento.

Otro de los aspectos que quisiera comentar, refiere a la capacitación que tomé con Paul Dorochenko del método Alliane, en 2023, certificación de por medio. El núcleo de la propuesta consiste en la misma imaginería, pero precedida por sonidos de baja frecuencia y actividades de representación que, por lo general, en la práctica de la imaginería habitual en el mundo del deporte y la rehabilitación, no suelen emplearse. Tales como la representación de la ausencia del miembro o segmento en el que se manifiesta el patrón alterado de movimiento que queremos cambiar, el imaginar el gesto en el hemicuerpo contrario con calidad óptima, anexando el gerenciamiento de emociones positivas para, finalmente, trasladarlo al sector que, en definitiva, queremos modificar. Son algunos de los pasos, y o exactamente en ese orden. Paul reporta y muestra resultados positivos, muy a pesar de a la ausencia de evidencia experimental. Dorochenko, incluso, muestra interesantes y promisorios resultados en el incremento, casi inmediato, del ROM en, por ejemplo, hombros diagnosticados de capsulitis adhesivas o "freezados". Lo cual da cuenta que, en definitiva, el problema era sinérgico, neuromuscular, y no de constitución adherente y fibrótica del tejido conectivo.

Uno de los recuerdos más interesantes de la formación con Paul, es su referencia a la llamada "vía emocional de la motricidad". Nuestro profesor insistía en que debemos intentar generar nuevas conexiones que construyan vías que anexen, en el itinerario descendente desde la corteza cerebral, nuevas coaliciones neurales del lóbulo límbico, cambiando la contribución emocional a la regulación del movimiento humano. Construir una nueva vía emocional de la motricidad. No tiene evidencia, pero tiene lógica. Lo único que le discuto a Paul, es que las anteriores vías no se borran, sino que pasan a un plano secundario, a la espera de emerger nuevamente cuando las condiciones contextuales así lo acrediten. Las nuevas redes deben tener la fuerza suficiente como para que las antiguas vías tengan menos posibilidad de emerger y disputar la vía final común. No se trata de una discusión de fondo, sino apenas un detalle menor. Lo importante es que refuerza la gran dependencia de la flexibilidad y el ROM de los aspectos neurales, sin descartar los mecánicos, resistencia del tejido conectivo y demás, aunque con gran relación con la actividad neuromuscular. En el libro "Amplitud de Movimiento" (Di Santo, 2012), expongo un procedimiento relativo a la aplicación de la representación ideomotora y el entrenamiento de la flexibilidad. Lo que ahí señalo, y no quiero olvidarme de recordarlo aquí, es que el recurso de la imaginería depende, en gran parte, de la confianza del deportista respecto a la propuesta. Si hay escepticismo inicial, mal humor o prejuicios, pocas chances hay de que los resultados sean positivos.

Finalmente, respecto a este último punto, el impacto de la imaginería en la resistencia del tejido conectivo, debo confesar mi absoluta perplejidad y, al mismo tiempo, entusiasmo por conocer los mecanismos profundos que podrían vincular los dos fenómenos y justificar, así, el incremento del ROM. Explicarlo sin la intermediación del sistema nervioso no es, sin embargo, imposible. Si la imaginería gatilla respuestas hormonales agudas, entonces si podríamos trazar la cascada de señales que termina con la menor resistencia de la fibra de colágeno. Incluso, el efecto crónico de esta práctica, interviniendo en la actividad genética que subyace atrás de la menor síntesis de fibras y adherencias. Nuevamente, necesitamos más estudios para transformar estas perplejidades y postulados en afirmaciones epistémicas.

Multitareas motoras

Se trata, también, de un "producto" emergente de la cátedra de "Neurociencias y Motricidad Humana". Consiste en el control simultáneo de dos o más tareas motoras. Lo hemos aplicado en numerosas situaciones y, nuevamente, los resultados son promisorios. El más interesante de los efectos constatados, es la modificación del umbral del dolor. Por ejemplo, en caso de tendinosis crónica de Aquiles o rotuliano, al realizar ejercicios que habitualmente duelen, cuando el deportista o sujeto en tratamiento terapéutico realiza otra tarea paralela, tal como, por ejemplo, botar una pelota de básquet, el dolor disminuye. Lo cual nos hace sospechar en un efecto distractorio, que eleva el umbral del dolor y contribuye a una mayor tolerancia. Trasladada la idea a los estiramientos, los resultados fueron similares.

La posición de partida del estiramiento es importante para controlar otra tarea motora sin perder el equilibrio. El foco del sujeto, antes atento a las respuestas defensivas, en alerta, se traslada a otro desafío coordinativo. Es probablemente por esto que, al distraerse de las sensaciones de estiramiento o los miedos relativos a experiencias anteriores adversas, sus resistencias ceden y el ROM aumenta. No hay ni publicaciones ni reportes de experiencias similares por otros autores. Sin embargo, en el marco de este libro consideré oportuno compartir todo lo que hacemos en nuestro lugar de trabajo y con el equipo de profesionales que me acompaña hace años.

Conclusiones, siempre provisorias

Llegamos al final de este recorrido, habiendo pasado por toda una serie de procedimientos que, aunque los hayamos anunciado para casos rebeldes o severos de retracción plástica o miofascial, en realidad, pueden emplearse en todos los sujetos, tengan o no limitaciones preocupantes. Tal como en otras partes de este libro, procuré exponer, con la mayor claridad posible, la influencia de la Teoría de los Sistemas Dinámicos y Complejos. Hace tiempo, esta viene influyendo poderosamente en mis perspectivas a la hora de considerar los fenómenos que, ya sea por interés epistémico o necesidad práctica, debo analizar para luego, y casi siempre así ocurre, intervenir. Esta teoría me ha enseñado que un efecto determinado -en este caso, la reducción de las resistencias miofasciales, capsulares, ligamentarias y neurales- no es, ni puede ser, el producto de un solo factor operativo e interviniente. Los factores son múltiples, variados, y se combinan de manera diferente, en distintos episodios de la vida del sujeto. Incluso, en el marco de un mismo día. La misma teoría me ha mostrado, también, que una supuesta "gran causa" puede provocar un efecto insignificante, mientras que una aparente pobre e indiferente "pequeña causa" puede gatillar inmensos efectos. Por ende, litigar por los porcentajes de responsabilidad que las distintas variables independientes analizadas pueden tener sobre el cambio de la variable dependiente no tiene, para ser franco, sentido alguno. Lo importante, entiendo, es procurar no olvidar ninguna, evitar que alguna absorba completamente nuestra atención, debilitando la consideración de las otras, y estar abierto a volver a estructurar nuestro panel de recursos y herramientas cuando aprendemos nuevas alternativas.

Lo que más me ha llamado la atención, no solo de la redacción de este capítulo, sino de todo el libro en realidad, es el poder intersistémico de todas las estructuras que nos componen y sus funciones inherentes. Cada vez me sorprende más. Toda manifestación, por sencilla que sea, repercute en otras. Hemos enumerado muchísimas variaciones funcionales que podrían repercutir en la reducción final de las resistencias, tanto miofasciales como articulares, a las fuerzas deformatorias, facilitando así los estiramientos. Sin embargo, cada vez se conocen más y más posibles influencias, desde el aparato digestivo, con su microbiota, la actividad cardíaca, respiratoria, glandular, ganglionar, el sistema inmune, la genética, cada particular manifestación emocional, los estados mentales, y así la lista podría ser indefinida e interminable.

Esto me mantiene, de alguna manera, libremente ligado al tema, que sigue siendo una pasión. Como toda pasión, empobrece el campo de nuestra percepción y es allí donde trato de aplicar esa extraña "gimnasia" consistente en el alejamiento del objeto de interés para, nuevamente, considerar los fenómenos como totalidad integrada. Se trata, sin dudas, de un entrenamiento cuyas adaptaciones crónicas llevan años. Y pueden nunca ocurrir. No me refiero a propiedades motoras, sino a este juego bipolar de acercamiento y alejamiento, de profundización extrema a perspectivas similares a cosmovisiones. El ejercicio y juego del microscopio y el telescopio, como dos instrumentos que tienes a mano todo el tiempo, que empleas en proporciones justas, sin desatender lo que entre ellos también pueda considerarse. La que, inexorablemente, sigue siendo soberana, es la práctica. El resultado de nuestras intervenciones concretas es aquello por lo cual, como profesores, entrenadores o terapeutas, somos elegidos.

Capítulo 13
Historia de un procedimiento

En el año 2013 fui invitado a un simposio de flexibilidad organizado por la Universidad Andrés Bello, de Santiago de Chile. El evento se realizó en diciembre de 2013, por cierto, un hermoso encuentro. Fuimos un total de cuatro disertantes. A la sazón, un fisioterapeuta chileno, creo que fue Pablo Hernández, si la memoria no me traiciona, durante su brillante conferencia enuncia una afirmación que, en su momento, me impactó. En las siguientes semanas, lo confieso, las ideas inspiradas por esa presentación no me dejaban en paz, es decir, no dejaba de pensar en el concepto de fondo: solo incrementar la flexibilidad no garantiza ni ADM, ni Control Motor ni previene lesiones, es decir, constituye un objetivo, no solo de consecuencias poco relevantes, sino también, eventualmente, desfavorables. El ejemplo que expuso el profesional fue perfecto: imagínese el señor X, jugador de tenis, con un limitado ROM en la articulación escápulo-humeral, específicamente en la flexión del hombro. En el gesto técnico del saque, debido a esa limitación, se ve obligado a hiperextender la región lumbar, acentuando la sobrecarga mecánica y promoviendo, como lógica consecuencia, dolor de espalda baja. Por consiguiente, la decisión terapéutica más frecuente es incrementar el ROM en el hombro, y el método elegido suele ser el asistido estático, preferentemente con estímulos prolongados. El corolario final es que, eventualmente, ya no le duele la región lumbar durante el gesto del saque, sino el hombro propiamente dicho.

El ejemplo me pareció preciso al extremo: si el ROM aumenta solo por el estiramiento asistido, el tenista no garantiza, por ello, mayor estabilidad, Control Motor ni menos probabilidad de lesiones en su hombro de saque. Entendí que, de este preciso ejemplo, se podrían derivar consecuencias prácticas importantes. También caí en la cuenta que los esfuerzos del siglo XX se orientaron, exclusivamente, a encontrar procedimientos para reducir las resistencias articulares y neuromiofasciales a los efectos de incrementar, siempre de manera asistida, el ROM. Sin embargo, prácticamente nadie se preguntó, tampoco quien escribe, qué hacer con ese rango conquistado, en el sentido de estabilidad y control efectivo de las acciones musculares en esos "nuevos" ángulos, accesibles ahora en virtud de una mayor complianza de los tejidos involucrados. Entendí que, sin dejar de lado los esfuerzos del siglo XX, relativos a superar todo tipo de restricciones que limitan el ROM, el siglo XXI debía aceptar el desafío de resolver el problema de la estabilidad y el control muscular en regiones del recorrido articular que, quizás, el sujeto (deportista o paciente) no exploraba hacía años o, mucho peor aún, nunca hubo experimentado. Ángulos quizás nunca "reseteados" o cartografiados por el sistema propioceptivo, particularmente en su procesamiento neural central, tanto talámico como cortical. Por consiguiente, ajenos también al Control Motor.

Otra de las coordenadas contextuales que por entonces alcanzaba a identificar es que, para inicios de la década del 10 del siglo XXI, quienes nos dedicábamos a la flexibilidad, estábamos entre medio de dos posiciones extremas sin conciliación o solución intermedia. Por el momento todos los argumentos y propuestas apuntaban a defender dos caminos que prometían llegar al mismo destino, aunque muy distintos entre sí. Por un lado, y como herencia del siglo XX, el sendero de solo mejorar la flexibilidad, es decir, reducir la resistencia neuromecánica de los distintos tejidos involucrados; en definitiva, ablandarse y no mucho más que ello. Por el otro, y como formulación de la primera década del siglo XXI, ya no estirar -de ninguna manera-, sino intentar incrementar el ROM desde la acción muscular voluntaria, principalmente concéntrica. Se la llamaba, por entonces y aún ahora, flexibilidad activa. El argumento principal era que solamente elongar no garantiza control motor, incluso, a veces, sucede lo contrario (retraso electromecánico, menos capacidad de fuerza y, eventualmente, más lesiones).

Entre estas dos posiciones y prácticas extremas, y alejadas entre sí, surge la necesidad de trabajar la flexibilidad en consonancia con la fuerza, la estabilidad, enfatizar el Control Motor y la transferencia contextual efectiva. Por otro lado, no estirar en absoluto y solo aspirar a incrementar el ROM por acciones concéntricas voluntarias, desde un punto de vista práctico, lo veía insensato. O, y por entonces reflexionaba, ojalá fuese tan sencillo tal que, sin deformación mecánica inducida por fuerzas externas, alcanzara para incrementar efectivamente el ROM. Es por ello que, de alguna manera, todo apuntaba a llenar este hiato intermedio entre los extremos, integrando flexibilidad y Control Motor.

A partir de todas esas reflexiones, durante 2014, y no de un momento a otro, fui cristalizando la posibilidad de proponer un procedimiento que cubriese los dos objetivos: incrementar el ROM, y garantizar estabilidad y Control Motor en los nuevos ángulos conquistados. Presenté el modelo en la conferencia inaugural del Congreso de Punta del Este de septiembre de 2014. Al año siguiente, en el Congreso de fisioterapia organizado por el instituto IPETH, en Puebla, México. Andrej Pilat escuchó la conferencia con máxima atención y luego me hizo valiosos aportes, lo cual agradezco profundamente. Las repercusiones fueron muy buenas.

El propósito de este capítulo es exponer el procedimiento, su lógica y las consecuencias prácticas de su aplicación hasta el momento en nuestro servicio de Ejercicio Físico Adaptado. Como todos seguramente deben saber, siempre me opuse y fui distante a la idea de "método", ya sea con nombre propio o siglas. Sobre todos los métodos enlatados cuyas mayores, a veces únicas, virtudes no son otras que el alcance sobresaliente de su marketing, los celos de sus franquicias y los réditos monetarios para sus representantes. Por consiguiente, les adeudo nombre o siglas que, en el fondo, muy poco me interesan y, seguramente, tampoco a los sujetos que padecen problemas de salud, que solo necesitan ayuda para resolver sus problemas.

Cuatro necesidades, cuatro objetivos

Se trata de cuatro requisitos que, en definitiva, describen lo que entendemos como Amplitud de Movimiento. Podríamos enumerar muchos más, pero los imprescindibles son los siguientes:

1. **Flexibilidad:** en el sentido de reducción de resistencias a la deformación mecánica, haciendo los tejidos, en definitiva, más blandos.
2. **Simetría:** garantía de las mismas expresiones, tanto de flexibilidad como de control motor, en músculos homólogos contralaterales.
3. **Control Motor:** estabilidad, fuerza y coordinación en los nuevos grados conquistados en el recorrido articular.
4. **Transferencia:** básicamente, que lo trabajado en el gimnasio, sala terapéutica o consultorio, sea útil y aplicable en otros contextos mucho más específicos.

Se trata de cuatro grandes necesidades que se convierten, verbigracia, en cuatro grandes objetivos:

a. Reducir las diferentes resistencias a la deformación mecánica: ya sea capsulares, ligamentarias, tendinosas, miofasciales, fibrosis, adherencias o las que, para ese movimiento en particular, se constituyan en una limitación para el incremento del ROM.
b. Recuperar el ROM en la articulación, y el movimiento limitado, respecto a las mismas estructuras anatómicas homólogas contralaterales, y el mismo movimiento considerado en el otro hemicuerpo.
c. Garantizar que los nuevos grados conquistados del recorrido articular no contribuyan a incrementar la probabilidad de lesiones por inestabilidad, falta de fuerza, o déficit de Control Motor.
d. Promover la transferencia funcional o aplicación práctica contextual de los logros a los entornos específicos en los que el sujeto se desenvuelve habitualmente, ya sea deportivo, recreativo o AVD.

Antes de describir el procedimiento

Quisiera reforzar algunos conceptos que, luego, quedarán plasmados en los pasos que desarrollaremos. Por un lado, la noción de deformabilidad óptima, no máxima. Para la estabilidad tanto articular como miofascial, necesitamos una deformabilidad óptima, no máxima. Es decir, ser blando en la justa medida. Complianza y stiffness como propiedades de la unidad miofascial que deben complementarse en justa medida, interactuando armoniosamente. Recordemos los edificios antisísmicos: si ceden, no se caen. Si están rígidos, ante un terremoto, se desestabilizan y desploman. Si ceden por demás, también se derrumban. Por consiguiente, y aplicando esté símil al cuerpo humano, necesitamos una deformabilidad óptima para la estabilidad articular. No ser ni rígidos ni hiperlaxos en exceso. Las restricciones a la deformabilidad complican los procesos de los cuales depende la estabilidad propiamente dicha: una articulación rígida suele ser inestable. La alteración del feedback propioceptivo por la rigidez altera el mecanismo reflejo que es clave para garantizar la estabilidad. Flexibilizar, ablandar, es condición de posibilidad para recuperar la estabilidad y el control motor funcional del movimiento.

Por otro lado, si bien la mayoría de los órganos son especulares, no somos simétricos absolutamente, es decir, con precisión matemática. La simetría perfecta existe solo en la geometría. No obstante, cuando las diferencias entre un hemicuerpo y otro son excesivas (para nuestros propósitos en ADM, mayores al 10%), entonces puede haber inconvenientes. La asimetría pronunciada suele traer problemas cualquiera sea la propiedad motora en cuestión. No obstante, de lo que más atentos debemos estar, y luego trabajar, es el reconocimiento propioceptivo desde una concepción de simetría sensoriomotora. Es decir, que el cerebro sea capaz de recibir información por cada ángulo, por cada articulación y para cada movimiento, por igual, y a partir de y en los dos hemicuerpos. Nuevamente, reconocemos la especificidad funcional de un hemicuerpo y la asimetría propia de los deportes. Aun así, el no compensar expresiones asimétricas severas suele promover serios inconvenientes, más allá de los naturales intentos compensatorios de nuestro sistema motor. De allí que, periódicamente, evaluar las asimetrías, detectar su magnitud y su posible carácter afuncional, es importante en el contexto del deporte y la vida motriz en general.

Por otro lado, subrayamos la importancia de activar voluntariamente distintos grupos musculares en las zonas de resistencia y alta resistencia miofascial, conquistadas gracias a la deformación mecánica propia del estiramiento. Esta activación no se restringe al grupo muscular antagonista del estirado solamente, es decir, el promotor mismo de la acción, sino también a otros: el mismo grupo muscular estirado debe volver a activarse a esa longitud y ROM articular nuevos, como así también estabilizadores, sinergistas y, no menos importante, en búsqueda de acciones sinérgicas, activar grupos musculares del hemicuerpo contralateral, particularmente el antagonista contralateral al grupo muscular target de estiramiento.

Finalmente, y nuevamente, la importancia de seleccionar movimientos que guarden cierta similitud con aquellos que el sujeto, luego, reproduce en su vida deportiva o cotidiana. Con ello queremos decir que, en algún momento, las situaciones simuladas, o acciones parecidas a los gestos motores para los cuales estamos trabajando en el gimnasio o sala terapéutica, deben estar presentes. Y no queremos decir idénticas, solo parecidas. No esperar que dicha transferencia se dé por sí misma, sino promoverla desde el mismo entrenamiento.

Lo único que, complementariamente, quiero señalar, es que no debemos confundir el principio de especificidad con el de transferencia. El primero alude a similitudes (neurales, motrices, perceptuales y otras) entre un movimiento y otro. El segundo con la utilidad y mejora efectiva final en el contexto específico, que no es el de entrenamiento, y que puede ser el de competencia, recreación o vida cotidiana. La especificidad solo aporta valor de transferencia en tanto y en cuanto, como corolario, haya mejores rendimientos en los contextos puntuales en los que el sujeto se desenvuelve, y para los cuales se está entrenando, rehabilitando o readaptando. Muchas veces, sino la mayoría, debemos sacrificar especificidad, en el sentido de resignar algunas de sus categorías, para garantizar el principio de transferencia. Entrenar, entre otras cosas, supone sacrificar especificidad por el valor de transferencia que, en definitiva, es el más importante.

Cinco grandes pasos

Este procedimiento que pude crearlo hacia comienzos de 2014, y recién 10 años después escribo sobre el mismo de manera formal, está compuesto por cuatro pasos. Si bien hace 10 años que lo empleamos en nuestro servicio de EFA (Ejercicio Físico Adaptado), es la primera vez que lo describo en el marco de un libro y no una compacta presentación para conferencias. Una simplificación inicial, facilitadora de la intelección, enuncia estos 5 grandes pasos:

- 1. **Evaluar:** sin preceder la valoración con un acondicionamiento inicial.
- 2. **Facilitar:** luego del acondicionamiento inicial básico.
- 3. **Flexibilizar:** ahora sí, estirando luego de la facilitación.
- 4. **Activar:** desarrollar contracciones voluntarias en las zonas conquistadas por el paso previo, pudiendo repetir 2 o 3 veces.
- 5. **Simular:** gestos deportivos, recreativos, laborales o de la vida diaria, siempre con variabilidad y desde la noción de desafío o reto motor.

Cada paso o etapa acredita posibilidades variadas. Y podría llamar al procedimiento **EFFAS**: Evaluar, Facilitar, Flexibilizar, Activar y Simular. Sin embargo, nuevamente, me opongo ferozmente a las siglas, nombres propios y métodos enlatados. Veamos más detalles de estos 5 pasos:

Evaluar

Se trata de considerar un punto de partida para constatar, luego, la efectividad del procedimiento. Podemos hacerlo empleando cualquier recurso goniométrico. Lo importante es no olvidar dos aspectos, que, a mi humilde entender, son cruciales: registrar las asimetrías miofasciales y la reserva motriz (Frey, 1976).

Para las asimetrías podemos recurrir a protocolos sencillos de detección de las mismas, como, por ejemplo, empleando la fuerza de gravedad como recurso y siendo cautos en no confundir el ROM con la fuerza expresada de manera voluntaria. Al hablar de reserva motriz, aludo a la diferencia entre la expresión asistida y la no-asistida en el ROM evaluado. En definitiva, el objetivo del entrenamiento de la ADM, es acortar estas diferencias. Frey (1976) la llamaba "reserva motriz" y consideraba su entrenamiento, en el sentido de reducción de la diferencia, un objetivo crucial para el control motor y la reducción de la probabilidad de lesiones. Las asimetrías afuncionales se pueden valorar objetivamente y, desde ya, matematizar. Entendemos que hay porcentajes de aceptabilidad de dichas diferencias. Por mi parte, y en esto coinciden los demás miembros de mi equipo de trabajo, por encima del 10% ya es necesario intervenir diferencialmente entre el lado izquierdo y el derecho.

Facilitar

La facilitación es la consecuencia de acciones previas al acto de estirar. Expresado de una manera sencilla, facilitamos para luego estirar mejor. Y lo que facilitamos, por la aplicación de distintas maniobras, es la inhibición refleja, reduciendo la resistencia neurológica ofrecida por el RMT. En capítulos anteriores, desplegamos una extensa lista de posibilidades de procedimientos inhibitorios, clasificada de acuerdo a los reflejos desencadenados a partir de la estimulación propioceptiva, junto con otras alternativas, todas, en definitiva, involucrando actividad de receptores profundos y reflejos, con consecuencias relajantes facilitadoras del subsiguiente estiramiento. Luego vimos otro capítulo analizando el impacto del empleo del RNMF (Rolling Neuro-miofascial) en el incremento del ROM, por facilitación del estiramiento subsiguiente. También recomendamos estudiar, en este mismo libro, los procedimientos alternativos, es decir, los que empleamos cuando la resistencia, sobre todo neural, es muy grande. Todos esos procedimientos son susceptibles de ser empleados como maniobras facilitadoras previas al estiramiento. Muy a grandes rasgos, podemos clasificar esas posibilidades en los siguientes grupos:

- **Inhibición refleja:** aplicando los procedimientos de estimulación propioceptiva local, lo que conocemos como FNP (Facilitación Neuromuscular Propioceptiva) y TERM (Técnicas de Estiramiento Reflejo Modulantes).
- **Maniobras miofasciales:** tanto locales, como, por ejemplo, RNMF como las no locales, sustentadas en la conectividad epimuscular, tanto segmentaria como intersegmentaria proximal o distal.
- **Procedimientos alternativos:** cuando la resistencia refleja es muy grande y la hipertonía local no cede con los otros recursos.

Desde ya, las maniobras correspondientes a cada grupo son combinables entre sí. En cuanto a la inhibición refleja, tratamos de estimular propioceptores a los efectos de promover reacciones reflejas inhibitorias sobre el músculo a estirar. Los procedimientos son variados y, nuevamente, recomendamos ver el capítulo ad-hoc. Los grandes reflejos que empleamos son los de inhibición autógena, inhibición recíproca, extensor cruzado, cervicales tónicos y otros. Veamos algunos ejemplos:

- Reflejo de **inhibición autógena**: desencadenado por la activación estática o isométrica de baja intensidad del grupo muscular agonista o target del estiramiento, y sostenido por no más de 5" - 10".
- Reflejo de **inhibición recíproca**: promovido por la activación estática del grupo muscular antagonista, no superior a los 5" y de intensidad variable, preferiblemente alta.
- Reflejo **extensor cruzado**: a partir de la acción estática del grupo muscular homólogo contralateral, de intensidad variable y no más de 5".

Se trata de los 3 reflejos más fáciles de promover y combinar, sobre todo inhibición autógena y recíproca, facilitando el estiramiento subsiguiente.

Las maniobras miofasciales están basadas en la relación mecánica y neural entre grupos musculares agonistas, antagonistas, sinergistas, vecinos intersegmentarios y otros distales. Al aplicarlas, la resistencia del músculo target de estiramiento cede aún más. A grandes rasgos, el RNMF se erige como la posibilidad más representativa, aunque existen otras, como el pre-estiramiento de otros grupos musculares distales, técnicas de inducción miofascial y otras.

Los procedimientos alternativos o complementarios son recursos útiles, y los aplicamos para promover mayor reducción de la resistencia al estiramiento. Sobre todo, en casos rebeldes, tanto neurales como mecánicos, y no es necesario implementarlos a todos. Entre ellos podemos citar: BFR (restricción del flujo de sangre), imaginería, distracción articular, punción seca y posiciones adaptadas.

Flexibilizar

Supone el acto de incrementar la flexibilidad propiamente dicha, sin concentrarnos en las acciones musculares específicas que tienen al Control Motor como objetivo, lo cual abordamos en el paso que sucede a este. No de otra manera que estirando. Considero que flexibilizar por estiramiento de alta intensidad es necesario. Que me disculpen sus detractores teóricos. Hace más de 40 años que me dedico a esto. Ojalá fueran ciertas sus advertencias, críticas y formulaciones. ¡No hubiera hecho sufrir tanto! Bromas aparte, las grandes retracciones de algunos sujetos, en núcleos articulares y grupos musculares específicos, y para ciertos movimientos puntuales, así lo justifica. En un primer lugar, debemos facilitar el estiramiento. Luego, proceder a estirar hasta entre el POD (punto de disconfort) y el POP (punto de dolor).

Las maniobras facilitadoras cobran sentido en tanto y en cuanto, inmediatamente, estiremos de manera asistida e intensa. Sin estiramiento, solo contribuyen a una relajación neurológica efectiva, sin modificar las propiedades mecánicas de los tejidos retraídos. Ni siquiera aplicando el RNMF. Recordemos que no todos acuerdan en que estirar sea una necesidad insoslayable. Nosotros entendemos que sí: es muy difícil mejorar la flexibilidad sin este acto de deformación mecánica. O, al menos, no sabemos cómo hacerlo de otra manera. También comprendemos que la modalidad estática prolongada no es la más recomendable, y hay muchas maneras de estirar según contexto y objetivos. En estos casos, al estiramiento lo realizamos de manera estática entre 8" y 12", 10" como término medio ideal o, menos inclusive. Sin temor a los ED o su combinación con los EE. Para flexibilizar, recordemos, la intensidad debe ser alta, entre el POD y POP. Un poco, lo admitimos sin escrúpulos, debemos sufrir.

Activar

Se trata, en definitiva, del aporte diferencial de este procedimiento. Quizás la función más importante es la del antagonista ipsilateral ya que es el promotor del movimiento propiamente dicho. No obstante, entiendo que en esos nuevos grados conquistados en el recorrido articular, gracias a las maniobras precedentes, todos los grupos musculares involucrados, y no solo el estirado o su antagonista, pueden y deben ser activados. De la misma manera, no hay un régimen de acción que sea más importante que el otro. Lo que propongo, en definitiva, es un juego variado de acciones musculares voluntarias en esos rangos nuevos y, lo cual es clave, inmediatamente después del estiramiento asistido. Es precisamente quien asiste el estiramiento quien luego opone resistencia para que el sujeto pueda localizar las acciones musculares voluntarias. También se pueden proponer alternativas para hacerlo por sí mismo. Las acciones musculares más accesibles, me refiero a la facilidad de su aprendizaje, son las siguientes:

- **Excéntrica e isométrica del agonista:** o grupo muscular target de estiramiento, por lo general resistida por ayudante, en el tercio final del recorrido articular.
- **Concéntrica e isométrica del antagonista:** procurando el mayor rango posible, en acciones cortas.
- **Isométrica o concéntrica del antagonista contralateral:** para facilitar el estiramiento, activamos voluntariamente el homólogo contralateral al grupo muscular target de estiramiento, en esta fase, sin embargo, activamos el antagonista contralateral.
- **Juego de acciones:** quizás lo más interesante, se trata de oponer resistencias variadas que obliguen al sujeto a contra resistir de acuerdo a la dirección y sentido de las fuerzas que propone el asistente, siempre en los nuevos grados conquistados al ROM.

Vale la pena comentar algunos puntos que, entiendo, son muy importantes. La acción excéntrica del grupo muscular target del estiramiento en los últimos grados del recorrido articular es fundamental para el control motor de la articulación, la estabilidad y la prevención de lesiones. Puede trabajarse de manera asistida por un ayudante o profesor. Sugerimos progresiva variabilidad en las expresiones excéntricas: no solamente de baja intensidad y lenta, sino abordar, gradualmente, mayores complejidades. Igualmente, las isométricas del grupo muscular target de estiramiento, allá arriba, en el nuevo ROM, es tan importante como las acciones excéntricas. La concéntrica del antagonista es clave para incrementar la ADM tal que el sujeto, por sí mismo, logre ese aumento del ROM. Por eso es importante insistir en amplitud más que en fuerza, con recorrido articular completo, variando velocidades y sin sobrecargas externas que sacrifiquen el ROM.

A la acción contralateral la sugerimos simultánea a la del antagonista ipsilateral. Dicho de otro modo, a la par que contraemos de manera concéntrica el grupo muscular antagonista al target de estiramiento, de ese mismo lado, activamos de manera isométrica su antagonista contralateral. Por ejemplo, si nos remitimos a la articulación del hombro, siendo el ROM target a incrementar el de la flexión, para el caso, del lado derecho, luego de estirar extensores y luego de activar de manera excéntrica ese mismo grupo muscular estirado, coactivamos los flexores de ese mismo hombro y los extensores contralaterales. En definitiva, activamos el homólogo contralateral al grupo muscular estirado, antagonista del que activamos de manera concéntrica. Recordemos que su activación puede, también, ser concéntrica, lo cual es propio de los patrones simétricos cruzados. Esto puede potenciar la activación del motor primario de la acción e inhibir más al estirado.

Sugerimos repetir dos o tres veces el procedimiento de activación antes de pasar a los gestos simulados específicos. La activación es el paso en el cual el sujeto debe concentrarse quizás más que en los restantes. Es el momento de entrenar la ADM, en sentido pleno, en sí misma y los pasos anteriores cobran sentido en función de este. Sugerimos, en ese sentido, variar las acciones, tanto excéntricas e isométricas del grupo muscular agonista, como concéntricas del antagonista. El juego variado de acciones musculares en ese nuevo ROM es sumamente importante. Ensayar estas variaciones, entendemos, contribuye a la versatilidad del control motor en esos ángulos del ROM conquistados por los estiramientos facilitados. Desde un punto de vista práctico, el asistente puede, en el tercio final del ROM, sobre todo en los nuevos grados conquistados, oponer variadas resistencias manuales que el sujeto debe identificar y contrarrestar con acciones musculares voluntarias.

Acciones simuladas

Se trata de un paso atractivo. Es la última fase, y procuramos ensayar los gestos que anteriormente se veían limitados por la retracción y las hipertonías afuncionales. El profesor propone gestos adaptados, y la complejidad creciente pone al sujeto en situaciones resolutivas y cognitivas de índole diverso. Acciones técnicas no expresadas en sus máximas posibilidades de fuerza y explosividad, pero sí en los detalles de amplitud y técnica. Los ejercicios en dispositivos inestables incrementan la actividad de los diferentes sistemas de estabilización, tanto central como periférica y son viables para este paso final. También las multitareas, es decir, al mismo tiempo que desarrollamos el gesto principal, promovemos otras acciones solicitando otros grupos musculares o hemicuerpo contralateral. Como así también actividades cognitivas, implicando funciones corticales superiores, tales como las matemáticas, lingüísticas, recuerdos diversos y otras tareas similares. La idea de fondo es que la última impresión que el sujeto se lleve del entrenamiento, sea la de una acción parecida a las que despliega en la vida deportiva, laboral, recreativa o cotidiana. Que, en definitiva, perciba la relación entre lo que hacemos en la sala y lo que necesita fuera de ella. Y que la memoria de dicha constatación sea kinestésica y no solo conceptual o teórica.

	EVALUAR	FACILITAR		FLEXIBILIZAR		ACTIVAR	SIMULAR
A	Determinar asimetría	Por inducciones miofasciales	➲	Asistido	➲	Excéntrico e isométrico del agonista	A las AVD
B	Déficit no - asistido	Por activación refleja		Auto - asistido		Concéntrico del antagonista	Al deporte
C	Elegir por donde comenzar	Por estiramientos epimusculares		No superior a los 10″		Activaciones contralaterales	Con elementos
D	Estimar volúmenes	Por estimulación propioceptiva		En ocasiones menos		Activaciones ipsilaterales del otro tren	Con técnica
E	Chequeo regular	Por otros medios		Estáticos y dinámicos		Otras activaciones	Inmediata

Cuadro Nro. 6. Esquema integrado del procedimiento

Aplicaciones

Al crear este procedimiento, la inspiración inicial fue exclusivamente terapéutica. Hoy por hoy, a la distancia, y luego de 10 años de su empleo efectivo, los grupos beneficiados y contextos en los cuales aplicarlo, se han ampliado. Más allá del incremento concreto del ROM, lo que nos ha permitido es la mayor funcionalidad, no solo en esos últimos grados, sino en todo el recorrido articular. Lo hemos implementado con todas las edades y en numerosas condiciones de lesión o enfermedad, ya sea agudas o crónicas. Sobre todo, ha resultado de gran utilidad en patologías articulares, como artrosis o artritis, hiperlaxitudes y otras condiciones caracterizadas por la pérdida de la estabilidad, no solo en rangos específicos, sino en todo el recorrido articular. Sin prejuicios, desde modelos muy sencillos de facilitación previa al estiramiento y activación muscular posterior al mismo, hasta combinaciones complejas, todo de acuerdo a la capacidad de aprendizaje y comprensión efectiva por parte del sujeto. Las acciones o gestos simulados inmediatos también han resultado muy útiles para posteriores transferencias a contextos específicos, y bien valorados por los sujetos.

A futuro

Entendemos que queda mucho por hacer. Rescatamos la necesidad de crear algoritmos específicos para diferentes grupos musculares, y situaciones simuladas con transferencias específicas a tareas motrices que soliciten equilibrio y locomoción: desarrollar protocolos precisos para cada grupo muscular, su evaluación concreta y posibilidades de transferencia efectiva a muchas más situaciones y contextos. Está latente la posibilidad de diseñar protocolos específicos de investigación, sin necesidad de tomar todos los pasos y reflejos implicados. Sabemos muy bien que, quien crea una propuesta, no debe ser quien la someta a un diseño experimental, por el riesgo de posibles inclinaciones subjetivas. Por eso, dejamos a otros esta tarea, en caso que les interese y la consideren significativa. Podemos pensar, por qué no y a futuro, en la posibilidad de complejizar el procedimiento, desde la incorporación de nuevas funciones y pasos intermedios. Se trata, en definitiva, de uno de los primeros intentos de trascender la modalidad del estiramiento por el estiramiento mismo y a futuro, seguramente, la propuesta evolucionará, no como reproducción del modelo compartido, sino como concepto.

Capítulo 14
Los estiramientos en el entrenamiento deportivo

Hoy es lunes 12 de febrero de 2024. Es feriado en mi país y desde temprano, en este hermoso día de lluvia, estoy sentado en mi escritorio. Ayer domingo 11, pasé el día entero concentrado y terminando otro capítulo, excepto por una interrupción de 90 minutos para correr, bajo la lluvia. No obstante, a las 19.30 corté toda la actividad intelectual y de redacción para disfrutar, por TV, la final de la NFL, el famoso "SuperBowl", entre San Francisco y Kansas City. A la sazón, por la cadena de deportes sintonizada, mostraban gran parte de los acondicionamientos iniciales de ambos equipos. Todos los jugadores que pude observar, absolutamente todos, realizaban estiramientos estáticos breves y dinámicos, de manera no consecutiva, sin prejuicio ni dramatización alguna. Desde ya, este relato anecdótico no tiene valor alguno como evidencia consistente, susceptible de ser tenida en cuenta por las exquisitas mentes de los profesionales de laboratorios y claustros universitarios que, únicamente basados en publicaciones, plantean la enemistad entre los estiramientos y el deporte. Lo sé y respeto su soberana autoridad. Sin embargo, no quería dejar de compartir mi beneplácito al constatar que, a pesar de tantos ataques, parece faltar mucho tiempo aún para dar el golpe de gracia final a los estiramientos, y que los grandes atletas de las ligas más importantes del mundo los siguen prefiriendo.

Entre las distintas prácticas y tareas motoras que componen el "corpus" de contenidos, con arreglo al cual suelen construirse los entrenamientos en los distintos deportes, sean cuales fuesen, muchas actividades persisten, casi indemnes, y otras, apabulladas por críticas de distinto origen, sobre todo provenientes de escritorios y laboratorios, han sido retiradas. Algunas reemplazadas y, otras, simplemente erradicadas. Muchas tuvieron un comienzo promisorio, y luego fueron vencidas por las tradiciones. De la misma manera, algunas subsisten y nunca fueron puestas en tela de juicio, al menos de manera consistente, al punto de poner en riesgo su permanencia. Sin embargo, otras, como los estiramientos, luego de 40 años sin sufrir objeción escéptica alguna, en lo que va de este siglo son cuestionadas todo el tiempo y hasta estigmatizadas. Nuevamente, desde las formulaciones basadas en la evidencia sostenida, únicamente, en las publicaciones surgidas de modelos experimentales que, como bien sabemos, poco tienen que ver con la realidad contextual que los deportistas viven a diario. Muchas veces, incluso, con el férreo propósito del investigador de demostrar lo que, de antemano, quiere. Se llama "razonamiento motivado", es decir, tiene más de emocional que de racional. En estos últimos veinticuatro años son incontables las veces que me han formulado preguntas tales como… ¿es verdad que ya no hay que estirar más? ¿son los estiramientos enemigos de los deportistas? y otras similares. Desde ya, sin identificación de modos, circunstancias, necesidades o contextos.

En este capítulo quiero exponer, no de manera exhaustiva, sino comprensible y pragmática, el posible empleo de los estiramientos en instancias del entrenamiento deportivo que, por el momento, siguen empleándose, con elevado nivel de aceptación. Aclaro, de antemano, que todas, desde distintas lógicas y sin excepción, han sido cuestionadas. Algunas, como, por ejemplo, el restablecimiento final, puesto en duda por la famosa falta de evidencia acerca del efecto concreto de que tal o cual recurso o medida particular. Los acondicionamientos iniciales tampoco se salvaron, desde el argumento de que, en la motricidad ancestral, nuestros antepasados no realizaban práctica preparatoria alguna y no sufrían lesiones (¿sabemos, efectivamente, que no las padecían?). Y así, sin más, distintas formulaciones escépticas.

Sin embargo, durante toda mi carrera profesional, sobre todo en el campo de juego o en el gimnasio, he preferido observar a los seres humanos y sus conductas, más que a los monitores, con sus tablas, gráficos y diagramas en formas de torta o cilindros. No solo observar el movimiento humano en sus aspectos más sutiles, sino también escuchar al deportista. Estar atento a lo que hace y a lo que pide. El 90% de los futbolistas, el 100% de los voleibolistas y basquetbolistas que he conocido, elonga y/o pide ser elongado al final de los entrenamientos y los partidos. De manera absolutamente espontánea y muy a pesar de lo que han escuchado o les han dicho anteriores preparadores físicos y fisioterapeutas, que tales actividades no son necesarias o, incluso, pueden ser perjudiciales. Algunos son tan pesados, tienen piernas tan grandes que, sinceramente, preferiría que no me lo pidan. Más allá de la humorada, personalmente, creo que tales conductas espontáneas, intuitivamente preferidas por los deportistas, son las que más nos enseñan, mucho más, aún, que las publicaciones o la información fragmentada característica de las redes sociales. Una pregunta legítima y por demás interesante que el profesor Pablo Priotti formula, que agradezco y rescato, refiere a si los deportistas estiran realmente por necesidad natural o lo hacen por aprendizaje directo o imitativo de los adultos. Pensémoslo en profundidad. ¿Qué harían los deportistas de forma natural si no fueran guiados o enseñados por los profesores y/o otros deportistas? ¿Irían al gimnasio? ¿Entrenarían la fuerza? Sencillamente… ¿Entrenarían?

Este capítulo está dedicado, entonces, a los estiramientos como recursos didácticos de otros momentos del entrenamiento deportivo. Desarrollaré, puntualmente, el papel de los estiramientos y el RNMF en el marco de los acondicionamientos iniciales, restablecimientos finales, sesiones de restablecimiento adaptativo para, finalmente, sumar algunos comentarios sobre lo poco que sabemos acerca de los entretiempos en los partidos de deportes colectivos sociomotrices, tema que nos toca muy de cerca en el día a día, donde las referencias orientativas son, francamente, muy escasas. En ningún caso, el lector encontrará un estudio exhaustivo y minucioso de cada uno de estos momentos, sino que el foco estará puesto en los estiramientos como una herramienta constitutiva que, junto con otras, configuran estas instancias aún no erradicadas, por suerte, del entrenamiento deportivo.

Los estiramientos en el acondicionamiento inicial

Sigue siendo, hasta el momento, una fase significativa de la sesión de entrenamiento y la competencia. No hay evidencia publicada, que sepamos, ni registros experienciales que den cuenta que esta etapa deba suprimirse, soslayarse o minimizar su importancia. Sin embargo, cabe señalar que un abordaje inadecuado podría promover alteraciones del control motor y, quizás, mayor probabilidad de lesiones. De ahí la necesidad de revisar, investigar y proponer nuevos modelos.

Cuando empecé a estudiar Educación Física, en el año 1984, el libro de lectura obligatoria de fisiología del ejercicio era el Morehouse & Miller (1969). Tuve excelentes profesores, en general en la carrera como, en particular, en anatomía y fisiología del esfuerzo físico. Sin embargo, como estudiante, la inquietud epistémica y la insaciable curiosidad me llevaba a buscar nuevas fuentes, comprar los últimos libros, observar y preguntar todo. Hacia 1985 llega a mis manos el libro "Fisiología del Deporte" (Fox, 1980). Era la primera vez, desde mi conocimiento, que un libro de fisiología tocaba el tema de la "entrada en calor" o "warm-up". El modelo propuesto por Fox, no exagero, tuvo una vigencia no menor a 20 años. Estaba compuesto por 3 fases:

- **Activación metabólica**: sustentada exclusivamente en las acciones cíclicas, de baja intensidad y continuas estables, sin variación de intensidad.
- **Estiramientos**: estáticos prolongados, de duración no inferior a los 30", consecutivos y, muchas veces, en el suelo (sin exagerar, casi como una "mini" sesión de yoga en medio del proceso).
- **Actividad formal**: es decir, contacto con el elemento o los gestos propios del deporte, tales como pase-recepción, traslados y otros.

Las consecuencias de este modelo, todas deletéreas, estaban a la vista. Sin embargo, no era cuestionado. Entre ellas: retraso electromecánico, menor expresión de fuerza, salto, sprint, tiempos de reacción y, probablemente, mayor tasa de lesiones. Es decir, si se observaban estas mermas, no eran adjudicadas al modelo de acondicionamiento inicial, sino a otros posibles factores. Recordemos que lo que conocemos como tiempo "electromecánico" es el que transcurre desde que el impulso llega al sarcolema hasta que la articulación se desplaza. Tiene un componente eléctrico y otro mecánico. Si bien el primero puede compensarse con reactivaciones y otros recursos, el último puede persistir durante horas.

Vamos, entonces, con nuestra propuesta, aclarando, nuevamente, que no es la intención desplegar un revisionismo histórico de los modelos propuestos en los últimos años, sino de compartir una opción de empleo concreto de los estiramientos, tal que contribuyan a proteger al deportista, reduciendo la probabilidad de lesiones y mejorar su performance en el resto de su entrenamiento o la competencia que se avecina. Antes de continuar, me atrevo a cuestionar la noción de "entrada en calor", muy a pesar de que todos emplean esa construcción al referirse a este momento. En realidad, aumentar la temperatura, lo que justifica la frase, es apenas uno de los tantos objetivos fisiológicos de esta instancia. Si todo se limitase a "entrar en calor" y "enfriarse al final", solo necesitaríamos una cámara térmica de calor y frío para, sencillamente, meter a los deportistas para que permanezcan allí, quietos y sin hacer nada. Es por ello que prefiero el concepto de "acondicionamiento inicial". En otras palabras, generar, al inicio del entrenamiento, las condiciones de posibilidad para lograr el rédito esperado en lo que sigue. Vamos, entonces, con la propuesta.

Sería muy difícil argumentar que, en el marco del acondicionamiento inicial, alguna de estas 3 instancias deba o pueda omitirse:

a. Activación metabólica.
b. Deformación mecánica.
c. Ajuste neuromuscular y cognitivo.

En definitiva, y para expresarlo de manera sencilla, la primera tiene como target al sistema cardiocirculatorio, la segunda al tejido conectivo y la última al sistema nervioso. Podríamos agregar una instancia final o "motivacional", consistente en las arengas, los discursos y frases para elevar el arousal psicofisiológico y demás, aunque, más allá de la poca evidencia publicada, desde la referencia de los mismos deportistas, y lo que observamos en el campo de juego después, tampoco podemos afirmar nada acerca de la contundencia de su efecto. Esta última, por supuesto, casi con exclusividad, antes de las competencias y no de los entrenamientos habituales. Parece, en definitiva, formar más parte del "folclore" deportivo que de una medida cuya presencia sea incuestionable. Seguidamente, paso a comentar en forma breve cada una de estas instancias, profundizando, lógicamente, los aspectos relativos a la deformación mecánica y otros que tienen vinculación directa con los temas tratados en este libro.

La primera, o **activación metabólica**, tiene como propósito acelerar el sistema cardiocirculatorio y respiratorio, incrementar la temperatura corporal y, con ello, mejorar los procesos enzimáticos, modificar las propiedades tixotrópicas de los tejidos blandos, favorecer las acciones mitocondríacas, prepararnos para elevar el Vo2 y tantos otros objetivos que no terminaríamos nunca de enumerar. Probablemente, el gran cambio respecto al siglo pasado, es que ya no vemos realizarla solamente con monótonas tareas cíclicas de baja intensidad, sino con acciones intermitentes más intensas, solicitando fibras de alto umbral desde un primer momento, combinadas con movilidad articular, desplazamientos variados y tareas con balones.

La segunda, o **deformación mecánica**, es la más vinculada a nuestro libro. Su objetivo es mejorar la maleabilidad de los tejidos blandos, preparándolos para tolerar fuerzas mecánicas mayores que, luego, pueden incrementar el riesgo de lesión. Por ende, tenemos que lograr este objetivo sin pagar el precio del retraso electromecánico y la pérdida de fuerza inducida por estiramiento. El producto de los estímulos mecánicos no se remite, valga la redundancia, a los efectos mecánicos. Promueven, también, una activación propioceptiva que, en su justa medida, contribuyen al control del movimiento humano. Para el logro de estas respuestas, sin padecer el efecto de "pesadez" propia del retraso electromecánico inducido por los EEP consecutivos, propongo considerar las siguientes sugerencias:

- Emplear EEB (3" a 6"), no consecutivos.
- No descartar una fase estática, aunque sea de breve duración, lo cual no implica predominio de esta práctica.
- Dar prioridad a los ED, en todas sus expresiones, con la lógica progresión que va de lentos a rápidos y, finalmente, balísticos.
- No descartar los estiramientos combinados E-D.
- Tampoco dejar de lado los ETA o estiramientos en tensión activa, como así también, otras modalidades de estiramiento con co-contracción.
- No desplegar estiramientos como bloques exclusivos: precisamente para evitar el retraso electromecánico, los estiramientos, siempre breves, ya sea estáticos o dinámicos, deben sucederse por reactivaciones.
- Estiro/reactivo: es decir, luego de no más de 2 o 3 estiramientos para diferentes grupos musculares, reactivo con desplazamientos, repiqueteos o cualquier otra actividad específica.
- Recomiendo muy especialmente los ED compuestos, de lentos a rápidos, involucrando cadenas diagonales, tanto anteriores como posteriores, que conectan el miembro de un tren con el contralateral del otro.
- Podemos emplear el RNMF: como preparatorio y complemento de los estiramientos posteriores, pero sin remplazarlos, ya sea en el mismo grupo muscular, otros proximales o, aún, distales que repercuten en las cadenas miofasciales target.
- Diagramar rallíes individuales: no es necesario que todos los jugadores de un mismo equipo realicen exactamente los mismos estiramientos, lo ideal es que cada cual tenga previstas sus secuencias exclusivas, diseñadas en función de sus limitaciones particulares.
- Sin embargo, los rallíes individuales no deberían superar los 3 o 4 ejercicios, evitando posiciones decúbito que impliquen reducción del tono muscular.
- Implementar estiramientos a la par que desarrollamos movimientos en otras articulaciones, a la manera de perturbación mecánica endógena.
- Ideal si esta misma práctica la incorporamos a los ETA: el grupo muscular target en situación de estiramiento y acción isométrica simultánea, a una longitud óptima, mientras articulaciones distales promueven movimientos variados.
- Una variante muy interesante, es la de movilidad de la columna vertebral al mismo tiempo que otro grupo muscular target es estirado de manera asistida normal o en tensión activa.
- Probablemente, la progresión ideal en los estiramientos sea la siguiente:

  1. EEB de media intensidad.
  2. EEB de alta intensidad.
  3. EDL.
  4. EDR.
  5. ED mixtos: EEB de alta intensidad y EDR.

6. EDB (balísticos) y ETA: recordemos que la combinación ETA + balístico es particularmente recomendable al final del acondicionamiento inicial.

Lo que quisiera agregar, que lo veremos luego en el capítulo de ejercicios, es que no solo de propuestas analíticas podemos nutrir el acondicionamiento inicial. También de gestos que representen cabalmente la noción de ADM, con acciones globales, significativas, donde el contextuales que reconozca como significativas.

La última fase, de **ajuste neuromuscular** o Control Motor, es el momento de la "puesta a punto" definitiva para la competencia o el resto del entrenamiento. Sus objetivos se emparentan directamente a la mejora del Control Motor y la regulación neuromuscular, como así también, la prevención de lesiones y el logro del arousal psicofisiológico óptimo. Se trata de una etapa plenamente específica, con predominio de actividades no solo técnicas sino, también, tácticas y cognitivas. Su "target" funcional es, sin dudas, como señalábamos arriba, el sistema nervioso.

Recordemos que, ya hace años, Hermann (2012) estudiaba la efectividad de las estrategias neuromusculares y funcionales en el marco de los acondicionamientos iniciales. Este tipo de estrategias incluyen, estiramientos mixtos, estáticos y dinámicos, ejercicios de fuerza, equilibrio, equilibrio y fuerza integrados, tareas de agilidad propias del deporte, tomas de peso corporal y caídas, entre otras. El autor comprueba que reducen el índice de lesiones y mejoran el control motor. Por consiguiente, estas son algunas de las tareas motoras que sugiero para esta instancia:

- ETA: recordemos que se trata de una práctica de estiramiento y acción isométrica voluntaria simultánea, siempre breves, y lo considero una práctica no solo favorable para reforzar la unión miotendinosa, sino también, para el control neuromuscular.
- Isometrías breves a distintas longitudes de la unidad miofascial: de no más de 2" o 3" para un reseteo o calibrado propioceptivo óptimo.
- EDB: si bien constituyen una herramienta propia de la fase anterior, no dejan de ser una estrategia neural y didáctica para incrementar la sensibilidad de las fibras intrafusales de bolsa nuclear dinámicas y activar el RMT dinámico.
- Actividades posturales: sobre todo las relativas a la activación del núcleo central, involucrando tanto al eje lumbo-pélvico como dorso-escapular, empleando ejercicios que soliciten ya sea cadenas rectas como cruzadas.
- Ejercicios protectores o preventivos tipo: con bandas que reproduzcan los vectores lesivos, obligando al deportista a la activación correctiva, sobre todo glúteo medio y otros estabilizadores coxofemorales.
- Tomas de peso corporal y caídas: primero sin perturbaciones mecánicas exógenas y luego, siempre dentro de los límites de la prudencia, con ellas y de manera gradual.
- Ejercicios con dispositivos inestables: si bien polémicos y controversiales, los considero valiosos en tanto y en cuanto el deportista se esfuerce por evitar la falta de control de la estabilidad articular, no repitiendo por repetir reforzando errores.

- Desplazamientos específicos y ejercicios de agilidad: particularmente las aceleraciones, frenos, cambios de dirección y otras destrezas.
- Técnicas deportivas: ya sea pases, recepciones, intercepciones, lanzamientos y demás.
- Ejercicios de disposición táctica: sobre todo para la activación de la memoria e inteligencia visuoespacial.
- Ejercicios de fuerza: solo para el caso de algunos deportes, no necesariamente todos.
- Ejercicios Cognitivo-Motores: sobre todo perceptuales, particularmente para visión periférica, sin descartar la central, memoria, atención, toma de decisiones y otras funciones cognitivas involucradas en los deportes.

A partir de la descripción de estas 3 grandes fases y las posibles tareas motoras que podrían configurarlas, mucho queda por ser desarrollado. En primer lugar, reconozco 3 formas de organización claras y distintas:

- **Por bloques:** es decir, primero la activación metabólica, luego la deformación mecánica y finalmente el ajuste neuromuscular.
- **En circuito:** rotando por las 3 fases de manera regular, manteniendo estable la intensidad o con su incremento gradual, a la manera de espiral ascendente.
- **Aleatoria:** es decir, y ya sin directividad exógena sino librado a la preferencia de cada deportista, la combinación de todas estas actividades sin un orden en particular.

Con respecto a la primera forma de organización, por bloques, distintos factores pueden determinar el porcentaje dedicado a cada instancia. Un deporte gimnástico, por ejemplo, seguramente prodigará más tiempo a la deformación mecánica que uno sociomotriz y colectivo, uno de tiempo y marca, quizás a la activación metabólica, y así cada contexto y modalidad deportiva gravitará en los porcentajes asignados a cada una. Lo que sí proponemos, como variante, refiere a, por ejemplo, el empleo del RNMF al inicio de todo el proceso, es decir, antes de la activación metabólica propiamente dicha. Se trata de una posibilidad perfectamente viable y, como opción, estoy totalmente de acuerdo.

La otra alternativa a considerar, es la inclusión de ejercicios para la estabilidad lumbo-pélvica y coxo-femoral, también, ya sea antes de la activación metabólica o combinados con los de deformación mecánica propiamente dicha. Algunos profesores y preparadores físicos entienden que el bajo carácter dinámico de estas actividades posturales, reduce el arousal conquistado por el jugador hacia el final del acondicionamiento inicial, y es por ello que prefieren incluirlas al comienzo o en la parte media del proceso. Entiendo que es perfectamente factible y no cambia los resultados finales.

La organización en circuito es interesante. Supone alternar de manera cíclica o rotatoria entre tareas propias de la activación metabólica, la deformación mecánica y el ajuste neuromuscular. Esta forma de organización permite dos claras modalidades. Una es la intensidad estable, es decir, ir pasando de una actividad a otra sin incremento significativo del ritmo. La otra es una que, hacia 2010, pensamos y elaboramos, en Canadá, junto a David Behm. Se trata de un circuito en el cual las tareas van incrementando de manera gradual su intensidad, a la manera de "espiral ascendente". Es decir, las tareas propias de las tres instancias van progresivamente aumentando su intensidad. Veamos este ejemplo de 20 pasos:

1. RNMF individual en distintos grupos musculares.
2. Trote y movilidad articular: desde un primer momento, como alternativa, con el balón o elemento de trabajo.
3. EEB de media intensidad.
4. Estabilidad lumbo-pélvica: puentes, por ejemplo.
5. Alargues: traslados a 3/4tos de velocidad.
6. EEB de alta intensidad.
7. Estabilidad coxo-femoral: glúteo medio con bandas.
8. Aceleraciones progresivas, no máximas.
9. EDL o lentos.
10. Fuerza y /o ejercicios sobre superficies inestables.
11. Saltos y desaceleraciones graduales.
12. EDR o rápidos.
13. Tomas de peso y caídas.
14. Cambios de dirección, aceleraciones y pequeños sprints.
15. ETA: estiramientos en tensión activa
16. Trabajos con el balón, elemento y gestos técnicos.
17. Combinaciones de alta intensidad: sprints, frenados, cambios de dirección, saltos.
18. EDB: balísticos, sobre todo precedidos por tensión activa breve.
19. Tareas cognitivo-motoras: en movimiento y con orientación táctica.
20. Actividades libres, elegidas por el mismo deportista.

En este modelo no consignamos tiempos parciales ni totales, ya que pueden variar de acuerdo al criterio de cada profesor o preparador físico. Recordemos que no se trata de una "receta" sino de un modelo orientador, que cada cual podrá variar y ajustar de acuerdo a sus necesidades contextuales.

Con respecto a la última forma de organización, la aleatoria o no dirigida, no deja de ser una posibilidad interesante. Consiste en dejar al deportista para que, por su propia cuenta, administre tareas propias de las tres instancias fisiológicas y metodológicas. El profesor o preparador físico inicialmente instruye al deportista, para luego ponerse a su disposición como recurso didáctico. Lo he observado en muchos deportistas, sobre todo de alto rendimiento, y francamente me parece una opción válida. Nadie mejor que cada cual, sobre todo si su experiencia es rica, para saber qué necesita para ponerse en óptimas condiciones para el rendimiento que se avecina. Sobre todo, en deportes individuales, aunque en los sociomotrices colectivos también es una alternativa viable.

Con respecto a los jugadores sustitutos o suplentes, en 2009 realizamos un estudio en la escuela de Human Kinetics de MUN, Memorial University of Newfoundland, publicado al año siguiente (Di Santo, 2010) en el cual pudimos constatar la duración de los cambios en las propiedades viscoelásticas del tejido conectivo en función de las actividades previas y posteriores a los estiramientos. Las tres condiciones del experimento fueron:

a. Estiramiento sin activación metabólica previa: es decir, estirando en "frío".
b. Estiramiento con activación metabólica previa: la misma consistía en 10´ de trote en cinta a razón de 10 km/h.
c. Estiramiento con activación metabólica antes y después de los estiramientos: a la manera de una "sándwich", donde la elongación es "rodeada" por dos bloques de trote.

Los resultados nos llamaron la atención. En la condición experimental A, los valores de ROM volvieron al nivel basal antes de los 10´. En la condición B, quedándose quietos luego de los estiramientos, aún 30´ después, la deformabilidad de la unidad miofascial persiste en un 60%. En el modelo C, aún 30´ después, sin actividad, el ROM se preservaba en un 90%. De lo cual podemos inferir que, un deportista sentado en el banco de suplentes, quieto y a la espera de ingresar al campo de juego, puede preservar la deformabilidad de su tejido conectivo, en un 90% y hasta 30´ después, si desarrolla un modelo semejante al que investigamos. Entiendo que esta conservación de las propiedades viscoelásticas y neuromecánicas modificadas durante el acondicionamiento inicial, puede ser ventajosas en caso de ingresos repentinos al campo de juego, por razones tácticas, expulsiones o eventuales lesiones de los compañeros titulares, reduciendo la probabilidad de distensiones o rupturas miofasciales. Desde ya, la posible aplicación de esta sugerencia depende de una gran cantidad de factores individuales y contextuales. El deporte profesional no siempre es el ámbito en donde todo lo ideal y ventajoso puede ser aplicado. Muchas veces se rige por lógicas no muy lógicas, por cierto.

Los estiramientos en el restablecimiento final

A lo largo de los últimos 40 años, esta fase ha sido llamada de distintas maneras: enfriamiento final, vuelta a la calma, trabajo regenerativo y demás. Personalmente me inclino por la de "restablecimiento final", sin descartar la posibilidad de nombrarla, por qué no, "recuperación post-esfuerzo". En definitiva, el propósito es acelerar los procesos de recuperación o, al menos, es el concepto que circula hace años en el contexto de las ciencias del ejercicio y el deporte. Muchas veces me he preguntado si "acelerar" es lo más conveniente. A veces pienso si no resultaría mejor no obstruir los procesos naturales de recuperación, de lo cual no se desprende la consecuencia didáctica de no hacer absolutamente nada, como tantas veces lo he escuchado. Por el contrario, al menos en mi caso, la reflexión hace tiempo se ha trasladado a actividades que, sin ser cuestionadas durante años, hoy sabemos que entorpecen los mecanismos recuperatorios. Muchas actividades tradicionalmente incorporadas al restablecimiento final hoy son objeto de reconsideración y crítica. Sobre todo, el ejercicio aeróbico prolongado y de baja intensidad (Van Hooren, 2019), durante años conocido como "trabajo regenerativo", sugerido bajo la vieja idea de que esta medida acelera el traslado del ácido láctico al hígado para que, a través del ciclo de Cori, se reconvierta en glucógeno. Recuerdo que, en las dos últimas décadas del siglo pasado, era muy común ver a los equipos, luego de los partidos, trotando durante no menos de 18´, hasta 30´, aún a pesar de las quejas y objeciones naturales de los jugadores. Nuevamente, como en el caso del acondicionamiento inicial, no me extenderé más allá de lo que atañe al tema central de este libro, que es el de los estiramientos.

Cualquiera se la propuesta o modelo sugerido, entiendo que debiera sustentarse en el estudio de la fisiología de la fatiga, particularmente a nivel central. De igual manera, la evaluación de las propiedades motoras luego del esfuerzo, permite verificar hasta qué punto el cansancio las perjudica y, también, el efecto ventajoso -o no- de las medidas que implementamos. En los tiempos actuales, la gran densidad de competencias, el ritmo vertiginoso de los calendarios deportivos, los viajes y otros factores intervinientes, ha hecho de los procesos de recuperación un tema epicéntrico en las ciencias del ejercicio y la práctica de la preparación física. Las medidas seleccionadas y, finalmente implementadas, debieran ser el producto del trabajo interdisciplinario, sin descartar los aportes de médicos, nutricionistas, psicólogos, fisioterapeutas, masajistas y la colaboración del deportista mismo, no solo tarea del preparador físico.

Los modelos para el restablecimiento final han sido siempre controversiales, y han sufrido cambios notables en los últimos años. En la década del 80 del siglo pasado, el viejo modelo de Fox proponía una suerte de acondicionamiento inicial "invertido", es decir, con sus mismas actividades en orden opuesto. En Argentina, hacia la última década del siglo XX, el 90% de la actividad sugerida consistía en trabajo aeróbico, entre el 35% y 50% del Vo2 máximo, con algunos EEP finales como complemento del proceso. En lo que va del siglo XXI, las propuestas han cambiado radicalmente. Personalmente, he tenido el honor y la responsabilidad de asesorar sobre este respecto, a deportistas profesionales y amateurs, tanto individuales como a equipos completos, entre ellos dos selecciones nacionales de fútbol para dos ciclos de copas continentales. Por consiguiente, no expondré un repaso bibliográfico sobre este tema, sino la lógica intrínseca que me llevó a proponer distintos modelos de intervención post-esfuerzo. Trataré de ser breve y conciso, disculpándome de antemano, si la simplificación es excesiva.

La mirada subcelular y metabólica, quizás la única disponible en nuestro país hacia finales del siglo pasado, nos había enseñado exclusivamente las consecuencias de la fatiga a nivel de la fibra muscular. El vaciamiento del glucógeno y el ácido láctico eran los tópicos dominantes, los dos únicos eslabones en los que sostenía la inmensa "araña" que iluminaba todo lo susceptible de ser estudiado, divulgado y discutido a propósito del entrenamiento deportivo. Toda medida parecía girar alrededor de estos dos efectos que era necesario, de alguna manera, contrarrestar. De allí las medidas consecuentes, con arreglo lógico al modo de comprender la fatiga desde una mirada tan reduccionista, que no contemplaba lo que podría suceder a nivel de otros sistemas funcionales.

Sin embargo, el estudio de las bases neurofisiológicas del movimiento humano y las particularidades propioceptivas y sensoriales de las fascias permitió ampliar la interpretación del fenómeno, que no deja afuera sistema funcional alguno. No hay nivel o escala de análisis del movimiento humano y el esfuerzo físico que no quede afectado por la fatiga. Se trata de un fenómeno multidimensional que no excluye, prácticamente, nada. Es por ello que una propuesta metodológica para el restablecimiento final nunca podrá ser completa, ideal, inmejorable. Año tras año nuevos descubrimientos sobre el fenómeno de la fatiga en el deporte, y los procesos de recuperación, justifican la restructuración de los modelos propuestos. Recordemos que los medios de recuperación han sido, durante años, clasificados en "pasivos" y "activos". Los primeros, escasamente discutidos. Los segundos, polémicos y altamente controversiales. En los siguientes puntos, pongo a consideración los principales tópicos fisiológicos que orientan la propuesta que luego compartiré:

- El efecto cortical de la fatiga, con inhibición de la MP1, tanto ipsi como contralateral, gatillada tanto por acontecimientos propioceptivos, cuyo origen está principalmente en las fascias, como metabólicos que terminan por afectar a la corteza sensorial, justificando la disminución del pool o drive descendente por la vía córticoespinal.
- La alteración de la función propioceptiva, afectando el input necesario para la óptima regulación del movimiento, es decir, el control motor: particularmente el cuadro de inflamación e irritación del espacio intercapsular de los HNM, que modifica la descarga aferente al sistema nervioso central, promoviendo señales nociceptivas y llegando, incluso, a dañar o micro-lesionar las terminales nerviosas justificando, junto con otros factores, el DMAT (Sonkodi, 2020).
- La degradación del colágeno por el estrés mecánico, sobre todo en la MEC, que deja como material residual grandes concentraciones de hidroxiprolina, que con el correr de las horas podría contribuir, también, al DMAT o dolor muscular de acción tardía.
- La edematización del espacio intercelular o MEC, incrementando el estrés de las fascias, particularmente endo y perimisio, estimulando las terminales libres *III* y *IV* que, al proyectar en las áreas somestésicas de la circunvolución parietal ascendente, particularmente 3 (a y b), contribuyen a la sensación de fatiga y la inhibición de la MP1.

Si bien podríamos seguir enumerando decenas de correlatos fisiológicos de la fatiga, prefiero remitirme a los aspectos concretos que, desde el punto de vista de los medios "activos" de intervención, justifican las tareas motoras propuestas. Ellos son: el aumento de presión -por edema- del compartimiento intersticial, la sobreestimulación de las aferencias *III* y *IV* de las fascias, la alteración de la señal propioceptiva desde los HNM, el cartografiado sensorial del mapa periférico de la fatiga por parte de la corteza sensorial, y la inhibición consecuente de la MP1 o corteza motora primaria. De lo cual, infiero, se desprenden los siguientes objetivos que, no al azar, enuncio en el siguiente orden:

a. Necesidad de reducir la presión interna en las fascias e intersticios, sin promover retraso electromecánico.
b. Resetear el sistema propioceptivo, recalibrando la actividad de los HNM y otros receptores mecánicos.
c. Modificar el cartografiado de la corteza somestésica, proveyendo fuentes sensoriales alternativas que compitan con las predominantes de dolor y fatiga.
d. Recuperar la activación de la MP1 sin generar, por ello, mayores niveles de fatiga.
e. Modificar el registro gestual del error técnico promovido por la fatiga, intentando que la última impresión que el deportista se lleve al descanso, sea la mejor versión posible de la performance motriz.

Para el logro de estos objetivos reconozco cuatro grandes dimensiones que gatillan los recursos que, en un restablecimiento final o recuperación post-esfuerzo, no debieran faltar:

- **Mecánica:** consistente en aplicar fuerzas deformatorias, tanto de compresión como de tracción, para facilitar la difusión de líquidos y tantos otros productos residuales de degradación catabólica desde la MEC al sistema sanguíneo y linfático.
- **Circulatoria:** a través de actividades de baja intensidad, no necesariamente cíclicas, pueden ser los mismos gestos técnicos adaptados, incluso disposiciones tácticas, sin impacto y breves, combinadas con los recursos mecánicos de drenaje.
- **Sensorial:** básicamente consiste en tareas de control propioceptivo, con consignas relativas a, por ejemplo, la detección de umbrales de estiramiento, isometrías a distintas longitudes, posicionamiento y reposicionamiento articular y otras similares.
- **Motriz:** reactivando la corteza motriz o MP1 con acciones isométricas o concéntricas breves, no como carga de entrenamiento propiamente dicha, sino como estimulación orientada al incremento de la excitabilidad perdida por la fatiga.

Con respecto al frío, como práctica reconocida y frecuente, lo dejo a consideración de cada lector y su equipo de trabajo, ya que su empleo es controversial, con reportes de efectos favorables y otros no tanto, al menos en lo que consta en la bibliografía disponible. En lo que en mi experiencia particular con deportistas profesionales refiere, no todos, sino apenas algunos, prefieren esta práctica. De ahí que dejo el tema librado a la interpretación de cada cual y a la consulta a especialistas que más hayan profundizado al respecto. Las cuatro dimensiones fisiológicas arriba descriptas se transforman, verbigracia, en intervenciones concretas. Estas no pueden acreditar el status de entrenamiento propiamente dicho. El deportista ya entrenó o compitió, y debe iniciar el proceso de restablecimiento. No se trata de seguir gastando energía y pronunciar la fatiga. Es por ello que las intervenciones deben ser breves, percibidas como útiles por parte del deportista, y nunca una obligación cuyo cumplimiento genere fastidio y mal humor.

A los objetivos mecánicos y circulatorios los cumplimos de manera integrada, a través de pequeños circuitos en los que combinamos TCF o flossing, RNMF, EEM o moderados (ideal 10") de baja intensidad y lapsos de no más de 3´ en bicicleta o gestos técnicos correctivos, también a baja intensidad. Recordemos que su objetivo por excelencia es el drenaje de los líquidos y productos de degradación proteica, desde las células a la MEC, y de allí a las vías circulatorias específicas. El contraste de presiones inducido por el TCF, y la hiperemia reactiva al liberar las bandas es percibido como altamente favorable (sensaciones de alivio) por la mayoría de los deportistas. La combinación de TCF en simultaneidad con RNMF durante 1´, luego liberar las bandas y seguir 1´ más con RNMF para luego elongar, nos ha reportado interesantes resultados.

Con respecto a estos estiramientos, los sugiero a baja intensidad, es decir, a nivel de elongación. Ante la fatiga y las modificaciones consecuentes del medio interno, el umbral de despolarización de los propioceptores se modifica. Por consiguiente, la captación consciente de la intensidad de los estiramientos se ve alterada, y podemos estar dañando fibras sin poder advertirlo. Recomiendo, además, que el orden sea próximo-distal, facilitando el drenaje, tal como los especialistas en drenaje linfático suelen trabajar y recomendar. Los ED no son descartados en su manifestación lenta y como recursos de reactivación.

No puedo cerrar esta sección sin comentar, nuevamente, una experiencia en la escuela de Human Kinetics en Memorial University of Newfoundland, Canadá. Junto al Dr. David Behm quisimos comprobar el famoso "efecto esponja" (Dantas, 1986) de los estiramientos. En la formulación de Dantas, los estiramientos, al incrementar la presión -tanto en las células como en los espacios intercelulares-, facilitan la difusión de distintas soluciones, desde la fibra muscular a la matriz extracelular y, desde allí, a las vías sanguíneas o linfáticas para su drenaje definitivo. Por lo tanto, decidimos verificar si, efectivamente, este fenómeno se producía o no. En Argentina, junto con el profesor Román Gorosito, ya habíamos reportado que, efectivamente, los estiramientos post-esfuerzo en nadadores aceleraban la evacuación de ácido láctico de la fibra muscular, acumulándolo más rápidamente en sangre, corriendo la curva a la izquierda.

En Canadá, el diseño experimental estaba compuesto por doble Wingate Test, es decir, con gran acumulación de lactato. Luego, las 3 condiciones eran: elongar 10" solo una vez cada grupo muscular de miembros inferiores, la otra hacerlo dos veces y la última, el control, sin estiramientos. Hubo algo muy interesante en los resultados del estudio. Tal como en nuestro país, encontramos aceleración de la evacuación del lactato. Respecto a la condición de control, sin estiramientos, las diferencias fueron significativas, desplazándose, también, la curva hacia la izquierda. Lo que nos llamó la atención, fue que la duplicación del protocolo de estiramientos no hizo diferencia. Al parecer, con un solo estiramiento ya es suficiente, al menos en cuanto al lactato sanguíneo, que lo elegimos en el experimento por la facilidad de su seguimiento.

Sería interesante reproducir en la actualidad el mismo diseño experimental con RNMF, solo y combinado con estiramientos y, si está al alcance del laboratorio, estudiar el seguimiento de algún otro producto de los procesos catabólicos, y ya no el lactato que, como hoy sabemos, sin grandes procederes de por medio, al poco tiempo pasa al torrente sanguíneo.

Lo último a considerar en esta sección es que, si bien Van Hooren (2019) establece que habiendo nutrida evidencia del efecto ventajoso del RNMF para acelerar procesos de recuperación, y no así de los estiramientos (en cuanto a lo nutrido), me permito aclarar que -como bien lo establece el Dr. José Luis López Chicharro (2023)- tampoco hay evidencia relativa a alguna posible desventaja. Ni la revisión de Afonso (2021), que compara distintas condiciones, como la de no hacer absolutamente nada, estirar de manera asistida y FNP, parece arrojar diferencias sobre el DMAT y la expresión de algunas propiedades motoras, pero, nuevamente, tampoco muestra desventajas o efectos deletéreos. Al ser los estiramientos una práctica tan preferida por los deportistas al final de cargas elevadas, todo me lleva a sospechar de ventajas aún no suficientemente demostradas, más que desventajas no demostradas. Atrás de estas preferencias naturales y espontáneas, suele estar la verdad.

Entiendo que no hay mucho publicado, pero algo hay. Por ello la sutil referencia a la escasa evidencia. Y de ello nada autoriza a saltar a la conclusión de que, ante la falta o poca evidencia, el fenómeno no ocurra. Como dije arriba, algo hay. Remito al lector a los estudios de Berrueta (2016) y Apostoupulos (2018). En el primero se demuestra cómo, a las 24 y 48 horas, con estiramientos de baja intensidad al final de sesiones de entrenamiento exigentes, el cuadro inflamatorio es menor, con menos concentración de neutrófilos y mayor concentración de resolvina (RvD1), que es una sustancia pro-antinflamatoria. El segundo estudio reporta cómo, luego de un entrenamiento excéntrico de alta intensidad, la ejecución de estiramientos de baja intensidad conlleva a una mayor percepción de recuperación, menos DMAT, y mayores picos excéntricos e isométricos, a las 24, 48 y 72 horas.

Los estiramientos de alta intensidad, por el otro lado, no resultaron en consecuencias beneficiosas, tal como tampoco lo hizo la condición de ausencia de todo tipo de estiramientos post-esfuerzo excéntrico de gran exigencia. Es decir, evidencia, hay. Y no creo que tantas y tantas personas que corren recreativamente o hacen ejercicio sin dirección de profesores, y que nunca han leído ni escuchado nada sobre estiramientos y su posible "inutilidad", elijan estas prácticas de manera natural a menos que se traten, concretamente, de una ventaja experimentada de manera vivencial. Hasta suelen expresar: "tengo una sobrecarga en el grupo muscular tal… ayer entrené o corrí y no elongué".

Los propósitos sensoriales, específicamente propioceptivos, quizás sean más difíciles de interpretar o representar sus actividades específicas. Desde ya que nada, respecto a esta propuesta, en su relación a los procesos de recuperación post-esfuerzo, figura en la literatura. Es una moción enteramente personal, como los conceptos de recalibrado y reseteo propioceptivo. Sin embargo, es lo que siempre me llamó la atención respecto a la fatiga: la alteración del Control Motor. Si bien tocaré este tema en otras partes de este libro, necesito, para facilitar la comprensión de la propuesta, explicar algunas nociones básicas y elementales. El sistema propioceptivo forma parte del interoceptivo, cuya tarea es reportar al sistema nervioso central el estado funcional de lo que ocurre en nuestro organismo, desde los límites de la piel, para adentro. Se trata, en definitiva, del sentido de lo interior. El propioceptivo, en particular, tasa el estado funcional de todas las estructuras responsables de la regulación de la postura, el movimiento y sus relaciones inherentes: músculos, fascias, tendones, ligamentos, cápsulas, inserciones ligamentarias a cápsulas y demás.

Hace ya muchos años Proske (1996) mostraba la alteración de la sensibilidad propioceptiva como manifestación epifenoménica de la fatiga. Mucho antes, Anatol Feldman (1962) formulaba la famosa HPE o hipótesis del punto de equilibrio, ya comentada en este mismo libro. La misma se basa en el trabajo de las fibras intrafusales en su capacidad de tasar la longitud muscular en relación a un componente contextual que es, en definitiva, la carga que el músculo debe superar, mantener o controlar en su ceder. Si los propioceptores tienen su sensibilidad alterada, no hay Control Motor eficiente. Por consiguiente, según mi humilde entender, restaurar sus aptitudes funcionales pasa a ser un objetivo fundamental. De la misma manera en que un músico de orquesta, afina o calibra su instrumento antes de la función, lo mismo puede y debe hacer el deportista, no solo antes del entrenamiento o partido, sino, sobre todo, después. Y de la misma manera que un guitarrista o violinista ajusta las clavijas, chequeando la calidad del sonido, el deportista puede calibrar sus fibras intrafusales.

Estas son algunas de las actividades que he implementado con este propósito: estiramientos detectando POD y POP, estiramientos a cierto porcentaje del POD, acciones isométricas de baja intensidad, breves a distintas longitudes musculares, estimación de ángulos y relaciones articulares, distribución del peso según consignas en dos balanzas y tantas otras que, de más está decir, dejaban perplejos a los deportistas, cuyo sentido y propósito no alcanzan a comprender. De todas estas actividades, por las que más me inclino, son las de isometrías a distintas longitudes de la unidad miofascial. Las variantes más importantes refieren al estado previo a la isometría: longitudes y estado de mayor o menor relajación del músculo. Tales juegos variables de transición entre relajación y acción isométrica, son los fisiológicamente más pertinentes. Más allá del recalibrado y reseteo propioceptivo, es la estimulación en sí misma, a los efectos de proveer una fuente aferencial que compita con las sensaciones de fatiga y dolor.

El último punto, la reactivación de la MP1 tiene un antecedente práctico en el trabajo del brillante entrenador de atletismo uruguayo, el profesor Andrés Barrios López. Mucho antes de leer trabajos relativos al efecto cortical de la fatiga muscular, Andrés ya desplegaba una práctica que despertó mi curiosidad. Como parte de los procesos de recuperación, volvía a realizar ejercicios de fuerza. Ante la consulta, su lógica era sencilla: al evaluar esas propiedades post-competencia, notaba una merma que, según su criterio, había que contrarrestar antes de retirarse de la pista o campo de atletismo. Breves estímulos, nada que pudiera preocuparnos respecto a su volumen o intensidad. Uno o dos ejercicios, a razón de una o dos series de no más de 2 o 3 repeticiones, enfatizando la velocidad y con regímenes de acción ya sea isométricos o concéntricos, no excéntricos. Como diríamos por estas latitudes, apenas un "toquecito" en la fuerza. Al volver a evaluar, confirmaba la restauración de ese drive o pool eferente afectado por la fatiga. Me pareció fantástico. Sus resultados, con más de 6 ciclos olímpicos consecutivos, lo respaldan. Pude entenderlo más cabalmente al estudiar el efecto cortical agudo de la fatiga. Por lo tanto, esta breve instancia tiene lógica, respaldo de resultados, y no deja de ser una opción interesante.

Estos cuatro objetivos fisiológicos se transforman en un modelo propuesto de tres fases, recordando que la duración completa del proceso no puede ser larga ni, por lo que entiendo, vale la pena que lo sea. Sugiero no más 15′ totales, incluso menos, con estas actividades distribuidas en los siguientes porcentajes:

1. 60% fase mecánica y circulatoria: con RNMF, TCF, EE de 10" y bicicleta 1′ o 2′ o ejercicios técnicos correctivos.
2. 20% fase sensorial: con ejercicios propioceptivos.
3. 20% fase motriz: con ejercicios para esta "mini" activación de la MP1.

Desde ya que los porcentajes pueden cambiar si usted lo considera necesario. También descartar alguna fase si no lo convence. No es una receta sino un modelo, cuya aplicación ha sido recibida a beneplácito por los deportistas, y hasta realizada sin directividad externa, lo cual revela la elección espontánea, siendo este gesto lo que más confianza me provee respecto al procedimiento. Los siguientes puntos nos recuerdan aspectos técnicos de los estiramientos como parte de los restablecimientos finales:

- Baja intensidad, es decir, a nivel de elongación y por debajo del POD.
- EE medios o moderados, con duraciones no superiores a los 10".
- En la medida de lo posible, en orden próximo-distal.
- Combinados con RNMF y TCF, sugiriendo el modelo propuesto.
- Intercalados con movilidad articular y bici o gestos técnicos correctivos.

Antes de pasar a la siguiente sección de este capítulo, un breve comentario respecto a una necesidad contextual que involucra a los restablecimientos finales. Se trata de los modelos "interín". Los aplicamos cuando el deportista tiene, en el mismo día, dos competencias: dos partidos, dos carreras o dos entrenamientos intensos. No se trataría de un restablecimiento final sino, precisamente, "entre" o "interín". El modelo propuesto no es radicalmente distinto, solo que recomendamos, muy especialmente, evitar EEP. La fase mecánica y circulatoria, con EEB y ED, de lentos a rápidos, para recuperar la excitabilidad de los HNM, RNMF y TCF, y ejercicios técnicos correctivos en lugar de actividades cíclicas de baja intensidad. En el caso de un restablecimiento final teniendo nuevamente un partido a las 24 horas, nada que cambiar excepto, nuevamente, evitar EEP, que solamente los acepto y recomiendo cuando, al día siguiente, no hay exigencias de rendimiento importantes. Hay evidencia de que, aún a las 24 horas, los EEP podrían seguir promoviendo retraso electromecánico y perjudicar tiempos de contacto (Argemi, 2019), constatado en la plataforma de salto y las expresiones de fuerza. Por las dudas, mejor emplear EE breves o moderados.

Sesiones de restablecimiento adaptativo

Con este título me refiero a sesiones, cuya finalidad única y exclusiva es colaborar con los procesos de recuperación o restablecimiento. Los mismos pueden llevar a consecuencias desfavorables o, y es a lo que aspiramos, favorables. En ese caso, los llamamos adaptativos. Admito que me cuesta emplear el verbo "acelerar", prefiero pensar en términos de ayudar a generar las condiciones de posibilidad óptimas, con vistas a estar restablecidos y disponibles para nuevos desafíos.

Las utilidades de estas sesiones son múltiples, no solo para los períodos competitivos normales, sino también para las instancias preparatorias cuando las cargas son elevadas y los tiempos de recuperación, escasos. En los períodos competitivos, sobre todo en deportes como el fútbol, estas sesiones suelen implementarse a las 24 y 48 horas después de competir. Si solo disponemos de 72 horas, y ya sobreviene un nuevo partido, también podemos articular una sesión especial el día antes de volver a competir.

Las dificultades naturales son por todos conocidas: la disciplina del mismo deportista, disponibilidad de espacios, recursos auxiliares, dispositivos, los viajes, los hoteles, ámbitos para articular el trabajo de muchos jugadores al mismo tiempo y problemas similares, muchos de carácter administrativo. En el marco de esta sección compartiré 3 modelos de sesiones de restablecimiento: para el llamado día +1, el +2 y el -1. Forman parte de los asesoramientos a seleccionados nacionales de fútbol para copas sudamericanas (Copa América), como sí también implementados en distintos planteles profesionales de fútbol, básquet y vóleibol.

Una sesión especial de restablecimiento adaptativo debiera intervenir en varios niveles de organización biológica de la motricidad humana. Entre ellos, fascias y MEC, aferencias periféricas, unidades motoras, médula, ganglios de la base, corteza cerebral y sistema endócrino. Es imposible determinar cuál de ellos es más importante. Sin embargo, las fascias, MEC y aferencias periféricas condicionan el resto del proceso. Por otro lado, son los que mayor accesibilidad tienen a las sesiones de restablecimiento adaptativo, junto con el sistema endócrino. Los niveles superiores dependen de los primeros, de ahí que la reorganización estructural y funcional de las fascias y el sistema propioceptivo ocupe un lugar de relevancia, sin dejar de lado la ventaja anabólica de las acciones de fuerza para promover la síntesis, tanto de glucógeno como de proteínas. El nivel de fascias y MEC es clave. Su "lavado" o drenaje es importante, en el sentido de facilitar la eliminación de fluidos y toxinas, como así también la realineación de los componentes fibrilares.

Fluidos, geles y demás productos de degradación proteica, tanto intra como extracelular, que permanecen compartimentalizados en las fascias, inclusive uno o dos días después de las cargas de entrenamiento o competencia, generan consecuencias poco favorables en el Control Motor y el rendimiento deportivo. Entre ellos, hidroxiprolina y otras proteínas de cemento. Las fascias responden al distrés aumentando su nivel de tensión. Por consiguiente, luego de competencias, es probable que estén más tensas y cueste más recuperar el tono miofascial óptimo.

Por consiguiente, de lo dicho hasta el momento, y considerando que la fatiga se trata de un fenómeno multifactorial y complejo, en lo que respecta al abordaje activo, -es decir, a través de tareas motoras específicas que constituyen el núcleo de lo que llamamos sesiones especiales de restablecimiento adaptativo- entendemos que, al menos, son 5 los grandes objetivos que justifican, al menos, 5 fases que podrían componer una sesión especial. Ellas son la sensorial, hormonal, mecánica, circulatoria y propioceptiva. Para simplificar, identificamos los objetivos con los nombres de las fases. Veamos detalles:

a. Sensorial: también la llamo de re-sensibilización contra-inhibitoria, cuyo objetivo es combatir los impulsos inhibitorios a la corteza cerebral, producidos por la fatiga y el dolor.
b. Hormonal: o endócrina y su objetivo es el aumento de la concentración de hormonas anabólicas, como testosterona y hormona de crecimiento, para favorecerlos procesos necesarios para la reparación tisular y síntesis de nutrientes, recurriendo al entrenamiento de la fuerza como herramienta principal.
c. Mecánica: refieren al drenaje, lavado y reorganización estructural de las fascias, como así también de la MEC y otros tejidos similares donde se suelen compartimentalizar sustancias, geles y productos de degradación proteica y los medios aplicados tienen como propósito principal facilitar la expulsión de fluidos con toxinas y residuos degradativos, de los compartimientos celulares e intercelulares.

d. Circulatoria: transporte de los solutos drenados por las vías sanguínea y linfática, a los efectos de facilitar su eliminación por vías específicas, hasta los órganos target especializados en su excreción, los riñones especialmente.

e. Propioceptiva: reseteo y calibración propioceptiva, a los efectos de favorecer el control motor alterado por la disrupción de la señal aferente, intentando recuperar la capacidad aferencial desde los receptores periféricos y colaborar, así, con un mayor Control Motor.

El objetivo sensorial es la re-sensibilización contra-inhibitoria, contrarrestando el efecto inhibitorio propio de la sensación de fatiga y dolor. La estrategia es administrar un estímulo sensorial más poderoso que "compita" con las redes neurales del dolor y el cansancio. Recordemos que el homúnculo sensorial es dinámico, varía de acuerdo a la estimulación dominante. De acuerdo a la dominancia, su efecto sobre la MP1. En el caso de la fatiga y el dolor, es inhibitorio. El recurso principal es un estímulo cutáneo térmico, que en cuestión puede ser el frío. En este caso, sí estoy de acuerdo para el día +1. Lo que resulta extraño, para el jugador, es empezar por el frío. Pero ello no implica meterse en una tina con agua helada, sino que hay otras maneras de administrar este estímulo.

El objetivo hormonal es interesante y tiene su historia. Un día, creo, hacia 2017, un profesor y ex jugador de fútbol me escribe un mail para consultarme sobre algunas declaraciones del futbolista uruguayo, Sebastián Abreu. En una nota escrita en un medio de difusión deportivo, el jugador expresaba que en Brasil su recuperación era mucho mejor desde que implementaba trabajos de fuerza el día siguiente al partido. Con Sebastián nos conocemos desde 2008, por sus lesiones, y formamos una linda amistad. De allí la confianza para preguntarle. Me contestó con gran amabilidad. Sebastián como futbolista fue excepcional, y como persona es un fenómeno. Me comenta que, básicamente, se trataba de un entrenamiento de la fuerza en serio, graduado y controlado: 3 series de 8 repeticiones al 80% de 1 MR de cada deportista, con micropausas de 90" y macropausas de 3′, 10 ejercicios analíticos en máquinas o con pesas. Como vemos, la orientación es eminentemente trófica. Primero estabilidad lumbo-pélvica. Luego, 6 ejercicios para miembros inferiores: gemelos, ITP, cuádriceps, abductores y aductores, sentadilla o prensa a una pierna. Finalmente 4 ejercicios para miembros superiores: pectorales, dorsales, bíceps y tríceps. Al comentarlo con mi equipo de trabajo, a fisiólogos y a mis colegas en el club, lejos de refugiarnos en una actitud escéptica a priori, decidimos estudiar su lógica y probar sus efectos.

Encontramos bibliografía de respaldo, por ejemplo, Kraemer (2016) y McGlory (2017), entre otras fuentes. Entendía que podríamos lograr efectos hormonales anabólicos integrales, por incremento de la secreción de testosterona y hormona de crecimiento, y también contra-inhibitorios, restableciendo la activación neural en la MP1. A pesar de ser discutible, lo aplicamos directamente con un plantel profesional del fútbol argentino. Lo que nunca hicimos, fue trabajar con el modelo trófico en los miembros inferiores al día siguiente de los partidos, sino isométricos breves, de intensidad moderada a alta, en el día +1 y excéntricos de baja intensidad en el día +2, con objetivos mecánicos sobre el tejido conectivo. El objetivo de los trabajos de fuerza en tren superior es usufructuar el rédito hormonal, anabólico, particularmente elevando los niveles de testosterona y hormona de crecimiento, facilitando la resíntesis proteica y de glucógeno. La decisión de no hacerlo en el día +1 en miembros inferiores responde a diversos asesoramientos por parte de fisiólogos y la posibilidad de no ser ventajoso por los edemas y las micro-rupturas. No obstante, pocos estímulos isométricos breves, entre 3" y 6", no tendrían por qué agravar ese cuadro. Por otro lado, sirven para activar la MP1.

Aun así, preparadores físicos de seleccionados nacionales, como el ya nombrado Profesor Pablo Priotti, emplea acciones concéntricas sin problemas, aún con mejores resultados que las isométricas. Los excéntricos de baja intensidad para miembros inferiores en el día +2 permiten no solo realinear tejido conectivo, sino intervenir también sobre los HNM. Recordemos que es el momento de mayor estrés a ese nivel, por lo que los trabajos debieran ser lentos y controlados, explorando la calidad de acción a cada longitud conquistada sin molestias. El día -1, cuando apenas nos separan 72 horas entre un partido y otro, es de orientación sinérgica, poliarticulares y con pesos livianos, a velocidad rápida, pero controlada.

Las fases mecánica y circulatoria son muy parecidas a las que proponemos en el modelo de restablecimiento final. Las desplegamos a través de estaciones cuyos contenidos son TCF y RNMF, EEB de baja intensidad y bloques breves de bicicleta. El contraste de presiones, sobre todo por la liberación rápida del TCF, mientras prosigue el RNMF, para luego elongar, es percibido y reportado como altamente favorable por los jugadores.

Finalmente, la última fase o propioceptiva, tiene como objetivo restablecer la calidad coordinativa y mejorar el Control Motor especial. Empleamos tareas motrices que, según entendemos, contribuyen al resteo o recalibrado propioceptivo. Ya mencionamos arriba algunas, y podemos considerar, entre otras, las siguientes tareas motoras: acortamientos asistidos, ejercicios de posicionamiento y reposicionamiento articular, estiramientos a cierto % de POD, isometrías a cierto % de MIVC y a varias longitudes de la unidad miofascial, ejercicios de equilibrio, tomas de peso, estimaciones de velocidad de estiramiento, de tiempos, de velocidad, de fuerza, de ángulos, de pesos, leves perturbaciones exógenas, cambios en posiciones de partida, disociaciones segmentarias, contrastes tensión-relajación, gestos coordinativos no explosivos ni agresivos, con acento en la precisión motriz, trabajos inestables y de control postural y drilles correctivos varios.

Pasando ya a las propuestas prácticas, recordemos que las sesiones de restablecimiento adaptativo pueden estar configuradas solamente con medios ya sea pasivos o activos o, eventualmente, combinar las dos posibilidades. A las primeras las llamamos simples y a las segundas, compuestas. A las simples meramente pasivas, las dejamos de lado en este texto. Nos concentraremos en las simples activas y en las compuestas.

Empecemos con las **simples activas**. Compartimos 3 modelos. Uno, de predominio hormonal, para el día +1.

El otro, de predominio mecánico, para el día +2. Por último, el de predominio propioceptivo, para el día -1 en caso de partidos cada 3 días. Todas están pensadas para una duración total de 90´.

A. La de **predominio hormonal**, ideal para el día +1, acredita los siguientes porcentajes:
- Fase sensorial: 10%, 9´ en total.
- Fase hormonal: 50%, 45´ en total, con ejercicios de tróficos para miembros superiores e isométricos breves, de moderados a intensos para miembros inferiores (no descartamos las acciones concéntricas).
- Fase mecánica-circulatoria: 30%, 27´ en total.
- Fase propioceptiva: 10%, 9´ en total.

B. La de **predominio mecánico**, ideal para el día +2:
- Fase sensorial: 10%, 9´ en total.
- Fase hormonal: 30%, 27´ en total, con predominio de ejercicios excéntricos livianos en miembros inferiores.
- Fase mecánica-circulatoria: 50%, 45´ en total.
- Fase propioceptiva: 10%, 9´ en total.

C. La de **predominio propioceptivo**, ideal para el día -1:
- Fase sensorial: 10%, 9´ en total.
- Fase hormonal: 20%, 18´ en total, leve activación con ejercicios integrados, poliarticulares, con énfasis en la velocidad y calidad sinérgica.
- Fase mecánica-circulatoria: 30%, 27´ en total.
- Fase propioceptiva: 40%, 36´ en total.

Antes de pasar a las sesiones compuestas, reforzamos las diferencias entre los días +1, +2 y -1, junto con algunas precisiones relativas al entrenamiento de la fuerza.

- **Día +1:** en miembros superiores, fuerza orientada a la coordinación intramuscular, 4 a 6 ejercicios, 1 a 2 series de 4 a 6 repeticiones, intensidad alta y no máxima, ejercicios poliarticulares, y en miembros inferiores ejercicios isométricos, también poliarticulares, 3" a 6", pausas prolongadas en todos los casos.
- **Día +2:** en miembros superiores ejercicios más analíticos orientados a la hipotrofia muscular, 4 a 6 ejercicios, intensidad media, 6 a 8 repeticiones, pausas más breves, y en miembros inferiores 2 o 3 ejercicios, excéntricos de baja intensidad, 1 a 2 series de 4 a 6 repeticiones, lentas, controladas y con atención a los recorridos articulares y longitudes musculares.
- **Día -1:** en fuerza, en apenas 18´, ejercicios enfatizando los aspectos más importantes del Control Motor relativos a la protección y prevención de lesiones, la co-contracción agonista/antagonista, la estabilidad de cadera, las cadenas cruzadas, la integración entre tren inferior y superior a través del tren medio y demás tareas similares.

Ante la seguidilla de partidos y la acumulación de viajes y partidos, cuando la fatiga física y emocional es muy grande, y de acuerdo a la variable contextual del momento del año, la siguiente puede ser una opción ventajosa para los días posteriores al partido: en la primera mitad del año dejar libre el día +1 y en la segunda mitad del año dejar libre el día +2. No obstante, son tantas las variables que intervienen, que muchas otras ideas pueden ser viables. Frente a las dificultades, las publicaciones ayudan, sin dudas, aunque mucho más lo hace la creatividad del equipo de trabajo.

Las sesiones **compuestas** son las que involucran medios activos combinados con pasivos. Entendemos que el bloque pasivo debe suceder al activo. Su diseño no es complejo. Consiste en, simplemente, terminar la sesión con medidas pasivas, tales como compresas, medidas térmicas, masajes y otras que el cuerpo de profesionales considere como óptimas y ventajosas. Desde ya, la medidas activas y pasivas, sobre todo en el deporte de alto rendimiento, poco puede aportar a los procesos de recuperación si no se contemplan, a la par, dos condiciones de extrema importancia: las pertinentes estrategias nutricionales y, quizás por encima de todo, el descanso nocturno.

Los entretiempos

Es apabullante la falta de evidencia al respecto, lo cual es lógico: ningún entrenador cedería a su equipo, en plena competencia, para probar un modelo experimental. Mucho menos si se trata de la condición que los investigadores hipotetizan como la menos favorable. De todas maneras, si bien lo vemos, lejos del deporte profesional, en categoría juveniles y en el marco del entrenamiento, podrían estudiarse muchas variables de rendimiento de acuerdo a distintos modelos de intervención en el marco de los entretiempos. Descontando, claramente, que los entretiempos son, por lo general y por excelencia, lo momentos en los cuales los directores técnicos trabajan tomando decisiones e impartiendo directrices técnicas, tácticas y estratégicas. Sea como fuere, no es sencillo encontrar lineamientos en la bibliografía publicada. La consulta a colegas da cuenta que, por lo general, o no se hace nada desde el punto de vista activo, o a lo sumo algunos estiramientos aleatorios. La falta de información y la diversidad de medidas me alientan a compartir estas ideas, llevadas a la práctica por equipos profesionales, desde el asesoramiento externo solicitado en su momento. Sugiero, entonces, considerar las siguientes 3 fases para 15´ de receso:

- **Sensorial**: el objetivo es estimular receptores cutáneos, generando una señal que compita con las propias de la fatiga, recomendando, en particular, toallas frías u otra medida similar.
- **Mecánica**: buscamos drenar, facilitando la difusión de geles y fluidos desde la MEC a las vías circulatorias, empleando EEB no consecutivos y, si fuera posible, RNMF.
- **Reactivación**: siendo los ED, no consecutivos y de carácter rápido, no balístico, el recurso principal, sin descartar ETA, breves y seguidos de fases dinámicas.

Desde ya que todas estas propuestas se subordinan al tiempo que el director técnico necesita para impartir las directrices tácticas lógicas. Recordemos que las medidas activas deben implicar el menor gasto energético posible, siendo las estrategias nutricionales y de hidratación, tanto o más importantes que las que dependen de los preparadores físicos. Es fundamental lograr los objetivos del entretiempo sin gastar más energía de la debida, ya que se trata, precisamente, de un momento de restablecimiento.

También es importante que no haya sobrecarga psicológica, aumentando los niveles de ansiedad y estrés del deportista, creando miedos o desgastes emocionales que no contribuyen al objetivo final. Entiendo que la estrategia soberana es, sin dudas, respetar las preferencias de cada deportista en ese momento, evitando dar carácter obligatorio a ninguna propuesta, excepto las relativas a la hidratación y la atención a las consignas técnicas.

Capítulo 15
Entrenamiento de
la flexibilidad y la ADM

En este breve capítulo compartiré la experiencia de años en el entrenamiento de la flexibilidad y la ADM en gimnastas y bailarines. Lo que veremos es de difícil aplicación en otro tipo de deportistas, por ejemplo, los de especialidades sociomotrices colectivas y semejantes. Tampoco es para sujetos con problemas de salud o situaciones afines. Para estos últimos casos, cada profesor o terapeuta definirá si lo expuesto le sirve o no, de acuerdo a las necesidades particulares, o que fragmento de lo desarrollado podría ser de utilidad. En el libro "Amplitud de Movimiento" (Di Santo, 2012), enumeré una gran cantidad de lineamientos en relación al entrenamiento de la flexibilidad que, desde ya, no voy a repetir en esta ocasión. Al repasar tales directrices, percibo que la mayoría de ellas siguen vigentes o, al menos, con pocos aspectos controversiales que acrediten mayores revisiones o discusiones.

Lo primero que sugiero, es distinguir convenientemente entre sesiones o programas especiales de entrenamiento de la flexibilidad y la ADM, y la ejecución de estiramientos empleados como herramientas de otros momentos del proceso de entrenamiento, es decir, de los acondicionamientos iniciales, los restablecimientos finales y sesiones de restablecimiento adaptativo. A estas instancias ya le he dedicado un extenso capítulo. La aplicación de los estiramientos difiere completamente de un caso a otro: métodos, tiempos, intensidades, velocidades, repeticiones y demás componentes de carga. En un primer caso, el objetivo es el incremento mismo de la flexibilidad y/o la ADM. En el segundo, los estiramientos suelen emplearse para otros propósitos, muchos discutidos y polémicos, tal como hemos analizado, siendo crucial, cualquiera sea el contexto o caso particular, evitar el retraso electromecánico que afecta las distintas propiedades miofasciales.

En el marco de este capítulo el foco estará puesto en dos grandes núcleos temáticos: las sesiones especiales de entrenamiento de la flexibilidad y la ADM y, tanto o más importante aún, las sesiones de remodelación del tejido miofascial. La legítima pregunta por las razones que llevan a concentrarnos en estos dos tópicos tiene una sola respuesta: la aplicación, durante años, del mejor de los métodos, el ensayo y error. A pesar de las interminables lecturas de publicaciones y libros, observación de vídeos e interacción con otros profesionales, ha sido la misma experiencia la que me ha enseñado que uno de los aspectos más importantes para una buena evolución en el entrenamiento de la flexibilidad y la ADM, es la alternancia entre sesiones de alto (no máximo) estrés mecánico y otras de baja tasa de deformación, orientadas a la remodelación del tejido conectivo. De lo cual no se infiere, necesariamente, que no pueda entrenarse a alta intensidad la flexibilidad en el día a día.

La alternancia refiere a los mismos grupos musculares, lo cual permite innumerables combinaciones en la estructuración de un microciclo regular. No obstante, muy a pesar de esta afirmación, cualquiera sea el grupo muscular altamente exigido en la sesión especial, lo recomendable es no estresar con alta intensidad al día siguiente grupos musculares ni siquiera cercanos. Podríamos, eventualmente, flexibilizar grupos musculares del otro tren. Quizás los grupos musculares contralaterales, en caso de que la sesión especial haya enfatizado los de un hemicuerpo en particular. Aunque, para gestos integrados propios de la gimnasia y la danza como, por ejemplo, las aberturas coxofemorales a 180°, esta moción es muy difícil de llevar a la práctica. Francamente, sigo prefiriendo la alternancia, de un día al otro, de sesiones de flexibilización y de remodelación. Al final de este capítulo, compartiré algunas ideas que, quizás el día de mañana, promuevan interesantes estudios.

La sesión especial de flexibilización

Si bien en el libro "Amplitud de Movimiento" (Di Santo, 2012), tiene un extenso desarrollo, me permito aggiornar la propuesta por evolución lógica de la experiencia, el reconocimiento de los errores y los ajustes naturales, como así también, la devolución amable y desinteresada de los deportistas. Lo primero que vale aclarar es que no podría haber algo así como una "receta" inamovible, un método con pasos inexorables. La variabilidad de manifestaciones de ADM es tan grande, la situación emocional y tónica en la que llegan los deportistas es tan divergente, aún de un día para el otro, las cargas de entrenamiento previas y posteriores, que nunca son uniformes, hacen imposible perfilar un modelo rígido. Y no solo estas causas, sino que muchas otras también pueden intervenir para que la falta de flexibilidad mental de los entrenadores dificulte el alcance de los resultados esperados. Entiéndo que una sesión especial de entrenamiento de la flexibilidad y la ADM podría involucrar las siguientes fases con sus correspondientes tareas motoras o actividades constitutivas. Ellas son la fase preparatoria, la principal y la final o de cierre.

La fase **preparatoria** o inicial es fundamental. La misma no debiera apremiar al deportista, sino permitir que se tome su tiempo para generar las condiciones de posibilidad para sentirse seguro a la hora de realizar actividades mucho más exigentes. Ella puede involucrar los siguientes pasos, no como un orden obligatorio, sino como una posibilidad de combinación aleatoria y libre de acciones, de acuerdo a las respuestas agudas y confianza conquistada por el deportista. Enunciamos tareas motoras más que pasos, aunque, reitero, pueden ser instancias a combinar de manera individual de manera muy versátil:

- RNMF: recomiendo iniciar la sesión dejando que el deportista, tranquilamente y sin apuros, se tome su tiempo para generar estos pequeños barridos por los distintos grupos musculares target.
- Pre-estiramiento y movilidad articular distal: a la manera de combinación entre pandiculaciones y movilidad de tobillos, rodilla, muñecas y codos.
- Activación metabólica: breve, con actividades cíclicas de bajo impacto, ya sea con desplazamientos o bicicleta fija.
- Movilidad articular proximal-central: en este caso las tareas se concentran en columna vertebral, y los núcleos coxofemoral y escápulohumeral.
- Elongación muscular: estiramientos de baja a moderada intensidad, progresiva y gradual, también nuevamente, combinada con RNMF si el deportista lo prefiere, donde el objetivo principal es conquistar la confianza necesaria para la fase principal.

La fase **principal** es la más exigente. Muy a pesar de eso, no debemos pensar que solamente son estiramientos de alta intensidad, estáticos y asistidos, lo que la componen. Y aún, si así fuera, la gradualidad y confianza son condiciones no negociables. Entiendo que las tareas motrices que podrían dar forma a la fase principal son las siguientes:

- Flexibilización: aplicando variedad de procedimientos, tales como las Técnicas de Estiramiento Reflejo Modulantes, otros procedimientos como RNMF, TCF, BFR, imaginería y otros tantos estudiados en este libro, siempre como condición facilitadora del EE de 10", asistido y de alta intensidad.
- ADM: propuestas que ya no son procedimientos facilitadores, sino acciones de gran amplitud propiamente dichas, con exigencia de Control Motor y con otras propiedades motoras involucradas, gestos que, seguramente, podrán lograrse con mayor calidad a partir de los efectos agudos gatillados por la instancia anterior.

Al proponer ADM, se trata de un conjunto de tareas motoras que componen un stock muy interesante de alternativas puede enriquecer la sesión:

- Acciones no-asistidas estáticas: se trata de los "sostenes" o mantenimiento de posiciones en grandes ROM, tan características de los deportes gimnásticos y actividades artísticas.
- Acciones no-asistidas dinámicas: no necesariamente saltos con aperturas, sino gestos dinámicos de gran amplitud, similares (no idéntico, sino simulado y adaptado) al gesto específico, ya sea deportivo o artístico.
- Ejercicios de movilidad articular con gran estrés mecánico por estiramiento de otros grupos musculares, como, por ejemplo, cambios en posición de spagat o split.
- Ejercicios inestables: tareas de gran ADM en contextos inestables, ya sea pelotas suizas, semiesferas, TRX y otras posibilidades que obligan a profundizar el control postural, el equilibrio y otras propiedades motoras para las que grandes recorridos articulares son desplegados.

- Ejercicios de estiramiento con perturbaciones mecánicas varias: no solo la inestabilidad propia de los dispositivos que enumeramos arriba, sino con movilidad de articulaciones distales a la par que controlamos el EE de alta intensidad en otra zona target, o vectores desestabilizadores exógenos, empleando bandas u otros dispositivos.
- Ejercicios de gran ADM precedidos o sucedidos por acciones que soliciten otras propiedades motoras, tales como equilibrio, fuerza o tomas de peso corporal.
- Gestos competitivos o específicos adaptados, reconociendo que todo el trabajo anterior seguramente dificultará las expresiones de salto o fuerza.
- Tareas de gran amplitud con variaciones cognitivas: es decir, ejercicios que impliquen gran ROM con desafíos perceptuales, memoria, toma de decisiones y otros.
- Propuestas significativas de ROM buscando alcanzar objetos alejados, y otras ideas que algunos profesionales, inspirados en las nociones exclusivamente holísticas, sugieren.

Antes de pasar a la fase final, simplemente quiero invitar a considerar la posibilidad de superar las viejas antinomias entre los ejercicios analíticos y los sintéticos. Es inédita y hasta fastidiosa la cantidad de discusiones al respecto. Sobre todo, el volumen inusitado de críticas a las formulaciones analíticas. ¿Qué quiere que le diga? Me parecen pérdidas de tiempo. Primero porque entre los dos polos, hay una gama de grises extremadamente rica. Segundo, porque la variabilidad de situaciones, condiciones, problemas, necesidades y tantos otros factores hacen que ninguna herramienta o recurso didáctico pueda descartarse.

Es absurdo estigmatizar prácticas motoras desde perspectivas polares, o miradas extremas. El entrenamiento no admite fanatismos, mucho menos el de la flexibilidad y la ADM. Por otro lado, la intensidad del estiramiento es crucial para el incremento del ROM. La suavidad de la elongación podrá tener muchos otros beneficios, pero es la intensidad la que determina la magnitud del incremento del ROM como adaptación crónica. Sobre este punto vengo insistiendo hace años y años. El deportista debe sufrir un poco, sentir molestias y hasta un dolor tolerable. Estirar, aunque sea ligeramente, por encima del POD. Si al lector le quedan dudas, y solo se convence a parir de "papers", sugiero, entonces echar un vistazo a Nakamura (2021) y Bryant (2023).

Con respecto a la fase **final** o de cierre, es interesante para implementar estos dos recursos didácticos:

- Estiramiento articular puro: ya reducidas o minimizadas todas las resistencias miofasciales, es la gran oportunidad para mantener posiciones prolongadas, de impacto mecánico a nivel articular, empleando leves sobrecargas exógenas, incluso recursos térmicos, siendo el ejemplo típico la bailarina o gimnasta que se acuesta decúbito dorsal y apoya las piernas separadas contra la pared, dejando que la fuerza de gravedad incremente el ROM.
- Relajación final y toma de consciencia de las sensaciones asociadas: momento de cierre ideal para concentrarse en las funciones respiratoria, circulatoria, y otras tantas fuentes interoceptivas, haciendo de este un momento de interiorización de gran valor didáctico.

Tal como puede apreciarse, no hay referencias ni de tiempos mínimos o máximos, ni porcentajes considerables como óptimos para las distintas fases o tareas propuestas. Tampoco directrices relativas a series, repeticiones o pausas. Cada vez considero más insensata esta tendencia. Entiendo que el mismo deportista debe tener participación activa en estas decisiones, interactuando fluida y confiadamente con su entrenador o profesor, construyendo en equipo, sinérgicamente, los distintos componentes de carga de la sesión. La creatividad y la resolución de problemas depende de todos los agentes. El deportista no puede ser un receptor pasivo de órdenes ni, mucho menos, el entrenador un mandamás infalible. Esas concepciones forman parte del pasado y, ni siquiera por entonces, eran las únicas imperantes.

Sesiones de remodelación

En libro "Amplitud de Movimiento" (Di Santo, 2012) no las tuve en cuenta. Con el tiempo fui comprendiendo que son de extrema importancia. Tal como señalamos arriba, el incremento del ROM acredita estiramientos de alta intensidad, incluso, si repasamos el trabajo de Bryant (2023), estáticos. El lector con experiencia, ya sea como entrenador o como deportista, recordará seguramente que, al día siguiente de las sesiones de flexibilización, y hasta las 48 y 72 horas incluso, el DMAT o dolor muscular de acción tardía es muy similar, sino idéntico, al promovido por un entrenamiento muscular intenso de alta intensidad. Apostolopoulos (2015, 2016, 2017 y 2018) nos ha enseñado mucho acerca del efecto agudo proinflamatorio luego de estiramientos de alta intensidad, y hasta 24 horas después inclusive: mayor concentración de IL-6, IL-8, FNT alfa, neutrófilos y mayor sensibilidad a la proteína reactiva C. Dicho en otros términos, las sesiones especiales de entrenamiento de la flexibilidad pueden llevar a un estado inflamatorio agudo que, sobre todo a las 24 horas, alcanza su pico, con altas concentraciones de proteína reactiva C. De lo cual infiero -y más que por razonamiento, por experiencia- que al día siguiente las condiciones no están dadas para volver a flexibilizar. Ni siquiera grupos musculares de la misma extremidad.

Por otro lado, recordemos, es muy probable que los estiramientos de alta intensidad hayan roto, enlaces cruzados de colágeno, degradado fibras de colágeno propiamente dichas, dañado las aferencias sensoriales *IA* y *II*, como así también disrupciones en la misma fibra muscular. La consecuencia es la acumulación de hidroxiprolina en la MEC, la activación de procesos cicatriciales, aumento de la concentración de CPK y demás consecuencias naturales de los procesos de daño tisular. Las condiciones para volver a flexibilizar distan mucho de estar dadas. Lo que hay que hacer, entiendo, es colaborar con el saneamiento del tejido miofascial, la remodelación del tejido conectivo, proveyendo el estímulo mecánico para que la nueva fibra de colágeno, emergida del fibroblasto, pueda alinearse espacialmente de manera ordenada, colaborando con la geometría tridimensional propia de la arquitectura miofascial.

Las sesiones de remodelación de tejido conectivo son muy similares a las que proponemos entre una sesión y otra, por ejemplo, de estrés mecánico para evitar fibrosis durante la rehabilitación de lesiones musculares. Consisten en alternar, a la manera de circuito, las siguientes tareas motoras:

- RNMF: los rolidos que aumentan la presión intersticial, modifican propiedades viscoelásticas y facilitan el drenaje de productos de degradación catabólica al torrente sanguíneo y linfático.
- TCF: las bandas compresivas que, al ser liberadas, gatillan el reflujo sanguíneo, la hiperemia reactiva, el contraste de presiones, la estimulación de baroceptores, y toda una serie de efectos que facilitan, junto al RNMF, este drenaje que tanta sensación de alivio desencadena.
- RNMF y TCF: se trata del modelo integrado, que empleamos en las sesiones de restablecimiento adaptativo, y consiste en 2′ de RNMF con TCF simultáneo, rápida liberación del TCF y continuidad de un minuto más con RNMF.
- EE: de baja intensidad, a nivel de elongación, con estricta regulación, por parte del sujeto, de una intensidad que no gatille dolor, o más dolor del que probablemente tenga, con duraciones entre moderadas y prolongadas.
- EDL: de baja intensidad, sin gatillar sensaciones desagradables.
- Estiramientos mixtos: donde la combinación de EEM + EDL + EEP, ya estudiada en el capítulo dedicado a "modos de estirar", es la que más recomiendo.
- Actividades aeróbicas cíclicas sin impacto: ideal pequeñas estaciones de bicicleta fija de no más de 5′ o 6′, activando la circulación y facilitando el drenaje.

Si bien podría proponer un modelo estricto, con directrices a la manera de "receta", prefiero recomendar una serie de pasos que pueden ser ajustados por cada entrenador de acuerdo a las necesidades particulares. La sesión de remodelación, más breve que la de flexibilización, también puede estar compuesta de tres fases: inicial, principal y final.

La fase **inicial**, sin mayores complejidades, compuesta solamente de:

- Aeróbicos de baja intensidad: y sin impacto, ideal bicicleta fija, algunos minutos.
- Movilidad articular: tanto periférica como central, con acciones suaves, controladas, de baja amplitud.

La fase **principal** es la más importante. Recomiendo diagramar circuitos, combinando las actividades en el siguiente orden:

1. RNMF y TCF: recordemos, 2′ de las dos acciones simultáneas, luego liberar el TCF de manera rápida y seguir con RNMF un minuto más.
2. Estiramientos mixtos: EEM (10″) + EDL (6 insistencias suaves) + EEP (15″ a 20″), siempre a nivel de elongación.
3. Bicicleta fija: 3 a 5 minutos.
4. Seguir el procedimiento con otros grupos musculares y zonas anatómicas.
5. Terminar este segmento de la sesión con tareas de recalibrado y reseteo propioceptivo, que en capítulos anteriores he desarrollado con precisión (recordemos las alteraciones sufridas por los HNM).

La fase **final** es muy simple, casi formal, y puede estar compuesta por un último bloque de bicicleta fija, un poco más largo que el de las estaciones de la fase principal.

Cierro entonces este capítulo, admitiendo que cualquier lector podría haber esperado mucho más, sobre todo en lo que refiere a aspectos relativos a la periodización del entrenamiento de la flexibilidad y la ADM. No es por retaceo o falta de voluntad que no escribo al respecto. Lo cierto es que la complejidad del deporte contemporáneo es descomunal. No es sencillo ni pensar ni, mucho menos, proponer por anticipado, casi nada. Actualmente, la periodización del entrenamiento deportivo se sostiene en múltiples teorías, y los modelos son variados, incluso divergentes. Dejo entonces este ajedrez complejo a la consideración de cada entrenador, sabiendo que todo plan inicial puede sucumbir ante las impredecibles decisiones de nuestro adversario.

Para finalizar, mucha investigación queda aún por ser realizada en relación a los modelos ideales para las mayores y mejores adaptaciones crónicas al entrenamiento de la flexibilidad y la ADM. Comparto, tal como había anticipado al comienzo de este capítulo, algunas ideas:

- Sesiones de flexibilización diarias contralaterales: tomando grupos musculares del otro hemicuerpo, con la correspondiente sesión de remodelación para el grupo muscular estresado el día anterior.
- Sesiones diarias de flexibilización inter-tren: por ejemplo, si un día flexibilizamos grupos musculares de tren inferior, al día siguiente remodelamos estos, pero flexibilizamos grupos musculares de tren superior.
- Sesiones de flexibilización cada 72 y 96 horas: en lugar de 48, con dos o tres sesiones de remodelación entre ellas.

En otros términos, es tan poco lo que aún sabemos, que todo esfuerzo por sumar aportes empíricos y evidencia científica será siempre bienvenido. Lo importante, creo, es no considerar la propia experiencia como la única posible, y la de no hacer de las publicaciones científicas el criterio que define lo único susceptible de ser hecho, dicho o aplicado. Puede que el arte sea el lugar propicio para egos consistentes. Es más, nos nutrimos de esos poderosos y, a veces (pocas), fascinantes egos. Pero no la ciencia. Mucho menos el entrenamiento deportivo o las intervenciones terapéuticas. La ciencia no es el contexto adecuado para confrontar egos fuertes, orgullosos y hasta vanidosos. Las necesidades de la población, sean o no deportistas, son tan urgentes que no queda ni tiempo, ni espacio para gastar energía enfrentar y gestionar egos. La ciencia descubre, el arte crea. Lo no descubierto por un investigador, será descubierto por otro. Lo no visto por uno, será iluminado por otro. Todo científico toma la posta que le entrega el anterior, colabora con el que le sigue y, así, el árbol del conocimiento profundiza sus raíces, suma una nueva rama, un nuevo tallo, una nueva hoja.

Imágenes
del capítulo

Capítulo 16
Estiramientos en contextos inestables

Los temas de flexibilidad, ROM, ADM y entrenamiento inestable son apasionantes en sí mismos, más allá del acuerdo, consenso o discrepancias sobre su valor práctico y aplicaciones concretas. Lo cierto es que, también, siempre fueron estudiados por separado. Por consiguiente, la pregunta acerca de qué sucedería si asociamos ambos fenómenos, si vinculamos, eventualmente, ambos contextos, surgió casi de manera natural. Lo publicado hasta el momento, remitía exclusivamente a ejercicios de fuerza y el contraste al realizarlos en contextos estables e inestables. La búsqueda bibliográfica respecto a estiramientos en entornos inestables, como lógico paso previo a la propuesta, y diseño de cualquier modelo experimental, no arrojó resultados favorables. No había hasta el momento producción alguna, solo registros vivenciales, experiencias varias sin resultados concluyentes ni convincentes. Mucho menos, alguna publicación.

Es por ello que, hacia 2012, decidimos emprender un primer trabajo experimental a propósito de dicha relación, con un estudio pionero en el laboratorio de fisiología neuromuscular aplicada de la escuela de Human Kinetics, de Memorial University of Newfoundland, Canadá, junto al doctor David Behm. Finalmente, tampoco publicamos un "paper", ya que los resultados no fueron concluyentes. La posibilidad de publicar sigue latente, a pesar de no estar seguros de lo que realmente sucede. No obstante, entiendo que vale la pena compartir algunos aspectos de la experiencia, ya sea para generar estudios o, simplemente, para considerar la posibilidad de su aplicación puesto que, y esto no lo podemos negar, a través de esas actividades, flexibilidad y equilibrio se integran en modelos de tareas motoras específicas. Al solicitar, en simultaneidad, flexibilidad y equilibrio, el sujeto se encuentra ante una estimulación propioceptiva multifacética, más allá del rédito propiamente dicho de entrenar estas dos facultades motoras.

Sobre la base de los estudios que ahora vamos a compartir, la hipótesis de trabajo consistía en que, al integrar flexibilidad e inestabilidad, obtendríamos mejores resultados en cuanto a la capacidad de relajación diferencial y ROM, al mismo tiempo que aumenta la actividad EMG, de los músculos estabilizadores profundos. Es decir, nos acercaríamos a una experiencia integrativa que nos vincula a la noción de ADM, más que flexibilidad como propiedad motora aislada. Lo que debía indagar, para respaldar el experimento con bases lógicas consistentes, era el efecto que, sobre la actividad refleja, generan los desafíos al equilibrio, sobre todo estático. A continuación, entonces, comparto los antecedentes teóricos que ayudaron a construir nuestra hipótesis de trabajo, la mayoría relativos a las respuestas del SNC.

Entornos inestables y actividad refleja

Lo primero que teníamos que estudiar era el impacto que, sobre la actividad refleja, tenían las tareas motrices en contextos inestables. El trabajo de Zehr (2002) muestra cómo cambia la actividad refleja cuando lidiamos con entornos inestables. Empleando el reflejo H, este investigador reporta el aumento de la excitabilidad alfa y la reducida inhibición Ia, que se conecta con un aumento de la ratio Hmax/Mmax. Hay una menor contribución desde los HNM, es decir, menor excitabilidad. Con el entrenamiento inestable cae el reflejo H, lo cual denota una mayor inhibición *IA* y menor excitación alfa. De la misma manera, Llewellyn (1990) y Solopova (2003), reportan menor desestabilización por actividad refleja y mayor control postural desde los centros superiores. Sin dudas, el sistema medular reflejo es altamente adaptable, y responde rápidamente a los cambios ambientales. Llewellyn (1990), Hoffman & Koceja (1995) y Earles (2000) dan cuenta que la transmisión aferente *IA* se reduce cuando la demanda de equilibrio es mayor. Cuando la dificultad es menor, el reflejo H aumenta.

Recordemos que, en trastornos cerebelosos y Parkinson, el reflejo H no puede ser suprimido (Katz, 1998; Trimble, 1998; Hayashi, 1997 y Tokuda, 1991). Por lo tanto, emerge una pregunta lógica: ¿cuál es el efecto de reducir la participación espinal refleja cuando mantener el equilibrio es más difícil? Una posible respuesta es prevenir oscilaciones mediadas por los reflejos y trasladar el control a centros supraespinales, que sopesan la información sensorial (Llewellyn, 1999; Koceja, 2000; Taube, 2007 y Solopova, 2003).

Aparte de las modulaciones instantáneas que resultan del cambio en la complejidad de la tarea, los seres humanos pueden aprender a ajustar sus reflejos espinales como respuesta a condiciones específicas (Taube, Gruber & Gollhofer, 2008). Es decir, hay aprendizaje (Di Santo, 2016). En plataformas inestables, antes del aprendizaje, el reflejo H constituía una fuente de perturbación, que se suprime luego de dos horas de entrenamiento (Trimble & Koceja, 1994). Ante el aumento de la capacidad de suprimir el reflejo H, aumenta la estabilidad en la posición de pie (Mynark & Koceja, 2002), y aún sin la perturbación H, el reflejo H se suprimía (Taube & Gruber, 2007). Como adaptación subaguda, Taube & Gruber (2007), dan cuenta que el entrenamiento del equilibrio, durante 4 semanas de entrenamiento, 16 a 18 sesiones, con la adaptación específica desde la posición de pie, modifica los circuitos espinales reflejos, llevando a una persistente disminución de la actividad H.

Inhibición presináptica y contribución cortical al equilibrio

La segunda indagación, absolutamente necesaria, remitía al efecto sobre la regulación cortical del equilibrio, de las tareas motrices en contextos inestables. La principal estrategia de control por parte del SNC es la cantidad de inhibición presináptica. Coordinar, como ya lo expusimos en el capítulo específico supone, entre otras cosas, saber inhibir. La inhibición presináptica aumenta conforme la dificultad en el equilibrio también lo hace. Lo cual justifica la posibilidad de aumento de la inhibición recíproca con el incremento de la demanda postural (Nielsen, 1992; La Voie, 1997 y Kassai, 1998). La contribución cortical al equilibrio suele estudiarse con TMS o estimulación magnética transcraneal y TEP o tomografía por emisión de positrones, registrando el flujo sanguíneo, no solo al córtex, sino también al cerebelo y ganglios de la base. Sherrington (1910), planteaba un rol mínimo de la corteza en la regulación del equilibrio y la postura. Prentice (2001), atribuye un papel principal a las estructuras subcorticales. Sin embargo, vemos que el rol del córtex en el control postural y del equilibrio es mucho más importante que lo que se creía. Veamos algunos reportes:

- Taube (2006), Lavoie (1995) y Solopova (2003): para mantenerse en equilibrio con inestabilidad y perturbaciones, las proyecciones córtico-espinales son importantes y aumentan.
- Nielsen (2003), Schubert (2001) y Christiensen (2001): conforme la dificultad era mayor, mayor también la participación cortical por vías directas córtico-espinales.
- Ouchi (1999) y Jakobs (2007): el control cortical está envuelto en todas las tareas posturales.
- Beelozerova (2003 y 2005): los lazos córtico-corticales son claves cuando la superficie era inestable y variaba.

Por consiguiente, los estudios precedentes dan cuenta de que, cuando lidiamos con entornos inestables, la actividad refleja excitatoria disminuye (registro de actividad H) y la participación cortical inhibitoria es mayor. Por otro lado, gran cantidad de estudios reportan mayor activación de la musculatura estabilizadora central y periférica cuando realizamos las mismas tareas en entornos inestables.

La experiencia de laboratorio

Todos estos registros y reportes llevaron la construcción de nuestra hipótesis de trabajo. Los estudios precedentes nos llevaban a conjeturar que, si cuando hacemos ejercicios de estiramiento en entornos inestables sucede los mismo que con otras tareas motrices, podemos plantear la posibilidad de una mayor inhibición refleja y mayor estabilidad general, tanto central como periférica. En detalle, la hipótesis principal que orientaba la investigación era la siguiente:

- Menor actividad refleja, por la disminución H en entornos inestables.
- Mayor inhibición del RMT y mayor ROM.
- Disminución del tono muscular en el sector estirado.
- Aumento de la actividad estabilizadora del tronco y el miembro de apoyo.
- Por inhibición refleja, aumento del ROM, asistida estático, estable e inestable.
- Como efecto agudo dificultades para el ROM no-asistido inestable, pero no para el estable.

Las hipótesis derivadas, por su parte, eran las siguientes:

- Efectos positivos crónicos sobre la estabilidad central y el ROM.
- Posibilidad de entrenamiento en deportes inestables que exigen gran ADM.
- Mayor estimulación propioceptiva y desarrollo de la consciencia corporal.
- Prevención de lesiones por gran ADM repentina en contextos inestables.
- Tratamiento de lesiones artromusculares.
- Estimulación háptica integral: fibras intrafusales, GTO tendinosos, GTO ligamentarios, Ruffini capsulares, Vater-Pacini en inserciones ligamentarias en cápsula, táctiles variados y vestibulares.

Entendemos que, prácticamente, la totalidad de propioceptores recibe una estimulación integral y proporcionada, lo cual resulta altamente favorable para la organización postural y refleja.

Identificamos cuatro condiciones experimentales: estable en los dos puntos, inestable en un punto, inestable en el otro punto e inestable en los dos puntos (nos referimos a puntos de apoyo). Nos propusimos:

- Evaluar la activación de la musculatura estabilizadora del tronco en las cuatro condiciones de ejecución.
- Evaluar el incremento gradual del ROM en sucesivas repeticiones.
- Comparación de la actividad EMG en 4 condiciones de ejecución del mismo estiramiento al mismo porcentaje del POD.

Junto con seis condiciones de testeo:

- Estiramiento estable - Testeo estable.
- Estiramiento estable - Testeo inestable.
- Estiramiento inestable - Testeo estable.
- Estiramiento inestable - Testeo inestable.
- Condición de control - Testeo estable.
- Condición de control - Testeo inestable.

Tres evaluaciones de ROM y una de equilibrio:

- Asistida estática.
- No-asistida estática.
- No-asistida dinámica.
- 30” Wobble Board o tabla de equilibrio.

Se trataba de 6 estiramientos de 30” con 15” de pausa entre ellos, sobre los músculos posteriores del muslo, con el mismo ejercicio para todas las condiciones. Los resultados dieron cuenta de diferencias significativas entre la evaluación estable e inestable del ROM. En condiciones inestables, post test, mayor ROM asistida. Pero las expresiones no-asistidas fueron menores en condiciones inestables respecto a las estables. Por consiguiente, surge la necesidad de investigar el efecto subagudo o crónico del stretching inestable. Reportes de otros estudios, no publicados, dan cuenta de mayores dificultades para elongar conforme el entorno es más inestable. El sujeto con dificultades para el equilibrio o con poca experiencia en entornos inestables, aumenta el tono muscular en demasía, perjudicando el ROM.

Al día de hoy, la conclusión a la que he llegado es que la posibilidad de que los estiramientos en entornos inestables generen beneficios, tanto en flexibilidad (ROM y ADM), como también en el control de la postura y el equilibrio, depende en gran parte de las experiencias previas de los sujetos, y su desarrollo del equilibrio estático. Si la complejidad es elevada, y el equilibrio del sujeto, escaso, la situación inestable se convierte en una amenaza. Ello puede justificar el incremento del tono muscular y la dificultad para alcanzar mayor ROM. No obstante, si la dificultad no es excesiva, y el sujeto tiene medianamente entrenado el equilibrio estático, el rédito puede ser mayor.

No pudiendo dejar de pensar en estos conceptos teóricos y en la experiencia práctica en el laboratorio de fisiología neuromuscular aplicada, al regreso a mi ciudad, aplico estiramientos inestables en dos poblaciones. Por un lado, sujetos con la enfermedad de Parkinson, con hiperreflexia y dificultades, tanto para estirar como para preservar equilibrio y postura. Por el otro, con gimnastas de gimnasia rítmica de alto rendimiento. En los dos casos también, integramos Técnicas de Estiramiento Reflejo Modulantes con estiramientos inestables. Recordemos que estas técnicas procuran, en forma previa al estiramiento, generar una respuesta inhibitoria que facilite el estiramiento subsiguiente. Si un desafío sencillo del equilibrio reduce la actividad H, las técnicas facilitadoras también lo hacen, entonces era de esperar mayor ROM y control postural. Decidí prescribir estas tareas motrices bajo la posibilidad de que entornos moderadamente inestables reduzcan la actividad excitatoria refleja, disminuyendo la respuesta H, facilitando los estiramientos y favoreciendo el control postural. Por consiguiente, la combinación de las Técnicas de Estiramiento Reflejo Modulantes con estiramientos inestables podría generar importantes modificaciones en la actividad refleja, aunque sea como respuesta aguda.

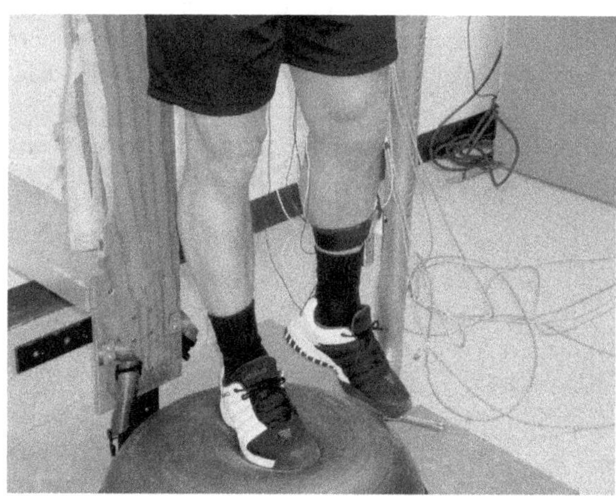

Figura Nro. 7: Evaluación de ROM en condiciones inestables.

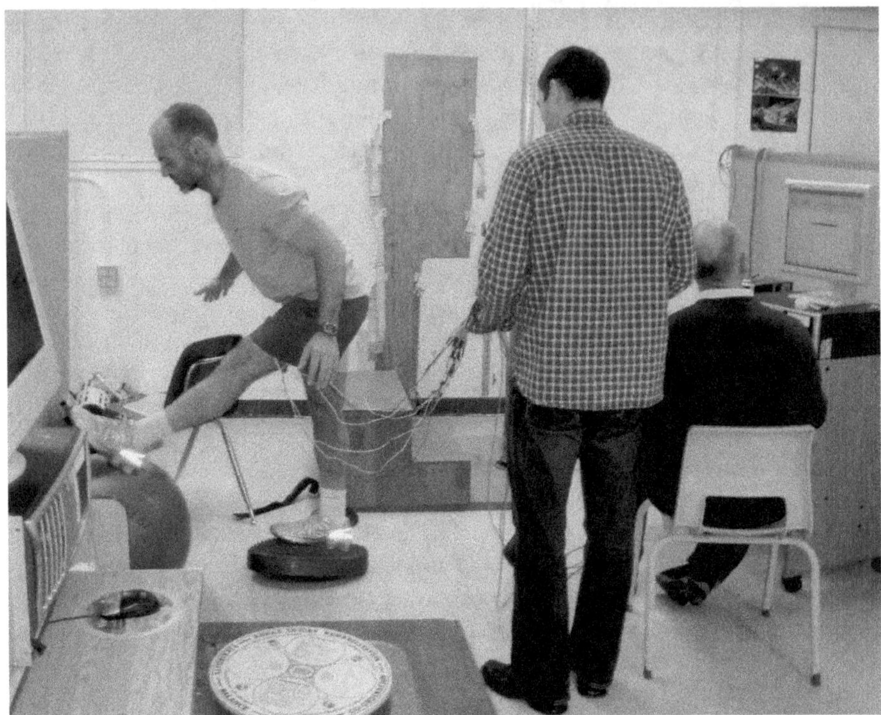

Figura Nro. 8: Primeras experiencias de estiramientos con doble inestabilidad.

Lo cierto es que los resultados, desde la viabilidad de la aplicación de las directrices, los efectos inmediatos y la opinión de los sujetos, tanto en uno como en otro caso, han sido altamente positivos. Por consiguiente, entiendo que las aplicaciones pueden ser favorables para mejorar de la calidad de vida, el equilibrio estático y dinámico, la prevención de caídas en adultos mayores y casos concretos de patologías neuromusculares. También, por qué no, en los contextos deportivos y terapéuticos, sobre todo para el tratamiento de lesiones articulares, miofasciales y tendinosas. Lo que no podemos dejar de señalar, para concluir este capítulo, es que sorprende la falta de producción bibliográfica sobre este tema, alentando a jóvenes investigadores y laboratorios a producir y publicar nuevas experiencias.

Capítulo 17
Los ejercicios

La gran mayoría de los libros publicados sobre estiramientos, stretching y demás conceptos asociados, en su gran porcentaje, están compuestos por ejercicios. Difieren en su diseño, colores y representación de grupos musculares, últimamente en esquemas gráficos muy atractivos y didácticos. Dudaba mucho acerca de incluir o no un capítulo de ejercicios. Mucho menos, uno que sea igual a todo lo publicado hasta el momento. Sin embargo, opté por hacerlo a partir de criterios de clasificación que no abundan en la bibliografía. En la literatura, los capítulos dedicados a los ejercicios suelen estar divididos según los grupos musculares estirados. Así también lo hice en el libro "Amplitud de Movimiento" (Di Santo, 2012), tal como casi todos los autores lo hacen. En definitiva, atrás de cada ejercicio hay estructuras que se deforman, y el conocimiento de la anatomía funcional y la biomecánica facilita el reconocimiento de los grupos musculares y unidades miofasciales solicitadas. Recordemos que en este capítulo no estudiamos ni tipos de estiramiento, ni modos de intervención o métodos, sino ejercicios propiamente dichos.

Los criterios para identificar ejercicios dependen, en definitiva, de cada autor, según su conocimiento y experiencia. Cuando hablo de "criterios" me refiero a rasgos o regularidades que permiten identificar semejanzas o diferencias entre, en este caso, los distintos ejercicios, aunque lo mismo es aplicable a métodos, procedimientos u otros aspectos teóricos. Entre ellos, podemos reconocer los que a continuación exponemos.

El primero es el nivel de **especificidad** y alude a la mayor o menor semejanza del ejercicio respecto al gesto deportivo final. Al considerar este criterio, es importante identificar aquello que hace a los ejercicios parecidos o disímiles entre sí. Se trata de lo que conocemos como categorías de especificidad. Los movimientos pueden tener mayor o menor similitud desde, y por solo nombrar algunas categorías, su estructura intrínseca (coordinación intramuscular e intermuscular), su composición extrínseca (los desplazamientos de los segmentos implicados y recorridos articulares), condiciones y dependencias perceptuales (solicitud propioceptiva y exteroceptiva), requisitos contextuales y demás posibilidades. Es por ello que cualquier taxonomía podría resultar insuficiente. Lo común es ver que, en la literatura, los autores dividen los ejercicios en:

- **Generales**: escasa similitud con el gesto deportivo final.
- **Especiales**: ya incluye alguna categoría de especificidad que lo asemeje al gesto deportivo final.
- **Competitivos**: por lo general adaptados, involucrando casi todas las categorías de especificidad, excepto la de estar compitiendo como tal.

Un criterio didáctico frecuente, es el que refiere al **carácter individual** o no del ejercicio. Así, algunos autores muestran ejercicios ejecutados por un solo sujeto y ejercicios en parejas, en el sentido que ambos protagonistas están estirando. En parejas, también, hay ejercicios en los cuales uno adopta el rol de asistente y estira al compañero.

Otro criterio muy abundante en la literatura es el **anatómico** y refiere a los grupos musculares solicitados. Así es como vemos ejemplos de ejercicios para tal o cual zona anatómica y sus unidades miofasciales implicadas. Por lo general observamos ejercicios para distintos grupos musculares sin tener en cuenta la conectividad epimuscular, es decir, la posible relación neuromecánica entre distintas zonas anatómicas. Si tuviese que proponer una forma de identificar los ejercicios, con claridad distingo entre:

- **Simples**: involucran un solo grupo muscular.
- **Compuestos**: involucran más de un grupo muscular.

Es a estos últimos que luego nos vamos a abocar a distinguir de acuerdo a regularidades relativas a la conectividad epimuscular, como una propuesta original de este libro.

Otro criterio susceptible de ser considerado es la **perturbación**, que puede ser mecánica, como la más frecuente, aunque también, por ejemplo, perceptual y cognitiva. Vamos a considerar la mecánica, distinguiendo ejercicios:

- Sobre bases inestables: que acreditan 3 posibilidades, a saber, inestabilidad en el apoyo, en el extremo del miembro que contiene al grupo muscular estirado y, finalmente, la doble inestabilidad, que es lo más complejo para controlar.
- Incluyendo vectores desestabilizadores: que obligan, mientras estiramos, a controlar la postura o posición de partida amenazada o desafiada por, ya sea una fuerza exógena o por componentes endógenos generados por la movilidad de una o varias articulaciones distales.

Desde ya que ambas posibilidades pueden ser integradas. También en este libro veremos ejemplos de ejercicios que representan estas alternativas, que más obedecen al concepto de ADM que de flexibilidad como propiedad aislada.

Podríamos seguir identificando criterios para clasificar ejercicios "ad infinitum". Pero ya es hora de dedicarnos a los dos que componen este capítulo práctico que tantas dudas tuve de incluir. Espero, estimado lector, que las ideas expuestas y ejemplos de ejercicios, sean originales o no, los haya visto antes o no, contribuyan a enriquecer su repertorio de recursos didácticos para aplicar en el quehacer diario. Por lo pronto vamos a compartir ejemplos de ejercicios correspondientes a los criterios de conectividad epimuscular y perturbación mecánica. Sin querer, otros criterios nombrados arriba estarán incluidos, pero no como tópicos principales de la clasificación. Podrá observar ejercicios de distinto nivel de especificidad, individuales, en parejas y demás.

Los estiramientos compuestos

Se trata de ejercicios que involucran al menos dos grupos musculares, es decir, conjunto de músculos que no comparten todas sus funciones, estirados en simultaneidad. Desde ya que podemos estirarlos en sucesión, pero no serían compuestos a menos que, finalmente, un ejercicio los solicite en simultaneidad. Es importante crear condiciones que permitan que el sujeto prescinda de colaboraciones exógenas, lo cual enriquece las posibilidades de ejecución.

Los grupos de ejercicios de estiramiento que, en la categoría de compuestos, claramente podemos identificar, pueden involucrar simultáneamente grupos musculares de:

- **El hemicuerpo contralateral, el mismo tren y grupos musculares homólogos:** es lo más frecuente, y solo expondremos algunos ejemplos seguramente por todos conocidos.
- **El hemicuerpo contralateral, el mismo tren:** con la distinción entre grupos musculares antagonistas y otros grupos musculares, siendo esta categoría ya no muy frecuente.
- **El tren contrario, solicitando los dos hemicuerpos con grupos musculares homólogos contralaterales:** los ejemplos son sencillos, tal como las fotos van a mostrar.
- **Tren contrario y el mismo hemicuerpo:** estiramientos que soliciten simultáneamente grupos musculares de tren inferior y superior del mismo hemicuerpo.
- **Tren contrario y el otro hemicuerpo:** estiramientos que soliciten simultáneamente grupos musculares de tren inferior y superior, pero de hemicuerpos contralaterales.

Los estiramientos con perturbación mecánica

Se trata de ejercicios con desafíos adicionales que, desde lo mecánico, solicitan un control motor adicional. Tal como describimos arriba, podemos identificar:

- *Ejercicios de simple inestabilidad proximal*: semiesfera o BOSU, pelotas suizas, TRX o tablas, pero la inestabilidad se circunscribe a la toma de peso corporal en la posición de partida.
- *Ejercicios de simple inestabilidad distal*: donde la toma de peso corporal en la posición de partida es estable, pero el extremo del miembro o segmento donde se localiza el grupo muscular target de estiramiento, inestable.
- *Ejercicios de doble inestabilidad*: donde tanto uno como otro apoyo son inestables.
- *Ejercicios con vectores desestabilizadores exógenos*: materializados por bandas elásticas, pelotas o la misma masa corporal de un compañero, que pueden ser previstos o imprevisibles (repentinos), con fuerzas uniformes y constantes o, también, variables.
- *Ejercicios con vectores desestabilizadores endógenos*: por las acciones de movilidad articular distal, contribuyendo a gestar un entorno altamente inestable en el cual el sujeto debe controlar el estiramiento del grupo muscular target.

Luego de identificar estos grupos, vamos con algunos ejemplos fotográficos concretos.

El hemicuerpo contralateral, el mismo tren y grupos musculares homólogos

Se trata de ejercicios en los cuales, en simultaneidad, estiramos grupos musculares especulares, homólogos contralaterales del mismo tren. Por ejemplo, los dos pectorales, los dos ITP, los dos gemelos o sóleos y así los modelos de ejercicios pueden multiplicarse. Son ejercicios conocidos por la mayoría de los practicantes.

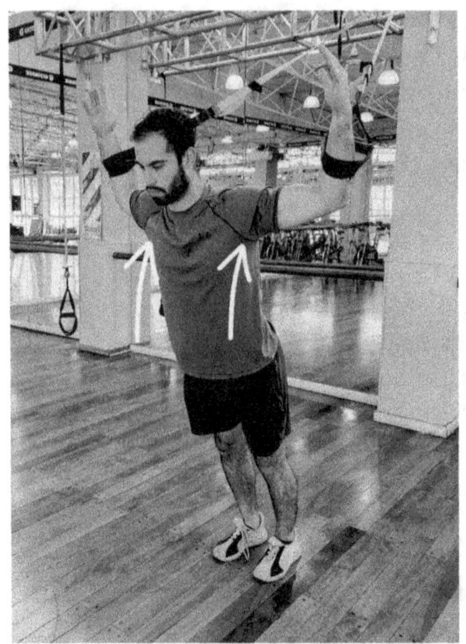

Figura Nro. 9: Pectorales mayores contralaterales.

Figura Nro.10: Flexores del hombro contralaterales.

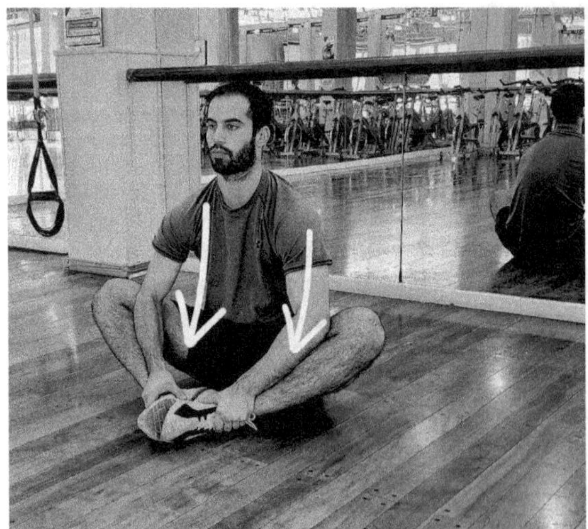

Figura Nro.11: Aductores de cadera contralaterales.

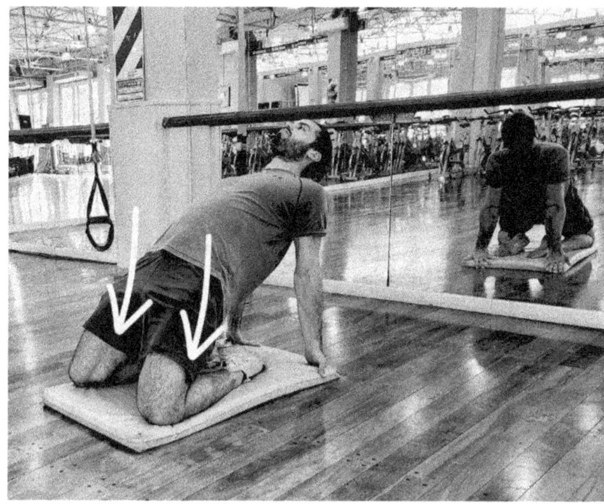

Figura Nro.12: Extensores de cadera contralaterales.

El hemicuerpo contralateral, el mismo tren y grupos musculares distintos

En este caso, hablamos de ejercicios en los cuales estiramos, al mismo tiempo, ejercicios del mismo tren, pero no homólogos, sino otros. Por ejemplo, ITP de un hemicuerpo y cuádriceps del otro hemicuerpo, o bíceps braquial y tríceps braquial del otro hemicuerpo.

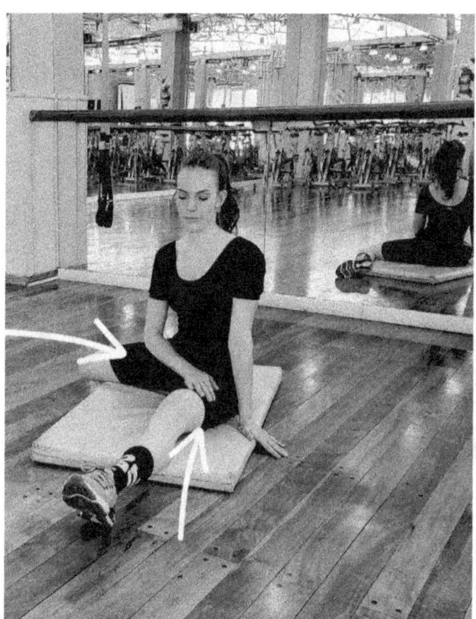

Figura Nro. 13: Flexores de cadera derechos y extensores de cadera izquierdos.

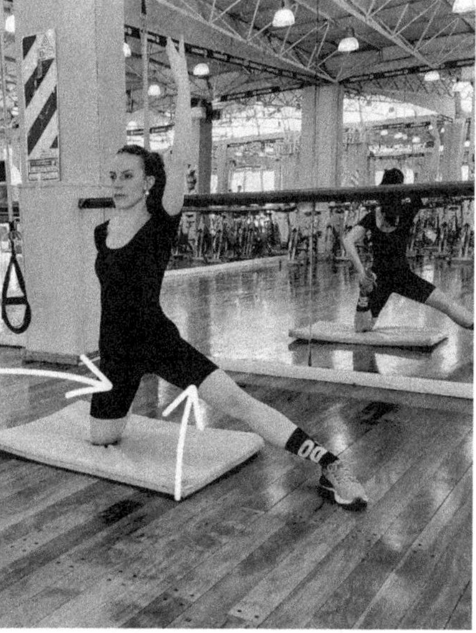

Figura Nro. 14: Extensores de rodilla derechos y aductores de cadera izquierdos.

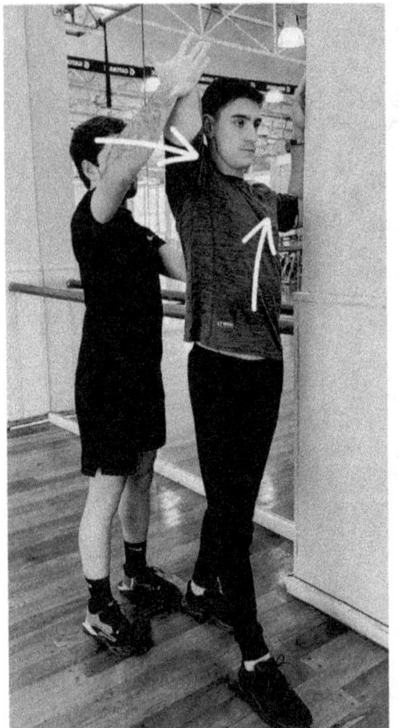

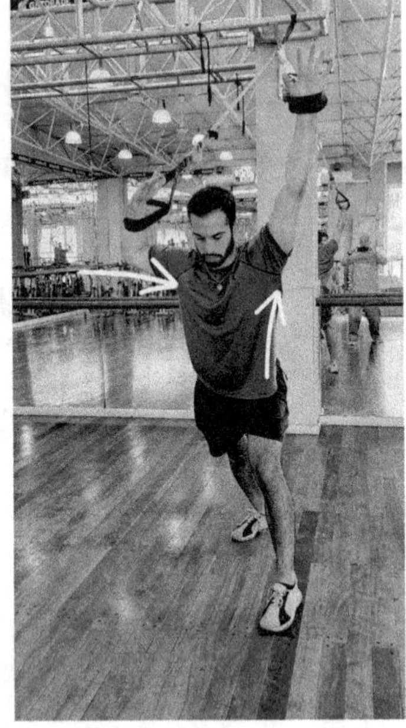

Figura Nro. 15: Extensores de codo derechos y pectoral izquierdo.

Figura Nro. 16 Pectoral mayor derecho y dorsal ancho izquierdo.

El tren contrario, solicitando los dos hemicuerpos con grupos musculares homólogos contralaterales

Estos estiramientos no son difíciles de representar. Al mismo tiempo que estiramos, en un hemicuerpo, homólogos contralaterales, hacemos lo propio con otros en el tren contrario. Por ejemplo, los dos aductores y los dos pectorales en simultaneidad. O los dos ITP y los dos dorsales al mismo tiempo.

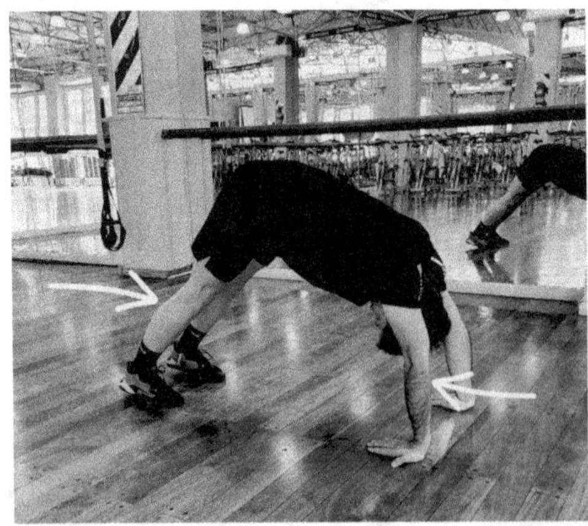

Figura Nro. 17: Flexores plantares y flexores palmares.

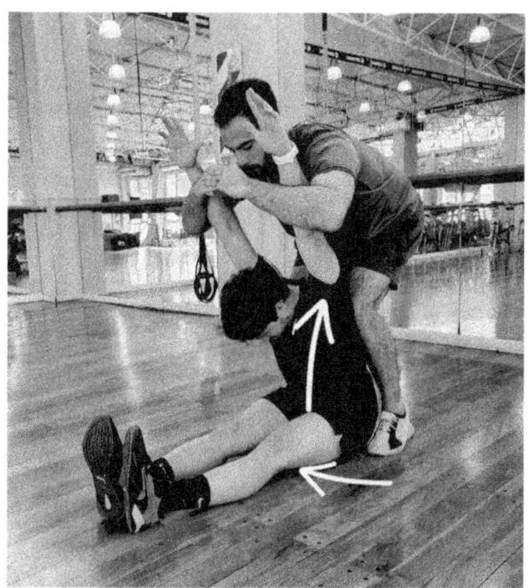

Figura Nro. 18: Extensores del hombro y extensores de cadera.

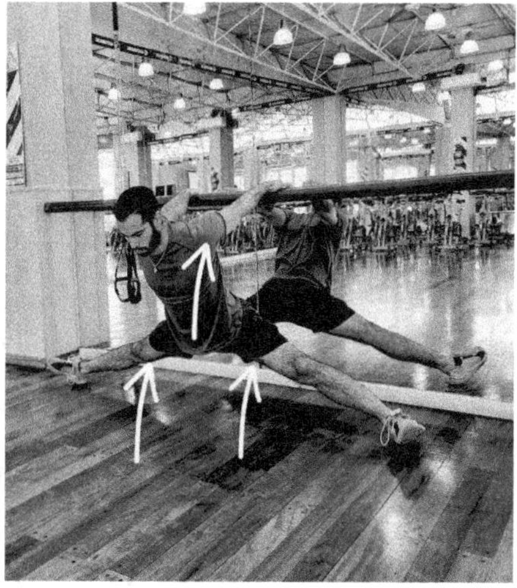

Figura Nro. 19: Aductores de cadera y flexores del hombro.

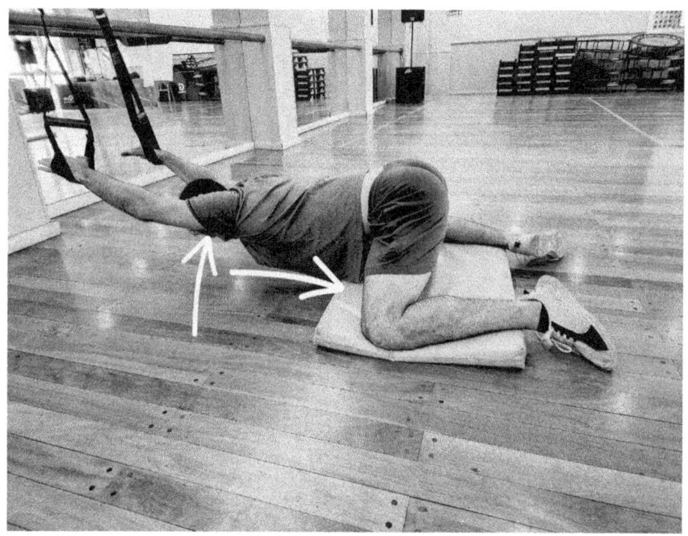

Figura Nro. 20: Aductores de cadera y extensores del hombro.

Tren contrario y el mismo hemicuerpo

Aquí proponemos ejercicios en los cuales, en simultaneidad, estiramos grupos musculares del mismo hemicuerpo, pero de dos trenes contrarios. Por ejemplo, cuádriceps y tríceps braquial derechos. O aductores y pectorales izquierdos. Los ejemplos no son difíciles de encontrar.

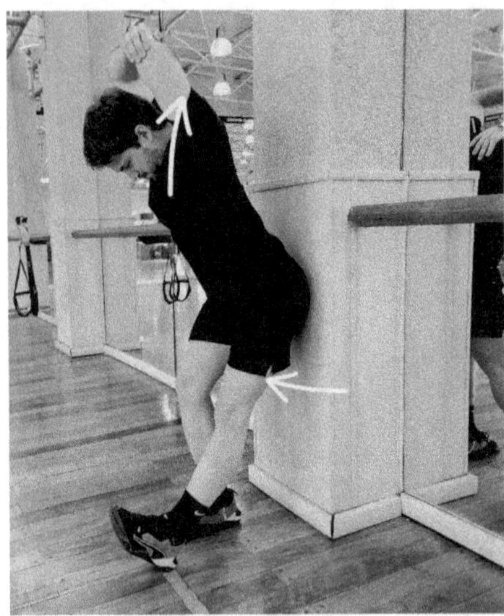

Figura Nro. 21: Extensores de cadera y del codo derechos.

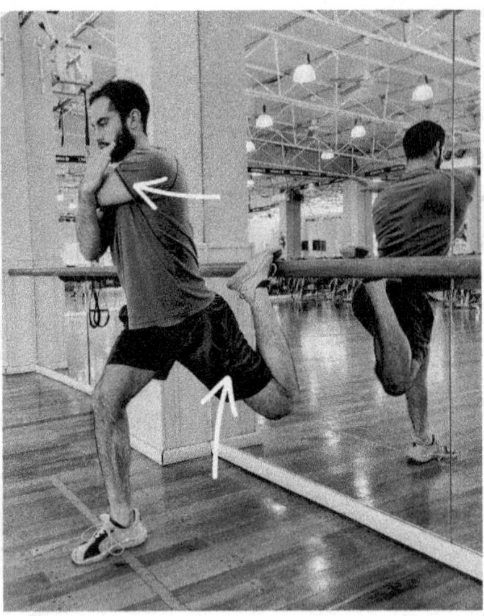

Figura Nro. 22: Flexores de cadera y extensores horizontales el hombro derechos.

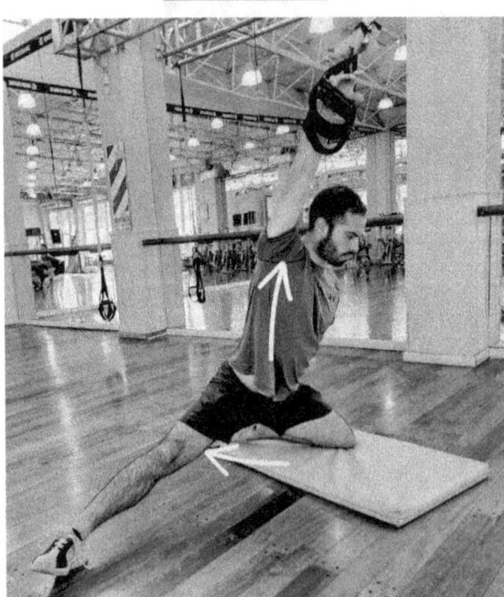

Figura Nro. 23: Aductores de cadera y extensores del hombro derechos.

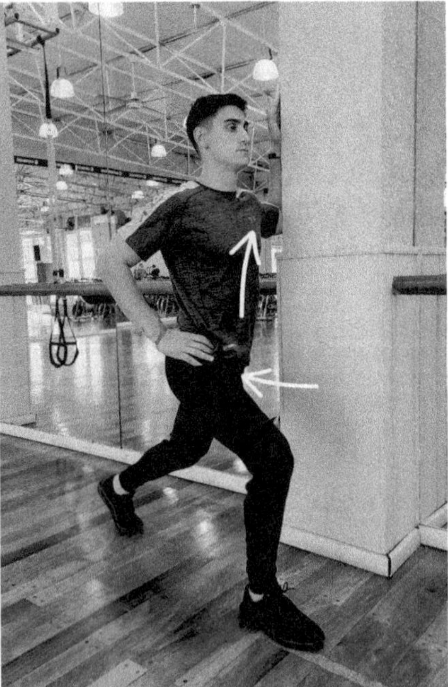

Figura Nro. 24: Flexores de cadera y pectorales izquierdos.

Tren contrario y el otro hemicuerpo

En este caso, ya los ejemplos no son tan sencillos. La conectividad es cruzada entre trenes y los ejemplos que expondremos son representativos de los estiramientos que solemos emplear en dolencias miofasciales crónicas complejas. Un ejemplo frecuente es el de aductores de cadera con pectorales contralaterales. Otro es psoas y recto anterior con, también, pectorales contralaterales o deltoides anterior del otro hemicuerpo. También ITP con dorsal ancho contralateral.

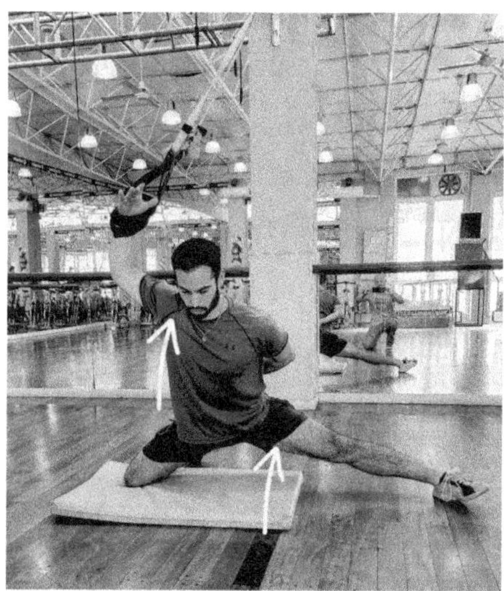

Figura Nro. 25: Pectoral derecho y aductores de cadera izquierdos.

Figura Nro. 26: Extensores del codo derechos y extensores de cadera izquierdos.

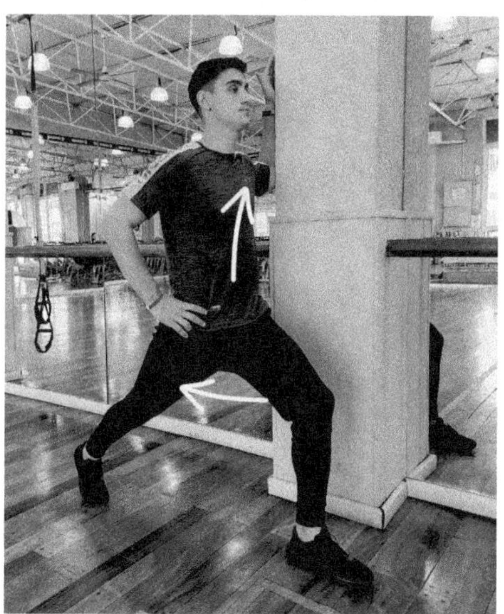

Figura Nro. 27: Pectoral mayor izquierdo y flexores de cadera derechos.

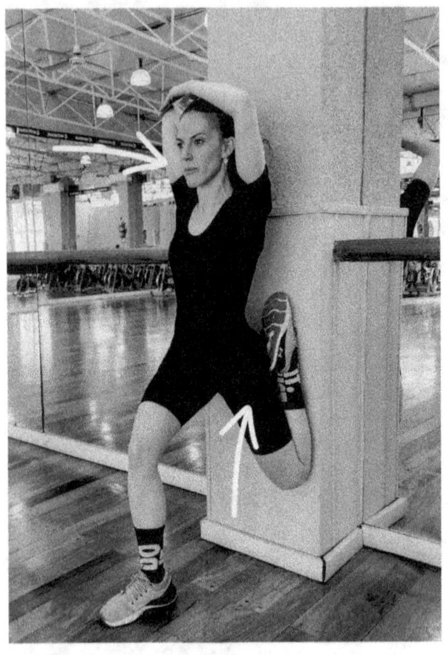

Figura Nro. 28: Extensores del codo derechos y flexores de cadera izquierdos.

Simple inestabilidad proximal

Se trata de estiramientos en los cuales la inestabilidad está en el punto de soporte de peso corporal. Los ejemplos son sencillos e interesantes.

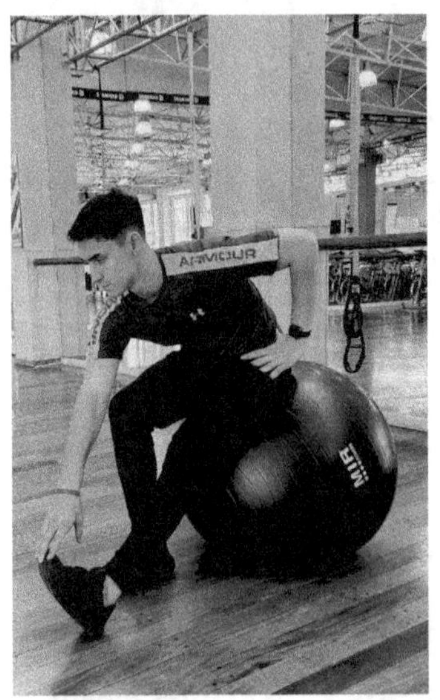

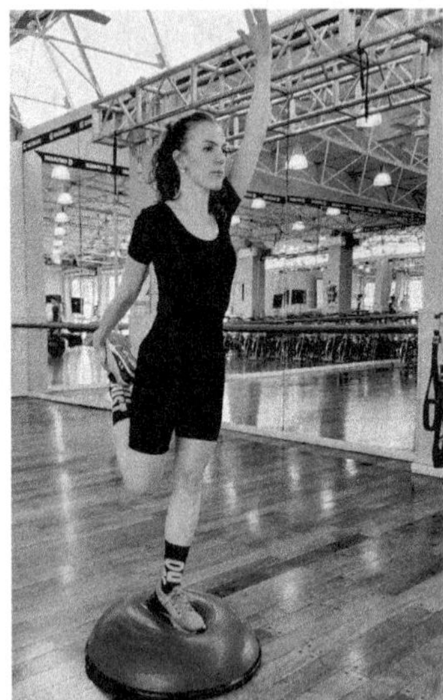

Figura Nro. 29: ITP e inestabilidad en apoyo proximal.

Figura Nro. 30: Cuádriceps e inestabilidad en apoyo proximal.

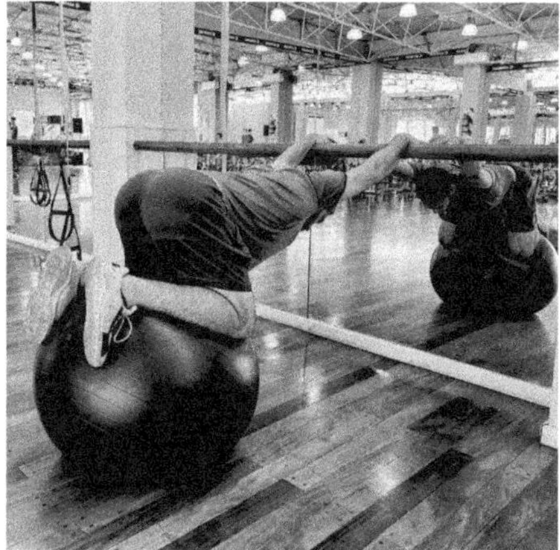

Figura Nro. 31: Extensores del hombro e inestabilidad en apoyo proximal.

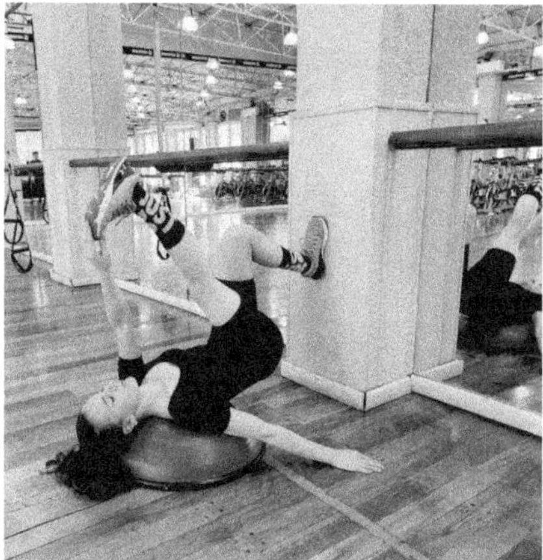

Figura Nro. 32: Extensores de cadera e inestabilidad en apoyo proximal.

Simple inestabilidad distal

En este caso el dispositivo inestable se instala en el extremo del segmento al cual pertenece el grupo muscular que estamos estirando. Nuevamente, los ejemplos son fáciles de interpretar y ejecutar.

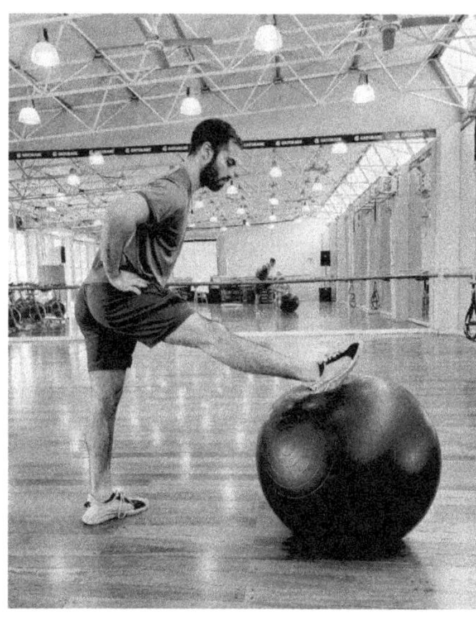

Figura Nro. 33: ITP e inestabilidad en apoyo distal.

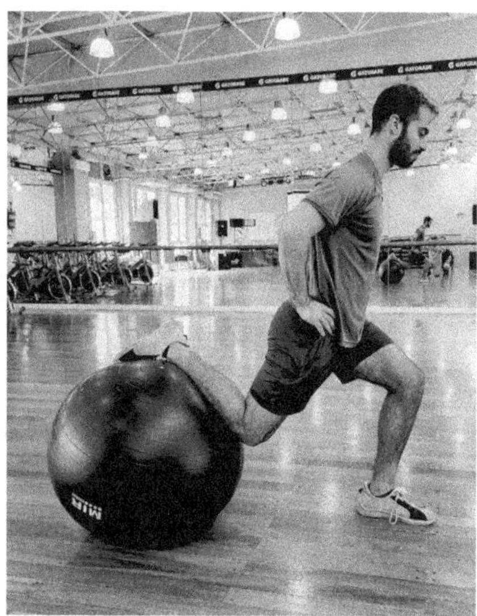

Figura Nro. 34: Cuádriceps e inestabilidad en apoyo distal.

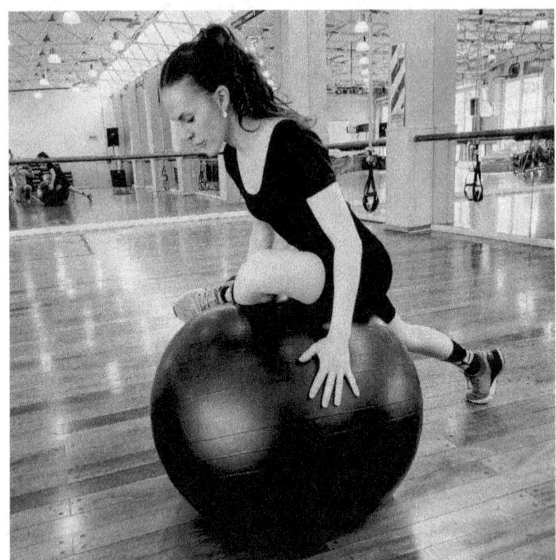

Figura Nro. 35: Glúteo medio e inestabilidad en apoyo distal.

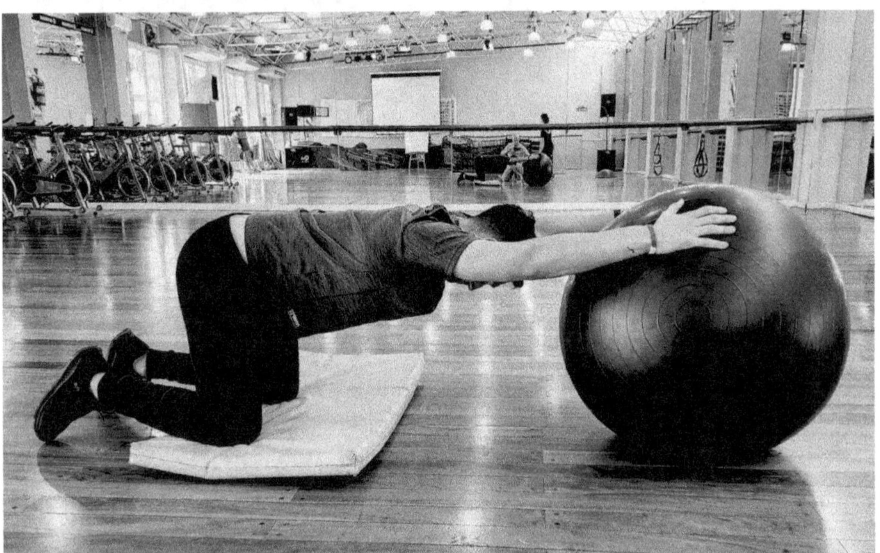

Figura Nro. 36: Extensores del hombro e inestabilidad en apoyo distal.

Doble inestabilidad

Estos ejercicios ya no son tan fáciles, puesto que suponen un esfuerzo importante para preservar el equilibrio. Cargamos el peso corporal en un dispositivo inestable y el extremo del segmento al cual pertenece el grupo muscular que estiramos, en otro. El desafío por preservar el equilibrio es significativo.

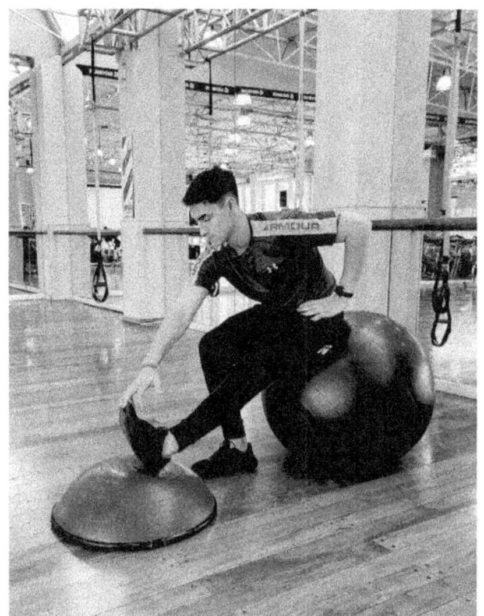

Figura Nro. 37: ITP en doble inestabilidad.

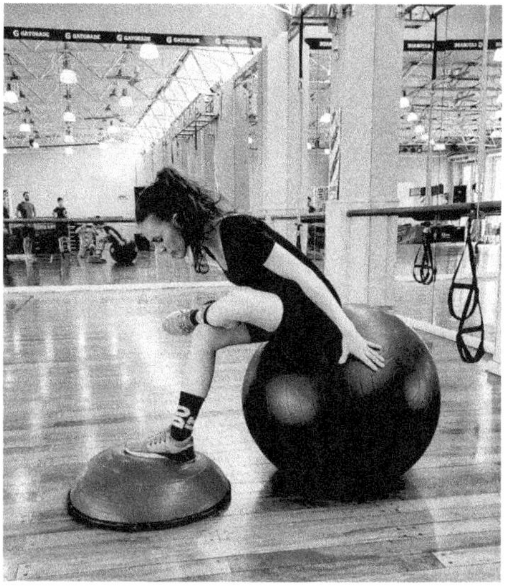

Figura Nro. 38: Glúteo medio en doble inestabilidad.

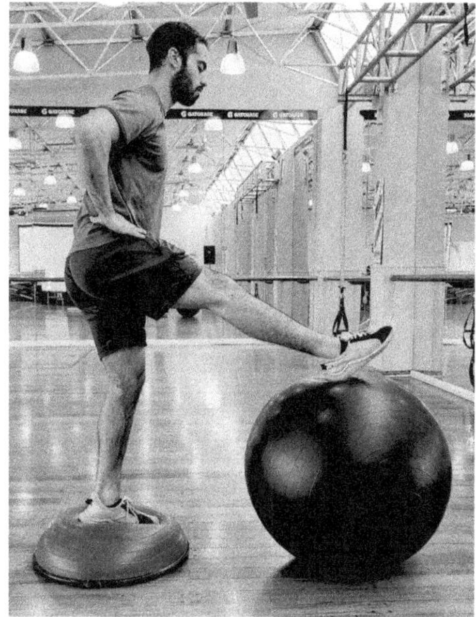

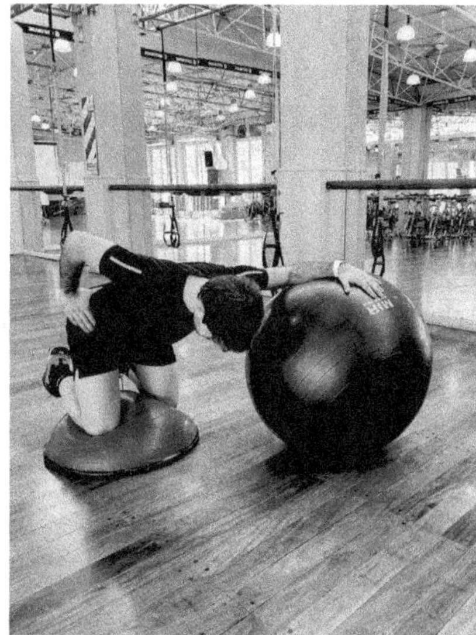

Figura Nro. 40: Pectoral mayor en doble inestabilidad.

Figura Nro. 39: ITP en doble inestabilidad.

Vectores desestabilizadores exógenos

El reto consiste, en estos ejercicios, de estirar un grupo muscular al mismo tiempo que, con alta exigencia del sistema estabilizador, contrarrestamos vectores que aspiran a hacernos perder el equilibrio.

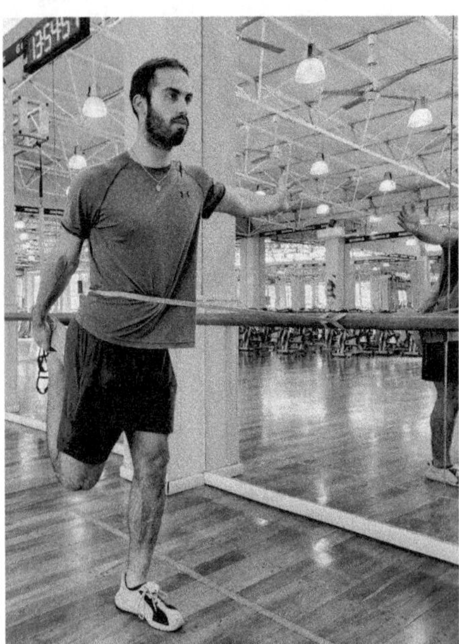

Figura Nro. 41: Cuádriceps con vector desestabilizador.

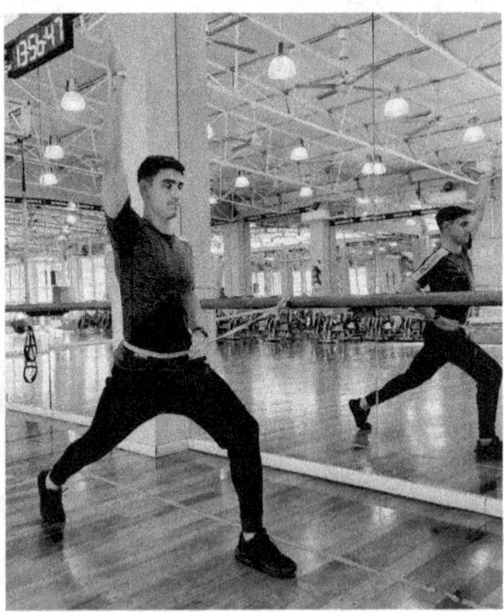

Figura Nro. 42: Psoas con vector desestabilizador.

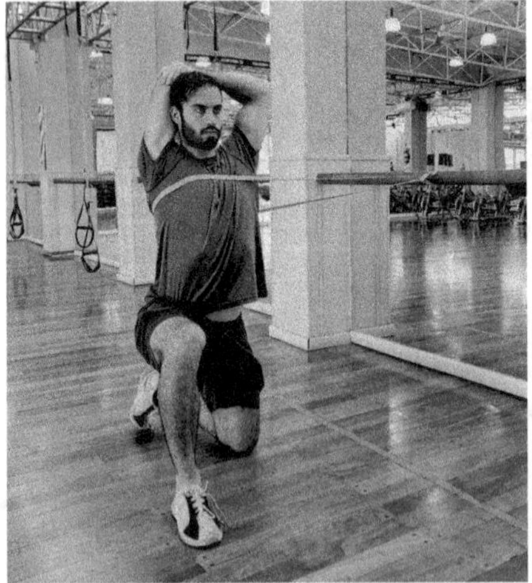

Figura Nro. 43: Extensores del codo con vector desestabilizador.

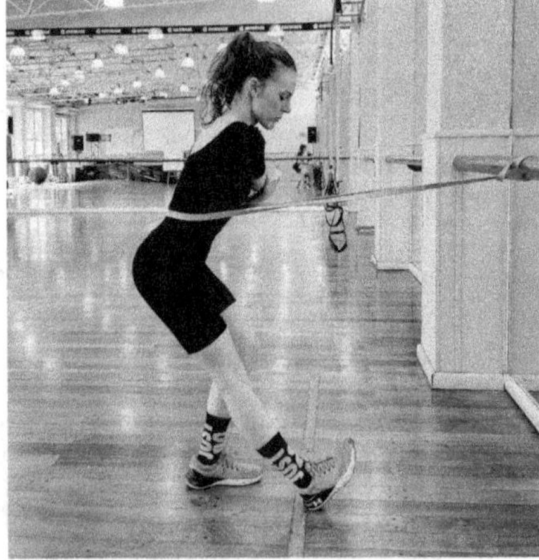

Figura Nro. 44: Extensores de cadera con vector desestabilizador.

Vectores desestabilizadores endógenos

Finalmente, en esta categoría incluimos propuestas en las cuales, mientras estiramos un determinado grupo muscular, promovemos la movilidad de otra articulación. Esta movilidad representa una fuerza mecánica endógena que obliga a un mayor esfuerzo por mantener el equilibrio, sin perder control de la calidad del estiramiento.

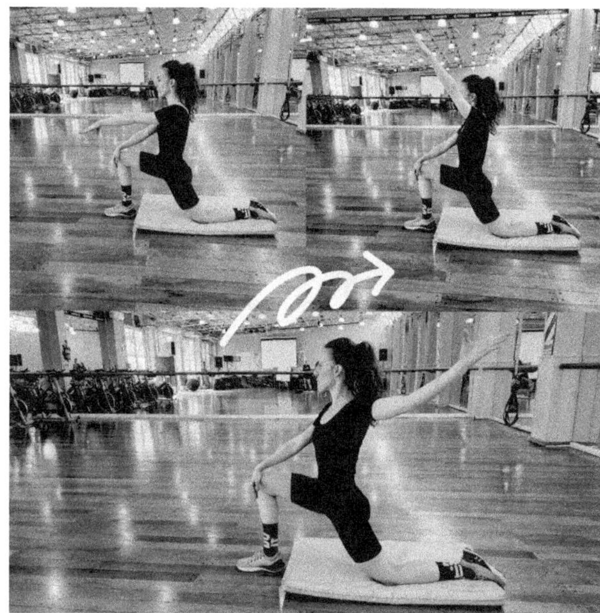

Figura Nro. 45: Flexores de cadera con movilidad de cintura escapular.

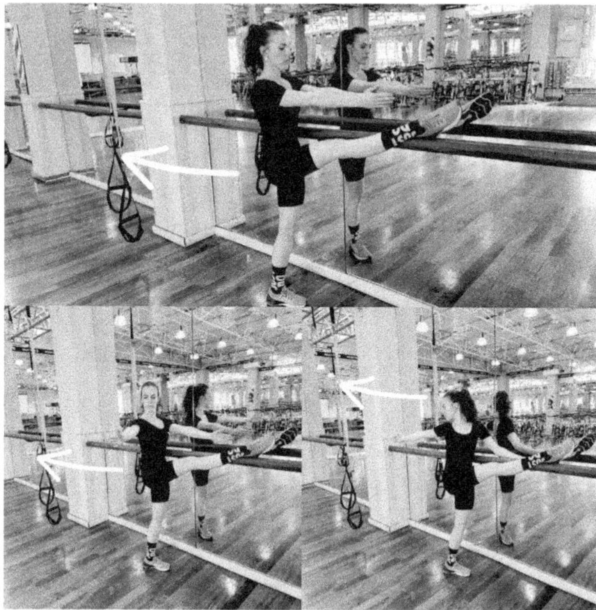

Figura Nro. 46: ITP con movilidad del tren medio.

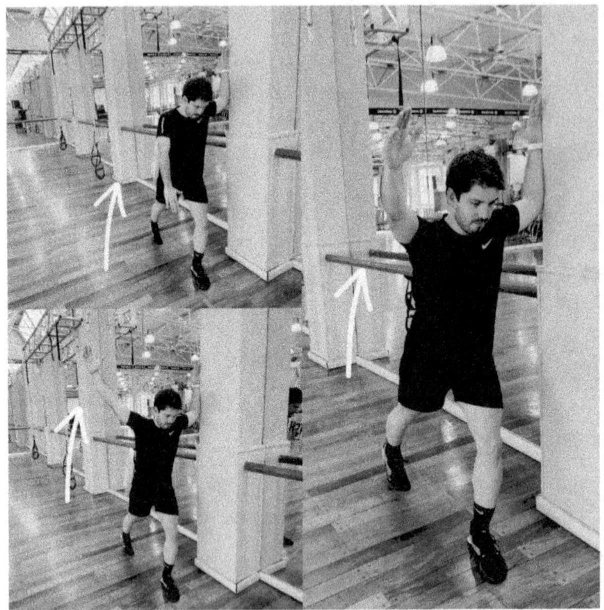

Figura Nro. 47: Pectoral mayor con movilidad del hombro contralateral.

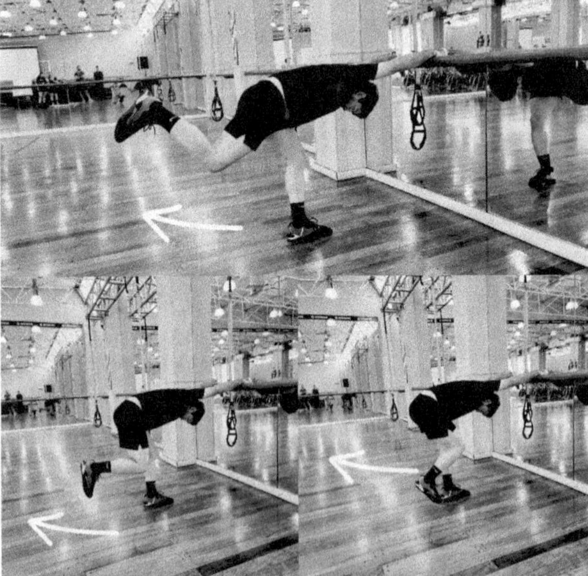

Figura Nro. 48: Extensores del hombro con movilidad de cadera.

Capítulo 18
Misceláneas

Antes que nada, me permito comentarle al lector una confidencia que, con todo derecho, puede no interesarle en lo más mínimo. Lo cierto es que se trata del capítulo que más tiempo me ha llevado, más relecturas y reordenamientos ha exigido. Intentos de orden que nunca me conformaron y un desorden que me ha deparado inesperadas satisfacciones. Probablemente, la secuencia en el despliegue de los problemas aquí tratados no sea la mejor, o que la reflexión permanente a partir de los datos compartidos por distintos autores haga difícil el seguimiento del tema. Posiblemente, también, advierta saltos de una cuestión a otra, y reencuentros con formulaciones ya tratadas y que parecían cerradas. Lo admito y acepto toda crítica. De allí el término "misceláneas", que no es otra cosa que mezcla, revoltijo o, con más precisión, renuncia y rebeldía a las lógicas de redacción esperadas, no con sus ideas y conceptos, sino con sus mandatos. Sin embargo, es la manera en que los constructos y las palabras fueron fluyendo. Y es así como tengo el placer de compartirlas.

Sensaciones de estiramiento

Una de las cuestiones que siempre me han intrigado es, y no he encontrado suficientes lecturas que puedan ayudarme (tampoco relatos de experiencias particulares), el de las sensaciones de estiramiento. En otras palabras, el problema de la detección y tasación de la posición y el cambio de posición del cuerpo en su totalidad, y de sus miembros y segmentos en particular. Semejante tarea, clave para la supervivencia involucra, entiendo, sentidos multimodales e integraciones complejas cuyos detalles poco conocemos. Me siguen intrigando las siguientes inquietudes concretas:

- ¿Qué experimento cuando creo que siento el movimiento?
- ¿Qué advierto cuando creo sentir la quietud antes del movimiento y su recuperación luego del mismo?
- ¿Por qué los diferentes grupos musculares promueven sensaciones tan distintas al ser estirados?

- ¿Por qué hay músculos que no percibimos o apenas lo hacemos, a pesar de estar estirándolos?
- ¿Notó alguna vez el estiramiento del piriforme o de la banda iliotibial?
- ¿Por qué algunos músculos al ser estirados solo generan sensaciones en la inserción o en su origen, pero no en su vientre?
- ¿Qué siento al estirar? ¿Fascias? ¿Cuál fascia? ¿Qué rol cumplen los propioceptores en fascias en cuanto a la detección de la posición y el movimiento?
- ¿Advertimos los componentes intramusculares al estirar?
- ¿Qué rol tienen los HNM en las sensaciones de estiramiento?
- ¿Las aferencias *IA* y *II* aportan sensaciones diferentes durante los estiramientos?
- ¿Qué papel desempeñan en las sensaciones musculares a longitud normal?
- ¿Qué rol cumplen las aferencias articulares en la percepción del estiramiento?
- ¿Cómo se integran las sensaciones miofasciales, intra y extramusculares, con las articulares en la detección de la posición y el cambio de posición?
- Cuando estiramos, durante la fase dinámica, con independencia de la velocidad con la que llegamos a la longitud final y la magnitud de esta… ¿a partir de cuándo empezamos a detectar la sensación de estiramiento? Y antes de que eso suceda… ¿Qué sucede?
- Si la sensación de estiramiento es polimodal y sincrética… ¿Cómo descifra el sistema nervioso central las diferencias?

Tal como hemos estudiado en el capítulo de conectividad epimuscular y efectos no-locales de los estiramientos, al elongar un grupo muscular, una de las primeras estructuras que resisten el alargamiento son las fascias más periféricas, es decir, los epimisios. En paralelo con los de sus músculos vecinos, las redes de colágeno y/o elastina los conectan entre sí, justificando no solamente la transmisión transversal de la fuerza sino, también, una distribución más equitativa de la carga mecánica. El epimisio transmite esa deformación al perimisio, este al endomisio el cual, unido por redes similares con el sarcolema, garantiza la comunicación del estímulo mecánico hacia el interior de la fibra muscular.

En los estiramientos compuestos, es decir, que comprometen varios grupos musculares a la vez, muy posiblemente la resistencia inicial esté representada por la fascia aponeurótica o aponeurosis, si lo prefiere. Se conecta con los epimisios de los músculos que recorre, une y protege. De allí que, antes de llegar a la fibra muscular, el estrés mecánico ya fue absorbido, amortiguado o resistido por las láminas extrafibrilares y sus complejas conexiones. Lo cual tiene lógica ya que, si solamente fuese el RMT el único sistema responsable de la protección de la UMF (unidad miofascial) ante cargas mecánicas excesivas, evidentemente la vulnerabilidad de ésta sería extrema.

De alguna manera, he vislumbrado en capítulos anteriores, que el sistema muscular está protegido por numerosas estructuras y mecanismos funcionales que trabajan en interacción sinérgica. Estas conectividades en paralelo con y entre las fascias propiamente dichas, hacen del músculo estriado esquelético una unidad funcional, lo cual justifica la denominación de "unidad miofascial" (UMF). Las fascias no excluyen, tampoco, al tendón, de lo cual se infiere que la denominación de unidad miotendinosa

(UMT) ya es obsoleta. Huelga aclarar que no tengo autoridad como para proponer otro nombre, aunque, seguramente, en algún momento ya circulará la denominación ideal.

Lo que no podemos someter a la objeción escéptica es que, al estirar, toda la UMF se alarga. No solo fascias, sino también los tendones y los componentes intramusculares. Y hay receptores, tanto dentro como fuera de las fibras musculares que detectan ese estiramiento. Para avanzar sobre nuestra inquietud, más allá de estas referencias generales, debemos sumergirnos, aunque más no sea de manera superficial, en dos o tres temas que podrían aportar las aproximaciones que necesitamos. Por un lado, las funciones propioceptivas de las fascias y, por el otro, las de los HNM. En definitiva, el complejo y viejo problema de la detección de la posición y el movimiento, el aporte de los distintos propioceptores y la manera en que el sistema nervioso podría descifrar las diferencias. Si bien lo vemos, al estirar de manera dinámica, hay movimiento.

Sin embargo, al finalizar esta fase y mantener la longitud final de manera estática, marcamos y sostenemos una posición, es decir, deja de haber movimiento. En las prácticas cotidianas de los estiramientos, tanto el sentido de movimiento como el de posición, están involucrados. Es todo un misterio el cómo detectamos las diferencias y, mucho más aún, por qué tanto durante el estiramiento como en la conservación de la posición final, los distintos grupos musculares y, aún, músculos en ellos, generan sensaciones tan diferentes. Luego de recorrer, a paso acelerado, estas dos posibles fuentes de fundamento teórico, concluiremos con reflexiones acerca de la consciencia corporal y su relación con los estiramientos. Es el orden mínimo que subyace al aparente desorden.

Propiocepción en fascias

Lo cierto es que las fascias, más allá de sus múltiples funciones, son una suerte de extensa malla de propioceptores que documentan al SNC acerca de su estado integral (relajación, hipertono, edema, rupturas) generando, a partir de allí, respuestas en otros sistemas funcionales. En algún momento se me ocurrió pensar y proponer que *lo que la retina es a la visión, las fascias son a la propiocepción*. Quizás el símil no sea del todo preciso, ya que la propiocepción, bajo respecto alguno, se circunscribe a las fascias, y ellas, por otro lado, cumplen muchas más funciones que las perceptuales. No obstante, estimo que la semejanza ayuda a un acercamiento inicial. Algunos de estos propioceptores, como las terminales *III* y *IV*, son mécanobaroceptores, influyendo en las respuestas vasculares y la tensión arterial, anexando no solo funciones relativas al movimiento y la postura, sino muchas otras.

Robert Schleip (2015) describe como las fascias disponen de 4 tipos de terminaciones nerviosas que responden a la estimulación mecánica: Golgi, Pacini, Ruffini y terminales intersticiales libres, las *III* y *IV* precisamente. Los receptores de Golgi existen en tendones, ligamentos, cápsulas y, por supuesto, fascias. En ellas, responden al estiramiento lento, aunque su contribución inhibitoria, que es clara en la unión miotendinosa, no lo es tanto en fascias. McCrea (1993) plantea la posibilidad de que los GTO, que en un 70% están localizados en fascias, durante la locomoción, tengan un rol excitatorio, y no inhibitorio como en las uniones miotendinosas. Los órganos de Pacini, de rápida adaptación, responden a los cambios de presión y a la vibración, desencadenando una elevada información propioceptiva desde las fascias. Los receptores de Ruffini, de mayor adaptación que Pacini, responden a la deformación lateral y a la presión profunda. Su estimulación activa el sistema nervioso parasimpático. Las terminales libres intersticiales quizás sean las más interesantes. Responden a estímulos multimodales, como térmicos, mecánicos y químicos. Captan y tasan dolor, posición y movimiento, y promueven importantes cambios en el sistema nervioso autónomo, modificando la tensión arterial y la frecuencia cardíaca. En la percepción del cansancio despliegan, también, un rol fundamental y quizás sea este, después de tanta controversia escéptica, el eslabón desconocido que explica la preferencia natural y espontánea por los estiramientos como parte de los restablecimientos finales y adaptativos. El estiramiento podría contribuir a un reseteo propioceptivo de las terminales *III* y *IV*, modificando la sensación de fatiga de modo favorable colaborando, así, con los procesos de recuperación de manera eficiente y alostática.

Schleip (2015) nos recuerda, entonces, que estos mecanorreceptores responden tanto a la tensión como a la presión, sin dejar de lado otras fuerzas mecánicas, como la torsión, flexo-extensión y cizallamiento. La estimulación de mécanoceptores miofasciales desencadena cambios en el SN y en la regulación de los procesos inhibitorios. La presión manual profunda estimula los receptores de Ruffini y receptores intersticiales, aumentando la actividad vagal. Esto induce una alteración en el metabolismo y dinámica de los fluidos, contribuyendo a una relajación muscular global. Es lo que suele disfrutarse como consecuencia de una buena terapia manual.

Enlaces supraespinales que involucran tálamo y glándula pituitaria, sin dejar de lado otras estructuras intermedias, explican la posibilidad de liberación de betaendorfinas, la estimulación de receptores opioides y la consecuente sensación de placer asociada a estas prácticas. Distintas conexiones, y las respuestas reflejas parasimpáticas, influyen en la frecuencia cardiaca y respiratoria, presión arterial, cambios en la actividad cortical, emocional y tono muscular. La estimulación de mécanoceptores en las fascias altera la señal propioceptiva, pudiendo conducir, principalmente, a cambios en la regulación del tono muscular, tanto por control motor gama, como por vías directas que omiten este sistema.

Andreani & Kaupfman (1998), profundizaron, en su momento, sobre las terminales libres *III* y *IV*. Se trata de finas fibras mielinizadas que comienzan en las fascias. Los *III* son receptores de distorsión mecánica (ergoceptores). Los *IV* son más complejos. Algunos son nociceptores y otros son metabaroceptores. Los receptores *III* inician y mantienen las respuestas reflejas ventilatorias del ejercicio. Un nivel bajo a moderado de actividad las estimula. Descargan cuando aumenta el consumo de oxígeno y el flujo de sangre. Tanto la contracción mantenida, como la intermitente, los estimulan. En las acciones estáticas promueven, por esta intermediación, el aumento de la frecuencia cardíaca y la tensión arterial. Son los primeros mediadores de las respuestas cardiovasculares al ejercicio y su impacto es a nivel reflejo. Los *III* se estimulan por el efecto mecánico de la contracción, y los *IV* por segundos mensajeros metabólicos o químicos. Y juntos son los responsables del reflejo presor del ejercicio. Tal como señalamos arriba, formulaciones contemporáneas los involucran en las señales que gatillan, finalmente, la sensación de fatiga.

Ahora bien, lo descripto hasta el momento explica cómo, al estirar o presionar la UMF, son las fascias unas de las principales fuentes que promueven sensaciones, con sus consecuencias epifenoménicas ya descriptas, tales como reducción del tono muscular, activación parasimpática, y sensación de relajación y bienestar, propias de las terapias manuales y los estiramientos de baja a media intensidad. Luego de varios relevos en su itinerario ascendente, incluyendo, obviamente, el tálamo, los propioceptores de las fascias proyectan en la corteza insular y somestésica. Los HNM proyectan a la 3a. Las fascias, muy posiblemente, también. Respecto a este detalle, la consulta a varios especialistas en fascias, principalmente fisioterapeutas, y la lectura de bibliografía especializada, al menos a la que pude acceder, no ha arrojado mayores precisiones. Lo cierto es que se trata de fuentes propioceptivas diferentes y no sabemos, a ciencia cierta, qué tipo de información aportan en común con los HNM, y en cual difieren. Mucho menos, con otros propioceptores, como los articulares, ligamentarios o tendinosos.

Al ser las primeras estructuras en deformarse por el estiramiento, y estar densamente intermediadas por propioceptores, no es difícil conjeturar que las primeras sensaciones de elongación son aportadas por las fascias. Sin embargo, podríamos contraargumentar. Cuando estiramos de manera voluntaria, el SNC predice, proyecta una prognosis del movimiento, un futuro deseado (Bernstein, 1962), cualquiera se trate en cuestión. Por consiguiente, en caso de haber una anticipación gama que prepara y alerta a las fibras intrafusales, las terminales, tanto primarias como secundarias, empiezan a descargar. Por lo tanto, podrían hasta anticipar a las señales gatilladas desde las fascias. No obstante, el mismo argumento es susceptible de trasladarse a las fascias propiamente dichas. Si son capaces de contraerse prescindiendo de la intermediación del SN, ya que poseen fibras lisas y filamentos libres de actina, dicha acción, antes del estiramiento, ya podría generar señales relativas a la deformación.

Sea como fuere, no sentimos a las UMF en su longitud normal, sino solo cuando se estiran más allá de cierto umbral, o cuando generamos fuerza, o cuando se inflaman y hay edema, cansancio o cuando, sencillamente, duelen. Al estirar, gatillan señales, y cuando mantenemos el estiramiento, siguen descargando. Si es excesivo el alargamiento, contribuyen a constituir la sensación de dolor, junto con otros tantos ingredientes que luego se suman a la receta nociceptiva final. Pero, por baja que sea la intensidad del estiramiento, no dejan de descargar y seguimos percibiendo que la UMF no conserva su longitud normal. El misterio sigue siendo, entonces, cómo el SNC descifra la contribución de las fascias a las sensaciones de posición y movimiento, y cómo distingue sus aportes sensoriales del provisto por otros propioceptores, tales como HNM y los localizados en cápsulas, ligamentos y tendones.

Más allá (o acá) de las fascias, posición y movimiento

El siguiente tópico a tratar es el de la sensación muscular y los problemas planteados cuando, por entonces, no se conocían las funciones propioceptivas de las fascias. Estudiadas en los últimos años, y como planteamos arriba, tampoco se ha avanzado mucho (tampoco es fácil) en cuanto poner claridad respecto a cómo las señales que éstas aportan, las fascias, se integran con las provistas por otros propioceptores localizados en distintas regiones de la UMF como, por ejemplo, los HNM y los GTO, para contribuir a la percepción definitiva de la posición y el movimiento humano. Mark Latash (2012) ya planteaba, en sus "Fundamentos de Control Motor", la ambigüedad propia del sistema propioceptivo y el tipo de información que cada uno de sus receptores específicos provee al SNC. El trabajo de Uwe Proske (2006) anticipaba y confirmaba esta presunción y juntos, estimado lector, reflexionaremos sobre esos tópicos. Pero antes, repasaremos la historia de las perplejidades que entusiasmaron a los fisiólogos desde el planteo inicial de este problema.

El sentido kinestésico, de la posición y movimiento de nuestro cuerpo como totalidad y sus miembros, ha sido objeto de especulación de los últimos 400 años hasta el día de hoy. El problema de como sentimos nuestro cuerpo en general, y los sistemas locomotor y postural en particular, fue discutido por grandes fisiólogos en el siglo XIX y XX. Charles Bell (1774-1842), fundador de los estudios de posturología, es primero en hablar de "sentido muscular" y lo equipara a los otros, como la vista, el tacto o el oído. Postula el control neural de posturas corporales sin involucrar los niveles voluntarios superiores, es decir, espinales y supraespinales subcorticales. Cito una de sus frases célebres: "¿Cómo puede un hombre mantener una postura erguida o inclinada contra el viento que sopla contra él?". Y responde "es obvio que posee un sentido a partir del cual conoce la inclinación de su cuerpo…" y precisa, "…y posee la capacidad de arreglarla y corregir la cualquier inclinación respecto a la vertical". Bell, de alguna manera, ya formulaba el rol de los mecanismos reaferenciales en la corrección postural, sin haber vislumbrado, que sepamos, las posibles funciones anticipatorias de la actividad regulativa del SNC.

Guillaume Duchenne (1806-1875) entiende que el movimiento es la síntesis sinérgica y coordinada de la interacción de varios grupos musculares. Introduce el concepto de "conciencia muscular", vital en los movimientos voluntarios, que precede y determina la contracción, y que no debe confundirse con el "sentido muscular" de Bell. Lo interesante de Duchenne es que, de algún modo y por primera vez, conecta la propiocepción con la consciencia. En otras palabras, fue pionero al formular la posibilidad que las sensaciones musculares puedan constituirse en objeto para la consciencia. Hoy lo sabemos bien: si nos lo proponemos, es decir, si dejamos de atender otras posibles fuentes de provisión de objetos para la consciencia, y nos concentramos en nuestro cuerpo, sin dolor de por medio y voluntariamente, aún los más sutiles detalles ligados a las posturas y movimientos pueden ser advertidos, siendo los propioceptores los generadores iniciales de este fenómeno que, a decir verdad, no todos los seres humanos tienen el privilegio de percibir y, sobre todo, disfrutar.

Por su parte, Henry Bastian (1837-1915) fue el primero en sostener que hay sensación de movimiento y sensación de posición, como dos expresiones diferentes. Para Bastian, las sensaciones de movimiento y de posición no solo nacen en músculos, sino también, en tendones, piel, aponeurosis, ligamentos y cápsulas articulares y, desde allí, llegan al cerebro. Sustituye el "sentido muscular" y el de "consciencia muscular", por el sentido de movimiento o "kinaesthesis". Afirma que la sensibilidad interviene de modo inconsciente en el movimiento voluntario, pero también se activa en movimientos pasivos. Niega la existencia de reflejos propioceptivos, y sin dudas su mayor contribución fue la de ser el primero en proponer la noción de "kinestesia". Probablemente, el problema con la palabra "kinestesia" es que el prefijo "kine" alude solo a movimiento, y el mismo Bastián fue original en dividir, precisamente, las sensaciones de postura y movimiento. Sin embargo, propone un solo nombre para las dos.

Octave Landry (1826-1865), introdujo la noción de "sensación de actividad muscular". Interesante, ya que, si bien lo vemos, solo sentimos el músculo, eventualmente y no siempre (y en algunos casos nunca), cuando despliega algún tipo de actividad. Sin esta, o la exploración táctil, solo el dolor justifica que podamos advertirlo. La localización de la sensibilidad en el músculo, responsable de la conciencia muscular, anticipa el descubrimiento de los receptores de la sensibilidad propioceptiva. Hacia finales de ese siglo, Jean Martin Charcot (1825-1893) habla de "sentido de la inervación muscular" y Ernst Weber (1795-1878), de "sentido de la fuerza". Lo último es más que interesante, ya que, sin el pretexto de una carga a vencer, sostener o frenar, la percepción de los músculos es mucho más difícil, sino imposible.

Este fenómeno es de fácil constatación por todos, pero antes de Weber no había sido puesto en consideración. Los HNM se detectan por primera vez en la segunda década del siglo XIX e, inicialmente, se pensaba que eran proto-fascículos de los músculos estriados esqueléticos. Finalmente son descriptos con mayor precisión hacia finales de ese siglo por distintos investigadores de laboratorios europeos descubriendo, poco a poco, sus complejas funciones y sutiles propiedades, tanto neurales, mecánicas como tixotrópicas. Lo que vale la pena remarcar, y con mucha admiración es que, desde Bell hasta Sherrington, las aproximaciones de los fisiólogos fueron extraordinarias, ya que aún no se conocían los HNM ni, mucho menos, otros propioceptores. Ni siquiera la noción de propiocepción, que se la debemos a Sherrington a comienzos del siglo XX. Tampoco la neurofisiología rusa del siglo XIX, sobre este tema, hizo aportes de mayor envergadura que los de ciencia europea occidental.

Charles Scott Sherrington (1857-1952) comienza a trazar el camino hacia la propiocepción con las precisiones e incertidumbres que hoy conocemos. En 1906 introduce por primera vez el término "propiocepción", que viene de "proprius" (sí mismo) y "receptus" (recibir), queriendo significar "la capacidad de nuestro cuerpo de recibirse a sí mismo". Sherrington explora los mecanismos relacionados a la propiocepción y estudia las respuestas reflejas medulares, sin dejar de lado los procesos automáticos subcorticales, sobre todo vinculados a la postura. Para Sherrington, los HNM son los principales protagonistas de la propiocepción, siendo subsidiarios los receptores articulares y cutáneos. El problema con los HNM, es que son capaces de generar impulsos en respuesta a cambios de longitud, como así también a la actividad motriz gama o fusimotora. El SNC debe ser capaz, de algún modo, de distinguir y descifrar las diferencias entre las dos fuentes, la del estiramiento mecánico integral de la unidad miofascial y la del sistema fusimotor. La sensación de esfuerzo es otra fuente para tasar o sensar la posición, y tiene consecuencias para la kinestesia en presencia de fuerza de gravedad.

La noción original de propiocepción de Sherrington, si bien lo vemos, se identificaba con la de interocepción. Hoy, para la mayoría de la comunidad de estudiosos del tema, las diferencias son claras. El sentido de lo "interior", inicialmente llamado "cenestesia" y hoy conocido como "interocepción", involucra varios sistemas sensoriales con sus correspondientes aportes aferenciales. La división inicial más prístina identifica en la interocepción, por un lado, viscerocepción y, por el otro, propiocepción. El primer sistema refiere a la tasación de la situación, precisamente de las vísceras, e incluye -por ejemplo-, cardiocepción, tracto gastrointestinal, respiratorio y demás.

Ahora bien, al hablar de propiocepción, el acuerdo implícito por nuestros días, lleva a entenderlo como el sistema que tasa e informa, al SNC, el estado funcional de las estructuras que configuran el aparato locomotor y postural. Es decir, la información provista al SNC sobre postura y movimiento depende -no única, pero principalmente-, del sistema propioceptivo. El problema, claro está, es que tales estructuras son múltiples y variadas, los receptores propioceptivos son numerosos y cómo el SNC descifra las diferencias continúa siendo incierto. Los recursos de laboratorio que permiten, con gran precisión, la detección de coaliciones o agrupamientos neurales que disparan en la corteza cerebral contribuyen a la eventual localización de las funciones, pero están lejos de aportar explicaciones definitivas. Ni siquiera localizar el disparo de una neurona individual permite arrojar luz a nuestras perplejidades.

Las ideas que formaron la base de las concepciones sobre propiocepción y kinestesia, hoy están en proceso de transformación. Hay creciente evidencia de que un componente del sentido kinestésico es derivado del comando motor que genera movimiento. Al estar involucrados los comandos motores, las sensaciones propioceptivas tienen la influencia de la fatiga y esto da inicio a una nueva era en la investigación de la propiocepción. Como todo sistema sensorial, su actividad depende de eferencias motrices. Ningún analizador sensorial es "pasivo" sino que su aporte sensorial, que provee la materia prima para configurar percepciones más complejas, está altamente condicionado por las descargas motoras o eferentes.

Todos los sistemas sensoriales incluyen un componente motor, que no solo protege a los receptores, sino que, sobre todo, los modula y calibra. Esas descargas descendentes son provistas tanto por el sistema motor gama, descubierto en la década del 50 del siglo XX por Leksell, y luego estudiado por Mathews (1962 y 1964) como por el sistema beta, identificado años más tarde. Distintas razones hacen del sentido kinestésico un objeto de estudio fascinante. Por un lado, permite conocer dónde están las partes de nuestro cuerpo y cómo se mueven, lo cual forma parte de nuestra experiencia cotidiana. Por el otro, la interesantísima discusión histórica, es decir, los intercambios entre investigadores y fisiólogos que estudiaron sus alcances y limitaciones. Este intercambio de miradas y perspectivas compartidas por los estudiosos, más allá de ser apasionante y, sobre todo, controversial, es imprescindible para entender las formulaciones y polémicas contemporáneas.

Von Helmholtz (1821-1894) propuso el concepto de "sensación de inervación", distinto del "sentido de inervación muscular" de Charcot, y enfatizó que ningún feedback periférico es necesario para la kinestesia, es decir, la voluntad de moverse ya genera sensaciones centrales. Al leer esta formulación de Von Helmholtz quedé estupefacto: anticipó, ya por el siglo XIX, las funciones predictivas del sistema propioceptivo. Sherrington no compartía esta noción, y creía que las sensaciones kinestésicas se originaban en los mismos músculos y, desde ese momento, siempre se ha creído que los receptores periféricos son fundamentales en la propiocepción. Es aquí donde siento la necesidad de incorporar los aportes de la neurofisiología rusa de la primera mitad del siglo XX. Quizás esto explique mi entusiasmo al leer la sentencia de Von Helmholtz, que no era ruso, sino alemán: "la voluntad de moverse ya genera sensaciones…".

Todos deben saber, o quizás no, mi fascinación personal por la vida y obra de Nikolai Bernstein. Prometo no desviarme de la argumentación, ser breve y, espero, pertinente con este comentario. En su oposición a muchas de las formulaciones de Pavlov, que muy caro le costó, Bernstein (1962) entendía que la noción de reflejo remitía al pasado, pura, única y exclusivamente. Su comprensión del sistema nervioso no podía conceder el hecho de que este, más aún en el hombre, se restringiese a una relación temporal pretérita. Por el contrario, entendía que su tarea principal, y no solo la relativa al movimiento, consiste en proponer un "modelo de futuro deseado", realizar estimaciones, predicciones, si lo prefiere, una "prognosis probabilística". El SNC mira, según Bernstein, hacia adelante. Una publicación de Ridderinkhof (2015) nos sorprende, y me disculpo por este "salto" en el relato histórico. Este autor habla de "imaginería motora kinestésica". Investiga y reporta el efecto propioceptivo y predictivo de la representación mental de movimientos y posiciones. El solo acto de imaginar ya promueve el incremento de la tasa de descarga de distintos propioceptores, entre ellos, los HNM.

Volviendo al ya citado Addams (2015), las vías descendentes no podrían remitirse al simple rol de enviar comandos motores, sino predicciones, particularmente kinestésicas, a las que los propioceptores responden. Antonio Damasio (2020), nos comparte una mirada del SNC como producto evolutivo de la necesidad de organizar una multiplicidad periférica, cada vez más abundante y compleja. Pero no como el "controlador central" que, a la manera de "mandamás", exige la sumisión del sistema miofascial. Muy probablemente, me atrevo a apostar, la ecuación sea exactamente a la inversa. La idea de "controlador central" ya fue objetada por Bernstein (1935) en la primera mitad del siglo XX. Las formulaciones contemporáneas de la mayoría de los neurofisiólogos, confirman este enroque.

La primera mitad del siglo XX fue rica en propuestas, sin embargo, hasta 1960 el énfasis estuvo puesto en los receptores cutáneos y articulares y no fue, sino hasta los experimentos de Goodwin (1972), que los musculares empezaron a considerarse en la kinestesia con mayor seriedad. Algunos años más tarde, Harvey (1976) expresaba que "…no sentimos el movimiento en los músculos, sino en las articulaciones: sentimos y percibimos segmentos y articulaciones, no los movimientos…". Cuánta discusión podemos invitar a considerar a partir de estas afirmaciones de Harvey. Sus palabras alimentan lo que invito a considerar al final de este capítulo. No lo desarrollo ahora, para no distraer al lector del itinerario histórico que voy desplegando, pero… ¡cuánta razón tuvo Harvey!

Los sentidos de la posición y el movimiento se han considerado tradicionalmente juntos, creyendo que los HNM contribuyen tanto a uno como a otro. Sin embargo, Proske (2006) plantea que las dos sensaciones son procesadas por separado en el SNC, habiendo diferencias consistentes entre los dos sentidos. Proske centra su argumentación en el rol de los HNM en la percepción consciente de la posición y movimiento, más que en otras funciones que, por cierto, son varias e interesantes.

Merton (1964) acuerda que los HNM informan sobre la longitud muscular que empleamos para estimar posición. Por consiguiente, la pregunta lógica es… ¿la kinestesia comprende 2 sentidos o solo uno? Razones históricas asocian posición y movimiento como un sentido único llamado kinestésico. Sin embargo, esta identificación no es del todo clara. Será, precisamente, el tópico que discutiremos a continuación para, después, relacionarlo con las sensaciones de estiramiento.

McCloskey (1978) retoma la formulación de Bastián, entendiendo y acordando que las sensaciones de postura y movimiento son distintas. Explica que los receptores primarios intrafusales contribuyen tanto al sentido de movimiento como al de posición y, los secundarios, solo a la posición. McCloskey (1978) creía que la posición y el movimiento se generaban por 2 líneas de información distintas, originadas en músculos.

Es aquí donde quisiera detenerme un momento. Los HNM contienen 3 tipos de fibras intrafusales: las de bolsa nuclear dinámica, inervadas por las terminales primarias de tipo *IA*, junto con las de bolsa nuclear estática y cadena nuclear, inervadas por las terminales secundarias o tipo *II*. Las primarias descargan durante el estiramiento, incluso de manera proporcional al mismo, al menos hasta que, por sucesivas repeticiones, la adaptación natural de los receptores se reduzca su tasa de descarga. A nivel reflejo, inervan fibras extrafusales rápidas, protegiendo a la UMF de posibles daños por estiramientos rápidos e imprevistos. Ante el mantenimiento de la posición final, siguen descargando, pero a una tasa mucho menor. Las secundarias responden al estiramiento, sobre todo lento, en menor magnitud que las primarias, pero principalmente señalan y tasan la posición final. En cuanto a la respuesta refleja, inervan fibras lentas o ST, aumentando el tono muscular que, ya mantenida la posición final de estiramiento, también contribuye a defender a la UMF de lesiones por estiramiento, máxime si son muy intensos.

Nunca puedo olvidar una excelente conferencia del Dr. David Behm, en la cual mostraba estirándose él mismo cómo, hasta llegar a la posición final, la descarga era responsabilidad de las aferencias primarias y, al permanecer en esa posición final, la responsabilidad de reportar al SNC de esa longitud alcanzada y mantenida, era de las aferencias secundarias. Respecto a estas últimas, reconocemos dos tipos distintos de fibras intrafusales lentas o tónicas, pero no es posible, a partir de ello, argumentar la posibilidad que unas (las intrafusales de bolsa nuclear estática) u otras (fibras intrafusales de cadena nuclear) se encarguen, por separado, de las sensaciones de movimiento y posición, simplemente por el hecho de que, ambas, están inervadas por las mismas terminales sensoriales de tipo *II*. Es decir, hay un solo efecto estático a pesar de depender de dos tipos de fibras intrafusales con morfología y propiedades distintas. Por consiguiente, la pregunta acerca de por qué tres tipos de fibras intrafusales para solo dos tipos de terminales sensoriales, y dos tipos de sensaciones, sigue sin poder ser respondida de manera consistente. Solo indicios parciales, piezas de un mosaico y conjeturas.

Algunas publicaciones podrían ayudar a que nuestras aproximaciones sean un poco más precisas. Taylor y sus colaboradores (1999) se lo preguntan en un artículo llamado ¿Por qué hay tres tipos de fibras intrafusales? El descubrimiento de las fibras de bolsa nuclear estática o tipo II (Banks, 1977) produjo, al principio, confusión.

Luego se hizo evidente que las de bolsa nuclear dinámica, o tipo I, se encargan de los efectos dinámicos, y las de tipo II, de los estáticos. Ergo, la solución de un problema llevó a otro: ¿para qué dos tipos de fibras intrafusales de tipo II, bolsa nuclear estática y cadena nuclear, para las mismas respuestas estáticas?

Probablemente, entender que los tres tipos de fibras intrafusales tienen propiedades distintas, tanto sensoriales como motoras, nos permita acercarnos mejor a la cuestión (Barker, 1978). En las de bolsa dinámica, el sistema gama dinámico las tensa, más que acortarlas. En las de bolsa estática, el sistema fusimotor tiene poder de acortamiento, sin interferir en las respuestas dinámicas (Dickson, 1993). La función de las de cadena nuclear es más difícil de precisar, ya que su irregular comportamiento tetánico promueve respuestas poco armónicas e impredecibles ante el estiramiento (Boyd, 1985).

El punto crítico no está tanto en las diferencias entre las dinámicas y las estáticas, sino entre las estáticas de bolsa y cadena nuclear. Las separa, fundamentalmente, la conducta tetánica. Recordemos que, tanto sensorial como motrizmente, las propiedades de las fibras intrafusales de bolsa nuclear estática y las de cadena nuclear no son exactamente iguales. De allí que, casi de manera inexorable, nos preguntamos hasta qué punto estas diferencias entre las dos fibras estáticas no podría -a pesar de estar inervadas por las mismas neuronas sensitivas tipo *II*, luego de relevos y procesamientos medulares y supramedulares- contribuir a nuestra capacidad de distinguir entre posición y movimiento.

El tétanos no patológico refiere a un estado de activación permanente de la fibra muscular, que dificulta su relajación, necesaria para una nueva activación eficiente. Puede ser completo, cuando no hay relajación alguna, o incompleto, cuando la hay, aunque escasa y afuncional. Siendo ésta la propiedad que, más allá de los morfológico, distingue tanto una fibra intrafusal estática de otra, muchas veces me he preguntado si no es esta la posible razón que justifique que unas, las de bolsa nuclear estática o tipo II, aporten a la percepción del movimiento, y las otras, las de cadena nuclear, a la posición. Nuevamente, y disculpándome por ello, comparto perplejidades, no certezas. Pero son las primeras, y no las últimas, las que marcan el progreso del conocimiento.

Cordó (2005) propuso que el normal sentido de la posición y movimiento resultaba de la integración del SN de diferentes sub-modalidades de input sensorial, no solo de los HNM. Goodwin (1972) estableció que los HNM proveen información tanto de posición como de movimiento, y sus hallazgos fueron confirmados por investigadores que lo sucedieron. Por su parte, Proske (2006) no niega que los HNM proveen información tanto de posición como de movimiento, pero entiende que lo controversial es unir los dos sentidos. Y prosigue su argumentación. Los HNM son cruciales para sensar el movimiento, sin embargo, para la posición es necesaria otra señal, y es la sensación de esfuerzo la que colabora para detectar la posición.

Kurtzer (2005) reporta que, en el córtex motor del simio, algunas neuronas disparan solo para tareas posturales, y otras solo para motoras. Cuando hay actividades de postura y movimiento juntas, las descargas se suceden de manera aleatoria, concluyendo que distintos mecanismos subyacen al procesamiento cortical de posición y movimiento. Graziano (2002) descubre que las neuronas corticales disparan para una postura determinada, y diferentes posturas se representan en distintos sitios corticales.

La información posicional parece ser, entonces, un parámetro muy significativo para el cerebro, y su procesamiento es distinto del sentido del movimiento. Goldscheider (1889) reporta que los umbrales de detección del movimiento eran más bajos en las articulaciones proximales que las distales. McCloskey (1978), pide a sujetos que indiquen cuando inicia el movimiento y la dirección del mismo, y confirma a Goldscheider. Estima que los cambios en la longitud fascicular eran el parámetro de interés del SNC y propuso a los HNM como responsables. Demostró que los cambios en la longitud fascicular determinaban los umbrales de detección del movimiento. En distintos grupos musculares los umbrales eran iguales como expresión del cambio de longitud fascicular.

Proske (2006) observa que el largo o longitud de los HNM no difería de un músculo a otro, pero las longitudes fasciculares eran muy diferentes: los músculos más largos tienen fascículos más largos, pero la longitud de los HNM no difiere de la de los más cortos. Como los HNM están en paralelo con los fascículos, en los músculos más largos la ratio fascículo/HNM es menor. Por consiguiente, ya que los HNM son los receptores candidatos a ser responsables de la detección de la longitud y cambio de longitud de la unidad miofascial… ¿Cómo puede un HNM que es mucho más corto que el fascículo adyacente ser un parámetro relevante del porcentaje del cambio de longitud fascicular? La respuesta posible es que el HNM registre el cambio solo de longitud de una porción del fascículo adyacente, no de todo el fascículo. Recordemos que los distintos fascículos ni se estiran ni se acortan al unísono, mucho menos de manera uniforme, sobre todo en los músculos biarticulares. Proske (2006) da cuenta de cómo los extremos de las fibras intrafusales se atan elásticamente al perimisio que rodea el fascículo. El que los extremos de las fibras intrafusales se aten al perimisio que envuelve al fascículo, concilia la diferencia de longitud entre el HNM y el fascículo propiamente dicho.

Este aspecto relativo a la ratio HNM/LF o longitud fascicular me parece de gran importancia. Al comienzo del capítulo compartía uno de los problemas que, a lo largo de toda una vida estudiando y practicando estiramientos, nunca pude resolver. Es el relativo a las sensaciones tan diferentes de estiramiento que provienen de distintos grupos musculares, incluso, por qué hay algunos músculos que sentimos tan poco al estirarlos o, quizás, directamente nada. Por ejemplo, no recuerdo a nadie, ni gimnasta ni sujeto no deportista, que me haya expresado que, al estirarlo, percibe el glúteo mayor. Eventualmente lo siente, en contadas ocasiones, en caso de estar doloridos, cansados o fatigados. Jamás nadie me ha asegurado "sentir" al piriforme cuando lo estira, o cree hacerlo. Advierte una sensación, a veces incómoda, desde la articulación de la cadera, probablemente cápsula, pero no desde el piriforme. Mucho menos el tibial anterior y, así, tantísimos otros, si no la mayoría de grupos musculares.

Al psoas, otro ejemplo, aún en estiramientos exigentes, que involucran todo su recorrido y conexiones epimusculares, nadie me ha expresado jamás haberlo percibido excepto, apenas, en la inserción distal. Sin embargo, a largos músculos biarticulares, los advertimos, y con bastante claridad, al estirarlos. Y no los detectamos de manera similar, sino, también, diferente. ¿Por qué? La verdad, no lo sé. Tampoco conozco quien lo sepa, y al consultar con otros especialistas, no hay respuestas. Ni siquiera el planteo del problema que, para mi sorpresa, lo escuchan por primera vez cuando lo formulo. Por consiguiente, me hago cargo. Y no para resolverlo, sino para compartir aproximaciones. Mis conjeturas se expresan en las siguientes posibilidades:

- Que la ratio HNM/LF tenga una responsabilidad significativa: tanto los músculos cortos como los largos tienen HNM y fascículos, sin embargo, al estirar, son los largos, con sus correspondientes fascículos más largos también, los que sentimos casi en su recorrido completo, y casi nunca los cortos.
- Que las fascias aponeuróticas sean las candidatas: es decir, los músculos que están atravesados por densas aponeurosis que los conectan con otros, sean susceptibles de gatillar sensaciones integrales más consistentes de estiramiento, lo cual traslada la responsabilidad de lo que advertimos, no al músculo, sino a la aponeurosis propiamente dicha.
- Que la misma estructura de cada UMF sea la causa: esta hipótesis es fácil de constatar al concentrarnos, por ejemplo, en las sensaciones de estiramiento emergentes de músculos con distintos porcentajes de masa tendinosa y contráctil o, quizás más sutilmente, las particularidades de la conexión de sus fascículos ya sea al tendón o a la fascia aponeurótica.
- Que el procesamiento central sea el candidato: es decir, los relevos sensoriales y las particularidades de sus conmutaciones a nivel espinal, talámico y cortical, justifiquen las diferencias.
- Que varias de estas condiciones se integren: haciendo de esta compleja interacción, la razón que explica las diferencias.

Sea como fuere, alguna explicación debe haber. Invito al lector a pensar conmigo. Estimo que, si es usted un apasionado por el tema de los estiramientos, tanto desde la teoría como desde la práctica misma, es altamente probable que en algún momento se haya hecho estas mismas preguntas. Este capítulo, en su totalidad, gira alrededor de estas preguntas que nunca pude dejar de formularme y, al mismo tiempo, nunca encontrar una respuesta consistente. Continuemos entonces.

El umbral de detección del cambio de longitud no solo se aplica a las fibras extrafusales, sino también a las intrafusales. En movimientos activos, al generar contracción, el umbral cae. McCloskey (1992) postula que quizás esto se deba al "muscle slack" o estado de holgura muscular. Los HNM descargan conforme el músculo se estira, de manera proporcional a dicho alargamiento. Como vemos, las señales de los HNM son diferentes. Antes de Goodwin se pensaba que la señal de la posición provenía de receptores articulares. Farrel (1987) plantea que, en realidad, hay más evidencia sobre receptores articulares, incluso receptores tipo II de Ruffini en la piel y hasta receptores cutáneos que de los de estiramiento. Clarke (1995) formula la hipótesis de input ensamblado de varias clases de receptores, siendo el de los musculares el menos importante (según este autor, claro está).

No podemos continuar esta indagación sin considerar la propiedad de la tixotropía. El umbral de detección del movimiento depende de la tixotropía, y las fibras intrafusales también poseen esta propiedad (Enoka, 1993). En el interior de los HNM, ya lo sabemos, se alojan las fibras intrafusales. Ellas se atan a la cápsula interna del HNM por conexiones elásticas, es decir, no se encuentran "sueltas" o nadando desordenadamente. Por ello pueden tensarse al estirar los fascículos a los que se atan los HNM. Si bien las fibras intrafusales no están "sueltas", si están bañadas por líquidos plasmáticos y geles que se pueden liquidificar o esterificar acuerdo a múltiples condiciones, entre ellas, la temperatura interior. Por ello, la tixotropía es también importante en los sentidos de la posición y movimiento. Los HNM expresan esta propiedad en la acción refleja, los patrones de output motor y la excitabilidad central. La tixotropía determina la sensibilidad de las fibras intrafusales y tiene sus bases en la presencia de puentes cruzados estables entre actina y miosina. Recordemos que los extremos de estas fibras son contráctiles. En ellas, miosina y actina configuran puentes estables que no generan fuerza. Sin embargo, le dan al músculo relajado su grado de stiffness: si el músculo relajado se estira, estos puentes se desatan. En las fibras intrafusales el punto de desate de los puentes se desencadena por una explosión inicial de las mismas. Lo cual lleva a un cambio en su nivel de descarga y ello genera errores en el sentido de la posición.

Valbo (1974), y esto es clave para el calibrado propioceptivo, enseña que, si el músculo se contrae de manera isométrica en corta longitud, los puentes cruzados, como consecuencia de la coactivación fusimotora, se resetean tanto en las fibras extra como en las intrafusales. Cuando el músculo se estira, las intrafusales se endurecen (stiffer) por los puentes cruzados estables y esto estira más la porción central y las terminales sensoriales, lo cual aumenta la tasa de descarga. Si el músculo se vuelve a estirar más a una longitud mayor, y contraído, puentes cruzados estables se forman a una longitud mayor. Si es luego acortado, las fibras intrafusales tensadas por la presencia de puentes cruzados no serán capaces de acortarse y caerá el "slack" o estado de holgura. Valbo (1974) define "slack" como la distancia entre los puntos de atadura en cada extremo del HNM que es menor que la longitud actual del HNM. El "slack" reduce la tensión en las terminales sensoriales de los HNM y la descarga caerá en reposo, de ahí la reducción del tono muscular y la consecuente "holgura" o "soltura" de la UMF. El condicionamiento muscular dependiente de la longitud enseña que un HNM puede estar a la misma longitud, pero con diferentes descargas de reposo, dependiendo de si el músculo ha sido previamente contraído a una corta o larga longitud.

Recordemos esto: contraer a cortas y largas longitudes resetea el sistema propioceptivo. Es decir, cuando la historia reciente de sus exigencias en la tasación de longitud y cambios de longitud, altera las propiedades neuromecánicas de las fibras intrafusales, hay estrategias específicas que ayudan a su recalibrado. Igualmente, uno de los aportes más interesantes de Valbo (1974) es no circunscribir el estado de "holgura" muscular o "muscle slack" a fenómenos solamente extrafusales. Las fibras intrafusales pueden sufrir, o no, estado de tensión o de holgura. Son los HNM y el sistema fusimotor los que, quizás, tengan la mayor responsabilidad en la promoción y eliminación de este estado en el resto de fibras extrafusales.

Por eso, la tixotropía es útil, no solo como evidencia de los HNM, contribuyendo a la kinestesia. También provee información sobre si los HNM son pasivos en ese momento. Una forma de condicionamiento deja los HNM sensibles y las fibras intrafusales tensas. Otra forma de condicionamiento los deja insensibles y relajados o sueltos. Si la fibra intrafusal se contrae por la motoneurona gama, cualquier slack preexistente es eliminado. Cuando, luego, las intrafusales se relajan, ya no estará presente el "slack" y el HNM recuperará su estado sensible. Por consiguiente, y a modo de ejemplo, si un hombro está en un estado condicional distinto del otro, ya sea por fatiga, cirugías o lesiones, puede llevar a errores en el sentido de la posición. Como para tener en cuenta, la contracción voluntaria al 25% de la MIVC recluta la mayoría de los HNM por la coactivación fusiforme, motoneuronas gama tanto estáticas como dinámicas. La coactivación fusiforme es una estrategia para prevenir que los HNM caigan en silencio y mantener su sensibilidad durante la contracción voluntaria. Al 5% de la MIVC se reclutan el 75% de los HNM. Los umbrales de coactivación muestran asociaciones entre los HNM y las unidades motoras, lo cual defiende el rol clave de los mismos en la kinestesia.

Si los HNM pueden también ser activados por el sistema fusimotor... ¿Cómo distingue el cerebro entre una señal generada por estiramiento muscular o la producida por el sistema gama? Algunos intentaron responder esta pregunta. McCloskey (1981 y 1983) explica que, cuando la señal del HNM integra el cambio en la longitud muscular (ex-aference) a la actividad fusimotora (re-aference), el componente fusimotor es extraído de la señal total y el remanente del cambio de longitud contribuye a la kinestesia. Esta sustracción la hace el SNC haciendo una copia de la señal fusimotora asociada a la contracción voluntaria. Esta copia determina la sustracción. En definitiva, lo que el sistema nervioso en su totalidad procesa, son señales eléctricas que circulan por las neuronas, a la manera de códigos, quizás muy parecidos al morse. Contrastar y comparar el contenido de las frecuencias, silencios, lapsos entre una descarga y otras, es lo que hace nuestro sistema nervioso. Cómo lo hace, y de qué manera emergen desde allí las experiencias perceptuales y los significados, sigue siendo un misterio. Es donde las "conversaciones de frontera" entre neurofisiología y filosofía de la mente, son necesarias.

Volviendo a la fenomenología de lo cotidiano, un ejemplo ordinario del sentido de la posición se da cuando cargamos peso y los músculos se contraen voluntariamente. Muchos estudios de kinestesia alterada por ejercicio, esfuerzo y fatiga dan cuenta que la sensación de esfuerzo puede ser una señal importante para el sentido de la posición. La sensación de esfuerzo que se desencadena por la copia eferente, puede emplearse para distinguir entre el componente ex-aferente (longitud muscular) y re-aferente (sistema gama) y eso es lo que realmente se percibe. Sobre cómo se integran la señal central de esfuerzo y la de los HNM, Proske (2006) plantea que, una vez que los HNM son coactivados, ya no contribuyen al sentido de la posición. Su hipótesis es que, cuando no hay carga o es muy leve, la principal sensación de posición viene de los HNM, conforme la carga aumenta, aumenta la descarga eferente central y esa señal de esfuerzo también provee información posicional. Aún en contracciones leves los HNM pasivos también pueden proveer señales de posición. Los HNM jerárquicamente proveen la señal dominante, no obstante, conforme el esfuerzo es mayor, mayor es el aporte del sentido de esfuerzo al sentido de la posición, lo cual aumenta la evidencia sobre la contribución del comando central al sentido de la posición. Cómo se integra a la información periférica de los HNM aún no se sabe bien.

Por lo tanto, de lo expuesto aquí inferimos que, al incrementarse la carga y, por ende, el esfuerzo para superarla, sostenerla o frenarla, la kinestesia parece depender más de los aportes de otros presupuestos, más que de los HNM. La pregunta, entonces, es precisamente por tales correlatos. Si los HMN ya no lo hacen, otros serán los candidatos. Y es aquí donde, quizás, podemos proponer la posible participación de las fascias y sus receptores específicos *III* y *IV*, cuyo rol en la percepción de la fatiga ya es conocida. En interacción, posiblemente, con las señales aportadas por las estructuras articulares y otros sistemas sensoriales. De no ser así, entonces, otras fuentes musculares endógenas deben ser las responsables.

Para terminar esta sección, no puedo dejar de referir lo aprendido del estudio del manual de neurofisiología del profesor Jesús Ninomiya (1991), catedrático de la Universidad Autónoma de México. Se trata de un libro maravilloso, de una claridad conceptual sorprendente, a pesar de sus años. De alguna manera, el profesor Ninomiya explica la diferencia entre el sentido de movimiento, o kinestesia, y el de posición, o estatoestesia, recurriendo a una propiedad que unifica a todo el sistema propioceptivo, que es la descarga desde los receptores periféricos, aún a una tasa débil, a pesar de no haber cambios en la deformación mecánica. Según Ninomiya (1991), todos los propioceptores disparan de manera regular, a una tasa que, a pesar de ser lenta y débil, permite identificar la posición, es decir, el no movimiento. Esto justifica la estatoestesia o, en otros términos, sentido de la posición.

El movimiento, y su consecuente deformación de los receptores mecánicos, altera la tasa de descarga por unidad de tiempo desde el sistema propioceptivo, por las vías aferentes, hacia el SNC. Este contraste en las tasas de descarga, desde los mismos propioceptores y por las mismas neuronas sensitivas, es lo que permite percibir, verbigracia, el movimiento, justificando lo que conocemos como kinestesia. En definitiva, de acuerdo a esta formulación, todos los propioceptores aportan tanto al sentido de posición, o estatoestesia, o de movimiento, o kinestesia. Lo que permite la precepción de las diferencias es el contraste en la tasa de descarga por las mismas vías aferentes. De acuerdo a Ninomiya (1991), posición y movimiento son dos sentidos distintos, cuyo procesamiento central acredita regiones corticales diferentes, pero que, desde la periferia, tienen el mismo origen. Podríamos objetarle lo que sucede en las acciones isométricas, donde hay actividad muscular sin cambio de posición. La respuesta está más arriba, donde explicamos cómo, en estas acciones, las fibras intrafusales alteran su tasa de descarga, incrementando la frecuencia por unidad de tiempo. Sigue habiendo solamente estatoestesia, pero podemos detectar la acción muscular. Tal como, sin cambio de posición, detectamos los estiramientos.

Por consiguiente, y desde lo que puedo inferir a partir de lo expuesto, los sentidos de posición y movimiento tienen un origen común, que no es otro que el estado de deformación de los receptores mecánicos, con sus correspondientes y específicas tasas de descarga aferente al SNC. Esto incluye a las fascias y aponeurosis. Lo que luego permite identificar las diferencias es el procesamiento en estructuras de relevo y conmutación superiores. Tal como vimos, en la corteza cerebral, regiones diferentes disparan ante posiciones y movimiento. Aún ante posiciones diferentes de distintos segmentos. Por ende, podría haber una estructura anterior que decodifique esa diferencia en patrones de descarga, antes de que dicha información siga su curso hacia la corteza cerebral. De manera especulativa, postulo como candidato para esa función al tálamo. En sus distintos núcleos geniculados, encontramos un cartografiado punto a punto de toda la disposición receptiva de nuestro cuerpo (excepto la olfativa). Desde allí, distribuye hacia la corteza, donde el mapeo es más preciso aún. Por consiguiente, mi inquietud e hipótesis, desde lo estudiado con Ninomiya, es la posibilidad de que el tálamo identifique los contrastes en tasas de descarga desde los receptores del sistema propioceptivo para, a partir de ello, proyectar a distintas regiones de la corteza cerebral. No distribuye lo que "sentimos", sino solo potenciales de acción, mensajes eléctricos codificados según sus distintos componentes. El cómo luego sentimos, es el gran misterio. Tasas de descarga diferentes proyectan, o bien a áreas corticales diferentes o bien a las mismas áreas, pero a capas distintas. Esta proyección final podría justificar la percepción diferencial entre posición y movimiento. Tal como la percepción del movimiento, en la corteza visual, supone la existencia de valores contrastantes, siendo la tarea de nuestros correlatos neurales comparar esas descargas en sus diferencias, a nivel de la percepción de la posición y el movimiento, no encuentro razones como para que no sea de otro modo.

Una invitación a compartir perplejidades

Le pregunto al lector y lo hago conmigo de la misma manera ¿qué sentimos cuando nos movemos? ¿qué advertimos antes y después de movernos, es decir, cuando aún no lo hay o ya no lo hay? Me tomo el atrevimiento de compartir la siguiente experiencia. Estas dos semanas, dedicadas enteramente a la redacción de este capítulo, e inspirado por estas lecturas e ideas, no he podido salir del modo "zombie", distraído y ensimismado en pensar y captar lo que, de mi cuerpo, al moverme o estando quieto, emerge y puedo sentir.

Por la mañana, caminando hacia el trabajo, me concentraba en las señales de movimiento y pensaba. De mis miembros superiores al caminar, solo experimentaba, por el balanceo de los brazos (que no sentía), una ligera actividad vascular, posiblemente venosa, en los extremos de las manos. Una mínima pesadez provisoria, en la fase descendente del braceo o péndulo, y solo después de unas cuantas cuadras, no antes. Estimo que fueron los baroceptores quieres aportaron estas señales. No advertía ni articulaciones, músculos o fascias en mis miembros superiores. También conjeturé acerca de la posibilidad que no solo los baroceptores vasculares endógenos aportaran a esa percepción, sino también otros receptores en fascias distales, ya que ellas interactúan con el tracto neurovascular. Comencé a sentir algo distinto al llevar mis manos al rostro, pero percibía el movimiento solo por el contacto de ellas con la piel, es decir, por los receptores cutáneos, no por señales que emergieran de músculos o articulaciones. No notaba el movimiento de mis miembros inferiores al caminar, pero luego de unas cuantas cuadras, detectaba las articulaciones del tobillo y la rodilla. Con un poco más de atención pude captar las señales provenientes de mis receptores cutáneos en plantas de los pies. Nunca algo parecido a una UMF. Comparaba las sensaciones con las que suelo experimentar en el gimnasio, entrenando fuerza y eran ¡muy distintas! Los domingos suelo salir a trotar, y como ex gimnasta, me cuesta y más bien lo sufro, siendo la "responsabilidad biológica" la que me impulsa a correr. Las sensaciones suelen ser parecidas a la fatiga al caminar: incomodidad articular en miembros inferiores y en el sistema cardiorrespiratorio, está última ausente cuando camino. No obstante, en uno y otro caso, distintas a cuando hago fuerza en el gym o subo escaleras o hago trepadas.

Durante la jornada laboral, tuve que realizar un esfuerzo sobrehumano para concentrarme en las necesidades de nuestros alumnos, con sus urgencias y problemas. Por la tarde, luego de trabajar, acudí al gimnasio próximo a mi domicilio, donde voy todos los días que puedo. A diferencia de otros días, de todos los demás en realidad, fui dispuesto a concentrarme en las sensaciones de movimiento. Me repetía casi todas las preguntas que he planteado en este capítulo. Las imágenes de las estructuras propioceptivas, recuerdos de fotos y vídeos, párrafos leídos y la memoria de otras reflexiones, todo, en realidad, más presente que nunca en el trayecto del trabajo a mi casa y de ahí al gimnasio. Modo "zombie" total. Realicé tareas de movilidad articular, estiramientos y ejercicios de fuerza. En las de movilidad articular, sentía "desde" las articulaciones, sin advertir nada "desde" los músculos. Al estirar, detectaba mis músculos y "desde" ellos, no "desde" las articulaciones. O, al menos, las sensaciones eran completamente distintas. Al realizar ejercicios de fuerza, con pesas, percibía mis músculos, pero de una manera distinta a cuando los estiraba. Me concentraba en detectar señales "desde" las articulaciones, pero no las podía identificar o distinguir de las musculares, a menos que el ejercicio elegido no implicase de manera relevante la UMF y directamente se topara con la resistencia articular, como el ejemplo de la flexión asistida de la muñeca, nuevamente experimentada aquella tarde. La única vivencia realmente "confusa" fue la de realizar ejercicios de fuerza con ROM mayor al normal. Ahí sí, creo que las sensaciones tenían su origen en una estimulación significativa de varias fuentes propioceptivas. Al realizar ETA, o estiramientos en tensión activa, sentía, nuevamente algo muy claro y prístino: la UMF, pero nada desde las articulaciones involucradas. Escribiendo ahora, en la noche del mismo día, 22 de febrero de 2024, intento comprender, aunque creo estar lejos de ello.

Si sintiera mi cuerpo y el movimiento de manera constante, no podría hacer foco en otro objeto, y el riesgo sobre mi vida sería grande. No resultaría ventajoso para la supervivencia personal hacer de las sensaciones propioceptivas objeto para la consciencia todo el tiempo. Sin embargo, puedo, si me lo propongo a través de un acto de concentración, transformarlas en objeto para la consciencia, en una relación estrictamente intencional. De la misma manera, sin interocepción y, como componente de ella, sin propiocepción, tampoco sería factible sobrevivir. No podría, mucho menos, construir mi identidad o disfrutar, quizás, cada mañana al levantarme, de la memoria de continuidad del yo, que aleja a la vida de un presente continuo, sin sucesión. Pero es una ventaja que no ocupen el foco de la consciencia a menos que me lo proponga, es decir, dejando de atender otras fuentes de objetos para la percepción.

Días atrás había sufrido un poco de dolor lumbar, cuya magnitud nunca me distrajo de los quehaceres cotidianos. Solo una alarma, ventajosa, por cierto, que me llevó a reforzar los sistemas de estabilidad lumbar a través de los mismos ejercicios que prescribo hace años, con arreglo a lo cual, la situación no superó los dos días.

No obstante, tengo claro que, en caso de aumentar, esa señal nociceptiva me hubiese llevado a construir otras soluciones. El dolor, al alertar por su llegada a la conciencia, permite la supervivencia, intentando evitar riesgos mayores o promoviendo la búsqueda y construcción de soluciones, terminen o no por ser efectivas. Cuando es elevado, continuo y crónico, ya no podemos pensar en otra cosa, a menos que incorporemos a nuestro organismo un fuerte analgésico farmacológico.

El problema de la consciencia corporal es uno de los más fascinantes para quienes amamos las lecturas fisiológicas, filosóficas, entrenarnos y, de vez en cuando, pensar o, más bien, pensar que pensamos. Consciencia, autoconsciencia y "qualias" o estados subjetivos, siguen generando miles de publicaciones, libros, debates, controversias, polémicas y discusiones. Aspirar a encontrar acuerdos y soluciones definitivas es ilusorio. Por cierto, también, quizás aniquilaría todo encanto. Estar "de acuerdo" o "acordar" nos remite a sincronía de la actividad cardíaca. Cuando los seres humanos "acuerdan" sus corazones coordinan, laten en sinergia. Por consiguiente, es fácil advertir que eventos de esa índole ocurren ocasionalmente. Mucho más difícil, aun, cuando se trata de las experiencias subjetivas, de los estados mentales, de la vida interior. Tampoco se trata, convengamos, de un requisito imprescindible para la supervivencia.

A finales del siglo XIX Brentano, profesor de Husserl, definió el carácter "intencional" de la consciencia. Es decir, la consciencia es, siempre, de "algo". Traducido, hasta cuando los practicantes de yoga o mindfulness afirman poner la "mente en blanco", hay un "blanco" para la mente. Al hablar de consciencia corporal, entonces, hay un "algo". Y hay un "alguien" para quien ese "algo" es "algo". El problema del sujeto de los predicados mentales es fascinante. La solución más directa y sencilla es el dualismo. Consiste en afirmar que hay un yo, no biológico, propietario de esos predicados mentales. Para ese yo, cuyas propiedades, estados y procesos difieren de los de las demás estructuras y funciones es que, por ejemplo, las sensaciones de estiramiento, fuerza o dolor, simplemente "son".

Desde mi personal concepción, que no es dualista sino monista, semejante solución nunca me ha dejado satisfecho. Dejé de creer en ella hace tiempo. Entiendo que todo es cuerpo. Sin embargo, no niego, sino que afirmo los estados y procesos mentales. Desde ya, no como entidades inmateriales cohabitando dentro de los límites de mi "res extensa", sino como propiedades emergentes del funcionamiento interactivo de subsistemas neurales, todos tan biológicos como el cerebro mismo. Todo es cuerpo, y ese sujeto de los predicados mentales, por ejemplo, ese X que "… siente los ITP estirándose, cansados, cargados o doliendo…", es una propiedad emergente del funcionamiento de agrupaciones o coaliciones neurales, de difícil localización, para quien las señales propioceptivas, sencillamente, son.

Si bien me cuesta aceptar que el yo sea una simple precepción (Hume y su "esse est percipi"), no puedo extraerle su categoría biológica. Nuevamente, todo es cuerpo, o emerge de él en tanto vivo y funcionando. Un cerebro en formol, aún conectado con sus músculos, no advierte el estiramiento. De lo cual no se infiere la consecuencia de negar el mundo exterior, simplemente a este accedemos a través de percepciones, las cuales son fenómenos corporales, tan fisiológicos como nuestras ideas, enfermedades y pensamientos más profundos, útiles e inútiles. Aquello que, de nuestro cuerpo, podemos construir como objeto para la consciencia, son percepciones para ella, que no la reduzco a una percepción, pero no le quito, reitero, su dimensión biológica. La consciencia y la autoconsciencia son tan biológicas como las percepciones que perciben. Y con esto no afirmo que el método científico agota todas las posibilidades de su estudio.

La supervivencia de nuestra especie, como la de la mayoría, depende de la percepción del mundo exterior. Somos conscientes del mismo, y sospechamos que otras especies también lo son, aunque no podemos afirmarlo con precisión. El mundo interior es crucial, sin embargo, hacer del mismo el objeto focal para la consciencia, nos distraería del contexto exterior, poniendo en riesgo nuestra supervivencia. También advertimos -y de eso se trata, precisamente, de ser conscientes-, que somos nosotros mismos quienes nos percatamos de ese mundo, es decir, somos autoconscientes. Tampoco podemos asegurarlo ni de otros animales ni, siquiera de otros seres humanos. Sé que soy quien percibe, y supongo que la tortuga no sabe que es ella quien también lo hace, sin embargo, no tengo la certeza. Los estados subjetivos del otro, sea ser humano o se trate de otra especie, son inaccesibles para nosotros. Nunca tendremos la certeza de que lo que siento al caminar, es lo que siente otro ser humano, o que el placer que experimento con una comida, una lectura, un abrazo o una caricia es similar al que vivencia mi semejante. Mucho menos, si el dolor lumbar o de muelas es parecido. O el verde del pizarrón, el blanco de la tiza o cualquiera sea la dimensión subjetiva que consideremos. Nuestras sospechas de que pueden ser similares se sostienen, precisamente, en los primeros párrafos de esta sección, es decir, por el intercambio de relatos, de narraciones, como así también, de la detección de expresiones y su interpretación subsecuente. Pero nunca estaremos seguros y ese es el problema principal de la consciencia, las otras mentes y los estados subjetivos o "qualias".

Por consiguiente, máxime a nivel de lo que percibimos de nuestro cuerpo, en reposo o movimiento, podemos o podremos, alguna vez, estar seguros de su similitud con lo que experimentan otros. Sospechamos que algunas especies, particularmente ciertos mamíferos, posiblemente estén dotados no solo de consciencia, sino también de autoconsciencia. Algunas ballenas, delfines, orcas, elefantes y chimpancés practican rituales funerarios, y hasta parecen reconocerse en el espejo. Aun así, nada podemos afirmar de sus más o menos similares "qualias" a los nuestros, a pesar de la imposibilidad de negar que sienten dolor y experimenta emociones, y no vacilan en transmitirlas. En una oportunidad mi hija me muestra el vídeo de un oso, creo de la especie de los Grizzlies, sentado y tomándose las puntas de los pies, y estirando a la manera de un ser humano, incluso manteniendo 2" o 3" la posición final. Dudo de un aprendizaje imitativo, aunque sería posible. Sin embargo, se trataba de un oso salvaje. Podría conjeturar por qué lo hacía (pandiculación o reproducción), pero nunca sospechar lo que pudo haber sentido.

Lo que, confirmando el rol de la consciencia del mundo exterior como condición indispensable para la supervivencia, me ha sorprendido siempre, es la asimetría en cuanto a lo que, del mundo interior, podemos advertir. El mundo interior no nos distrae del exterior a menos que sea imprescindible, es decir, condición sine qua non para la supervivencia. En otros términos, cuando la magnitud de un daño interno nos pone en riesgo, el mundo interior nos invade a tal punto que, por momentos, no advertimos que también existe una realidad exterior. El dolor es, y quizás todos acuerden con esto, la expresión más representativa de nuestro mundo interior, y la única forma de acceso consciente a lo poco que, de nuestro cuerpo, podríamos acceder de otro modo. Cuando el dolor es tan grande y sin pausa, cualquiera que lo haya experimentado seguramente coincidirá conmigo en que el mundo exterior se desvanece. A veces creo que, si el mundo exterior no fuese una exigencia, si la supervivencia estuviera garantizada sin él, quizás podríamos captar y hacer de ello, objeto para la consciencia, hasta las dimensiones más recónditas de nuestra composición y realidad interior, sin necesidad del dolor como intermediario inexorable.

Es así que llego a la conclusión de que la percatación de nuestro cuerpo es una desventaja en tanto único foco para la consciencia, y una ventaja cuando las necesidades así lo acrediten, por ejemplo, como ya señalé, ante el dolor y la fatiga que podría amenazar también nuestra supervivencia, en caso de no tomar las debidas medidas recuperatorias. El mundo exterior, con sus complejas demandas y amenazas, nos ha privado de la evolución en la sutileza de la captación de nuestro mundo interior. Quien solo tiene su atención puesta en sobrevivir, difícilmente disponga de tiempo o de las condiciones de paz interior y atención como para practicar yoga, mindfulness o Pilates de manera adecuada.

Y me disculpo por esta digresión socioeconómica. Estoy muy lejos de alentar a la lucha de clases. Pero lo digo desde el alma: soy profesor y vivo como cualquier otro colega docente. Gano lo justo como para asegurar las condiciones básicas de existencia de mi familia, sin lujos, excepto no poder evitar comprar libros. Decidí no consignar mi vida a correr atrás del dinero. Termino de trabajar a las 18 horas y puedo, a pesar de mi notable incompetencia en todo lo que atañe a cuestiones financieras, pagar un gimnasio donde, como lo redacté arriba, me doy el lujo de intentar ser consciente de mis fascias y articulaciones, lo cual no me hace mejor que los practicantes de yoga o Pilates. El sujeto en la lucha por la diaria subsistencia, con todo el respeto lo expreso, no puede o quizás nunca haya tenido la oportunidad de plantearse el problema. Mira hacia su interior cuando la amenaza es más fuerte que los desafíos del mundo exterior, es decir, cuando hay dolor y llega a un límite de preocuparlo. A todos nos sucede lo propio, cualquiera fuese nuestra condición socioeconómica. Las señales de nuestro cuerpo son condiciones necesarias para la supervivencia, obviamente no suficientes. Hacerlas conscientes, sin dolor de por medio, un privilegio. Puedo tener acceso al mundo exterior sin movimiento, más allá de que todos mis sistemas sensoriales disponen de requisitos eferentes. Aún paralizado podría, por ejemplo, escuchar. Pero el mundo exterior se pierde de mí si no me muevo. El movimiento es mi único puente o nexo con el exterior. Creo que es por eso que el estudio del movimiento humano me tiene tan atrapado hace tanto tiempo.

Esta formulación evolutiva, enteramente personal, por ende, objetable y criticable por donde se la mire, la comparto únicamente como hipótesis de la asimetría y desproporción entre la posibilidad de hacer de lo exterior y lo interior, objeto para la consciencia. En este mismo momento, domingo 25 de enero de 2024, siendo las 13:45, por intermediación de mis exteroceptores, vista y oído, también por el tacto y los termoceptores, acceden a mi consciencia innumerables objetos perceptuales: sonidos, ahora estimo más de 30 diferentes, colores, incontables, sensaciones de calor, frío y humedad, y así la lista sería interminable. Sin embargo, de mi realidad interior solo percibo una ligera molestia lumbar, posiblemente debido a que ya llevo 4 horas sentado, que gatilla dos posibles acciones para un modelo de "futuro deseado" y "prognosis probabilística": ya sea pandicular o descansar un poco y salir a correr por las calles de mi ciudad. Prevaleció la primera, postergando la carrera para dentro de un rato. Lo cierto es que la desproporción es descomunal. Pensemos, por un instante, todo lo que, de nuestro cuerpo conocemos solo por lecturas y estudio imágenes externas. Nos concentremos en lo que, al margen del dolor, podríamos, de nuestra realidad interior, convertir en objeto para la consciencia. Al aclarar no que podemos, sino que "podríamos", aludo a dos condiciones mínimas y elementales, no necesariamente las únicas: la voluntad de hacerlo y la exploración activa. De alguna manera, refiero a la experiencia con la que empezamos esta sección: sin esos dos requisitos no hubiese advertido lo que luego expresé en esos párrafos iniciales. Aun cumpliendo estos dos requisitos, de nuestro propio cuerpo, y sin caer en dolor como herramienta, es escaso a lo que podemos acceder y convertir en objeto para la consciencia. En ese pobre listado me atrevo a incluir:

- Localización muscular: carácter, intensidad y velocidad de las acciones.
- Estado muscular: tensión, relajación, hipertonías e hipotonías residuales.
- Temperaturas: de objetos externos y del propio.
- Textura de la piel, relieves, forma muscular y ósea.
- Algunas funciones: respiración (más accesible) y circulación (requiere mucha concentración).
- La manera de distribuir el peso corporal.
- Nuestra postura y sus desviaciones.
- La posición articular y sus cambios.
- La longitud de la UMF o unidad miofascial.
- El grado y hasta tipo de fatiga.
- La disposición general para el movimiento y otras funciones.

Gran parte de los que enumero arriba, insisto, en tanto y en cuanto el mundo exterior no nos distraiga y la capacidad de concentración transforme estas señales en objetos para la consciencia. Sin embargo, la asimetría entre lo susceptible de transformarse en objeto para la consciencia y lo que no, a menos que el dolor ayude es, y no me canso de afirmarlo, descomunal. Vamos con algunos ejemplos:

- El balance glucémico: de ser accesible a la consciencia, nadie necesitaría, como ejemplo absurdo, del hemoglucotest.
- Sistema inmune: no sabemos lo que sucede hasta que ya estamos enfermos, si pudiéramos, por ejemplo, tener alguna señal de un proceso antes que el dolor o el malestar nos avise, quizás las chances de sobrevivencia aumenten.
- La tensión arterial: por eso necesitamos de tensiómetros, y nos alertamos cuando los niveles están por debajo o por encima de lo normal.

- La actividad cardíaca: solamente con un estetoscopio o por el sentido del tacto, pero no de manera voluntaria sin estos recursos, de allí que no podamos predecir, por ejemplo, infartos y otras anomalías.
- Los huesos: a menos que recurramos a la palpación con nuestras manos, y, aun así, está la piel de por medio (a menos que, en una fractura expuesta, toquemos el extremo saliente, en la improbable situación imaginaria de que no haya dolor).
- Varios componentes articulares: hagamos lo que hagamos, considero muy difícil percatarnos de, por ejemplo, rodetes, membrana sinovial e, incluso, gran parte de los ligamentos.
- Glándulas de secreción interna y ganglios: quizás con una palpación profunda, y aun así es difícil que puedan transformarse en percepciones conscientes.
- Tracto gastro-intestinal y génito-urinario: inaccesibles desde cualquier actividad exploratoria voluntaria.
- El propio encéfalo: a menos que una intensa cefalea nos recuerde que tenemos "algo" entre los huesos del cráneo, ese "algo" es inaccesible a la consciencia, cualquiera sea la estrategia que intentemos emplear.
- Los músculos lisos: inaccesibles por completo, hagamos lo que hagamos, no podemos advertirlos.
- La gran mayoría de los músculos estriados: y es aquí donde quería llegar, pero necesito desarrollarlo con un poco más de detalle.

Cualquiera podría objetarme y plantear la accesibilidad de todo lo enumerado a través, por ejemplo, del diagnóstico por imágenes. Lo acepto. Pero solo podría ser consciente de una percepción visual externa, nuevamente. Y acá estamos hablando no de exterocepción, sino de interocepción. Cuando veo las imágenes ecográficas de mis músculos, construyo un objeto para la consciencia en tanto imagen que veo en el monitor, no en tanto construcción interoceptiva, y a partir de señales gatilladas por mis propioceptores. Si mal no recuerdo, tenemos 206 huesos, 360 articulaciones y 840 músculos, entre voluntarios e involuntarios (a pesar de lo obsoleto de esta última división). Sumemos, y de esto no dispongo de un número preciso, fascias y aponeurosis. Entre todos ellos orquestan el sonido final de las melodías kinestésicas y sus respaldos posturales. Le pediría al lector que, desde la mayor honestidad, refiera a cuántas de estas estructuras anatómicas pudo acceder de manera consciente, alguna vez, sin dolor de por medio. Me adelanto y le seré sincero antes que usted: nunca pude, ya sea contrayendo o estirando, sentir, percibir, notar, advertir, percatarme de, por ejemplo, mis pelvitrocantéreos profundos (piriforme, gémino superior e inferior, obturador interno y externos, cuadrado o crural) multífidos, tibial posterior, braquial anterior, músculos hioideos, pectoral menor, poplíteos (a menos que palpe), glúteo menor, la gran mayoría de los músculos del piso pélvico, los 5 músculos del manguito rotador (supraespinoso, infraespinoso, subescapular, redondo mayor y menor), psoas menor, porción corta del bíceps femoral y así, la lista podría continuar. De lo cual no se desprende que no pueda estirarlos o contraerlos. Afirmo que, a menos que duelan, no podemos sentirlos.

La consciencia corporal es una franquicia gratuita, una prebenda y prerrogativa probablemente exclusiva de los seres humanos. Nadie excepto los sujetos que sufren ese extraño síndrome, la analgesia congénita, han dejado de sufrir dolor en su vida. Pero pocos, me atrevo a sentenciar, han tenido el privilegio de advertir y percatarse de las sensaciones propioceptivas profundas, y de manera intencional y voluntaria. Nazareth Castellanos, en su increíble libro "Neurociencia del Cuerpo" (2022), nos alienta experimentar estas vivencias profundas. Sobre todo, desde las prácticas de la meditación y mindfullness. Y disfruta, a partir de allí, los ya comprobados y documentados efectos sobre la vida mental. Por mi parte, convoco a hacerlo desde las prácticas motrices que, durante tantos años, han sido objeto de estudio e intervención de mi querida Educación Física. Entre ellas, los estiramientos. Sobre todo, hacerlas accesibles a todos, sin importar su condición socioeconómica. Por eso, tanto como al movimiento, sigo amando a la Educación Física, sobre todo la gimnasia, en tanto y en cuanto compuesta por prácticas motrices accesibles a todas las clases sociales. Quizá podamos, desde ella, lograr que la consciencia corporal, sin dolor, ya no sea un privilegio sino, y he aquí lo que propongo, parte de los programas educativos, impartidos por docentes de Educación Física y, en lo posible, no solo por ellos.

Yoga y mindfulness

La práctica del yoga ha cobrado notable relieve en los últimos años, siendo un desafío, precisamente en carácter de fiel exponente occidental, comprender semejante crecimiento y aceptación por parte de personas de todas las edades, condiciones sociales y culturales. Como apasionado por la flexibilidad y la ADM, es imposible no sentir curiosidad por esta disciplina milenaria, a pesar de no haberla practicado y admitiendo estar en falta por ello. Comparto estas ideas con la expectativa de recibir el feedback necesario para seguir entendiendo el fenómeno.

Empiezo por mis impresiones iniciales sobre el yoga. Debido a los años dedicado al tema de la flexibilidad, no pocas veces tuve encuentros con practicantes de esta disciplina. El impacto en todos los casos es altamente positivo: quienes lo cultivan dan cuenta del cambio radical en sus vidas, al punto de sugerirlo, con gran convicción, al resto de la gente. Al comienzo conocí personas mayores y de género femenino, que empezaron a practicar yoga ya en edades maduras, aunque últimamente, veo más gente joven y de todos los géneros. El denominador común es la expresión externa de paz interior, los semblantes tranquilos, sonrisas afables, junto con la actitud generosa de querer compartir su experiencia. La búsqueda de material occidental en el afán de conocer desde una mirada "científica" sus efectos, tanto como respuestas agudas como adaptaciones crónicas, sorprende por su abundancia, los cual muestra el respeto por el yoga en universidades de distintas partes del mundo, no solo en las casas de estudio orientales.

Por ejemplo, en Memorial University of Newfoundland la consideración por disciplinas como el yoga es notable. Klicher Rocha, profesor de Educación Física brasileño, perfiló y desarrolló su tesis doctoral sobre la relación entre respiración y flexibilidad. Concretamente, el vínculo entre respiración por una de las dos narinas, tono muscular y ROM. Los métodos estudiados, propios del yoga original. La metodología de investigación, sin embargo, estrictamente occidental. Su hipótesis era que, de acuerdo a la narina empleada para respirar, mayor o menor impacto sobre el tono muscular y, por consiguiente, el aumento o disminución del ROM. Efectivamente, comprueba su sospecha: el empleo de la narina derecha promovía mayor ROM que cuando los sujetos respiraban solo por la izquierda.

Más allá de estos detalles introductorios, lo que debo admitir son mis dificultades naturales al intentar interpretar los términos empleados por sus practicantes, debido al hábito cultivado, durante toda la vida, de leer y pensar desde palabras y lógicas occidentales. He leído al célebre René Guénon, sobre los símbolos fundamentales de las ciencias sagradas y la filosofía hindú, a Riviere, y su libro sobre el pensamiento filosófico en Asia y, aun así, me cuesta (o con sinceridad, no puedo) entender las palabras que emplean sus adeptos. La razón es clara: nunca he practicado el yoga y, mucho menos, vivido en oriente. Por ello, lo que compartiré en este capítulo es una mirada que, con todo derecho, puede ser objetada y refutada por los practicantes activos de la disciplina, aunque debo admitir que, a veces, me pregunto también si con practicar el yoga y no vivir en oriente alcanza para entender. Posiblemente, al fin y al cabo, no se trate de comprender, sino solo de vivenciar y disfrutar.

Otros de los aspectos que siempre ha llamado mi atención del yoga, también del mindfulness, es el énfasis puesto en una de las funciones interoceptivas, la respiración, atribuyéndole propiedades ilimitadas y poderes de influencia en todos los procesos orgánicos. Lo cual, para los practicantes puede ser efectivamente así. No obstante, pongo en consideración la falacia inductiva de pensar que el efecto experimentado por algunos debe inexorablemente vivenciarse de la misma manera en todos, lo cual no deja de ser noble, aunque ilógico y discutible. Me refiero a que el efecto "B", los estados mentales, no necesariamente es producto de una causa única, en este caso "A", la respiración. Esta última, desde ya, es importante y sin dudas es una variable de gran repercusión sobre la vida mental. Pero no todo puede reducirse a ella. No discuto la afirmación tantas veces escuchada "lo que sucede es que usted no sabe respirar". Insisto, nuevamente, en que se trata de uno de tantos factores que interactúan con otros de manera compleja. Ojalá, pienso y anhelo, todos mis problemas pudieran solucionarse con solo "saber respirar".

Esta sección sobre el yoga y el mindfulness está dividida en 3 grandes bloques temáticos. En primer lugar, una serie de afirmaciones de carácter estrictamente personal respecto al yoga y a su práctica en el mundo occidental. Luego, y con la ayuda de las lecturas de Antonio Damasio y otros neurocientíficos contemporáneos, algunas reflexiones sobre la evolución del sistema nervioso y el rol de la interocepción en la homeostasis y la supervivencia, no solo de nuestra especie, sino de todas. Para terminar, inferencias acerca de las relaciones entre estados y procesos mentales y estados y procesos somáticos, en especial los neuromusculares que dependen de nuestro control voluntario y el desafío de conscientizar sin controlar.

Incertidumbres personales

En primer lugar, quiero expresar mi total aceptación y adherencia al yoga como práctica motora y filosofía, tanto teórica como práctica, es decir, de vida. Mis dificultades tienen que ver con la concepción del yoga como religión o práctica espiritual. Entiendo que es fantástico como actividad filosófica, postural y motriz, de integración multisensorial y sistémica. Sin embargo, mi posición respecto a las religiones y doctrinas espirituales es de gran respeto, pero escéptica y, si me lo permite, anárquica. Rechazo todo procedimiento del cual se pueda sospechar, aunque someramente, la posible dominación de consciencias. La nueva religión del hombre contemporáneo son las redes sociales, por eso también, respecto a ellas, soy insurrecto e indócil. Es por ello que, como forma de vida e intervención tónico-postural, el yoga goza de mis mayores beneplácitos, solo en tanto y en cuanto el respeto a la libertad de consciencia esté absoluta e indiscutiblemente garantizado. Lo propio con el mindfulness.

La biología en oriente y occidente es la misma. Los rasgos étnicos podrán ser diferentes, como las manifestaciones culturales y sociales, pero los procesos fisiológicos son los mismos. Por consiguiente, no pueden suceder eventos muy distintos entre los orientales y occidentales, y al referirnos a "eventos" aludimos no solo a los somáticos sino, también, a los estados y procesos mentales como propiedades emergentes de sistemas bilógicos con extrema similitud o, más bien, total identidad. Ergo, las respuestas y adaptaciones a los mismos estímulos o propuestas de trabajo deben, inexorablemente, ser similares en oriente y occidente.

Por otro lado, las inquietudes filosóficas son parecidas, por no decir las mismas, en occidente y oriente y hasta en los momentos históricos afines: las similitudes son sorprendentes, por más que las formulaciones lingüísticas sean diferentes. Entre ellas, el sentido de la vida, las inquietudes por el ser, el ente y la nada, las claves para una vida tranquila, las actitudes frente al conocimiento, entre tantas. El estudio de Riviere da cuenta, precisamente, de estas correspondencias. Son los mismos problemas, pero formulados con distintas palabras y lógicas. Por consiguiente, si la biología es la misma y las inquietudes existenciales también, solo difiriendo en el lenguaje para formularlas, no podemos estar hablando de una práctica esotérica o extraña para los habitantes de occidente. Por el contrario, absolutamente natural y accesible a toda la población. Sin dudas, la occidental ya usufructúa de sus beneficios y ojalá se expandan.

Sobre la interocepción y la vida mental

Si bien he tratado este tema en capítulos anteriores, el yoga me da pie para otros aportes que, espero, sean significativos. En primer lugar, me confieso obsesivo lector de libros y artículos del neurocientífico Antonio Damasio. Desde "El error de Descartes" en los 80´, hasta "El extraño orden de las cosas" que tuve la oportunidad de leer en 2019, todas sus obras han sido gravitantes en mi formación. Su hipótesis del marcador somático no solo es fundamental, es fundacional. La lectura de su último libro, arriba citado, me trasladó a reflexiones sobre la interocepción muy relacionadas con el tema de este capítulo, que compartiré luego de comentar la interpretación sobre la evolución del sistema nervioso de Antonio Damasio, con la cual, actualmente, coinciden muchos científicos. Precisamente, las concepciones evolutivas son la base sobre la que trataré luego el problema de la interocepción y su relación con el yoga.

Lo primero que Damasio nos recuerda es que el SNP evolucionó antes que el SNC. Este último surge como necesidad de los organismos de organizar la compleja multiplicidad tisular y garantizar la homeostasis. La evolución no partió desde un neurocentrismo, un cerebrocentrismo ni, mucho menos, de un córtexcentrismo. Por el contrario, la complejidad evolutiva de los organismos hizo necesario el surgimiento de cerebros y mentes. Mucho más aún, y me permito remarcar, el sistema endócrino precedió al nervioso. Antes que las neuronas y los neurotransmisores, las hormonas promovieron las iniciales respuestas conductuales, favorecieron los procesos adaptativos y la supervivencia de las especies. Solo recién luego, el SN facilitó la vida de organismos pluricelulares complejos, poniéndose al servicio de la homeostasis y las posibilidades de supervivencia. Tal como los gobiernos surgieron a partir de los pueblos, y no estos a partir de los primeros, y ojalá nuestros gobernantes lo vean de una vez por todas. El SN evoluciona al servicio del resto del organismo, y no a la inversa. A pesar de permitirse interactuar con el mundo externo, las relaciones con el propio medio interno fueron, inicialmente, las privilegiadas.

Es por ello que, según mi humilde interpretación, percibo que occidente da un salto abrupto a la supremacía de la jerarquía cortical y cerebral, desatendiendo el mensaje del mundo interno, por medio de la interocepción, que el yoga nunca dejó de rescatar y priorizar. Posiblemente, el mindfulness de estas latitudes (más bien, longitudes) occidentales representa este reclamo. Entiendo que prácticas como el yoga y el mindfulness rescatan ese valor, sin dejar de lado la regulación central o cortical. Pero, y he aquí lo relevante, no la colocan en el primer orden de las jerarquías, sino como consecuencia o corolario de la atención dirigida a la interocepción. Posiblemente, se trate de un meditar, o hacer de "lo que sucede", objeto para la consciencia sin pretensión de control racional. Conscientizar o corticalizar las aferencias interoceptivas, aunque sin aspiraciones de gobierno racional o jerarquías regulativas. Más adelante compartiré algunas ideas sobre "conscientizar sin controlar".

No puedo evitar un comentario para el entrenamiento de la flexibilidad… ¿puede ser una ventaja intentar controlar? Desde la experiencia personal, conforme más intento controlar, más el cerebro boicotea, es decir, se resiste a aceptar. Más me quiero relajar, menos me relajo, menos quiero que me duela, más me duele y muy probablemente porque, en el fondo de la necesidad de controlar, está la inseguridad y ésta surge del miedo, el cual gatilla toda una serie de respuestas fisiológicas multisistémicas que involucran al tono muscular, como manifestación epifenoménica principal. El miedo depende del núcleo amigdalino y su activación estimula al núcleo rojo, el cual incrementa la tasa descendente de reclutamiento de motoneuronas gama, vía rubroespinal. La consecuencia inexorable del aumento del pool eferente del sistema fusimotor, es el aumento del tono muscular y las dificultades para relajar.

Controlar supone darle supremacía al neocórtex sobre la interocepción, pero más allá de la función de conscientización e involucrando su intervención regulativa, cuya consecuencia es elevar la reacción de alarma, potenciando las reacciones defensivas. Quizás todo podría ser diferente concibiendo al cerebro, no como rey, sino como lacayo, al servicio de la periferia y su homeostasis, cuyo propósito es la preservación de la vida por encima de todo. Considero que el yoga respeta esta jerarquía evolutiva, concibiendo al cerebro al servicio de los tejidos periféricos para la homeostasis y supervivencia integral del organismo. Procura potenciar la interocepción sin exigencias de control, lo cual implica menor actividad simpática, mayor parasimpática, optimización del tono muscular y, por consiguiente, mayor flexibilidad y calidad postural.

Concentrarse en las funciones interoceptivas (respiración, circulación y otras) sin pretensiones de control, cambia el foco, reduce la ansiedad y crea condiciones favorables, no solo para estirar, sino también para gozar de múltiples beneficios. El yoga y el mindfulness lo proponen, el entrenamiento de la flexibilidad puede beneficiarse, y mucho, a partir de ello.

Volviendo al mundo interno, las funciones más complejas del SN tienen sus raíces en los dispositivos más básicos y simples de su estructura: la interocepción y sus dos principales componentes. Precisamente, Damasio (2019) identifica dos procesos constitutivos en la interocepción. El primero es la viscerocepción, o sistema más antiguo, que incluye también las fibras lisas, que nos proporciona las sensaciones valorativas más primitivas de placer, displacer y dolor. El segundo, o sistema más reciente, es la propiocepción, que provee las señales músculoesqueléticas relativas a la postura, el movimiento y sus relaciones recíprocas. Se trata de una invitación a considerar el valor ancestral y primitivo, en el sentido de primario, de lo interoceptivo.

Sigamos un poco más con la interocepción. ¿Cuál es su propósito? Según Damasio (2019), la vigilancia de nuestro estado vital, una permanente tarea de observación, registro e información cuyo objetivo es que el cerebro sepa que ocurre en otras partes del cuerpo, de manera que pueda intervenir regulativamente cuando sea necesario. Un buen nivel de señales interoceptivas y sus respuestas no son conscientes, pero sí pueden llegar a serlo, ya sea por el dolor, o por un acto de voluntad, cuyo alcance es menor que el primero. El dolor permite el acceso a la consciencia de casi todo, la voluntad, a muy poco.

La interocepción primaria o antigua es la herencia de un sistema anterior que permite que moléculas que viajan por la sangre actúen sobre células nerviosas, tanto centrales como periféricas. Es una ruta ancestral que informa al SN lo que está ocurriendo en los tejidos. Pero con el tiempo, evolutivamente mucho en realidad, la tarea de vigilancia produce sentimientos conscientes y entran en la mente subjetiva, y solo cuando alcanzan este punto de capacidad funcional, las respuestas hacia la periferia pueden modificarse a través de la reflexión consciente. Para llegar a esto tuvieron que pasar millones de años, junto con otras condiciones, tanto necesarias como suficientes. Aún hoy, gran parte de los seres humanos ni sospecha que puede hacerlo y, de los que lo hacen, pocos pueden lograrlo. Sin periferia, recordemos, no hay mente como propiedad emergente de la actividad cerebral. Muy simple: "no body, never mind". No obstante, para que dicha periferia se convierta en objeto para la consciencia, sin dolor de por medio, no solo la evolución hizo su aporte.

El SN se originó allá por el precámbrico como una red de nervios al servicio de la homeostasis y su evolución generó cerebros, imágenes, mentes y consciencia. Ella no puede surgir sin mente. Mucho menos los sentimientos, constituidos por imágenes relacionadas estrictamente a procesos interoceptivos. Consciencia y sentimientos dependen, claro está, de la existencia de la mente. Para esto, el cerebro debe evolucionar y realizar precisas percepciones multisensoriales, basadas en el mapeo de numerosos rasgos configurativos. Solo entonces se allanó el camino para la creación de imágenes y la construcción de la mente. ¿Por qué fueron importantes las imágenes? Damasio responde de manera brillante: para crear representaciones internas basadas en descripciones sensoriales en curso, tanto de sucesos internos como externos. Lo cual, sin dudas, resultó ventajoso: precisión del movimiento, mejora de la homeostasis, mayores chances de supervivencia. En definitiva, nuevamente, las imágenes al servicio de la homeostasis, incrementando las chances adaptativas y la supervivencia. Y es precisamente por ello que, a los fundamentos de las imágenes, la mente, la consciencia y los sentimientos no debemos buscarlos en la corteza cerebral, sino en el SNP y el bulbo. A posteriori, la corteza hace su trabajo.

En síntesis, mucho antes que la corteza, la interocepción hizo lo suyo. La vida mental no es producto exclusivo del cerebro. El cerebro suele ser el héroe de las explicaciones y el resto del cuerpo un simple espectador, un soporte o contenedor del SN donde el encéfalo emerge. Sin dudas el SN es incitador de la vida mental. Pero las explicaciones cerebro o córtico-céntricas omiten algo. En realidad, el SN empieza su existencia como asistente del resto del cuerpo, como coordinador de sus procesos vitales. El SN y luego, el SNC, fueron medios al servicio de la homeostasis. Sin lo que no es SN, es decir, el resto del cuerpo, no hay posibilidad de emergencia de estados y procesos mentales, mucho menos los conscientes.

Profundicemos en los mapas, las imágenes y la mente. Los mapas representan en el SN lo que sucede afuera y son necesarios para las imágenes. El cartografiado de la distribución de los receptores, tanto exteroceptivos como interoceptivos, según Humphrey (1992) es una condición necesaria para la percepción, los estados y procesos mentales, la consciencia, las imágenes y, finalmente, la autoconsciencia. Las imágenes constituyen la mente. Tal como señalaba arriba, podemos reconocer dos tipos de imágenes del mundo interno. El antiguo, que se encarga de la homeostasis básica, y el nuevo, a cargo del sistema postural y locomotor.

El antiguo involucra el metabolismo, circulación, pulmones, tubo digestivo, piel y músculos lisos (que son viscerales) y la víscera más grande, la piel, y lo describimos con términos tales como bienestar, malestar, fatiga, dolor, placer. El nuevo, incorpora a los músculos esqueléticos, huesos, articulaciones, los músculos estriados voluntarios accesibles por medio de la propiocepción y nos referimos a él, al mundo interno nuevo, con términos tales como duro, blando, tenso, relajado, firme, largo, corto.

El mundo interno antiguo es el de la regulación vital que fluctúa, y es clave para el funcionamiento de la vida y la mente. El nuevo es dominado por la estructura postural y el movimiento voluntario. No debiera haber indiferencia hacia ninguna de las dos imágenes. Sin embargo, la interocepción antigua accede poco al cerebro y a la consciencia. El límite lo marca la barrera hematoencefálca. Posiblemente para garantizar su inmunidad o no saturarlo con información poco relevante. El dolor lo hace asequible, la voluntad no. El nuevo, también accede poco, y en el capítulo anterior expuse mis argumentos acerca de por qué.

Yoga, mindfulness e interocepción antigua y nueva

De todo lo expuesto hasta ahora, me permito compartir 3 afirmaciones sobre el yoga que, quizás, contribuyan a explicar por qué cambia la vida de sus practicantes:

• Prioriza sobre todo las imágenes del mundo interno por sobre las del mundo externo.

- Principalmente, las del mundo antiguo o viscerales, pero sin descartar las nuevas: el sistema muscular en tensión activa incluye al mundo interno propioceptivo.
- Sin pretensión de control racional o gobierno jerárquico: como, si de alguna manera, quisiera experimentar y, aún disfrutar el "extraño orden de las cosas", volviendo a ponerlas en su lugar.

Primero la interocepción antigua, luego la interocepción nueva, finalmente la formación de imágenes, para hacer de ellas un acto mental. Pero sin intento de control racional. Conscientizar y auto-conscientizar, disfrutando sus efectos sin idea de fin, sin teleología. Quizás como un juego, la pura actividad sin idea de fin, sin propósito concreto. Disfrutar de la conscientización de las señales interoceptivas sin idea de fin. Carente de teleología intencional, lo cual no supone ausencia de sentido. La acción lúdica de la interocepción plena, aportando grandes ventajas para el resto de las actividades de la vida donde sí hay teleología. Al menos, es el feliz corolario que refieren todos sus practicantes: disfrutar de una ventaja que, a priori, no se busca como objetivo.

El gran escritor alemán, premio Nobel, Hermann Hesse, y no es el único caso en la historia de la literatura, desarrollaba prácticas interoceptivas, principalmente respiratorias, antes de sentarse en su escritorio a trabajar, pero no "para" trabajar. Particularmente técnicas respiratorias aprendidas a partir de sus contactos con el mundo oriental. Varios de sus libros, como Siddhartha, y otros cuentos, refieren a estas prácticas interoceptivas. Por ende, se trata de una invitación a repensar nuestras prácticas heredadas. Cambiar la tradición occidental, que tanto estudió el modo en que el inconsciente aflora en el consciente, y pensar en la posibilidad de que el consciente aporte mejor material para el inconsciente de mañana. Probablemente el hacer de lo que sucede en la periferia, concretamente en el mundo interno, tanto antiguo como nuevo, objeto para la consciencia, y sin intención de controlar, aporte al inconsciente de mañana un mejor material combinatorio. Quizás sea ésa una ventaja clave del yoga.

Estudiaremos por un momento, el bucle en sentido contrario. Hemos visto como los datos aferentes promueven estados y procesos mentales: resta ver cómo estados y procesos mentales cambian la periferia. Recordemos que la vida mental es mucho más vasta que la "restringida" vida mental consciente. El no poder conscientizar sus contenidos no conlleva a que dejen de formar parte de la vida mental. Por hacerlo, operan repercutiendo en los tejidos periféricos. O en el sistema inmunológico u otros tantos. Es decir, tarde o temprano la vida mental gravita liberando sustancias, factores estimulantes, hormonas, neuropéptidos, por solo nombrar algunos. Nuestros tejidos receptan estas sustancias. Sobre todos los responsables de nuestra interocepción antigua. Todas las vísceras responden a los avatares de la vida mental, particularmente la vida emocional, en donde cada órgano se ve afectado por la coyuntura de los estados y procesos mentales, siendo quizás el sistema inmunológico el más involucrado, sin descartar la fibra lisa y la cardíaca.

La interocepción nueva no escapa al influjo del caldo de la vida mental, tanto consciente como inconsciente. Particularmente las fascias tienen receptores a sustancias liberadas a partir de estados y procesos mentales y pueden contraerse por encima de la regulación del SN. No solo fascias, también ligamentos, cápsulas, tendones y la misma fibra estriada responden a las peripecias de la vida mental. Todos los órganos, aparatos y sistemas involucrados en la interocepción, tanto antigua como reciente, tienen receptores a las sustancias liberadas de acuerdo a los estados y procesos mentales implicados. En definitiva, no hay manera de que los estados y procesos mentales no influyan. Con o sin modulación neural central, las vías son tácitas. E identificamos claramente dos: una estrictamente neural y otra la otra neuroendócrina. Ambas han sido estudiadas en este libro.

La primera supone la intermediación del SNC y SNP, con participación final del sistema fusimotor. La segunda no involucra el bucle gama-alfa y afecta directamente fascias y aponeurosis, que tienen receptores a hormonas y neuropéptidos, fibras lisas y hasta filamentos libres de actina. Por consiguiente, la interocepción nueva tampoco puede escapar a los avatares de la vida mental, tanto la consciente como la inaccesible a la consciencia. Las fascias responden muy sensiblemente a los estados y procesos mentales. Los negativos, por lo general, aumentan el tono de las fascias, alterando su metabolismo, promoviendo deshidratación, adherencias y fibrosis.

Por lo tanto… ¿por dónde empezamos? Por un lado, tenemos los estados y procesos interoceptivos y, por el otro, los mentales. La relación es inextricable. El bucle es de ida y vuelta. Posiblemente lo importante no es el orden sino la prioridad de la interocepción, tanto la antigua como la más nueva. Que no es otra cosa que respetar la secuencia evolutiva.

Conscientizar sin controlar

En el capítulo anterior trabajamos el problema de la consciencia corporal y lo accesible a ella con arreglo a un acto de voluntad, es decir, sin dolor de por medio o señales de alarma al margen de la consciencia. Podemos aprender del yoga y el mindfullness el cómo hacer de los estados y procesos interoceptivos un objeto concreto para la consciencia. Aplicarlo al entrenamiento de la flexibilidad no excluye la viscerocepción o interocepción "antigua", ya que concentrarnos en, por ejemplo, la respiración, que colabora con la conscientización de la propiocepción o interocepción "nueva". Las dos son limitadas, y ya desarrollamos los argumentos. Solo el dolor permite una conscientización que se proyecta más allá de los límites de las aspiraciones voluntarias. A todo esto, lo tengo claro. No solo desde la teoría, sino también desde las prácticas vivenciales.

Lo que me intriga es la posibilidad de, como dice el título, conscientizar sin controlar. ¿En qué puede consistir eso? O, más bien… ¿es posible? La verdad, no lo sé. Apenas intentaré una suerte de aproximación. Para ponernos de acuerdo respecto a la actividad de "conscientizar" podríamos tardar milenios. Hay tantas definiciones como autores. Sin embargo, una serie de funciones son comunes a todos ellos: advertir, percatar, percibir, conocer.

Por consiguiente, para conscientizar, es decir, advertir o percatarnos de los estados y procesos interoceptivos, debemos aprender a desatender otras fuentes distractorias, tanto exógenas como endógenas. El control, claramente, tiene esta acepción: evitar la irrupción de "ruidos" o fuentes contaminantes, tanto externas como internas lo cual, evidentemente, no es tan sencillo. Fuera de esto, una vez que podemos prodigar atención plena al manantial interoceptivo, la clave está, quizás, en dar prioridad al goce, al disfrute sin intentar cambiar, evitando toda intervención del control voluntario, tanto perceptual como motriz, y deleitarnos por el simple hecho de lograr ese estado. Es lo que personalmente pude lograr. Cualquiera puede disentir por el mero hecho de haber experimentado estados subjetivos diferentes, o asentir por haber disfrutado los mismos. Unos u otros serán, por siempre, un misterio indescifrable para nosotros.

Fuentes bibliográficas

Aboodarda, S. J., Spence, A. J., & Button, D. C. (2015). Pain pressure threshold of a muscle tender spot increases following local and non-local rolling massage. *BMC Musculoskeletal Disorders, 16*, 1-10. https://doi.org/10.1186/s12891-015-0729-5

Adams, I. L., Lust, J. M., Wilson, P. H., & Steenbergen, B. (2016). Testing predictive control of movement in children with developmental coordination disorder using converging operations. *British Journal of Psychology, 108*(1), 73-90. https://doi.org/10.1111/bjop.12183

Afonso, J., Clemente, F. M., Nakamura, F. Y., Morouço, P., Sarmento, H., Inman, R. A., & Ramírez Campillo, R. (2021). The effectiveness of post-exercise stretching in short-term and delayed recovery of strength, range of motion and delayed onset muscle soreness: a systematic review and meta-analysis of randomized controlled trials. *Frontiers in physiology, 12*, 677581. https://doi.org/10.3389/fphys.2021.677581

Alway, S. E., Carson, J. A., & Roman, W. J. (1995). Adaptation in myosin expression of avian skeletal muscle after weighting and unweighting. *Journal of Muscle Research and Cell Motility, 16*, 111-122. https://doi.org/10.1007/BF00122529

Amann, M., Venturelli, M., Ives, S. J., McDaniel, J., Layec, G., Rossman, M. J., & Richardson, R. S. (2013). Peripheral fatigue limits endurance exercise via a sensory feedback-mediated reduction in spinal motoneuronal output. *Journal of Applied Physiology, 115*(3), 355-364. https://doi.org/10.1152/japplphysiol.00049.2013

Anokhin, P. K. (1963). A methodological analysis of key problems in the conditioned reflex. *Philosophical Problems of the Physiology of Higher Nervous Activity and Psychology. Moscow: Akademiya Nauk SSSR,* 156-214.

Antonio, J., & Gonyea, W. J. (1994). Ring fibres express ventricular myosin in stretch overloaded quail muscle. *Acta Physiologica Scandinavica, 152*(4), 429-430. https://doi.org/10.1111/j.1748-1716.1994.tb09825.x

Aparicio, E. Q., Quirante, L. B., Blanco, C. R., & Sendin, F. A. (2009). Immediate effects of the suboccipital muscle inhibition technique in subjects with short hamstring syndrome. *Journal of Manipulative and Physiological Therapeutics, 32*(4), 262-269. https://doi.org/10.1016/j.jmpt.2009.03.006

Apostolopoulos, N. C., Lahart, I. M., Plyley, M. J., Taunton, J., Nevill, A. M., Koutedakis, Y., Wyon, M., & Metsios, G. S. (2018). The effects of different passive static stretching intensities on recovery from unaccustomed eccentric exercise - A randomized controlled trial. *Applied Physiology, Nutrition, and Metabolism, 43*(8), 806-815. https://doi.org/10.1139/apnm-2017-0841

Askenasy, J. J. M., & Askenasy, N. (1996). Inhibition of muscle sympathetic nerve activity during yawning. *Clinical Autonomic Research, 6*, 237-239. https://doi.org/10.1007/BF02291140

Aune, A. A. G., Bishop, C., Turner, A. N., Papadopoulos, K., Budd, S., Richardson, M., & Maloney, S. J. (2019). Acute and chronic effects of foam rolling vs eccentric exercise on ROM and force output of the plantar flexors. *Journal of*

Sports Sciences, 37(2), 138-145. https://doi.org/10.1080/02640414.2018.1486000

Avela, J., & Komi, P. V. (1998). Reduced stretch reflex sensitivity and muscle stiffness after long-lasting stretch-shortening cycle exercise in humans. *European Journal of Applied Physiology and Occupational Physiology, 78*(5), 403-410. https://doi.org/10.1007/s004210050438

Avela, J., Kyröläinen, H., & Komi, P. V. (1999). Altered reflex sensitivity after repeated and prolonged passive muscle stretching. *Journal of Applied Physiology, 86*(4), 1283-1291. https://doi.org/10.1152/jappl.1999.86.4.1283

Bacurau, R. F. P., Monteiro, G. A., Ugrinowitsch, C., Tricoli, V., Cabral, L. F., & Aoki, M. S. (2009). Acute effect of a ballistic and a static stretching exercise bout on flexibility and maximal strength. *The Journal of Strength & Conditioning Research, 23*(1), 304-308. https://doi.org/10.1519/JSC.0b013e3181874d55

Baenninger, R. (1997). On yawning and its functions. *Psychonomic Bulletin & Review, 4*(2), 198-207. https://doi.org/10.3758/BF03209394

Balle, S. S., Magnusson, S. P., & McHugh, M. P. (2015). Effects of contract-relax vs static stretching on stretch-induced strength loss and length-tension relationship. *Scandinavian Journal of Medicine & Science in Sports, 25*(6), 764-769. https://doi.org/10.1111/sms.12399

Barbizet, J. (1958). Yawning. *Journal of Neurology, Neurosurgery & Psychiatry, 21*(3), 203-209. https://doi.org/10.1136/jnnp.21.3.203

Barker, D., Bessou, P., Jankowska, E., Pagès, B., & Stacey, M. J. (1978). Identification of intrafusal muscle fibres activated by single fusimotor axons and injected with fluorescent dye in cat tenuissimus spindles. *The Journal of Physiology, 275*(1), 149-165. https://doi.org/10.1113/jphysiol.1978.sp012182

Beck, S., Taube, W., Gruber, M., Amtage, F., Gollhofer, A., & Schubert, M. (2007). Task-specific changes in motor evoked potentials of lower limb muscles after different training interventions. *Brain Research, 1179, 51-60.* https://doi.org/10.1016/j.brainres.2007.08.048

Beckett, J. R., Schneiker, K. T., Wallman, K. E., Dawson, B. T., & Guelfi, K. J. (2009). Effects of static stretching on repeated sprint and change of direction performance. *Medicine and Science in Sports and Exercise, 41*(2), 444-450. https://doi.org/10.1249/MSS.0b013e3181867b95

Beedle, B., Rytter, S. J., Healy, R. C., & Ward, T. R. (2008). Pretesting static and dynamic stretching does not affect maximal strength. *The Journal of Strength & Conditioning Research, 22*(6), 1838-1843. https://doi.org/10.1519/JSC.0b013e3181821bc9

Behm, D. G. (2019). *The science and physiology of flexibility and stretching. Implications and applications in sport performance and health.* Routledge.

Behm, D. G., & Chaouachi, A. (2011). A review of the acute effects of static and dynamic stretching on performance. *European Journal of Applied Physiology, 111,* 2633-2651. https://doi.org/10.1007/s00421-011-1879-2

Behm, D. G., & Kibele, A. (2007). Effects of differing intensities of static stretching on jump performance. *European Journal of Applied Physiology, 101*(5), 587-594. https://doi.org/10.1007/s00421-007-0533-5

Behm, D. G., & Sale, D. G. (1993). Velocity specificity of resistance training. *Sports Medicine, 15,* 374-388. https://doi.org10.2165/00007256-199315060-00003

Behm, D. G., Alizadeh, S., Daneshjoo, A., & Konrad, A. (2023). Potential effects of dynamic stretching on injury incidence of athletes: A narrative review of risk factors. *Sports Medicine, 53*(7), 1359-1373. https://doi.org/10.1007/s40279-023-01847-8

Behm, D. G., Alizadeh, S., Drury, B., Granacher, U., & Moran, J. (2021). Non-local acute stretching effects on strength performance in healthy young adults. *European Journal of Applied Physiology, 121*(6), 1517-1529. https://doi.org//10.1007/s00421-021-04657-w

Behm, D. G., Blazevich, A. J., Kay, A. D., & McHugh, M. (2015). Acute effects of muscle stretching on physical performance, range of motion, and injury incidence in healthy active individuals: a systematic review. *Applied Physiology, Nutrition, and Metabolism, 41*(1), 1-11. https://doi.org/10.1139/apnm-2015-0235

Behm, D. G., Bradbury, E. E., Haynes, A. T., Hodder, J. N., Leonard, A. M., & Paddock, N. R. (2006). Flexibility is not related to stretch-induced deficits in force or power. *Journal of Sports Science & Medicine, 5*(1), 33-42.

Behm, D. G., Button, D. C., & Butt, J. C. (2001). Factors affecting force loss with prolonged stretching. *Canadian Journal of applied physiology, 26*(3), 261-272. https://doi.org/10.1139/h01-017

Behm, D. G., Cavanaugh, T., Quigley, P., Reid, J., C., Nardi, P., S., M., & Marchetti, P., H. (2015). Acute bouts of upper and lower body static and dynamic stretching increase non local joint range of motion. *European Journal of Applied Physiology, 116*, 241-249. https://doi.org/10.1007/s00421-015-3270-1

Behm, D. G., Peach, A., Maddigan, M., Aboodarda, S. J., Di Santo, M. C., Button, D. C., & Maffiuletti, N. A. (2013). Massage and stretching reduce spinal reflex excitability without affecting twitch contractile properties. *Journal of Electromyography and Kinesiology, 23*(5), 1215-1221. https://doi.org/10.1016/j.jelekin.2013.05.002

Bernstein, N. A. (1935). The problem of interrelation between coordination and localization. *Archives of Biological Sciences, 38*, 1-35.

Berrueta, L., Muskaj, I., Olenich, S., Butler, T., Badger, G. J., Colas, R. A., Spite, M., Serhan, C. N., & Langevin, H. M. (2016). Stretching Impacts Inflammation Resolution in Connective Tissue. *Journal of Cellular Physiology, 231*(7), 1621-1627. https://doi.org/10.1002/jcp.25263

Bertherat, T., Bertherat, T., & Bernstein, C. (1979). *The body has its reasons.* Avon Books.

Bertolaccini, A. L., Da Silva, A. A., Teixeira, E. L., Schoenfeld, B. J., & de Salles Painelli, V. (2021). Does the expectancy on the static stretching effect interfere with strength-endurance performance? *The Journal of Strength & Conditioning Research, 35*(9), 2439-2443. https://doi.org/10.1519/JSC.0000000000003168

Bertolucci, L. F. (2011). Pandiculation: Nature's way of maintaining the functional integrity of the myofascial system? *Journal of Bodywork and Movement Therapies, 15*(3), 268-280. https://doi.org/10.1016/j.jbmt.2010.12.006

Bigland-Ritchie, B., Furbush, F., & Woods, J. J. (1986). Fatigue of intermittent submaximal voluntary contractions: central and peripheral factors. *Journal of Applied Physiology, 61*(2), 421-429. https://doi.org/10.1152/jappl.1986.61.2.421

Bishop, M. D., Torres-Cueco, R., Gay, C. W., Lluch-Girbés, E., Beneciuk, J. M., & Bialosky, J. E. (2015). What effect can manual therapy have on a patient's pain experience? *Pain Management, 5*(6), 455-464. https://doi.org/10.2217/pmt.15.39

Bishop, M., & George, S. (2017). Pain sensitivity and torque used during measurement predicts change in range of motion at the knee. *Journal of Pain Research, 10*, 2711-2716. https://doi.org/10.2147/JPR.S150775

Björklund, M., Hamberg, J., & Crenshaw, A. G. (2001). Sensory adaptation after a 2-week stretching regimen of the rectus femoris muscle. *Archives of Physical Medicine and Rehabilitation, 82*(9), 1245-1250. https://doi.org/10.1053/apmr.2001.24224

Blazevich, A. J., Gill, N. D., Kvorning, T., Kay, A. D., Goh, A. G., Hilton, B., Drinkwater, E.J., & Behm, D. G. (2018). No effect of muscle stretching within a full, dynamic warm-up on athletic performance. *Medicine & Science in Sports & Exercise, 50*(6), 1258-1266. https://doi.org/10.1249/MSS.0000000000001539

Bleakley, C. M., & Costello, J. T. (2013). Do thermal agents affect range of movement and mechanical properties in soft tissues? A systematic review. *Archives of Physical Medicine and Rehabilitation, 94*(1), 149-163. https://doi.org/10.1016/j.apmr.2012.07.023

Bongiovanni, L. G., & Hagbarth, K. E. (1990). Tonic vibration reflexes elicited during fatigue from maximal voluntary contractions in man. *The Journal of Physiology, 423*(1), 1-14. https://doi.org/10.1113/jphysiol.1990.sp018007

Bonnar, B. P., Deivert, R. G., & Gould, T. E. (2004). The relationship between isometric contraction durations during hold-relax stretching and improvement of hamstring flexibility. *Journal of Sports Medicine and Physical Fitness, 44*(3), 258-261.

Bosco, C., Iacovelli, M., Tsarpela, O., Cardinale, M., Bonifazi, M., Tihanyi, J., Viru, M., De Lorenzo, A., & Viru, A. (2000). Hormonal responses to whole-body vibration in men. *European Journal of Applied Physiology, 81*, 449–454. https://doi.org/10.1007/s004210050067

Bouret, S., & Sara, S. J. (2005). Network reset: a simplified overarching theory of locus coeruleus noradrenaline function. *Trends in Neurosciences, 28*(11), 574-582. https://doi.org/10.1016/j.tins.2005.09.002

Boyd, I. A., & Gladden, M. H. (1985). *The muscle spindle.* Stockton Press.

Bradley, P. S., Olsen, P. D., Portas, M. D. (2007). The effect of static, ballistic, and proprioceptive neuromuscular facilitation stretching on vertical jump performance. *The Journal of Strength & Conditioning Research, 21*(1), 223-226. https://doi.org/10.1519/00124278-200702000-00040

Brodowicz, G. R., Welsh, R., & Wallis, J. (1996). Comparison of stretching with ice, stretching with heat, or stretching alone on hamstring flexibility. *Journal of Athletic Training, 31*(4), 324-327.

Brownson, C., & Loughna, P. T. (1996). Alterations in the mRNA levels of two metabolic enzymes in rat skeletal muscle during stretch-induced hypertrophy and disuse atrophy. *Pflügers Archiv, 431*(6), 990-992. https://doi.org/10.1007/BF02332189

Bryant, J., Cooper, D. J., Derek, M. P., & Cook, M. D. (2023). The Effects of Static Stretching Intensity on Range of Motion and Strength: A Systematic Review. *Journal of Functional Morphology and Kinesiology, 8*(2), 37. https://doi.org/10.3390/jfmk8020037

Brynnel, A., Hernandez, Y., Kiss, B., Lindqvist, J., Adler, M., Kolb, J., van der Pijl R., Gohlke J., Strom J., Smith J., Ottenheijm C., & Granzier, H. L. (2018). Downsizing the molecular spring of the giant protein titin reveals that skeletal muscle titin determines passive stiffness and drives longitudinal hypertrophy. *Elife, 7*, e40532. https://doi.org/10.7554/eLife.40532

Burne, J. A., & Lippold, O. C. J. (1996). Reflex inhibition following electrical stimulation over muscle tendons in man. *Brain, 119*(4), 1107-1114. https://doi.org/10.1093/brain/119.4.1107

Bushell, J. E., Dawson, S. M., & Webster, M. M. (2015). Clinical Relevance of Foam Rolling on Hip Extension Angle in a Functional Lunge Position. *Journal of strength and Conditioning Research, 29*(9), 2397-2403. https://doi.org/10.1519/JSC.0000000000000888

Caldwell, S. L., Bilodeau, R. L. S., Cox, M. J., Peddle, D., Cavanaugh, T., Young, J. D., & Behm, D. G. (2019). Unilateral hamstrings static stretching can impair the affected and contralateral knee extension force but improve unilateral drop jump height. *European Journal of Applied Physiology, 119*(9), 1943-1949. https://doi.org/10.1007/s00421-019-04182-x

Canedo, A. (1997). Primary motor cortex influences on the descending and ascending systems. *Progress in Neurobiology, 51*(3), 287-335. https://doi.org/10.1016/s0301-0082(96)00058-5

Carielo, D. A., Nunez, R. A. M., Pernambuco, C. S., Vale, R. G. S., Silva, J. G., Amorin, F., Cader, S. C., Vale, R. G. S., Pereyra, A. M. P., & Dantas, E. H. M. (2013). Comparison of the chronics effects of a passive stretching program and shiatsu-therapy on the stress phase and blood pressure levels of hypertension adults. *American Journal of Research Communication, 1*(12), 242-253.

Castellanos, N. (2022). *Neurociencia del cuerpo: cómo el organismo esculpe el cerebro.* Editorial Kairós.

Cavanaugh, M. T., Aboodarda, S. J., Hodgson, D. D., & Behm, D. G. (2017). Foam rolling of quadriceps decreases biceps femoris activation. *Journal of Strength and Conditioning Research, 31*(8), 2238-2245. https://doi.org/10.1519/JSC.0000000000001625

Cè, E., Margonato, V., Casasco, M., & Veicsteinas A. (2008). Effects of stretching on maximal anaerobic power: the roles of active and passive warm-ups. *The Journal of Strength & Conditioning Research, 22*(3), 794-800. https://doi.org/10.1519/JSC.0b013e31816a4353

Cè, E., Rampichini, S., & Esposito, F. (2015). Novel insights into skeletal muscle function by mechanomyography: from the laboratory to the field. *Sport Sciences for Health, 11*, 1-28. https://doi.org/10.1007/s11332-015-0219-z

Cereijido, M. (2014). *Hacia una teoría general sobre los hijos de puta.* Editorial Tusquets.

Chaabene, H., Behm, D. G., Negra, Y., & Granacher, U. (2019). Acute Effects of Static Stretching on Muscle Strength and Power: An Attempt to Clarify Previous Caveats. *Frontiers in Physiology, 10*, 489981. https://doi.org/10.3389/fphys.2019.01468

Chalmers, G. (2004). Strength training: Re-examination of the possible role of Golgi tendon organ and muscle spindle reflexes in proprioceptive neuromuscular facilitation muscle stretching. *Sports Biomechanics, 3*(1), 159-183. https://doi.org/10.1080/14763140408522836

Chaouachi, A., Brughelli, M., Chamari, K., Levin, G. T., Ben Abdelkrim, N., Laurencelle, L., & Castagna, C. (2009). Lower limb maximal dynamic strength and agility determinants in elite basketball players. *The Journal of Strength & Conditioning Research, 23*(5), 1570-1577. https://doi.org/10.1519/JSC.0b013e3181a4e7f0

Chaouachi, A., Castagna, C., Chtara, M., Brughelli, M., Turki, O., Galy, O., Chamari K., Behm, D. G. (2010). Effect of warm-ups involving static or dynamic stretching on agility, sprinting, and jumping performance in trained individuals. *The Journal of Strength & Conditioning Research, 24*(8), 2001-2011. https://doi.org/10.1519/JSC.0b013e3181aeb181

Chaouachi, A., Chamari, K., Wong, P., Castagna, C., Chaouachi, M., Moussa-Chamari, I., & Behm, D. G. (2008). Stretch and sprint training reduces stretch-induced sprint performance deficits in 13- to 15-year-old youth. *European Journal of Applied Physiology, 104*(3), 515-522. https://doi.org/10.1007/s00421-008-0799-2

Cheatham, S. W., Kolber, M. J., Cain, M., & Lee, M. (2015). The effects of self-myofascial release using a foam roll or roller massager on joint range of motion, muscle recovery, and performance: a systematic review. *International Journal of Sports Physical Therapy, 10*(6), 827-838.

Cheatham, S. W., Stull, K. R., & Kolber, M. J. (2019). Comparison of a vibration roller and a nonvibration roller intervention on knee range of motion and pressure pain threshold: A randomized controlled trial. *Journal of port rehabilitation, 28*(1), 39-45. https://doi.org/10.1123/jsr.2017-0164

Chen, C., Krishnan, R., Zhou, E., Ramachandran, A., Tambe, D., Rajendran, K., Adam, R. M., Deng, L. y Fredberg, J. J. (2010). Fluidización y resolidificación de la célula del músculo liso de la vejiga humana en respuesta al estiramiento transitorio. *PloS uno, 5*(8), e12035. https://doi.org/10.1371/journal.pone.0012035

Chen, H. M., Wang, H. H., Chen, C. H., & Hu, H. M. (2014). Effectiveness of a stretching exercise program on low back pain and exercise self-efficacy among nurses in Taiwan: a randomized clinical trial. *Pain Management Nursing, 15*(1), 283-291. https://doi.org/10.1016/j.pmn.2012.10.003

Cheung, H. S., Harvey, W., Benya, P. D., & Nimni, M. E. (1976). New collagen markers of 'depression' synthesized by rabbit articular chondrocytes in culture. *Biochemical and Biophysical Research Communications, 68*(4), 1371-1378. https://doi.org/10.1016/0006-291X(76)90347-8

Christensen, B. K., & Nordstrom, B. J. (2008). The effects of proprioceptive neuromuscular facilitation and dynamic stretching techniques on vertical jump performance. *The Journal of Strength & Conditioning Research, 22*(6), 1826-1831. https://doi.org/10.1519/JSC.0b013e31817ae316

Church, J. B., Wiggins, M. S., Moode, F. M., & Crist, R. (2001). Effect of warm-up and flexibility treatments on vertical jump performance. *The Journal of Strength & Conditioning Research, 15*(3), 332-336.

Clascá, F., Avendaño, C., Román-Guindo, A., Llamas, A., & Reinoso-Suárez, F. (1992). Innervation from the claustrum of the frontal association and motor areas: axonal transport studies in the cat. *Journal of Comparative Neurology, 326*(3), 402-422. https://doi.org/10.1002/cne.903260307

Cornachione, A. S., Leite, F., Bagni, M. A., & Rassier, D. E. (2016). The increase in non-cross-bridge forces after stretch of activated striated muscle is related to titin isoforms. *American Journal of Physiology-Cell Physiology, 310*(1), C19-C26. https://doi.org/10.1152/ajpcell.00156.2015

Cornelius, W. L., & Hands, M. R. (1992). The effects of a warm-up on acute hip joint flexibility using a modified PNF stretching technique. *Journal of Athletic Training, 27*(2), 112-114.

Cornelius, W. L., & Hinson, M. M. (1980). The relationship between isometric contractions of hip extensors and subsequent flexibility in males. *Journal of Sports Medicine and Physical Fitness, 20*(1), 75-80.

Costa, P. B., Herda, T. J., Herda, A. A., & Cramer, J. T. (2013). Effects of dynamic stretching on strength, muscle imbalance, and muscle activation. *Medicine & Science in Sports & Exercise, 46*(3), 586-593. https://doi.org/10.1249/MSS.0000000000000138

Coxon, J. P., Stinear, J. W., & Byblow, W. D. (2005). Amplitude of muscle stretch modulates corticomotor gain during passive movement. *Brain research, 1031*(1), 109-117. https://doi.org/10.1016/j.brainres.2004.10.062

Craig, A. D. (2003). Interoception: the sense of the physiological condition of the body. *Current Opinion in Neurobiology, 13*(4), 500-505. https://doi.org/10.1016/S0959-4388(03)00090-4

Cramer, J. T., Beck, T. W., Housh, T. J., Massey, L. L., Marek, S. M., Danglemeier, S., Purkayastha S., Culbertson J. Y., Fitz K. A., & Egan, A. D. (2007). Acute effects of static stretching on characteristics of the isokinetic angle - torque relationship, surface electromyography, and mechanomyography. *Journal of sports sciences, 25*(6), 687-698. https://doi.org/10.1080/02640410600818416

Cramer, J. T., Housh, T. J., Coburn, J. W., Beck, T. W., & Johnson, G. O. (2006). Acute effects of static stretching on maximal eccentric torque production in women. *The Journal of Strength & Conditioning Research, 20*(2), 354-358. https://doi.org/10.1519/R-18105.1

Cramer, J. T., Housh, T. J., Johnson, G. O., Miller, J. M., Coburn, J. W. y Beck, T. W. (2005). Efectos agudos de los estiramientos estáticos sobre el torque pico en mujeres. *PubliCE Premium*, 1-10.

Cruz Montecinos, C., González Blanche, A., López Sánchez, D., Cerda, M., Sanzana Cuche, R., & Cuestas Vargas, A. (2015). In vivo relationship between pelvis motion and deep fascia displacement of the medial gastrocnemius: anatomical and functional implications. *Journal of Anatomy, 227*(5), 665-672. https://doi.org/10.1111/joa.12370

Cupal, D. D., & Brewer, B. W. (2001). Effects of relaxation and guided imagery on knee strength, reinjury anxiety, and pain following anterior cruciate ligament reconstruction. *Rehabilitation Psychology, 46*(1), 28-43. https://doi.org/10.1037/0090-5550.46.1.28

Curran, P. F., Fiore, R. D., & Crisco, J. J. (2008). A comparison of the pressure exerted on soft tissue by 2 myofascial rollers. *Journal of Sport Rehabilitation, 17*(4), 432-442. https://doi.org/10.1123/jsr.17.4.432

Curry, B. S., Chengkalath, D., Crouch, G. J., Romance, M., & Manns, P. J. (2009). Acute effects of dynamic stretching, static stretching, and light aerobic activity on muscular performance in women. *The Journal of Strength & Conditioning Research, 23*(6), 1811-1819. https://doi.org/10.1519/JSC.0b013e3181b73c2b

Da Silva, J. J., Behm, D. G., Gomes, W. A., Silva, F. H., Soares, E. G., Serpa, É. P., Vilela Junior, G. B., Lopes, C. R., & Marchetti, P. H. (2015). Unilateral plantar flexors static-stretching effects on ipsilateral and contralateral jump measures. *Journal of Sports Science & Medicine, 14*(2), 315–321.

Dalrymple, K. J., Davis, S. E., Dwyer, G. B., & Moir, G. L. (2010). Effect of static and dynamic stretching on vertical jump performance in collegiate women volleyball players. *The Journal of Strength & Conditioning Research, 24*(1), 149-155. https://doi.org/10.1519/JSC.0b013e3181b29614

Dantas, E. H. (1986). A prática da preparação física. *A prática da preparação física*, 325-325.

Day, B. L., Marsden, C. D., Obeso, J. A., & Rothwell, J. C. (1984). Reciprocal inhibition between the muscles of the human forearm. *The Journal of Physiology*, 349(1), 519-534. https://doi.org/10.1113/jphysiol.1984.sp015171

Delwaide, P. J. (1973). Human monosynaptic reflexes and presynaptic inhibition: An interpretation of spastic hyperreflexia. *In New Developments in Electromyography and Clinical Neurophysiology, 3*, 508-522. https://doi.org/10.1159/000394164

Devanne, H., Lavoie, B. A., & Capaday, C. (1997). Input-output properties and gain changes in the human corticospinal pathway. *Experimental Brain Research, 114*, 329-338. https://doi.org/10.1007/PL00005641

Di Santo, M. (1997). *Flexibilidad teoría, técnica y metodología*. Sport Life.

Di Santo, M. (2012). *Amplitud de movimiento*. Editorial Paidotribo.

Dickson, M., Emonet-Dénand, F., Gladden, M. H., Petit, J., & Ward, J. (1993). Incidence of non-driving excitation of Ia afferents during ramp frequency stimulation of static gamma-axons in cat hindlimbs. *The Journal of Physiology, 460*(1), 657-673.https://doi.org/10.1113/jphysiol.1993.sp019492

Dix, D. J., & Eisenberg, B. R. (1990). Myosin mRNA accumulation and myofibrillogenesis at the myotendinous junction of stretched muscle fibers. *Journal of Cell Biology, 111*(5) 1885-1894. https://doi.org/10.1083/jcb.111.5.1885

Driller, M. W., & Overmayer, R. G. (2017). The effects of tissue flossing on ankle range of motion and jump performance. *Physical Therapy in Sport, 25*, 20-24. https://doi.org/10.1016/j.ptsp.2016.12.004

Duren, C. M., Cress, M. E., & McCully, K. K. (2008). The influence of physical activity and yoga on central arterial stiffness. *Dynamic Medicine, 7*, 1-8. https://doi.org/10.1186/1476-5918-7-2

Earles, D. R., Koceja, D. M., & Shively, C. W. (2000). Environmental changes in soleus H-reflex excitability in young and elderly subjects. *International Journal of Neuroscience, 105*(1-4), 1-13. https://doi.org/10.3109/00207450009003261

Edin, B. B., & Valbo, A. B. (1990). Classification of human muscle stretch receptor afferents: a Bayesian approach. *Journal of Neurophysiology, 63*(6), 1314-1322. https://doi.org/10.1152/jn.1990.63.6.1314

Edin, B. B., & Valbo, A. B. (1990). Muscle afferent responses to isometric contractions and relaxations in humans. *Journal of Neurophysiology, 63*(6), 1307-1313. https://doi.org/10.1152/jn.1990.63.6.1307

Enoka, R. M., Hutton, R. S., & Eldred, E. (1980). Changes in excitability of tendon tap and Hoffmann reflexes following voluntary contractions. *Electroencephalography and clinical neurophysiology, 48*(6), 664-672. https://doi.org/10.1016/0013-4694(80)90423-x

Esnáult, M., & Viel, E. (2003). *Stretching. Estiramientos de las cadenas musculares*. Masson.

Etnyre, B. R., & Abraham, L. D. (1986). H-reflex changes during static stretching and two variations of proprioceptive neuromuscular facilitation techniques. *Electroencephalography and Clinical Neurophysiology, 63*(2), 174-179. https://doi.org/10.1016/0013-4694(86)90010-6

Feland, J. B., & Marin, H. N. (2004). Effect of submaximal contraction intensity in contract-relax proprioceptive neuromuscular facilitation stretching. *British Journal of Sports Medicine, 38*(4), E18. https://doi.org/10.1136/bjsm.2003.010967

Feland, J. B., Myrer, J. W., Schulthies, S. S., Fellingham, G. W., & Measom, G. W. (2001). The effect of duration of stretching of the hamstring muscle group for increasing range of motion in people aged 65 years or older. *Physical Therapy, 81*(5), 1110-1117. https://doi.org/10.1093/ptj/81.5.1110

Feldman, A. G. (2009). Origin and advances of the equilibrium-point hypothesis. *Progress in motor control: A multidisciplinary perspective,* 637-643. https://doi.org/10.1007/978-0-387-77064-2_34

Feldman, A. G., & Levin, M. F. (2016). Spatial control of reflexes, posture and movement in normal conditions and after neurological lesions. *Journal of Human Kinetics, 52*(1), 21-34. https://doi.org/10.1515/hukin-2015-0191

Ferber, R., Osternig, L., & Gravelle, D. (2002). Effect of PNF stretch techniques on knee flexor muscle EMG activity in older adults. *Journal of Electromyography and Kinesiology, 12*(5), 391-397. https://doi.org/10.1016/s1050-6411(02)00047-0

Ferreira, L. F., de Oliveira, A. R., & da Rosa, L. H. T. (2023). Thermotherapy associated with flexibility training does not increase the knee range of movement of healthy adults: systematic review and meta-analysis of randomized clinical trials. *Acta Fisiátrica, 30*(1), 55-62. https://doi.org/10.11606/issn.2317-0190.v30i1a206076

Ficarra, S., Scardina, A., Nakamura, M., Patti, A., Şahin, F. N., Palma, A., Bellafiore, M., Bianco, A., & Thomas, E. (2024). Acute effects of static stretching and proprioceptive neuromuscular facilitation on non-local range of movement. *Research in sports medicine,* 1-13. https://doi.org/10.1080/15438627.2024.2326520

Finni, T., Brito Fontana, H., & Maas, H. (2023). Force transmission and interactions between synergistic muscles. *Journal of Biomechanics, 152, 111575.* https://doi.org/10.1016/j.jbiomech.2023.111575

Fischer, F., Kerstin, L., Klose, K., Greiner, W., & Kremer, A. (2016) Barriers and Strategies in Guideline Implementation-A Scoping Review. *Healthcare, 4*(3), 36. https://doi.org/10.3390/healthcare4030036

Fischer, M. J., Reiners, A., Kohnen, R., Bernateck, M., Gutenbrunner, C., Fink, M., & Svennson, P. (2008). Do occlusal splints have an effect on complex regional pain syndrome? a randomized, controlled proof-of-concept trial. *The Clinical Journal of Pain, 24*(9), 776-783. https://doi.org/10.1097/ajp.0b013e3181790355

Fischer, M. J., Riedlinger, K., Gutenbrunner, C., & Bernateck, M. (2010). Influence of the temporomandibular joint on range of motion of the hip joint in patients with complex regional pain syndrome. *Journal of Manipulative and Physiological Therapeutics, 32*(5), 364-371. https://doi.org/10.1016/j.jmpt.2009.04.003

Fletcher, I. M. (2010). The effect of different dynamic stretch velocities on jump performance. *European Journal of Applied Physiology, 109*(3), 491-498. https://doi.org/10.1007/s00421-010-1386-x

Fletcher, I. M., & Jones, B. (2004). The effect of different warm-up stretches protocols on 20-meter sprint performance in trained rugby union players. *The Journal of Strength & Conditioning Research, 18*(4), 885-888. https://doi.org/10.1519/14493.1

Fletcher, I. M., Anness, R. (2007). The acute effects of combined static and dynamic stretch protocols on fifty-meter sprint performance in track-and-field athletes. *The Journal of Strength & Conditioning Research, 21*(3), 784-787. https://doi.org/10.1519/R-19475.1

Folpp, H., Deall, S., Harvey, L. A., & Gwinn, T. (2006). Can apparent increases in muscle extensibility with regular stretch be explained by changes in tolerance to stretch? *Australian Journal of Physiotherapy, 52*(1), 45-50. https://doi.org/10.1016/s0004-9514(06)70061-7

Fowles, J. R., Green, H. J., Tupling, R., O'Brien, S., & Roy, B. D. (2002). Human neuromuscular fatigue is associated with altered Na+-K+-ATPase activity following isometric exercise. *Journal of Applied Physiology, 92*(4), 1585-1593. https://doi.org/10.1152/japplphysiol.00668.2001

Fowles, J. R., Sale, D. G., & MacDougall, J. D. (2000). Reduced strength after passive stretch of the human plantar flexors. *Journal of Applied Physiology, 89*(3), 1179-1188. https://doi.org/10.1152/jappl.2000.89.3.1179

Fowles, J. R., MacDougall, J.D., Tarnopolsky, M.A., Sale, D.G., Roy, B.D., & Yarasheski, K.E. (2000). The effects of acute passive stretch on muscle protein synthesis in humans. *Canadian journal of applied physiology, 25*(3), 165-180. https://doi.org/10.1139/h00-012

Fox, E. L. (1989). *Fisiología del Deporte.* Editorial Médica Panamericana.

Franco, B. L., Signorelli, G. R., Trajano, G. S., & de Oliveira, C. G. (2008). Acute effects of different stretching exercises on muscular endurance. *The Journal of Strength & Conditioning Research, 22*(6), 1832-1837. https://doi.org/10.1519/JSC.0b013e31818218e1

Fraser, A. F. (1989). Pandiculation: the comparative phenomenon of systematic stretching. *Applied Animal Behaviour Science, 23*(3), 263-268. https://doi.org/10.1016/0168-1591(89)90117-2

Freitas, E. D. S., Karabulut, M., & Bemben, M. G. (2021). The Evolution of Blood Flow Restricted Exercise. *Frontiers in physiology, 12,* 747759. https://doi.org/10.3389/fphys.2021.747759

Frenette, J., & Tidball, J. G. (1998). Mechanical loading regulates expression of talin and its mRNA, which are concentrated at myotendinous junctions. *American Journal of Physiology-Cell Physiology, 275*(3), C818-C825. https://doi.org/10.1152/ajpcell.1998.275.3.C818

Fuglevand, A. J., Zackowski, K. M., Huey, K. A., & Enoka, R. M. (1993). Impairment of neuromuscular propagation during human fatiguing contractions at submaximal forces. *The Journal of physiology, 460*(1), 549-572. https://doi.org/10.1113/jphysiol.1993.sp019486

Gabrielsson, G. (2021). Tissue compression flossing-A systematic review.

Games, K. E., & Sefton, J. M. (2013). Whole-body vibration influences lower extremity circulatory and neurological function. *Scandinavian Journal of Medicine & Science in Sports, 23*(4), 516-523. https://doi.org/10.1111/j.1600-0838.2011.01419.x

Garland, S. J. (1991). Role of small diameter afferents in reflex inhibition during human muscle fatigue. *The Journal of Physiology, 435*(1), 547-558. https://doi.org/10.1113/jphysiol.1991.sp018524

Gellhorn, E., & Hyde, J. (1953). Influence of proprioception on map of cortical responses. *The Journal of Physiology, 122*(2), 371-385. https://doi.org/10.1113/jphysiol.1953.sp005007

Gillies, A. R., & Lieber, R. L. (2011). Structure and function of the skeletal muscle extracellular matrix. *Muscle & Nerve, 44*(3), 318-331. https://doi.org/10.1002/mus.22094

Goldspink, D. F., Cox, V. M., Smith, S. K., Eaves, L. A., Osbaldeston, N. J., Lee, D. M., & Mantle, D. (1995). Muscle growth in response to mechanical stimuli. *American Journal of Physiology-Endocrinology and* Metabolism, *268*(2), 288-297. https://doi.org/10.1152/ajpendo.1995.268.2.E288

Gollhofer, A., Schöpp, A., Rapp, W., & Stroinik, V. (1997). Changes in reflex excitability following isometric contraction in humans. *European journal of applied physiology and occupational physiology, 77,* 89-97. https://doi.org/10.1007/s004210050305

González-Ravé, J. M., Machado, L., Navarro-Valdivielso, F., & Vilas-Boas, J. P. (2009). Acute effects of heavy-load exercises, stretching exercises, and heavy-load plus stretching exercises on squat jump and countermovement jump performance. *The Journal of Strength & Conditioning Research, 23*(2), 472-479. https://doi.org/10.1519/JSC.0b013e318198f912

Goodwin, M. G., McCloskey, D.I., & Matthews, P. (1972). Proprioceptive illusions induced by muscle vibration: contribution by muscle spindles to perception? *Science, 175,* 1382-1384. https://doi.org/10.1126/science.175.4028.1382

Gordon, C. M., Lindner, S. M., Birbaumer, N., Montoya, P., Ankney, R. L., & Andrasik, F. (2018). Self-myofascial vibro-shearing: a randomized controlled trial of biomechanical and related changes in male breakdancers. *Sports medicine - open, 4,* 1-11. https://doi.org/10.1186/s40798-018-0128-1

Grabow, L., Young, J. D., Alcock, L. R., Quigley, P. J., Byrne, J. M., Granacher, U., Škarabot, J., & Behm, D. G. (2018). Higher quadriceps roller massage forces do not amplify range-of-motion increases nor impair strength and jump performance. *Journal of Strength and Conditioning Research, 32*(11), 3059-3069. https://doi.org/10.1519/JSC.0000000000001906

Graziano, M. S., Taylor, C. S., Moore, T., & Cooke, D. F. (2002). The cortical control of movement revisited. *Neuron, 36*(3), 349-362. https://doi.org/10.1016/S0079-6123(08)62849-6

Gregory, J. E., Mark, R. F., Morgan, D. L., Patak, A., Polus, B., & Proske, U. (1990). Effects of muscle history on the stretch reflex in cat and man. *The Journal of Physiology, 424*(1), 93-107. *https://doi.org/10.1113/jphysiol.1990.sp018057*

Griffiths, R. I. (1991). Shortening of muscle fibres during stretch of the active cat medial gastrocnemius muscle: the role of tendon compliance. *The Journal of Physiology, 436*(1), 219-236. https://doi.org/10.1113/jphysiol.1991.sp018547

Guillot, A., Kerautret, Y., Queyrel, F., Schobb, W., & Di Rienzo, F. (2019). Foam rolling and joint distraction with elastic band training performed for 5-7 weeks respectively improve lower limb flexibility. *Journal of Sports Science & Medicine, 18*(1), 160-171.

Guillot, A., Tolleron, C., & Collet, C. (2010). Does motor imagery enhance stretching and flexibility? *Journal of Sports Sciences, 28*(3), 291-298. https://doi.org/10.1080/02640410903473828

Guissard, N., & Duchateau, J. (2004). Effect of static stretch training on neural and mechanical properties of the human plantar-flexor muscles. *Muscle Nerve, 29*(2), 248-255. https://doi.org/10.1002/mus.10549

Guissard, N., & Duchateau, J. (2006). Neural aspects of muscle stretching. *Exercise and Sport Sciences Reviews, 34*(4), 154-158. https://doi.org/10.1249/01.jes.0000240023.30373.eb

Guissard, N., Duchateau, J., & Hainaut, K. (1988). Muscle stretching and motoneuron excitability *European Journal of Applied Physiology and Occupational Physiology, 58*(1), 47-52. https://doi.org/10.1007/BF00636602

Guissard, N., Duchateau, J., & Hainaut, K. (2001). Mechanisms of decreased motoneuron excitation during passive muscle stretching. *Experimental Brain Research, 137*(2), 163-169. https://doi.org/10.1007/s002210000648

Guyton, A. C. (1982). *Tratado de fisiología médica.* Interamericana.

Hadamus, A., Jankowski, T., Wiaderna, K., Bugalska, A., Marszałek, W., Błażkiewicz, M., & Białoszewski, D. (2022). Effectiveness of warm-up exercises with tissue flossing in increasing muscle strength. *Journal of Clinical Medicine, 11*(20), 6054. https://doi.org/10.3390/jcm11206054

Hagbarth, K. E., & Valbo, A. B. (1968). Discharge characteristics of human muscle afferents during muscle stretch and contraction. *Experimental Neurology, 22*(4), 674-694. https://doi.org/10.1016/0014-4886(68)90156-8

Hagbarth, K. E., Kunesch, E. J., Nordin, M., Schmidt, R., & Wallin, E. (1986). Gamma loop contributing to maximal voluntary contractions in man. *The Journal of Physiology, 380*(1), 575-591. https://doi.org/10.1113/jphysiol.1986.sp016303

Halbertsma, J. P., & Göeken, L. N. (1994). Stretching exercises: effect on passive extensibility and stiffness in short hamstrings of healthy subjects. *Archives of Physical Medicine and Rehabilitation, 75*(9), 976-981. https://doi.org/10.1016/0003-9993(94)90675-0

Halperin, I., Aboodarda, S. J., Button, D. C., Andersen, L. L., & Behm, D. G. (2014). Roller massager improves range of motion of plantar flexor muscles without subsequent decreases in force parameters. *International Journal of Sports Physical Therapy, 9*(1), 92-102.

Han, S. W., Lee, Y. S., & Lee, D. J. (2017). The influence of the vibration form roller exercise on the pains in the muscles around the hip joint and the joint performance. *Journal of Physical Therapy Science, 29*(10), 1844-1847. https://doi.org/10.1589/jpts.29.1844

Handel, M., Horstmann, T., Dickhuth, H. H., & Gülch, R. (1997). Effects of contract-relax stretching training on muscle performance in athletes. *European Journal of Applied Physiology and Occupational Physiology, 76*(5), 400-408. http://dx.doi.org/10.1007/s004210050268

Handrakis, J. P., Southard, V. N., Abreu, J. M., Aloisa, M., Doyen, M. R., Echevarria, L. M., Hwang H., Samuels C., Venegas S. A., & Douris, P. C. (2010). Static stretching does not impair performance in active middle-aged adults. *The Journal of Strength & Conditioning Research, 24*(3), 825-830. https://doi.org/10.1519/JSC.0b013e3181ad4f89

Hayes, P. R., & Walker, A. (2007). Pre-exercise stretching does not impact upon running economy. *The Journal of Strength & Conditioning Research, 21*(4), 1227-1232. https://doi.org/10.1519/R-19545.1

Healey, K. C., Hatfield, D. L., Blanpied, P., Dorfman, L. R., & Riebe, D. (2014). The effects of myofascial release with foam rolling on performance. *Journal of Strength and Conditioning Research, 28*(1), 61-68. https://doi.org/10.1519/JSC.0b013e3182956569

Heath, C. J., Hore, J., & Phillips, C. G. (1976). Inputs from low threshold muscle and cutaneous afferents of hand and forearm to areas 3a and 3b of baboon's cerebral cortex. *The Journal of Physiology, 257*(1), 199-227. https://doi.org/10.1113/jphysiol.1976.sp011364

Herda, T. J., Cramer, J. T., Ryan, E. D., McHugh, M. P., & Stout, J. R. (2008). Acute effects of static versus dynamic stretching on isometric peak torque, electromyography, and mechanomyography of the biceps femoris muscle. *The Journal of Strength & Conditioning Research, 22*(3), 809-817. https://doi.org/10.1519/JSC.0b013e31816a82ec

Herda, T. J., Herda, N. D., Costa, P. B., Walter-Herda, A. A., Valdez, A. M., & Cramer, J. T. (2013). The effects of dynamic stretching on the passive properties of the muscle-tendon unit. *Journal of Sports Sciences, 31*(5), 479-487. https://doi.org/10.1080/02640414.2012.736632

Herda, T. J., Ryan, E. D., Smith, A. E., Walter, A. A., Bemben, M. G., Stout, J. R., & Cramer, J. T. (2009). Acute effects of passive stretching vs vibration on the neuromuscular function of the plantar flexors. *Scandinavian Journal of Medicine & Science in Sports, 19*(5),

703-713. https://doi.org/10.1111/j.1600-0838.2008.00787.x

Heredia Elvar, J. R., Peña García-Orea, G., Aguilera Campillo, J., Rivera, F. M., Crespo Ruiz, B., Guerrero Romero, L. y Di Santo, M. (2016). Algunas Preguntas y Respuestas en Base a Evidencias Sobre la Aplicación de "Estiramientos" en los Programas de Acondicionamiento Físico (I). *International Journal of Physical Exercise and Health Science for Trainers*, 1-6.

Herzog, W. (2019). The problem with skeletal muscle series elasticity. *BMC Biomedical Engineering, 1*, 1-14. https://doi.org/10.1186/s42490-019-0031-y

Herzog, W., Leonard, T., Joumaa, V., Duvall, M., & Panchangam, A. (2012). The three-filament model of skeletal muscle stability and force production. *Molecular & Cellular Biomechanics, 9*(3), 175.

Hindle, K. B., Whitcomb, T. J., Briggs, W. O., & Hong, J. (2012). Proprioceptive Neuromuscular Facilitation (PNF): Its mechanisms and effects on range of motion and muscular function. *Journal of Human Kinetics, 31*, 105-113.

Hodgson, D. (2017). *Additional roller massage applied at ten-minute intervals can prolong hip and knee flexion range of motion improvements up to 30-minutes post warmup without impairing neuromuscular performance* (Doctoral dissertation). Memorial University of Newfoundland.

Hoffman, M. A., & Koceja, D. M. (1995). The effects of vision and task complexity on Hoffmann reflex gain. *Brain Research, 700*(1-2), 303-307. https://doi.org/10.1016/0006-8993(95)01082-7

Holt, B. W., & Lambourne, K. (2008). The impact of different warm-up protocols on vertical jump performance in male collegiate athletes. *The Journal of Strength & Conditioning Research, 22*(1), 226-229. https://doi.org/10.1519/JSC.0b013e31815f9d6a

Holt, N. C., Danos, N., Roberts, T. J., & Azizi, E. (2016). Stuck in gear: age-related loss of variable gearing in skeletal muscle. *Journal of Experimental Biology, 219*(7), 998-1003. https://doi.org/10.1242/jeb.133009

Hommel, B. (2009). Action control according to TEC (theory of event coding). *Psychological Research PRFP, 73*, 512–526. https://doi.org/10.1007/s00426-009-0234-2

Hough, P. A., Ross, E. Z., & Howatson, G. (2009). Effects of dynamic and static stretching on vertical jump performance and electromyographic activity. *The Journal of Strength & Conditioning Research, 23*(2), 507-512. https://doi.org/10.1519/JSC.0b013e31818cc65d

Houk, J., & Henneman, E. (1967). Responses of Golgi tendon organs to active contractions of the soleus muscle of the cat. *Journal of Neurophysiology, 30*(3), 466-481. https://doi.org/10.1152/jn.1967.30.3.466

Houssay, B. A., Barrios Medina, A. y Paladini, A. C. (1989). *Escritos y discursos del Dr. Bernardo A. Houssay.* Editorial Universitaria de Buenos Aires.

Huang, S. Y., Di Santo, M., Wadden, K. P., Cappa, D. F., Alkanani, T., & Behm, D. G. (2010). Short-duration massage at the hamstrings musculotendinous junction induces greater range of motion. *Journal of Strength and Conditioning Research, 24*(7), 1917-1924. https://doi.org/10.1519/JSC.0b013e3181e06e0c

Huerta, M. F., & Pons, T. P. (1990). Primary motor cortex receives input from area 3a in macaques. *Brain Research, 537*(1-2), 367-371. https://doi.org/10.1016/0006-8993(90)90388-r

Huijing, P. A. (2007). Epimuscular myofascial force transmission between antagonistic and synergistic muscles can explain movement limitation in spastic paresis. *Journal of Electromyography and Kinesiology, 17*(6), 708-724. https://doi.org/10.1016/j.jelekin.2007.02.003

Huijing, P. A. (2009). Epimuscular myofascial force transmission: a historical review and implications for new research. International Society of Biomechanics Muybridge Award Lecture, Taipei, 2007. *Journal of Biomechanics, 42*(1), 9-21. https://doi.org/10.1016/j.jbiomech.2008.09.027

Hultborn, H. (2001). State-dependent modulation of sensory feedback. *The Journal of Physiology, 533*(1), 5-13. https://doi.org/10.1111/j.1469-7793.2001.0005b.x

Huxley A. F. (1957). Muscle structure and theories of contraction. *Progress in Biophysics and Biophysical Chemistry, 7*, 255–318. https://doi.org/10.1016/S0096-4174(18)30128-8

Iles, J. F., & Roberts, R. C. (1986). Presynaptic inhibition of monosynaptic reflexes in the lower limbs of subjects with upper motoneuron disease. *Journal of Neurology, Neurosurgery & Psychiatry, 49*(8), 937-944. https://doi.org/10.1136/jnnp.49.8.937

Jaggers, J. R., Swank, A. M., Frost, K. L., & Lee, C. D. (2008). The acute effects of dynamic and ballistic stretching on vertical jump height, force, and power. *The Journal of Strength & Conditioning Research, 22*(6), 1844-1849. https://doi.org/10.1519/JSC.0b013e3181854a3d

Janes, W. C., Snow, B. B., Watkins, C. E., Noseworthy, E. A., Reid, J. C., & Behm, D. G. (2016). Effect of participants' static stretching knowledge or deception on the responses to prolonged stretching. *Applied Physiology, Nutrition, and Metabolism, 41*(10), 1052-1056. https://doi.org/10.1139/apnm-2016-0241

Jay, K., Sundstrup, E., Søndergaard, S. D., Behm, D., Brandt, M., Særvoll, C. A., Jakobsen, M. D., & Andersen, L. L. (2014). Specific and cross over effects of massage for muscle soreness: randomized controlled trial. *International Journal of Sports Physical Therapy, 9*(1), 82-91.

Jones, A. M. (2002). Running economy is negatively related to sit-and-reach test performance in international-standard distance runners. *International Journal of Sports Medicine, 23*(1), 40-43. https://doi.org/10.1055/s-2002-19271

Junker, D. H., & Stöggl, T. L. (2015). The foam roll as a tool to improve hamstring flexibility. *Journal of Strength and Conditioning Research, 29*(12), 3480-3485. https://doi.org/10.1519/JSC.0000000000001007

Kaneda, H., Takahira, N., Tsuda, K., Tozaki, K., Kudo, S., Takahashi, Y., Sasaki, S., & Kenmoku, T. (2020). Effects of tissue flossing and dynamic stretching on hamstring muscles function. *Journal of Sports Science & Medicine, 19*(4), 681-689.

Kanthack, T. F. D., Guillot, A., Papaxanthis, C., Guizard, T., Collet, C., & Di Rienzo, F. (2017). Neurophysiological insights on flexibility improvements through motor imagery. *Behavioral Brain Research, 331*, 159-168. https://doi.org/10.1016/j.bbr.2017.05.004

Katz, R., Penicaud, A., & Rossi, A. (1991). Reciprocal Ia inhibition between elbow flexors and extensors in the human. *Journal of Physiology, 437*, 269-286. https://doi.org/10.1113/jphysiol.1991.sp018595

Kay, A. D., & Blazevich, A. J. (2009). Moderate-duration static stretch reduces active and passive plantar flexor moment but not Achilles tendon stiffness or active muscle length. *Journal of Applied Physiology, 106*(4), 1249-1256. https://doi.org/10.1152/japplphysiol.91476.2008

Kay, A. D., & Blazevich, A. J. (2010). Concentric muscle contractions before static stretching minimize, but do not remove, stretch-induced force deficits. *Journal of Applied Physiology, 108*(3), 637-645. https://doi.org/10.1152/japplphysiol.01135.2009

Kay, A. D., & Blazevich, A. J. (2012). Effect of acute static stretch on maximal muscle performance: A systematic review. *Medicine & Science in Sports & Exercise, 44*(1), 154-164. http://dx.doi.org/10.1249/MSS.0b013e318225cb27

Kay, A. D., Husbands-Beasley, J., & Blazevich, A. J. (2015). Effects of Contract-Relax, Static Stretching, and Isometric Contractions on Muscle-Tendon Mechanics. *Medicine & Science in Sports & Exercise, 47*(10), 2181-2190. https://doi.org/10.1249/MSS.0000000000000632

Kelly, G. (1996). Mechanical overload and skeletal muscle fiber hyperplasia: a meta-analysis. *Journal of Applied Physiology, 81*(4), 1584-1588. https://doi.org/10.1152/jappl.1996.81.4.1584

Kelly, S., & Glen, Cordoza. (2015). *Becoming a Supple Leopard 2nd Edition: The ultimate guide to resolving pain, preventing injury, and optimizing athletic performance*. Victory Belt Publishing.

Khan, S. I., & Burne, J. A. (2007). Reflex inhibition of normal cramp following electrical stimulation of the muscle tendon. *Journal of Neurophysiology, 98*(3), 1102-1107. https://doi.org/10.1152/jn.00371.2007

Khan, S. I., & Burne, J. A. (2009). Afferents contributing to autogenic inhibition of gastrocnemius following electrical stimulation of its tendon. *Brain Research, 1282*, 28-37. https://doi.org/10.1016/j.brainres.2009.04.048

Kibele, A., Behm, D. G. (2009). Seven weeks of instability and traditional resistance training effects on strength, balance and functional performance. *The Journal of Strength & Conditioning Research, 23*(9), 2443-2450. https://doi.org/10.1519/JSC.0b013e3181bf0489

Knudson, D. (2006). The biomechanics of stretching. *Journal of Exercise Science & Physiotherapy*, 3-12. https://search.informit.org/doi/10.3316/informit.865585862968627

Knudson, D. V., Noffal, G. J., Bahamonde, R. E., Bauer, J. A., & Blackwell, J. R. (2004). Stretching has no effect on tennis serve performance. *The Journal of Strength & Conditioning Research, 18*(3), 654-656. https://doi.org/10.1519/13553.1

Knudson, D., & Noffal, G. (2005). Time course of stretch-induced isometric strength deficits. *European Journal of Applied Physiology, 94*, 348-351. https://doi.org/10.1007/s00421-004-1309-9

Knudson, D., Bennett, K., Corn, R., Leick, D., & Smith, C. (2001). Acute effects of stretching are not evident in the kinematics of the vertical jump. *The Journal of Strength & Conditioning Research, 15*(1), 98-101.

Kokkonen, J., Nelson, A. G., & Eldredge, C. (1998). Acute static stretching inhibits maximal strength performance. *Research Quarterly for Exercise and Sport, 69*(4), 411-415. https://doi.org/10.1080/02701367.1998.10607716

Konrad, A., Bernsteiner, D., Budini, F., Reiner, M. M., Glashüttner, C., Berger, C., & Tilp, M. (2021). Tissue flossing of the thigh increases isometric strength acutely but has no effects on flexibility or jump height. *European Journal of Sport Science, 21*(12), 1648-1658. https://doi.org/10.1080/17461391.2020.1853818

Konrad, A., Nakamura, M., Paternoster, F. K., Tilp, M., & Behm, D. G. (2022). A comparison of a single bout of stretching or foam rolling on range of motion in healthy adults. *European Journal of Applied Physiology, 122*(7), 1545-1557. https://doi.org/10.1007/s00421-022-04927-1

Konrad, A., Nakamura, M., Tilp, M., Donti, O., & Behm, D. G. (2022). Foam rolling training effects on range of motion: A systematic review and meta-analysis. *Sports Medicine, 52*(10), 2523-2535. https://doi.org/10.1007/s40279-022-01699-8

Kostopoulos, D., & Rizopoulos, K. (2008). Effect of topical aerosol skin refrigerant (spray and stretch technique) on passive and active stretching. *Journal of Bodywork and Movement Therapies, 12*(2), 96-104

Kurtzer, I., Herter, T. M., & Scott, S. H. (2005). Random change in cortical load representation suggests distinct control of posture and movement. *Nature Neuroscience, 8*(4), 498-504. https://doi.org/10.1038/nn1420

Laporte, Y., & Lloyd, D. P. (1952). Nature and significance of the reflex connections established by large afferent fibers of muscular origin. *American Journal of Physiology, 169*(3), 609-621.

Latash, M. L. (2012). *Fundamentals of motor control*. Academic Press.

Lavoie, B. A., Cody, F. W. J., & Capaday, C. (1995). Cortical control of human soleus muscle during volitional and postural activities studied using focal magnetic stimulation. *Experimental Brain Research, 103, 97-107*. https://doi.org/10.1007/BF00241968

Law, R. Y., Harvey, L. A., Nicholas, M. K., Tonkin, L., De Sousa, M., & Finniss, D. G. (2009). Stretch exercises increase tolerance to stretch in patients with chronic musculoskeletal pain: a randomized controlled trial. *Physical Therapy, 89*(10), 1016-1026. https://doi.org/10.2522/ptj.20090056

Le Boulch, J. (1984). *Hacia una ciencia del movimiento humano: Introducción a la psicokinética*. Ediciones Paidós.

Lee, E. H., Hsin, J., Mayans, O., & Schulten, K. (2007). Secondary and tertiary structure elasticity of titin Z1Z2 and a titin chain model. *Biophysical Journal, 93*(5), 1719-1735. https://doi.org/10.1529/biophysj.107.105528

Leikin, S., Rau, D. C., & Parsegian, V. A. (1995). Temperature-favoured assembly of collagen is driven by hydrophilic not hydrophobic interactions. *Nature Structural & Molecular Biology, 2*(3), 205-210. https://doi.org/10.1038/nsb0395-205

Leksell, L. (1945). *The action potential and excitatory effects of the small ventral root fibres to skeletal muscle*. Acta Physiologica Scandinavica.

Lima, B. N., Lucareli, P. R., Gomes, W. A., Silva, J. J., Bley, A. S., Hartigan, E. H., & Marchetti, P. H. (2014). The acute effects of unilateral ankle plantar flexors static- stretching on postural sway and gastrocnemius muscle activity during single-leg balance tasks. *Journal of Sports Science & Medicine, 13*(3), 564–570

Lima, C. D., Brown, L. E., Ruas, C. V., & Behm, D. G. (2018). Effects of static versus ballistic stretching on hamstring: quadriceps strength ratio and jump performance in ballet dancers and resistance trained women. *Journal of Dance Medicine & Science, 22*(3), 160-167. https://doi.org/10.12678/1089-313X.22.3.160

Llewellyn, M., Yang, J. F., & Prochazka, A. (1990). Human H-reflexes are smaller in difficult beam walking than in normal treadmill walking. *Experimental Brain Research, 83*, 22–28. https://doi.org/10.1007/BF00232189

López Chicharro, J., & Fernández Vaquero, A. (2023). *Fisiología del ejercicio*. Editorial Médica Panamericana.

MacDonald, G. Z., Penney, M. D. H., Mullaley, M. E., Cuconato, A. L., Drake, C. D. J., Behm, D. G., & Button, D. C. (2013). An acute bout of self-myofascial release increases range of motion without a subsequent decrease in muscle activation or force. *Journal of Strength and Conditioning Research, 27*(3), 812-821. https://doi.org/10.1519/JSC.0b013e31825c2bc1

Madoni, S. N., Costa, P. B., Coburn, J. W., & Galpin, A. J. (2018). Effects of foam rolling on range of motion, peak torque, muscle activation, and the hamstrings-to-quadriceps strength ratios. *Journal of Strength and Conditioning Research,*

32(7), 1821-1830. https://doi.org/10.1519/JSC.0000000000002468

Magnusson, S. P. (1998). Passive properties of human skeletal muscle during stretch maneuvers. Scandinavian Journal of Medicine & Science in Sports, 8(2), 65-77. https://doi.org//10.1111/j.1600-0838.1998.tb00171.x

Magnusson, S. P., Simonsen, E. B., Aagaard, P., & Kjaer, M. (1996). Biomechanical responses to repeated stretches in human hamstring muscle in vivo. The American Journal of Sports Medicine, 24(5), 622-628. https://doi.org/10.1177/036354659602400510

Magnusson, S. P., Simonsen, E. B., Aagaard, P., Boesen, J., Johannsen, F., & Kjaer, M. (1997). Determinants of musculoskeletal flexibility: viscoelastic properties, cross-sectional area, EMG and stretch tolerance. Scandinavian Journal of Medicine & Science in Sports, 7(4), 195-202. https://doi.org/10.1111/j.1600-0838.1997.tb00139.x

Magnusson, S. P., Simonsen, E. B., Aagaard, P., Sørensen, H., & Kjaer, M. (1996). A mechanism for altered flexibility in human skeletal muscle. The Journal of Physiology, 497(1), 291-298. https://doi.org/10.1113/jphysiol.1996.sp021768

Manoel, M. E., Harris-Love, M. O., Danoff, J. V., & Miller, T. A. (2008). Acute effects of static, dynamic, and proprioceptive neuromuscular facilitation stretching on muscle power in women. The Journal of Strength & Conditioning Research, 22(5), 1528-1534. https://doi.org/10.1519/JSC.0b013e31817b0433

Manuel, M., & Zytnicki, D. (2011). Alpha, beta and gamma motoneurons: functional diversity in the motor system's final pathway. Journal of Integrative Neuroscience, 10(3), 243-276.

Marchetti, P. H., Silva, F. H., Soares, E. G., Serpa, E. P., Nardi, P. S., Vilela, G. B., & Behm, D. G. (2014). Upper limb static-stretching protocol decreases maximal concentric jump performance. Journal of Sports Science & Medicine, 13(4), 945-950.

Marek, S. M., Cramer, J. T., Fincher, A. L., Massey, L. L., Dangelmaier, S. M., Purkayastha, S., Fitz, K. A., & Culbertson, J. Y. (2005). Acute effects of static and proprioceptive neuromuscular facilitation stretching on muscle strength and power output. Journal of Athletic Training, 40(2), 94-103.

Matthews, B. H. (1931). The response of a muscle spindle during active contraction of a muscle. The Journal of Physiology, 72(2), 153-174. https://doi.org/10.1113/jphysiol.1931.sp002768

Matthews, P. B. (1981). Evolving views on the internal operation and functional role of the muscle spindle. The Journal of Physiology, 320, 1-30. https://doi.org/10.1113/jphysiol.1981.sp013931

Matthews, P. B. (1991). The human stretch reflex and the motor cortex. Trends in Neurosciences, 14(3), 87-91. https://doi.org/10.1016/0166-2236(91)90064-2

Mattocks, K. T., Jessee, M. B., Mouser, J. G., Dankel, S. J., Buckner, S. L., Bell, Z. W., Owens, J. G., Abe, T., & Loenneke, J. P. (2018). The Application of blood flow restriction: lessons from the laboratory. Current Sports Medicine Reports, 17(4), 129-134. https://doi.org/10.1249/JSR.0000000000000473

McCloskey, D. I. (1978). Kinesthetic sensibility. Physiological Reviews, 58(4), 763-820. https://doi.org/10.1152/physrev.1978.58.4.763

McCloskey, D. I. (1981). Corollary discharge and motor commands and perception. Handbook of physiology.

McGlory, C., Devries, M., & Philips, S. M. (2017). Skeletal muscle and resistance exercise training; the role of protein synthesis in recovery and remodeling. Journal of Applied Physiology, 122(3), 541-548. https://doi.org/10.1152/japplphysiol.00613.2016

McHugh, M. P., & Cosgrave, C. H. (2010). To stretch or not to stretch: the role of stretching in injury prevention and performance. Scandinavian Journal of Medicine & Science in Sports, 20(2), 169-181. https://doi.org/10.1111/j.1600-0838.2009.01058.x

McHugh, M. P., Tallent, J., & Johnson, C. D. (2013). The role of neural tension in stretch-induced strength loss. The Journal of Strength & Conditioning Research, 27(5), 1327-1332. https://doi.org/10.1519/JSC.0b013e31828a1e73

McKay, G. D., Goldie, P. A., Payne, W. R., & Oakes, B. W. (2001). Ankle injuries in basketball: injury rate and risk factors. British Journal of Sports Medicine, 35(2), 103-108. https://doi.org/10.1136/bjsm.35.2.103

McMillian, D.J., Moore, J.H., Hatler, B.S., & Taylor, D.C. (2006). Dynamic vs. static-stretching warm up: the effect on power and agility performance. The Journal of Strength & Conditioning Research, 20(3), 492-499. https://doi.org/10.1519/18205.1

McNair, P. J., Dombroski, E. W., Hewson, D. J., & Stanley, S. N. (2001). 'Stretching at the ankle joint: viscoelastic responses to holds and continuous passive motion', Medicine and Science *in Sports and Exercise, 33*(3), 354-358. https://doi.org/10.1097/00005768-200103000-00003

Melzack, R., & Wall, P. D. (1965). Pain mechanisms: a new theory. *Science, 150*(3699), 971–979. https://doi.org/10.1126/science.150.3699.971

Merton, P. A. (1964). Human position sense and sense of effort. *Symposia of Society for Experimental Biology, 18*, 387-400.

Mitchell, U. H., Myrer, J. W., Hopkins, J. T., Hunter, I., Feland, J. B., & Hilton, S. C. (2007). Acute stretch perception alteration contributes to the success of the PNF "contract-relax" stretch. *Journal of Sport Rehabilitation, 16*(2), 85-92. https://doi.org/10.1123/jsr.16.2.85

Miyahara, T., Hagiya, N., Ohyama, T., & Nakamura, Y. (1996). Modulation of human soleus H reflex in association with voluntary clenching of the teeth. *Journal of Neurophysiology, 76*(3), 2033-2041. https://doi.org/10.1152/jn.1996.76.3.2033

Mizuno, T. (2019). Combined effects of static stretching and electrical stimulation on joint range of motion and muscle strength. *Journal of Strength and Conditioning Research, 33*(10), 2694-2703. https://doi.org/10.1519/JSC.0000000000002260

Mohr, E. A., Long, B. C., & Goad, C. L. (2014). Effect of foam rolling and static stretching on passive hip-flexion range of motion. *Journal of Sport Rehabilitation, 23*(4), 296-299. http://dx.doi.org/10.1123/jsr.2013-0025

Moore, M. A., & Kukulka, C. G. (1991). Depression of Hoffmann reflexes following voluntary contraction and implications for proprioceptive neuromuscular facilitation therapy. *Physical Therapy, 71*(4), 321-329. https://doi.org/10.1093/ptj/71.4.321

Morehouse, L. E., & Miller, A. T. (1969). *Fisiología del ejercicio*. Editorial El Ateneo.

Morse, C. I., Degens, H., Seynnes, O. R., Maganaris, C. N., & Jones, D. A. (2008). The acute effect of stretching on the passive stiffness of the human gastrocnemius muscle tendon unit. *The Journal of Physiology, 586*(1), 97-106. https://doi.org/10.1113/jphysiol.2007.140434

Moshier, C. G., Gerlach, R. L., & Stuart, D. G. (1972). Soleus and anterior tibial motor units of the cat. *Brain Research, 44*(1), 1-11. https://doi.org/10.1016/0006-8993(72)90361-7

Murphy, J. R., Di Santo, M., Alkanani, T., & Behm D. G. (2010). Aerobic activity before and following short-duration static stretching improves range of motion and performance vs. a traditional warm-up. *Applied Physiology, Nutrition, and Metabolism, 35*(5), 679-690. https://doi.org/10.1139/H10-062

Mynark, R. G., & Koceja, D. M. (2002). Down training of the elderly soleus H reflex with the use of a spinally induced balance perturbation. *Journal of Applied Physiology, 93*(1), 127-133. https://doi.org/10.1152/japplphysiol.00007.2001

Nakamura, M., Sato, S., Murakami, Y., Kiyono, R., Yahata, K., Sanuki, F., Yoshida, R., Fukaya T., & Takeuchi, K. (2021). The comparison of different stretching intensities on the range of motion and muscle stiffness of the quadriceps muscles. *Frontiers in Physiology, 11*, 628870. https://doi.org/10.3389/fphys.2020.628870

Nakano, J., Yamabayashi, C., Scott, A., & Reid, W. D. (2012). The effect of heat applied with stretch to increase range of motion: a systematic review. *Physical Therapy in Sport, 13*(3), 180-188. https://doi.org/10.1016/j.ptsp.2011.11.003

Nelson, A. G., & Kokkonen, J. (2001). Acute ballistic muscle stretching inhibits maximal strength performance. *Research Quarterly for Exercise and Sport, 72*(4), 415-419. https://doi.org/10.1080/02701367.2001.10608978

Nelson, A. G., Driscoll, N. M., Landin, D. K., Young, M. A., & Schexnayder, I. C. (2005). Acute effects of passive muscle stretching on sprint performance. *Journal of Sports Sciences, 23*(5), 449-454. https://doi.org/10.1080/02640410410001730205

Nelson, A. G., Kokkonen, J., Winchester, J. B., Kalani, W., Peterson, K., Kenly, M. S., & Arnal, D. A. (2012). A 10-week stretching program increases strength in the contralateral Muscle. *Journal of Strength and Conditioning Research, 26*(3), 832-836. https://doi.org/10.1519/JSC.0b013e3182281b41

Nelson, K. C., & Cornelius, W. L. (1991). The relationship between isometric contraction durations and improvement in shoulder joint range of motion. *Journal of Sports Medicine and Physical Fitness, 31*(3), 385-388.

Nelson, R. M. (1980). Effects of elbow position on motor conduction velocity of the ulnar nerve. *Physical Therapy, 60*(6), 780-783. https://doi.org/10.1093/ptj/60.6.780

Nielsen, J., & Kagamihara, Y. (1992). The Regulation of disynaptic reciprocal Ia inhibition during co-contraction of antagonistic muscles in man. *Journal of Physiology, 456*(1), 373-391. https://doi.org/10.1113/jphysiol.1992.sp019341

Ninomiya, J. G. (1991). *Fisiología humana: Neurofisiología*. Manual Moderno.

Nunes, J. P., Schoenfeld, B. J., Nakamura, M., Ribeiro, A. S., Cunha, P. M., & Cyrino, E. S. (2020). Does stretch training induce muscle hypertrophy in humans? A review of the literature. *Clinical Physiology and Functional Imaging, 40*(3), 148-156. https://doi.org/10.1111/cpf.12622

Nuzik, S., Lamb, R., Vansant, A., & Hirt, S. (1986). Sit-to-stand movement pattern. A kinematic study. *Physical Therapy, 66*(11), 1708-1713. https://doi.org/10.1093/ptj/66.11.1708

Ogura, Y., Miyahara, Y., Naito, H., Katamoto, S., & Aoki, J. (2007). Duration of static stretching influences muscle force production in hamstring muscles. *Journal of Strength and Conditioning Research, 21*(3), 788-792. https://doi.org/10.1519/r-18785.1

Okamoto, T., Masuhara, M., & Ikuta, K. (2014). Acute effects of self-myofascial release using a foam roller on arterial function. *Journal of Strength and Conditioning Research, 28*(1), 69-73. https://doi.org/10.1519/JSC.0b013e31829480f5

Osternig, L. R., Robertson, R. N., Troxel, R. K., & Hansen, P. (1990). Differential responses to proprioceptive neuromuscular facilitation (PNF) stretch techniques. *Medicine and Science in Sports and Exercise, 22*(1), 106-111.

Ouchi, Y., Okada, H., Yoshikawa, E., Nobezawa, S., & Futatsubashi, M. (1999). Brain activation during maintenance of standing postures in humans. *Brain, 122*(2), 329-338. https://doi.org/10.1093/brain/122.2.329

Palomero, J., Pye, D., Kabayo, T., & Jackson, M. J. (2012). Effect of passive stretch on intracellular nitric oxide and superoxide activities in single skeletal muscle fibres: influence of ageing. *Free Radical Research, 46*(1), 30-40. https://doi.org/10.3109/10715762.2011.637203

Panidi, L., Bogdanis, G. C., Gaspari, V., Spiliopoulou, P., Donti, A., Terzis, G., & Donti, O. (2021). Gastrocnemius medialis architectural properties in flexibility trained and not trained child female athletes: A pilot study. *Sport, 8*(3), 29. https://doi.org/10.3390/sports8030029

Papadopoulos, C., Kalapotharakos, V. I., Nousios, G., Meliggas, K., & Gantiraga, E. (2006). The effect of static stretching on maximal voluntary contraction and force-time curve characteristics. *Journal of Sport Rehabilitation, 15*(3), 185-194. http://doi.org/10.1123/jsr.15.3.185

Park, K. N., Kwon, O. Y., Weon, J. H., Choung, S. D., & Kim, S. H. (2014). Comparison of the effects of local cryotherapy and passive cross-body stretch on extensibility in subjects with posterior shoulder tightness. *Journal of Sports Science & Medicine, 13*(1), 84-90.

Pasurka, M., Lutter, C., Hoppe, M. W., Heiss, R., Gaulrapp, H., Ernstberger, A., Engelhardt, M., Grim, C., Forst, R., & Hotfiel, T. (2020). Ankle flossing alters periarticular stiffness and arterial blood flow in asymptomatic athletes. *Journal of Sports Medicine and Physical Fitness, 60*(11), 1453-1461. https://doi.org/10.23736/S0022-4707.20.10992-7

Pavlu, D., Pánek, D., Kuncova, E., & Tung, J. S. (2021). Effect of blood circulation in the upper limb after flossing strategy. *Applied Sciences, 11*(4), 1634. https://doi.org/10.3390/app11041634

Phillips, C. G. (1971). Central control of movement. How can one discover the relative functional roles of pyramidal inputs to alpha as compared to gamma motoneurons? *Neurosciences Research Program Bulletin, 9*(1), 135-139.

Pollock, R. D., Woledge, R. C., Martin, F. C., & Newham, D. J. (2012). Effects of whole-body vibration on motor unit recruitment and threshold. *Journal of Applied Physiology, 112*(3), 388-395. https://doi.org/10.1152/japplphysiol.01223.2010

Power, K., Behm, D., Cahill, F., Carroll, M., & Young, W. (2004). An acute bout of static stretching: effects on force and jumping performance. *Medicine & Science in Sports & Exercise, 36*(8), 1389-1396. https://doi.org/10.1249/01.mss.0000135775.51937.53

Prochaska, J. O., & Norcross, J. C. (2002). Stages of Change. En J. C. Norcross (Ed.), *Psychotherapy relationships that work: Therapist contributions and responsiveness to patients* (pp. 303–313). Oxford University Press.

Proske, U. (2006), Kinesthesia: The role of muscle receptors. *Muscle Nerve, 34*(5), 545-558. https://doi.org/10.1002/mus.20627

Proske, U., & Gandevia, S. C. (2016). Proprioception: The sense within. *Scientist, 30*(9).

Purslow, P. P. (1989). Strain-induced reorientation of an intramuscular connective tissue network: implications for passive muscle elasticity. *Journal of Biomechanics, 22*(1), 21-31. https://doi.org/10.1016/0021-9290(89)90181-4

Purves, D. (2012). *Neurociencia*. Editorial Médica Panamericana S.A.

Rathelot, J. A., & Strick, P. L. (2009). Subdivisions of primary motor cortex based on cortico-motoneuronal cells. *Proceedings of the National Academy of Sciences, 106*(3), 918-923. https://doi.org/10.1073/pnas.0808362106

Reis, E. F., Pereira, G. B., de Sousa, N. M., Tibana, R. A., Silva, M. F., Araujo, M., Gomes, I., Prestes, J. (2013). Acute effects of proprioceptive neuromuscular facilitation and static stretching on maximal voluntary contraction and muscle electromyographical activity in indoor soccer players. *Clinical Physiology and Functional Imaging, 33*(6), 418-422. https://doi.org/10.1111/cpf.12047

Ridderinkhof, R. K., & Brass, M. (2015). How kinesthetic motor imagery works: A predictive-processing theory of visualization in sports and motor expertise. *Journal of Physiology*-Paris, *109*(1-3), 53-63. https://doi.org/10.1016/j.jphysparis.2015.02.003

Rivas-Pardo, J. A., Eckels, E. C., Popa, I., Kosuri, P., Linke, W. A., & Fernández, J. M. (2016). Work Done by Titin Protein Folding Assists Muscle Contraction. *Cell Reports, 14*(6), 1339-1347. https://doi.org/10.1016/j.celrep.2016.01.025

Robbins, J. W., & Scheuermann, B. W. (2008). Varying amounts of acute static stretching and its effect on vertical jump performance. *Journal of Strength and Conditioning Research, 22*(3), 781-786. https://doi.org/10.1519/JSC.0b013e31816a59a9

Rosenbaum, D., & Hennig, E. M. (1995). The Influence of Stretching and Warm-Up Exercises on Achilles Tendon Reflex Activity. *Journal of Sports Sciences, 13*(6), 481-490. https://doi.org/10.1080/02640419508732265

Rubini, E. C., Costa, A. L. L., & Gomes, P. S. C. (2007). The effects of stretching on strength performance. *Sports Medicine, 37*(3), 213-224. https://doi.org/10.2165/00007256-200737030-00003

Russell, B. (1930). *The conquest of happiness*. Editorial Liveright Publishing Corporation.

Ryan, E. D., Herda, T. J., Costa, P. B., Walter, A. A., Hoge, K. M., Stout, J. R., & Cramer, J. T. (2010). Viscoelastic creep in the human skeletal muscle-tendon unit. *European Journal of Applied Physiology, 108*, 207-211. https://doi.org/10.1007/s00421-009-1284-2

Sağiroğlu, I. (2017). Acute effects of applied local vibration during foam roller exercises on lower extremity explosive strength and flexibility performance. *European Journal of Physical Education and Sport Science, 3*(11), 1-12. https://dx.doi.org/10.5281/zenodo.896961

Sharmann, S. A. (2006). *Diagnóstico y tratamiento de las alteraciones del movimiento*. Editorial Paidotribo.

Samuel, M. N., Holcomb, W. R., Guadagnoli, M. A., Rubley, M. D., & Wallmann, H. (2008). Acute effects of static and ballistic stretching on measures of strength and power. *Journal of Strength and Conditioning Research, 22*(5), 1422-1428. https://doi.org/10.1519/JSC.0b013e318181a314

Sayers, A. L., Farley, R. S., Fuller, D. K., Jubenville, C. B., & Caputo, J. L. (2008). The effect of static stretching on phases of sprint performance in elite soccer players. *Journal of Strength and Conditioning Research, 22*(5), 1416-1421. https://doi.org/10.1519/JSC.0b013e318181a450

Schappacher-Tilp, G., Leonard, T., Desch, G., & Herzog, W. (2015). A novel three-filament model of force generation in eccentric contraction of skeletal muscles. *PloS one, 10*(3), e0117634. https://doi.org/10.1371/journal.pone.0117634

Schmitt, G. D., Pelham, T. W., & Holt, L. E. (1999). From the field A comparison of selected protocols during proprioceptive neuromuscular facilitation stretching. *Clinical Kinesiology, 53*, 17-21.

Schoenen, J., Jamart, B., Gerard, P., Lenarduzzi, P., & Delwaide, P. J. (1987). Exteroceptive suppression of temporalis muscle activity in chronic headache. *Neurology, 37*(12), 1834–1836. https://doi.org/10.1212/WNL.37.12.1834

Schuback, B., Hooper, J., & Salisbury, L. (2004). A comparison of a self-stretch incorporating proprioceptive neuromuscular facilitation components and a therapist-applied PNF-technique on hamstring flexibility. *Physiotherapy, 90*(3), 151-157. https://doi.org/10.1016/j.physio.2004.02.009

Scott, S. H., & Kalaska, J. F. (1997). Reaching movements with similar hand paths but different arm orientations. I. Activity of individual cells in motor cortex. *Journal of Neurophysiology, 77*(2), 826-852. https://doi.org/10.1152/jn.1997.77.2.826

Seitz, L. B., Trajano, G. S., Dal Maso, F., Haff, G. G., & Blazevich, A. J. (2015). Post activation potentiation during voluntary contractions after continued knee extensor task-specific practice. *Applied Physiology, Nutrition, and Metabolism, 40*(3), 230-237. https://doi.org/10.1139/apnm-2014-0377

Sekir, U., Arabaci, R., Akova, B, Kadagan, S. M. (2010). Acute effects of static and dynamic stretching on leg flexor and extensor isokinetic strength in elite women athletes. *Scandinavian*

Journal of Medicine & Science in Sports, 20(2), 268-281. https://doi.org/10.1111/j.1600-0838.2009.00923.x

Sharman, M. J., Cresswell, A. G., & Riek, S. (2006). Proprioceptive neuromuscular facilitation stretching: mechanisms and clinical implications. *Sports Medicine, 36*(11), 929-939. https://doi.org/10.2165/00007256-200636110-00002

Shellock, F. G., & Prentice, W. E. (1985). Warming-up and stretching for improved physical performance and prevention of sports-related injuries. *Sports Medicine, 2*(4), 267-278. https://doi.org/10.2165/00007256-198502040-00004

Sherrington, C. S. (1906), Table of Contents. *The Journal of Physiology, 34*(1-2), i-iii. https://doi.org/10.1113/jphysiol.1906.sp1906341-2toc

Sherrington, C. S. (1906). Observations on the scratch-reflex in the spinal dog. *The Journal of Physiology, 34*(1-2), 1-50. https://doi.org/10.1113/jphysiol.1906.sp001139

Sherrington, C. S. (1910). Remarks on the reflex mechanism of the step. *Brain, 33*(1), 1-25. https://doi.org/10.1093/brain/33.1.1

Sherwood, L. (2010). *Human physiology: From cells to systems*. Brooks/Cole.

Shindo, M., Harayama, H., Kondo, K., Yanagisawa, N., & Tanaka, R. (1984). Changes in reciprocal Ia inhibition during voluntary contraction in man. *Experimental Brain Research, 53*, 400-408. https://doi.org/10.1007/BF00238170

Shipp, S., Adams, R. A., & Friston, K. J. (2013). Reflections on agranular architecture: predictive coding in the motor cortex. *Trends in Neurosciences, 36*(12), 706-716. https://doi.org/10.1016/j.tins.2013.09.004

Shrier, I. (1999). Stretching before exercise does not reduce the risk of local muscle injury: A critical review of the clinical and basic science literature. *Clinical Journal of Sport Medicine, 9*(4), 221-227. https://doi.org/10.1097/00042752-199910000-00007

Shrier, I. (2004). Does stretching improve performance? A systematic and critical review of the literature. *Clinical Journal of Sport Medicine, 14*(5), 267-273. https://doi.org/10.1097/00042752-200409000-00004

Siatras, T. A., Mittas, V. P., Mameletzi, D.N., & Vamvakoudis, E. A. (2008). The duration of the inhibitory effects with static stretching on quadriceps peak torque production. *Journal of Strength and Conditioning Research, 22*(1), 40-46. https://doi.org/10.1519/JSC.0b013e-31815f970c

Siatras, T., Papadopoulos, G., Mameletzi, D., Gerodimos, V., & Kellis, S. (2003). Static and dynamic acute stretching effect on gymnasts' speed in vaulting. *Pediatric Exercise Science, 15*(4), 383-391. https://doi.org/10.1123/pes.15.4.383

Simpson, C. L., Kim, B. D. H., Bourcet, M. R., & Jakobi J. M. (2017). Stretch training induces unequal adaptation in muscle fascicles and thickness in medial and lateral gastrocnemii. *Scandinavian Journal of Medicine & Science in Sports, 27*(12), 1597-1604. https://doi.org/10.1111/sms.12822

Smith, J. L., Martin, P. G., Gandevia, S. C., & Taylor, J. L. (2007). Sustained contraction at very low forces produces prominent supraspinal fatigue in human elbow flexor muscles. *Journal of Applied Physiology, 103*(2), 560-568. https://doi.org/10.1152/japplphysiol.00220.2007

Soderberg, G. L., Minor, S. D., & Nelson, R. M. (1991). A comparison of motor unit behaviour in young and aged subjects. *Age and Ageing, 20*(1), 8-15. https://doi.org/10.1093/ageing/20.1.8

Solopova, I. A., Kazennikov, O. V., Deniskina, N. B., Levik, Y. S., & Ivanenko, Y. P. (2003). Postural instability enhances motor responses to transcranial magnetic stimulation in humans. *Neuroscience Letters, 337*(1), *25-28*. https://doi.org/10.1016/S0304-3940(02)01297-1

Sölveborn, S-A. (1985). *The book about stretching*. Japan Publications.

Sonkodi, B., Berkes, I., & Koltai, E. (2020). Have we looked in the wrong direction for more than 100 years? Delayed onset muscle soreness is, in fact, neural microdamage rather than muscle damage. *Antioxidants, 9*(3), 212. https://doi.org/10.3390/antiox9030212

Starr, A., McKeon, B., Skuse, N., & Burke, D. (1981). Cerebral potentials evoked by muscle stretch in man. *Brain, 104*(1), 149-166. https://doi.org/10.1093/brain/104.1.149

Starrett, K., & Cordoza, G. (2015). *Becoming a Supple Leopard 2nd Edition: The Ultimate Guide to Resolving Pain, Preventing Injury, and Optimizing Athletic Performance*. Victory Belt Publishing.

Stecco, C., Pirri, C., Fede, C., Yucesoy, C. A., De Caro, R., & Stecco, A. (2020). Fascial or muscle stretching? A narrative review. *Applied Sciences, 11*(1), 307. https://doi.org/10.3390/app11010307

Stephens, J. A., Reinking, R. M., & Stuart, D. G. (1975). Tendon organs of cat medial gastrocnemius: responses to active and passive forces as a function of muscle length. *Journal of Neurophysiology*, 38(5), 1217-1231. https://doi.org/10.1152/jn.1975.38.5.1217

Støve, M. P., Hirata, R. P., & Palsson, T. S. (2019). Muscle stretching - the potential role of endogenous pain inhibitory modulation on stretch tolerance. *Scandinavian Journal of Pain*, 19(2), 415-422. https://doi.org/10.1515/sjpain-2018-0334

Street, S. F. (1983). Lateral transmission of tension in frog myofibers: A myofibrillar network and transverse cytoskeletal connections are possible transmitters. *Journal of Cellular Physiology*, 114(3), 346-364. https://doi.org/10.1002/jcp.1041140314

Sullivan, K. M., Silvey, D. B., Button, D. C., & Behm, D. G. (2013). Roller-massager application to the hamstrings increases sit-and-reach range of motion within five to ten seconds without performance impairments. *International Journal of Sports Physical Therapy*, 8(3), 228-236.

Tanaka, R. (1980). Inhibitory mechanism in reciprocal innervation in voluntary movements. J. E. Desmedt (Ed.), *Progress in Clinical Neurophysiology* (pp. 117-128). Karger, Basel.

Tatsumi, R., & Allen R. E. (2008). Mechano-biology of skeletal muscle hypertrophy and regeneration: Possible mechanism of stretch-induced activation of resident myogenic stem cells. *Animal Science Journal*, 79(3), 279-290. https://doi.org/10.1111/j.1740-0929.2009.00712.x

Tatsumi, R., Liu, X., Pulido, A., Morales, M., Sakata, T., Dial, S., Hattori, A., Ikeuchi, Y., & Allen, R. E. (2006). Satellite cell activation in stretched skeletal muscle and the role of nitric oxide and hepatocyte growth factor. *American Journal Physiology: Cell Physiology*, 290(6), C1487–C1494. https://doi.org/10.1152/ajpcell.00513.2005

Taube, J. S. (2007). The head direction signal: origins and sensory- motor integration. *Annual Review of Neuroscience, 30*, 181-207. https://doi.org/10.1146/annurev.neuro.29.051605.112854

Taube, W., Gruber, M., & Gollhofer, A. (2008). Spinal and supraspinal adaptations associated with balance training and their functional relevance. *Acta Physiologica, 193*(2), 101-116. https://doi.org/10.1111/j.1748-1716.2008.01850.x

Taube, W., Schubert, M., Gruber, M., Beck, S., Faist, M., & Gollhofer, A. (2006). Direct corticospinal pathways contribute to neuromuscular control of perturbed stance. *Journal of Applied Physiology, 101*(2), 420-429. https://doi.org/10.1152/japplphysiol.01447.2005

Taylor, A., Ellaway, P. H., & Durbaba, R. (1999). Chapter 10 why are there three types of intrafusal muscle fibers? *Progress in Brain Research, 123*, 121-131. https://doi.org/10.1016/S0079-6123(08)62849-6

Taylor, K. L., Sheppard, J. M., Lee, H., & Plummer, N. (2009). Negative effect of static stretching restored when combined with a sport specific warm-up component. *Journal of Science and Medicine in Sport, 12*(6), 657-661. https://doi.org/10.1016/j.jsams.2008.04.004

Torres, E. M., Kraemer, W. J., Vingren, J. L., Volek, J. S., Hatfield, D. L., Spiering, B. A., Ho J. Y., Fragala M. S., Thomas G. A., Anderson J. M., Häkkinen K., & Maresh, C. M. (2008). Effects of stretching on upper-body muscular performance. *Journal of Strength and Conditioning Research, 22*(4), 1279-1285. https://doi.org/10.1519/JSC.0b013e31816eb501

Trajano, G. S., Nosaka, K., & Blazevich, A. J. (2017). Neurophysiological mechanisms underpinning stretch-induced force loss. *Sports Medicine, 47*(8), 1531-1541. https://doi.org/10.1007/s40279-017-0682-6

Trajano, G. S., Seitz, L. B., Nosaka, K., & Blazevich, A. J. (2014). Can passive stretch inhibit motoneuron facilitation in the human plantar flexors? *Journal of Applied Physiology, 117*(12), 1486-1492. https://doi.org/10.1152/japplphysiol.00809.2014

Trajano, G. S., Seitz, L., Nosaka, K., & Blazevich, A. J. (2013). Contribution of central vs. peripheral factors to the force loss induced by passive stretch of the human plantar flexors. *Journal of Applied Physiology, 115*(2), 212-218. https://doi.org/10.1152/japplphysiol.00333.2013

Trehearn, T. L., & Buresh, R. J. (2009). Sit-and-reach flexibility and running economy of men and women collegiate distance runners. *The Journal of Strength & Conditioning Research, 23*(1), 158-162. https://doi.org/10.1519/jsc.0b013e31818eaf49

Trimble, M. H., & Harp, S. S. (1998). Postexercise potentiation of the H-reflex in humans. *Medicine & Science in Sports & Exercise: 30*(6), 933-941.

Trimble, M. H., & Koceja, D. M. (1994). Modulation of the triceps surae H-Reflex with training. *International Journal of Neuroscience, 76*(3-4), 293-303. https://doi.org/10.3109/00207459408986011

Unick, J., Kieffer, H. S., Cheesman, W., & Feeney, A. (2005). The acute effects of static and ballistic stretching on vertical jump performance in trained women. *The Journal of Strength & Conditioning Research, 19*(1), 206-212. https://doi.org/10.1519/00124278-200502000-00035

Vaccaro, A. G., Kaplan, J. T., & Damasio, A. (2020). Bittersweet: the neuroscience of ambivalent affect. *Perspectives on Psychological Science, 15*(5), 1187-1199. https://doi.org/10.1177/1745691620927708

Valbo, A. B. (1974). Human muscle spindle discharge during isometric voluntary contractions. Amplitude relations between spindle frequency and torque. *Acta Physiologica Scandinavic, 90*(2), 319-336. https://doi.org/10.1111/j.1748-1716.1974.tb05594.x

Van Hooren, B., & Bosch, F. (2017). Is there really an eccentric action of the hamstrings during the swing phase of high-speed running? Part I: A critical review of the literature. *Journal of Sports Sciences, 35*(23), 2313-2321. https://doi.org/10.1080/02640414.2016.1266018

Van Hooren, B., & Bosch, F. (2017). Is there really an eccentric action of the hamstrings during the swing phase of high-speed running? Part II: Implications for exercise. *Journal of Sports Sciences, 35*(23), 2322-2333. https://doi.org/10.1080/02640414.2016.1266019

Verweij, M., & Damasio, A. (2019). The somatic marker hypothesis and political life, *Oxford Research Encyclopedia of Politics* (pp. 1-17).

Vetter, R. E. (2007). Effects of six warm-up protocols on sprint and jump performance. *The Journal of Strength & Conditioning Research, 21*(3), https://doi.org/10.1519/r-20296.1

Vleeming, A., Pool-Goudzwaard, A. L., Stoeckart, R., van Wingerden, J. P., & Snijders, C. J. (1995). The posterior layer of the thoracolumbar fascia. *Spine, 20*(7), 753-7

Vogrin, M., Novak, F., Licen, T., Greiner, N., Mikl, S., & Kalc, M. (2020). Acute effects of tissue flossing on ankle range of motion and tensiomyography parameters. *Journal of Sport Rehabilitation, 30*(1), 129–135. https://doi.org/10.1123/jsr.2019-0160

Wallin, D., Ekblom, B., Grahn, R., & Nordenborg, T. (1985). Improvement of muscle flexibility. A comparison between two techniques. *The American Journal of Sports Medicine, 13*(4), 263-268. https://doi.org/10.1177/036354658501300409

Wallmann, H. W., Mercer, J. A., & Landers, M. R. (2008). Surface electromyographic assessment of the effect of dynamic activity and dynamic activity with static stretching of the gastrocnemius on vertical jump performance. *Journal of Strength and Conditioning Research, 22*(3), 787-793. https://doi.org/10.1519/JSC.0b013e3181660e27

Walusinski, O. (2006). Neurofisiología del bostezar y estirarse: su ontogenia y filogenia. *Electro neurobiología, 14*(4) ,175-202. https://electro-neubio.secyt.gov.ar/index2.htm

Wang, J. H. C., Thampatty, B. P., Lin, J. S., & Im, H. J. (2007). Mechanoregulation of gene expression in fibroblasts. *Gene, 391*(1-2), 1-15. https://doi.org/10.1016/j.gene.2007.01.014

Wang, N., Tytell, J., & Ingber, D. (2009). Mechanotransduction at a distance: mechanically coupling the extracellular matrix with the nucleus. *Nature reviews. Molecular Cell Biology, 10*(1), 75-82. https://doi.org/10.1038/nrm2594

Warneke, K., Lohmann, L. H., Lima, C. D., Hollander, K., Konrad, A., Zech, A., Nakamura, M., Wirth, K., Keiner, M., & Behm, D. G. (2023). Physiology of Stretch-Mediated Hypertrophy and Strength Increases: A Narrative Review. *Sport Medicine 53*, 2055–2075. https://doi.org/10.1007/s40279-023-01898-x

Weir, D. E., Tingley, J., & Elder, G. C. (2005). Acute passive stretching alters the mechanical properties of human plantar flexors and the optimal angle for maximal voluntary contraction. *European Journal of applied physiology, 93*(5), 614-623. https://doi.org/10.1007/s00421-004-1265-4

Weppler, C. H., & Magnusson, S. P. (2010). Increasing muscle extensibility: a matter of increasing length or modifying sensation? *Physical Therapy, 90*(3), 438-449. https://doi.org/10.2522/ptj.20090012

Whalen, A., Farrell, K., Roberts, S., Smith, H., & Behm, D. G. (2019). Topical Analgesic improved or maintained ballistic hip flexion range of motion with treated and untreated legs. *Journal of Sports Science & Medicine, 18*(3), 552-558.

Williams, J. G., Odley, J. L., & Callaghan, M. (2004). Motor imagery boosts proprioceptive neuromuscular facilitation in the attainment and retention of range-of- motion at the hip joint. *Journal of Sports Science & Medicine, 3*(3), 160-166.

Winchester, J. B., Nelson, A. G., Landin, D., Young, M. A., Schexnayder, I. C. (2008). Static stretching impairs sprint performance in collegiate track and field athletes. *Journal of Strength and Conditioning Research, 22*(1), 13-19. https://doi.org/10.1519/JSC.0b013e31815ef202

Wise, A. K., Gregory, J. E., & Proske, U. (1996). The effects of muscle conditioning on movement detection thresholds at the human forearm. *Brain research, 735(1)* 125-130. https://doi.org/10.1016/0006-8993(96)00603-8

Wood, C. C., Cohen, D., Cuffin, B. N., Yarita, M., & Allison, T. (1985). Electrical sources in human somatosensory cortex: identification by combined magnetic and potential recordings. *Science, 227*(4690), 1051-1053. https://doi.org/10.1126/science.3975600

Woolstenhulme, M. T., Griffiths, C. M., Woolstenhulme, E. M., Parcell, A. C. (2006). Ballistic stretching increases flexibility and acute vertical jump height when combined with basketball activity. *The Journal of Strength & Conditioning Research, 20*(4), 799-803. https://doi.org/10.1519/r-18835.1

Worrel, T. W., Smith, T. L., & Winegardner, J. (1994). Effect of hamstring stretching on hamstring muscle performance. *Journal of Orthopaedic & Sports Physical Therapy, 20*(3), 154-159. https://www.jospt.org/doi/10.2519/jospt.1994.20.3.154

Yamaguchi, T., & Ishii, K. (2005). Effects of static stretching for 30 seconds and dynamic stretching on leg extension power. *The Journal of Strength & Conditioning Research, 19*(3), 677-683. https://doi.org/10.1519/15044.1

Yamaguchi, T., & Ishii, K. (2014). An optimal protocol for dynamic stretching to improve explosive performance. *The Journal of Physical Fitness and Sports Medicine, 3*(1), 121-129. https://doi.org/10.7600/jpfsm.3.121

Yamaguchi, T., Ishii, K., Yamanaka, M., & Yasuda, K. (2006). Acute effect of static stretching on power output during concentric dynamic constant external resistance leg extension. *The Journal of Strength & Conditioning Research, 20*(4), 804-810. https://doi.org/10.1519/R-18715.1

Yamamoto, K., Kawano, H., Gando, Y., Iemitsu, M., Murakami, H., Sanada, K., Tanimoto, M., Ohmori, Y., Higuchi, M., Tabata, I., & Miyachi, M. (2009). Poor trunk flexibility is associated with arterial stiffening. *American Journal of Physiology- Heart and Circulatory Physiology, 297*(4), H1314-H1318. https://doi.org/10.1152/ajpheart.00061.2009

Yang, M., Liang, B., Zhao, X., Wang, Y., Xue, M., & Wang, D. (2023). BFR training improves patients' reported outcomes, strength, and range of motion after casting for Colles' fracture. *Medicine and Science in Sports and Exercise, 55*(11), 1985-1994. https://doi.org/10.1249/MSS.0000000000003228

Young, J. D., Spence, A. J., & Behm, D. G. (2018). Roller massage decreases spinal excitability to the soleus. *Journal of Applied Physiology, 124*(4), 950-959. https://doi.org/10.1152/japplphysiol.00732.2017

Young, W. B. (2007). The use of static stretching in warm-up for training and competition. *International Journal of Sports Physiology and Performance, 2*(2), 212-216. https://doi.org/10.1123/ijspp.2.2.212

Young, W., & Elliott, S. (2001). Acute effects of static stretching, proprioceptive neuromuscular facilitation stretching, and maximum voluntary contractions on explosive force production and jumping performance. *Research Quarterly for Exercise and Sport, 72*(3), 273-279. https://doi.org/10.1080/02701367.2001.10608960

Young, W., Elias, G., & Power, J. (2006). Effects of static stretching volume and intensity on plantar flexor explosive force production and range of motion. *Journal of Sports Medicine and Physical Fitness, 46*(3), 403-411.

Yucesoy, C. A. (2010). Epimuscular myofascial force transmission implies novel principles for muscular mechanics. *Exercise and Sport Sciences Reviews, 38*(3), 128-134. https://doi.org/10.1097/JES.0b013e3181e372ef

Zakas, A., Doganis, G., Zakas, N., & Vergou, A. (2006). Acute effects of active warm-up and stretching on the flexibility of elderly women. *Journal of Sports Medicine and Physical Fitness, 46*(4), 617-622.

Zehr, P.E. (2002). Considerations for use of the Hoffmann reflex in exercise studies. *European Journal of Applied Physiology, 86*(6), 455-468. https://doi.org/10.1007/s00421-002-0577-5